临床护理常规
（门急诊特殊区域）

陈俊强　应燕萍　杨　丽　凌　瑛　陈育慧／主　编

黄霜霞　吴　媛　黄德斌　蒋　云　朗秋燕／副主编

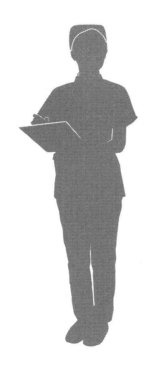

广西科学技术出版社

·南宁·

图书在版编目（CIP）数据

临床护理常规.门急诊特殊区域/陈俊强等主编.—南宁：广西科学技术出版社，2023.5
（实用护理质量管理丛书）
ISBN 978-7-5551-1938-8

Ⅰ.①临… Ⅱ.①陈… Ⅲ.①护理学 Ⅳ.① R47

中国国家版本馆 CIP 数据核字（2023）第 066516 号

临床护理常规（门急诊特殊区域）

陈俊强　　应燕萍　杨　丽　凌　瑛　陈育慧　主编

策划编辑：罗煜涛	责任校对：吴书丽
责任编辑：李　媛	装帧设计：韦娇林
助理编辑：梁佳艳	责任印制：韦文印

出 版 人：卢培钊
出版发行：广西科学技术出版社
社　　　址：广西南宁市东葛路 66 号　　　　邮政编码：530023
网　　　址：http：//www.gxkjs.com

印　　　刷：广西壮族自治区地质印刷厂

开　　　本：787 mm × 1092 mm　1/16
字　　　数：750 千字　　　　　　　　印　　张：31.25
版　　　次：2023 年 5 月第 1 版
印　　　次：2023 年 5 月第 1 次印刷
书　　　号：ISBN 978-7-5551-1938-8
定　　　价：128.00 元

编委会

序　言

参天之木，必有其根脉。质量是医院发展的根之所系，护理是医院进步的脉之所维。

三分治疗，七分护理。护理工作是卫生健康事业的重要组成部分，护理质量与安全管理直接关系到疾病预防、治疗、护理、康复和安宁疗护等重要方面，影响医院临床医疗质量、患者生命健康及社会效益、经济效益。加强护理科学管理、发展智慧护理、创新照护模式、建设护理高峰学科是医疗卫生事业发展的时代要求，也是新时代背景下公立医院高质量发展与精细化管理的本质需要。

"十四五"时期，全面推进健康中国建设对护理事业发展建设提出了新要求。《全国护理事业发展规划（2021—2025 年）》要求"从护理体系、服务、技术、管理、人才等多维度统筹推动护理高质量发展"。当前，在公立医院高质量发展与三级医院绩效考核的推动下，"互联网＋护理服务"及延续性护理服务等模式不断涌现，护理学科发展建设进入前所未有的机遇期与挑战期。

为推动护理管理全面发展，广西医科大学第一附属医院积极融合护理学科发展新理念，抓住新机遇，为规范护理服务行为，提升临床护理各项管理工作的质量效率，按照 ISO9001 质量管理体系对作业指导书的相关要求，以医院护理管理实践为基础，结合当前护理管理学科新知识和新进展，组织专业人员反复淬炼升华，几经易稿，耗时经年，涓滴细流齐汇，最终编写完成了这套指导性强、执行性佳的"实用护理质量管理丛书"。

"实用护理质量管理丛书"包括《护理工作制度职责与应急预案》《临床护理常规（门急诊特殊区域）》《临床护理常规（妇产科、儿科）》《临床护理常规（内科）》《临床护理常规（外科）》《临床护理质量作业指导书》等分册，主要对目前医院临床护理工作质量考核标准、护理工作制度职责与应急预案、临床护理常规、护理实践知识和技能等方面进行系统梳理、总结。本丛书内容丰富、条理明晰，兼具实用性与操作性，适用于各级各类医疗机构护理人员，可为护理工作者提供科学的教材样本与质量考核标准，对于指导护理临床实践工作规范化、标准化、同质化发展，规范护理工作者的专业行为，提升护理质量标准控制管理水平等具有重要意义。

学海无涯，知识无界，护理理论发展与学术进步永无止境。谨以本丛书抛砖引玉，希望广大护理同仁立足本职岗位与临床工作，不断磨炼技能、精益求精，以高质量的护理服务增加人民健康福祉，引领护理学科迈上更高质量、更高效率、更可持续、更为安全的发展之路。

广西医科大学第一附属医院

2023 年 4 月

内容简介

　　《临床护理常规（门急诊特殊区域）》以《临床护理实践指南》及各专科指南、标准为依据，参考国内外大量的护理资料，结合临床实践进行编写。全书分为五个部分，从门急诊之一般护理常规、特殊区域之危重症护理常规、特殊区域之手术室护理常规、特殊区域之麻醉恢复室护理常规、特殊区域之消毒供应中心护理常规等方面进行系统阐述，其中特别增加近年来开展的检查治疗技术的配合与护理新进展。本书内容紧跟护理学科发展前沿，契合临床，系统全面，专业性强，适应医学模式的转变，具有科学性和实用性，可作为临床护理工作和护理教学的规范。

目　录

第一部分　门急诊之一般护理常规

第二部分　特殊区域之危重症护理常规

第三部分　特殊区域之手术室护理常规

第四部分　特殊区域之麻醉恢复室护理常规

第五部分　特殊区域之消毒供应中心护理常规

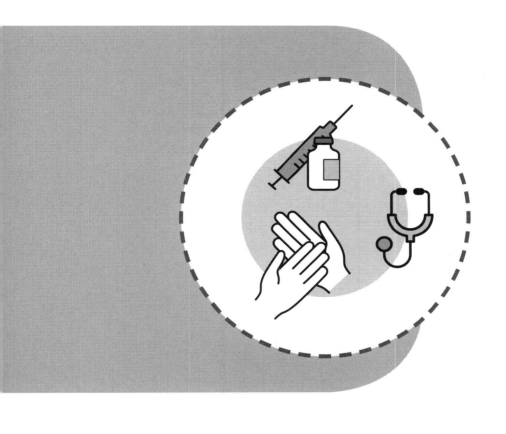

第一部分　门急诊之一般护理常规

第一章　常见症状的护理

第一节　头晕的护理

一、定义

头晕是临床常见的症状之一，其病因众多，前庭系统病变、神经系统病变、心血管系统病变及精神性疾病皆可导致头晕。头晕是一个非特异的总体名词，用于描述具有平衡失调特征的所有异常感觉。头晕包括以下 4 个范畴。

（1）眩晕：头晕的一个亚型，指患者出现运动错觉，表现为反复规律的旋转、倾斜、上下或水平直线运动感觉。

（2）平衡失调：指不平衡感或不稳感，无眩晕，也可称为无眩晕的头晕。

（3）晕厥前状态：指头昏眼花感，可伴有全身乏力、脸色苍白，发生在意识丧失之前，无运动错觉，发病机制是全脑血流量下降。

（4）精神性头晕：是由精神疾病引起的一组症状，包括漂浮感、摇摆感、游泳感、眼花感、内在旋转感、脱离躯体感。

二、护理评估

（1）评估患者的职业、文化水平、既往史及个人史、心理状态等，观察有无焦虑、抑郁、烦躁及自卑情绪等表现。

（2）评估患者的生命体征、意识状况等。

（3）评估患者头晕发作时的情况，听取患者主诉头晕时的表现、形态、持续时间、发生频率、伴随症状等，以及与体位及进食的关系，是否影响日常生活能力。

（4）了解患者的相关检查结果，如经颅多普勒超声、颅脑 MRI、视频眼震电图等检查结果。

三、护理措施

（一）即刻护理措施

（1）患者头晕发作时，应卧床休息，避免头部活动及声光刺激。

（2）密切观察病情，记录患者的一般情况，如瞳孔、意识、言语、血压、心率等，以及头晕发作的持续时间、程度及伴随症状，安慰患者，帮助患者放松心情。

（3）如发现患者出现血压持续升高、视物模糊、肢体麻木、恶心、呕吐等，及时报告医生并配合处理。

（二）一般护理措施

（1）保持病室清洁、安静，空气清新，护理操作时动作要轻柔，保证患者得到较好的休息。

（2）患者头晕发作时容易发生跌倒或坠床，病床要有护栏，患者的床铺、座椅不要晃动。病房布局要合理、安全，无障碍物，床头呼叫铃设置在方便患者取用的位置。地面保持干燥。

（三）饮食护理

（1）饮食宜清淡、细软、富有营养，忌酗酒和进食辛辣食物。

（2）如有呕吐，可暂禁食，呕吐停止后可进半流食或软食。

（四）安全护理

（1）保持周围环境中无障碍物，注意保持地面干燥、防滑，指导患者穿防滑、舒适、合脚的鞋子。卫生间设有防滑垫、扶手，防止患者滑倒。

（2）生活用品放在患者容易拿取的地方。

（3）教会患者使用辅助设备，如扶手、护栏、呼叫铃和卫生间设施等，为不能下床排便的患者提供便器，并告知使用方法。

（4）指导患者夜间下床时使用辅助灯光。

（5）告知患者及其家属活动时需有人陪伴，起床遵循以下3个步骤。

①患者在仰卧状态下，睁大双眼，活动四肢和头颈部数分钟，使肢体肌肉及血管平滑肌恢复适当的张力。

②缓缓从床上坐起，呈半坐卧位，双眼正视前方，或头颈稍转动数分钟，确定无头晕症状后，再将双脚移至床沿，睁眼静坐数分钟。

③待头脑清醒，反应正常后，可离床缓步活动。

（五）用药护理

（1）根据医嘱对患者进行药物治疗，治疗前将可能出现的药物不良反应告知患者及其家属。

（2）注意观察药物的疗效及副作用，同时对生命体征进行密切观察，加强巡视，重视患者的主诉，对其提出的问题进行详细、耐心地解答。

（六）康复护理

患者病情缓解后，护理人员可以指导其下床活动，动作要轻缓，避免活动量过大。

（七）心理护理

（1）头晕发作时，指导患者学会转移注意力，可选择运用心理暗示、联想等方法，促使患者将注意力转移至别的事物，缓解头晕症状。

（2）给予患者心理咨询和针对性心理调适，为患者树立治疗头晕的信心，减轻患者对药物的依赖，嘱咐患者每天坚持康复训练。

四、健康教育

（1）根据患者的情况讲解疾病的主要病因，以及临床的相应知识，同时告知患者如何减少和避免头晕的出现。

（2）嘱患者注意劳逸结合，避免过度劳累，头晕发作时主要以卧床休息为主，缓解后起床动作要缓慢，避免急剧转动头部。

（3）对患者及其家属进行预防跌倒及坠床的宣教，将床栏随时立起，注意地面防滑，将常用的物品放置于易拿取的地方，避免跌倒及坠床意外伤害的发生。

（4）嘱患者饮食宜选用易消化、清淡的食品，避免高脂、油腻、辛辣的食物。

第二节　头痛的护理

一、定义

头痛是临床上最常见的症状和主诉，是指各种原因使头部致痛组织受到刺激后产生的一种临床症状。通常是指局限于头颅上半部，包括眉弓、耳郭上缘和枕外隆突连线以上部位的疼痛。可以是劳累、神经紧张和焦虑的一般表现，也可以是许多全身疾病的一种伴随症状，还可能是高血压脑病、脑卒中和颅内肿瘤、颅内出血等颅内严重疾病的一种早期信号。

二、护理评估

（1）评估头痛发生的部位、性质、程度及头痛的规律。询问患者起病的缓急；疼痛是持续性还是发作性；起始时间及持续时间；加重及缓解的因素，如中毒、气候、体位、情绪、睡眠、脑脊液压力升高（咳嗽、喷嚏、用力、屏气、排便）等。新发生的头痛很可能是严重疾病的信号，如急性头痛可能提示脑出血、脑炎、高血压脑病等。

（2）了解患者既往有无服药史、头部外伤史、中毒史等，询问患者日常工作压力、情绪、睡眠等。

（3）判断患者的意识是否清醒，是否对答切题；检查双侧瞳孔是否等大等圆及直径大小、对光反射是否灵敏；判断生命体征，是否有高热、高血压等；检查头部是否有外伤痕迹，是否有眼睑下垂、脑膜刺激征。

（4）评估伴随症状：有无头晕、恶心、呕吐、面色苍白或潮红、视物不清、复视、失语、偏瘫、意识障碍等。

（5）了解患者的实验室检查结果：血常规、凝血功能，颅脑 CT、CTA、MRI，脑脊液检查等。

三、护理措施

（1）病因不能立即纠正的剧烈头痛，应遵医嘱给予止痛处理措施，使用止痛药物前后做好疼痛评估。止痛药使用原则：首选口服，按时给药，按阶梯给药，个体化用药。三阶梯给药如下。

①第一步，非麻醉性：布洛芬、曲马多。

②第二步，弱麻醉性：可待因。

③第三步，强麻醉性：哌替啶、吗啡。

（2）针对头痛发生机制进行处理。

①纠正颅内压：颅内压高者，给予脱水、利尿药；颅内压低者，静脉补充低渗液等。

②收缩血管：如偏头痛发作时及早使用麦角碱制剂。

（3）尽快查明病因，对症处理。如为脑出血，按照脑出血急救流程处理；如为高血压脑病，进行降压、扩张血管等处理；如存在高热，进行降温等对症处理。

（4）密切观察患者头痛有无进行性加重，有无意识改变，观察瞳孔、血压、呼吸、脉搏等。

四、健康教育

（1）嘱患者积极专科治疗原发病，避免诱因。

（2）嘱留院观察患者的家属加强陪护。

（3）嘱患者避免劳累及情绪激动，头痛剧烈者应卧床休息，变换体位应动作缓慢。

（4）嘱患者少喝浓茶、咖啡等，选择低脂、易消化、清淡、富含营养的饮食，少食多餐。

第三节　意识障碍的护理

一、定义

意识是指人体对周围环境及自身状态的感知能力，意识障碍是脑和脑干功能活动的抑制状态。按照生理学与心理学基础，可将意识障碍分为觉醒障碍（觉醒度下降，即狭义的意识障碍）和意识内容障碍两大类。前者表现为嗜睡、昏睡和昏迷，后者表现为意识模糊、精神错乱和谵妄等。脑和脑干功能活动受抑制的不同程度决定了不同的意识障碍。

二、护理评估

（一）病史评估

（1）评估患者有无颅脑损伤、颅脑病变；有无癫痫；有无精神疾病、缺氧、外伤、醉酒、一氧化碳中毒、有机磷农药接触史、服用过量镇静药、吸毒或接触其他有毒物质等。

（2）评估患者意识障碍发生的时间及诱因、起病缓急及方式、演变过程、伴随症状（如有无头痛、口眼㖞斜、口吐白沫、肢体乏力、二便失禁等）。

（3）了解发病现场和环境：有无未服完的药品，有无呕吐物及特殊气味（如烂苹果味、大蒜味等）。

（二）临床表现

1. 以觉醒改变为主的意识障碍

（1）嗜睡：主要表现为病理性睡眠过多、过深，能被各种刺激唤醒并且能够正确回答问题和做出各种反应，当刺激去除后又很快入睡。

（2）昏睡：一种比嗜睡深而又较昏迷稍浅的意识障碍。昏睡时清醒水平、意识内容及随意运动均减至最低限度。昏睡时可见到运动性震颤、粗大肌肉抽动、不宁或刻板的动作、强握和吸吮反射。

（3）昏迷：意识完全丧失，各种强刺激不能使其觉醒，无有目的的自主活动，不能自发睁眼。昏迷按严重程度可分为浅昏迷、中昏迷和深昏迷三级。

①浅昏迷：即轻度昏迷，仅对剧痛刺激（如压迫眶上神经）有防御性反应和痛苦表情，不能言语，可有无意识的自发动作，各种生理反射存在（如吞咽、咳嗽、角膜和瞳孔对光反射等），呼吸、血压、脉搏一般无明显改变。

②中昏迷：对周围事物及各种刺激均无反应，对剧烈刺激或可出现防御反射。角膜反射减弱，瞳孔对光反射迟钝，眼球无转动。

③深昏迷：对外界的任何刺激均无反应，全身肌肉松弛，无任何自主运动。眼球固定，瞳孔散大，各种反射全部消失，多数患者大小便失禁。生命体征已出现明显改变，如呼吸不规则、血压下降等。

2. 以意识内容改变为主的意识障碍

（1）意识模糊：表现为注意力减退，情感反应淡漠，定向力障碍，活动减少，语言缺乏连贯性，对外界刺激的反应低于正常水平。

（2）精神错乱：对周围环境的接受程度发生障碍，自我认知的能力减退，思维、记忆力、理解力与判断力均减退，言语不连贯并错乱，定向力亦减退。常有胡言乱语、兴奋躁动的表现。

（3）谵妄：表现为意识内容清晰度降低，伴有睡眠 - 觉醒周期紊乱和精神运动性行为。除上述精神错乱外，尚有明显的幻觉、错觉和妄想。幻觉以视幻觉最为常见，其次为听幻觉。

3. 格拉斯哥昏迷评分（GCS）

格拉斯哥昏迷评分可用于评估患者的昏迷程度，包括睁眼反应、语言反应、运动反应3个项目，总分为3～15分，正常为15分，评分越低病情越重，评分低于8分预后不良，评分3～5分并伴有脑干反射消失的患者有潜在的死亡危险。格拉斯哥昏迷评分表见表1。

表 1 格拉斯哥昏迷评分表

睁眼反应	评分	语言反应	评分	运动反应	评分
自动睁眼	4	正确对答	5	可按指令完成动作	6
呼唤睁眼	3	回答错误	4	能确定疼痛部位	5
刺痛睁眼	2	语无伦次	3	对疼痛刺激有肢体退缩反应	4
无反应	1	只有发音	2	疼痛刺激时肢体过屈	3
		无反应	1	疼痛刺激时肢体过伸	2
				疼痛刺激时无反应	1

（三）辅助检查

（1）床旁快速检测：使用微量血糖检测仪测血糖，以快速了解血糖水平，辨别低血糖昏迷和糖尿病酮症酸中毒昏迷。进行血气分析判断有无低氧血症、高碳酸血症及酸碱平衡紊乱。

（2）实验室检查：查血常规、凝血功能、肝功能、肾功能、电解质、随机血糖、尿常规、尿酮体等，血红蛋白低提示有可能是贫血引起的昏迷，血碳氧血红蛋白指标有助于一氧化碳中毒的诊断，血小板降低、凝血酶原时间延长有可能引发脑出血导致意识障碍，肌酐和尿素氮过高提示肾功能严重受损和尿毒症昏迷，怀疑肝性脑病应检测血氨，胆碱酯酶升高提示有机磷农药中毒。

（3）心电图：中枢神经系统功能紊乱或缺血、严重代谢异常，可有非特异性表现。

（4）毒理学检测：必要时进行相应的毒物或药物检测，如一氧化碳中毒、有机磷农药中毒、巴比妥类药物性中毒、食物性中毒和动植物性中毒等。

（5）头颅 CT 或 MRI：判断有无颅脑病变，如脑出血、脑梗死、脑肿瘤、脑水肿、脑血管畸形等。

三、护理措施

（一）即刻护理措施

（1）保持呼吸道通畅：及时清除呼吸道分泌物，给予氧气吸入，维持通气功能，必要时配合医生行气管插管。

（2）给予心电、血压、血氧饱和度监测，采集血标本送检。

（3）呼之无反应、无脉搏患者立即予心肺复苏，按照心跳呼吸骤停的处理流程进行抢救。

（4）开放静脉通路，遵医嘱快速用药：低血压者使用升压药，酸中毒者纠正酸中毒，颅内压增高者及时给予脱水治疗，惊厥抽搐者给予镇静治疗，有机磷农药中毒者给予阿托品和解磷定治疗，高热者给予物理降温治疗。

（二）病情观察要点与记录

（1）评估意识障碍的程度，严密监测生命体征。

（2）昏迷初期应每隔 0.5 ～ 1.0 小时观察一次生命体征、瞳孔、意识状态，持续地观察与评估 GCS 及反应程度，病情稳定后观察间隔时间可改为 2 ～ 4 小时。

（3）当出现昏迷加深、瞳孔进行性散大、呼吸不规则、血压不稳定时，应及时报告医生。

（三）预防并发症的发生

（1）维持适当的肢体活动，按摩瘫痪肢体每日 2 ～ 3 次，每次 15 ～ 30 分钟，预防足下垂和肌肉萎缩。

（2）维持身体的清洁与舒适，尤其注意保持皮肤清洁、干燥，定时翻身拍背，必要时吸痰，保持口腔清洁，做好尿道、肠道护理，预防压力性损伤、口腔炎、肺部感染及尿路感染。

（3）保护眼睛，预防角膜受刺激。

四、健康教育

（1）嘱患者及其家属防坠床、防跌倒、防压力性损伤、防管道滑脱。

（2）嘱患者勿私自下床，勿私自调节仪器和管道，嘱患者家属必要时应对患者进行保护性约束。

第四节 晕厥的护理

一、定义

晕厥是指由于一过性大脑半球及脑干血液供应减少导致的短暂性意识丧失。其特征是发作突然，意识丧失时间短，不能维持正常姿势或倒地，在短期内迅速恢复，罕有后遗症。

二、护理评估

（一）病因评估

评估晕厥发生的过程、持续时间、伴随症状及诱因，如情绪紧张、恐惧、疼痛、注射、看到流血、闷热、疲劳、站立过久等。

（二）辅助检查

（1）血气分析、血常规、血糖：了解是否为低血糖、贫血所致的晕厥。

（2）心电图：用以排除心律失常、传导异常、心室肥厚、预激综合征、Q-T 间期延长、心肌梗死等。

（3）头颅 CT：可排除颅内病变或局灶性神经病变。

（4）脑电图检查：怀疑是癫痫发作时应做脑电图检查。

三、护理措施

（一）即刻护理措施

（1）立即通知医生，并将患者平卧，解开衣领，保持呼吸道通畅，头转向一侧避免舌后坠阻塞气道。

（2）当患者开始清醒时，嘱患者不急于坐起或站起，应继续平卧几分钟后缓慢坐起，以免昏厥再发。稳定患者情绪，减轻患者心理负担。

（3）针对病因，对症处理：低血糖者遵医嘱补充葡萄糖；心源性晕厥者应立即吸氧，按心电图提示遵医嘱使用抗心律失常药物；急性心肌梗死给予止痛、镇静、抗心律失常、抗休克或抗心衰处理；中暑性晕厥者应转移至阴凉通风处给予迅速降温，用冰水、冷水擦浴，在头部及大血管分布区放置冰袋降温。

（二）病情观察要点与记录

（1）严密观察患者生命体征，注意血压、呼吸频率及心率等的变化。

（2）记录晕厥发作的诱因、前驱症状、伴随症状等，有无抽搐及抽搐的持续时间等。

（3）因晕厥发作之前常有先兆，当患者有头晕眼花、出冷汗、心慌、面色苍白等前驱症状时，应立即嘱其平卧，以免跌倒受伤。老年人晕厥发作，有时危险不在于原发疾病，而在于晕倒后的头外伤和肢体骨折，应注意防止老年人晕厥发作时的跌倒、坠床等。

四、健康教育

（1）嘱患者防坠床、防跌倒、防压力性损伤、防管道滑脱。

（2）嘱患者勿私自下床，勿私自调节仪器和管道，勿私自离开床位。

（3）嘱患者避免有可能诱发晕厥的行为，如饥饿、炎热等，对于排尿、排便等无法避免的行为，可由立位改为坐位或卧位，体位改变要慢。排便性晕厥患者使用大便软化药、吞咽性晕厥患者少食冷饮及大块食物可预防晕厥发作。

（4）嘱直立性低血压患者应避免长时间站立和长时间卧床，戒酒有一定的预防作用。

第五节　抽搐的护理

一、定义

抽搐是指全身或局部骨骼肌非自主抽动或强烈收缩，产生关节运动和强直，当肌肉收缩表现为强直性和阵挛性时称为惊厥。惊厥的抽搐常为全身性、对称性，可伴有或不伴有意识丧失。

二、护理评估

（1）评估抽搐的发病原因：脑部疾病，如颅内感染、颅脑外伤、脑肿瘤、脑血管疾病、脑部寄生虫等；神经疾病，如癔症性抽搐等；其他疾病，如心血管疾病、代谢障碍、风湿病、热射病；非疾病因素，如中毒、突然停用抗癫痫药、溺水、触电等。

（2）评估本次抽搐发作的时间、性质、频率、持续时间、诱因、发作环境、伴随症状等。

（3）评估患者的生命体征、意识状态、瞳孔变化及对光反射、有无大小便失禁及舌咬伤等。

（4）评估患者的记忆力、计算力、判断力及语言能力。

（5）评估患者的头颅影像、血常规、电解质、血气分析、心电图、脑电图等检查结果。

三、护理措施

（一）即刻护理措施

（1）保持呼吸道通畅：立即让患者平卧，头偏向一侧，使用牙垫、口咽通气管、压舌板或开口器等防舌咬伤并开放气道，解开衣扣、裤带、领带等，备好负压吸引器，及时清理口鼻分泌物及呕吐物，遵医嘱给予氧气吸入。

（2）以迅速控制抽搐为首要原则：遵医嘱给予地西泮静推或苯巴比妥钠肌注，若抽搐发作频繁或持续状态给予地西泮静脉滴注或静脉泵入，并观察用药反应。

（3）防止受伤：抽搐时勿强行按压患者肢体，立即移除可能损伤患者的物品，活动性义齿要取下，加用床栏防止患者坠床，必要时约束患者。伴精神异常者防走失、防自伤。

（4）减少刺激：减少对患者的刺激，动作轻柔，保持病室安静，避免强光刺激。伴有高热的患者，应及时遵医嘱给予降温处理。

（5）处于抽搐持续状态的患者，应防止食物、分泌物误吸造成肺炎等并发症。

（6）大小便失禁的患者，及时更换衣被，保持干燥清洁，防止压力性损伤。

（二）病情观察

（1）发作期间：观察意识状态、瞳孔大小及对光反射、生命体征变化；呼吸道是否通畅，有无缺氧表现；有无大小便失禁、血压增高、剧烈头痛等伴随症状；发作部位、性质、持续及间隔时间、严重程度；有无跌伤、舌咬伤等意外发生。

（2）发作后：观察意识状态、瞳孔恢复情况，有无头痛、全身乏力、酸痛等症状。

（3）发作间歇期：观察有无情感和认知的改变；有无发作先兆的表现；有无记忆障碍、思维障碍、自主神经障碍（如突发腹痛、出汗）等。

（三）用药护理

（1）不随意加减药量或停药，发作时应在医生观察下紧急静脉用药，服药期间遵医嘱定期复查血常规、肝肾功能、血药浓度，观察药物疗效及不良反应。

（2）用药注意事项：缓释片不可研碎服用，注意饮食与服药时间，如丙戊酸钠餐后吸收延缓，应于餐前服用；苯妥英钠与食物同服吸收快；卡马西平与食物同服可增加吸收。

（四）心理护理

患者易出现自卑、孤独的异常心态，鼓励患者增强战胜疾病的信心，避免不良情绪的刺激。

四、健康教育

（1）嘱患者外出携带健康卡，注明姓名、地址、诊断、联系人及联系电话等，外出避免自驾车，远离公路、铁路、水边，禁止去危险地带。

（2）嘱患者遵医嘱用药，勿自行停药或减药，定期复查。

（3）嘱患者保证充足睡眠，保持乐观情绪，避免劳累，劳逸结合。

（4）嘱患者戒烟戒酒，饮食节制。

（5）嘱患者避免从事危险的活动或职业，如飞机驾驶、机动车驾驶、高空作业、近水作业等。

第六节　咳嗽与咳痰的护理

一、定义

（1）咳嗽是指因咳嗽感受器受到刺激后引起的突然剧烈的呼气运动，是一种反射性防御动作，具有清除呼吸道分泌物和气道内异物的作用。

（2）咳痰是指借助支气管黏膜上皮的纤毛运动、支气管平滑肌的收缩及咳嗽反射将呼吸道分泌物经口腔排出体外的动作。

二、护理评估

（1）评估患者有无呼吸道感染、刺激性气体或粉尘吸入、服用血管紧张素转化酶抑制剂等导致咳嗽的原因。

（2）评估患者咳嗽发生与持续时间、规律、性质、程度、音色、伴随症状，咳嗽与体位、气候变化的关系，有无咳嗽无效或不能咳嗽的现象。

（3）评估患者痰液的颜色、性质、量、气味和有无肉眼可见的异物等。

（4）评估患者生命体征、意识状态、呼吸形态及体位等。

（5）评估患者有无焦虑或抑郁等不良情绪反应，评估不良情绪反应是否对患者日常生活和睡眠造成影响。

（6）胸部查体：两肺呼吸运动是否一致，是否有肺泡呼吸音改变及异常呼吸音，有无干、湿啰音等。

（7）实验室检查：痰液检查、血气分析、胸部 X 线检查、纤维支气管镜检查、肺功能测定。

三、护理措施

（一）观察要点

（1）密切观察患者咳嗽、咳痰情况，详细记录痰液的颜色、性质、量及气味。

（2）观察患者的生命体征、意识状态、呼吸形态。

（二）饮食护理

慢性咳嗽使能量消耗增加，应给予足够热量的饮食。适当增加蛋白质和维生素摄入，尤其是维生素 C 及维生素 E 的摄入；避免食用油腻、辛辣刺激的食物。如患者无心、肾功能不全，应摄入充足的水分，每天饮水 1.5 ～ 2.0 L，有利于湿润呼吸道黏膜，使痰液稀释从而容易排出。

（三）环境与休息

（1）为患者提供安静、舒适的病室环境，保持室内空气清新、洁净，注意通风。

（2）维持室温（18 ～ 20 ℃）和湿度（50％～ 60％），以充分发挥呼吸道的自然防御功能。使患者保持舒适体位，采取坐位或半坐位有助于改善呼吸和咳嗽排痰。

（四）促进有效排痰

包括深呼吸和有效咳嗽、气道湿化、胸部叩击、体位引流和机械吸痰等一组胸部物理治疗措施。

1. 深呼吸和有效咳嗽

适用于神志清醒，一般状况良好、能够配合的患者。注意事项如下。

（1）先进行深而慢的腹式呼吸 5 ～ 6 次，然后深吸气至膈肌完全下降，屏气 3 ～ 5 秒，继而缩唇，缓慢地经口将肺内气体呼出，再深吸一口气后屏气 3 ～ 5 秒，身体前倾，进行 2 ～ 3 次短促有力的咳嗽，咳嗽时收缩腹肌，或用手按压上腹部，有利于痰液咳出。也可让患者取俯卧屈膝位，借助膈肌、腹肌收缩，增加腹压，咳出痰液。

（2）经常变换体位有利于痰液咳出。

（3）减轻咳嗽时的疼痛：对胸痛不敢咳嗽的患者，应采取相应措施防止因咳嗽加重疼痛，如胸部有伤口可用双手或枕头轻压伤口两侧，使伤口两侧的皮肤及软组织向伤口处皱起，可避免咳嗽时胸廓扩展牵拉伤口而引起疼痛。疼痛剧烈时可遵医嘱给予止痛药，30 分钟后进行有效咳嗽。

2. 气道湿化

适用于痰液黏稠不易咳出者。气道湿化包括湿化治疗和雾化治疗两种方法。注意事项如下。

（1）防止窒息：干结的分泌物湿化后膨胀易阻塞支气管，治疗后要帮助患者翻身、拍背，以及时排出痰液，尤其是体弱、无力咳嗽者。

（2）避免湿化过度：过度湿化可引起气道黏膜水肿和气道狭窄，使气道阻力增加，甚至诱发支气管痉挛，也可引起水中毒、肺水肿（心、肾功能不全患者应关注）。湿化时间不宜过长，一般以 10 ～ 20 分钟为宜。

（3）控制湿化温度：一般将湿化温度控制在 35 ～ 37 ℃，在加热湿化过程中既要避免温度过高灼伤呼吸道和损害气道黏膜纤毛运动，又要避免温度过低诱发哮喘及寒战反应。

（4）防止感染：按规定消毒吸入装置和病房环境，严格无菌操作，加强口腔护理，避免呼吸道交叉感染。

（5）避免降低吸入氧浓度：超声雾化吸入因喷雾压力和气流湿度增高，可造成吸入空气量减少，使血氧饱和度降低，患者感觉胸闷、气促加重。因此，患者行超声雾化吸入时可提高吸氧浓度或改用氧气驱动的喷射式雾化吸入。

3. 胸部叩击

适用于久病体弱、长期卧床、排痰无力者，禁用于未经引流的气胸、肋骨骨折、有病理性骨折史、咯血、低血压及肺水肿等患者。方法：患者取侧卧位或在他人协助下取坐位，叩击者两手手指弯曲并拢，使掌侧呈杯状，以手腕力量，从肺底自下而上、由外向内、迅速而有节律地叩击胸壁，每片肺叶叩击 1 ～ 3 分钟，叩击时发出一种空而深的拍击音则表明叩击手法正确。注意事项如下。

（1）评估：叩击前听诊肺部有无异常呼吸音及干、湿啰音，明确痰液潴留部位。

（2）叩击前准备：用单层薄布覆盖叩击部位，以避免直接叩击引起皮肤发红，但覆盖物不宜过厚，以免降低叩击效果。

（3）叩击要点：叩击时避开乳房、心脏、骨突部位（如脊柱、肩胛骨、胸骨）及衣服拉链、纽扣等；叩击力量应适中，以患者不感到疼痛为宜；每次叩击时间以 3 ～ 5 分钟为宜，应安排在餐后 2 小时或餐前 30 分钟完成，以避免治疗中引发呕吐；叩击时应密切观察患者的反应。

（4）叩击后：嘱患者休息并协助患者做好口腔护理，去除痰液气味；询问患者感受，观察痰液情况，复查生命体征、肺部呼吸音及啰音变化。

4. 体位引流

适用于肺脓肿、支气管扩张症等有大量痰液排出不畅时，禁用于有明显呼吸困难和发绀、近 1 ～ 2 周内曾有大咯血史、严重心血管疾病及年老体弱不能耐受的患者。

5. 机械吸痰

适用于痰液黏稠无力咳出、意识不清或建立人工气道者。可经患者口、鼻腔、气管插管或气管切开处进行负压吸痰。注意事项如下。

（1）每次吸痰时间少于 15 秒，两次吸痰间隔时间应大于 3 分钟。

（2）吸痰动作要迅速、轻柔，将患者的不适感降至最低。

（3）吸痰前后适当提高吸入氧浓度，避免吸痰引起低氧血症。

（4）严格执行无菌操作，避免呼吸道交叉感染。

（五）用药护理

遵医嘱给予抗生素、止咳及祛痰药物，用药期间注意观察药物的疗效及不良反应。向湿性咳嗽及排痰困难患者解释并说明可待因等强镇咳药会抑制咳嗽反射，加重痰液积聚，切勿自行服用。

四、健康教育

（1）向患者解释咳嗽的原因及治疗原则，教授患者有效咳嗽的正确方法。

（2）嘱患者保证充足睡眠，饮食摄入足够热量，适当增加蛋白质和维生素尤其是维生素 C 及维生素 E 的摄入，避免摄入油腻、辛辣刺激的食物。

（3）指导患者戒烟，避免受凉、感冒、劳累等诱发因素；年老体弱、慢性病患者可注射流感或肺炎球菌疫苗及免疫调节剂。

第七节　胸痛的护理

一、定义

胸痛是指胸前区的不适感，包括胸部闷痛、刺痛、烧灼、紧缩或压榨感等，有时可放射至面颊、下颌部、咽颈部、肩部、后背部、上肢或上腹部，表现为酸胀、麻木或沉重感等，常伴有精神紧张、焦虑、恐惧感，是急诊科常见的症状之一。

二、病情评估

（1）评估患者有无高血压、冠心病、心肌梗死病史。

（2）评估患者本次疼痛发作的部位、时间、诱因、持续时间等，了解伴随症状，如心慌、心悸、呼吸困难和发绀、晕厥、恶心、呕吐。

（3）降阶梯思维快速排除危及生命的胸痛。

①心绞痛：胸骨后压迫感、烧灼样疼痛，向颈、颌、肩、手臂放射，持续 3 ～ 15 分钟。

②心肌梗死：胸骨后压榨感、窒息感，向颈、颌、肩、手臂放射，持续时间大于 15 分钟。

③主动脉夹层：突发胸骨后及肩胛间撕裂样剧烈疼痛，呈持续性。

④肺栓塞：胸骨下和病变局部的胸膜炎性疼痛，呈持续性。

⑤气胸：患侧胸膜炎性疼痛，向颈、肩、背放射，呈持续性。

⑥食管破裂：胸骨后或上腹部烧灼样疼痛，向后胸部放射，呈持续性。

（4）辅助检查。评估心电图，床旁快速检测：心肺五项、血气分析、降钙素原等，了解患者胸部 X 线或 CT 等影像学检查结果。

三、护理措施

（一）即刻护理措施

（1）休息：嘱患者立即卧床休息，停止正在进行的动作，密切观察。

（2）当患者有低氧血症时，给予面罩或鼻导管吸氧，使血氧饱和度 ≥ 94%。

（3）在 10 分钟内完成首份心电图检查，高度怀疑急性冠状动脉综合征的患者行 18 导联心电图检查，动态观察 ST 段的变化。

（4）采集血标本送检，建立静脉通路（确诊心肌梗死患者应避开手术肢体），保持给药途径通畅，注意观察药物疗效及不良反应并做好记录。

（5）病情观察与记录：予心电、血压和血氧饱和度监测，电极位置应避开除颤区域和心电图胸导联位置，观察患者有无面色苍白、大汗、恶心、呕吐等，并做好记录。

（6）床旁准备好急救药物和抢救设备。

（7）观察患者胸痛的部位、性质、严重程度、有无放射痛、持续时间、伴随症状、缓解及加重因素，注意疼痛程度的变化，胸痛时有无面色苍白、大汗和血流动力学紊乱等现象。及时向医生报告患者的疼痛变化，遵医嘱使用镇痛药，及时评估止痛效果。

（二）用药护理

（1）使用血管扩张剂时，应严格控制滴速，监测血压、心率，以防发生低血压。部分患者用药后出现面部潮红、头部胀痛、头晕、心动过速、心悸等不适，应做好解释及安抚工作。

（2）使用肝素、低分子量肝素、阿司匹林、尿激酶等抗凝或溶栓药物时，应观察患者有无出血倾向。

（3）使用药物镇痛时，应注意观察患者的呼吸，以防造成呼吸抑制；使用血管活性药或其他高危药物时，应注意防止药物外渗，以免造成组织坏死；使用利尿药时，应观察患者的尿量及监测电解质，维持水、电解质及酸碱平衡。

四、健康教育

（1）嘱患者防坠床、防跌倒、防压力性损伤、防管道滑脱。

（2）嘱患者勿私自下床，勿私自调节仪器和管道，勿私自离开抢救室。

（3）嘱患者饮食上宜选择富含高维生素及易消化食物，少量多餐，避免食用刺激性食物，必要时限制钠盐摄入。

（4）嘱患者注意预防便秘，勿用力排便，必要时使用缓泻剂。

（5）嘱患者日常生活勿过于劳累，避免情绪激动，合理膳食、适当运动、戒烟戒酒、正确用药等。

第八节　呼吸困难的护理

一、定义

呼吸困难是指患者主观上感觉"空气不足"或"呼吸费力"，客观上表现为呼吸运动费力，严重时可出现张口呼吸、鼻翼翕动、端坐呼吸甚至发绀、辅助呼吸肌参与呼吸运动，并且可伴有呼吸频率、深度、节律的改变。临床上，呼吸困难主要是由呼吸系统疾病及循环系统疾病引起。

二、护理评估

（1）评估患者病史。

①询问患者有无呼吸系统疾病、心脏病、颅脑疾病等病史，有无药物摄入等。

②肺源性呼吸困难。分为吸气性呼吸困难、呼气性呼吸困难和混合性呼吸困难，其中吸气性呼吸困难表现为吸气费力，出现三凹征，伴有高调吸气性哮鸣音，常见于喉部、气管、大气道的狭窄与阻塞；呼气性呼吸困难表现为呼气费力，呼气时间延长，常伴有哮鸣音，常见于支气管哮喘、慢性阻塞性肺气肿等疾病所致的小支气管痉挛、狭窄；混合性呼吸困难表现为吸气、呼气均感费力，常伴有呼吸音减弱或消失，常见于重症肺炎、肺间质纤维化、大面积肺不张、大量胸腔积液和气胸等。

③心源性呼吸困难。主要由左心和（或）右心衰竭引起。表现为混合性呼吸困难，劳动、平卧时加重，休息、坐位时减轻。常见于急性左心衰、急性冠状动脉综合征、严重心律失常。

④中毒性呼吸困难。表现为深而大或浅而慢的呼吸困难，常见于一氧化碳中毒、有机磷农药中毒、药物中毒、毒蛇咬伤中毒、糖尿病酮症酸中毒等。

⑤神经精神性呼吸困难。神经性呼吸困难慢而深，常有呼吸节律改变；精神性呼吸困难往往快而浅，伴有叹息样呼吸。常见于严重颅脑病变、重症肌无力危象、癔症。

⑥血液及内分泌性呼吸困难。表现为呼吸浅、心率快，常见于重度贫血、甲亢危象、糖尿病酮症酸中毒等。

（2）评估起病缓急与时间：是突发性还是进行性，突发性呼吸困难多见于自发性气胸、肺水肿、支气管哮喘、急性心肌梗死、肺栓塞等；夜间阵发性呼吸困难以急性左心衰所致的心源性肺水肿最为常见；急性呼吸窘迫综合征患者原发病起病后 7 日内，约半数患者在 24 小时内出现呼吸加快，继而出现呼吸困难进行性加重。

（3）评估诱因：有变应原、运动、冷刺激、上呼吸道感染等诱因而出现的呼吸困难，常提示哮喘或慢性阻塞性肺疾病急性发作；有深静脉血栓的高危因素，如创伤、骨折、手术、卧床等，排除其他原因的呼吸困难可考虑肺栓塞；在严重感染、创伤、休克和误吸等直接或间接造成肺损伤后 12～48 小时内出现呼吸困难，可考虑急性呼吸窘迫综合征；有过度用力或屏气用力史而出现呼吸困难，考虑自发性气胸。

（4）评估患者的血氧饱和度、血常规、动脉血气分析、心电图、肺功能、胸部影像学等检查结果。

三、护理措施

（一）即刻护理措施

任何原因引起的呼吸困难均以抢救生命为首要原则。

（1）保持呼吸道通畅。

（2）合理氧疗：按照 2018 年发布的《急诊氧气治疗专家共识》选择合适的用氧工具及用氧方式。慢性阻塞性肺疾病伴有 CO_2 潴留可用鼻导管或文丘里（Venturi）面罩持续低流量吸氧，一般吸入氧浓度为 25%～29%。肺栓塞合并通气功能障碍时应先低流量给氧。急性呼吸窘迫综合征患者一般给予高浓度吸氧，尽快提高氧分压。

（3）建立静脉通路，保证及时给药。

（4）心电监护：监测心率、心律、血压、呼吸、血氧饱和度。

（5）及时准确留取血标本：进行动脉血气分析，检验血常规、D-二聚体等。

（6）取舒适体位：嘱患者安静，取半坐位或端坐位休息，昏迷或休克患者取平卧位，头偏向一侧。

（7）准备好急救物品、药品，如患者呼吸困难严重，随时做好气管插管或气管切开行机械通气的配合与准备。

（8）对患有可疑呼吸道传染性疾病的患者，做好隔离与防护，防止交叉感染。

（二）一般护理

（1）环境：保持病室安静舒适、空气洁净和温湿度适宜。哮喘患者室内应避免湿度过高及存在变应原，如尘螨、刺激性气体、花粉等。病情严重者应住监护病房，以便及时观察并处理病情变化。

（2）体位：根据病情嘱患者取坐位或半卧位，以改善通气。避免盖过厚的被褥，以免增加胸部压迫感。

（3）休息与活动：严重呼吸困难者，应卧床休息，尽量减少活动和不必要的谈话，以减少耗氧量。病情缓解后在保证充足睡眠的基础上，与患者协商并制订日间休息与活动计划，以患者不感觉疲乏为宜。

（4）饮食：保证每日摄入足够的热量，进食富含维生素、易消化的食物。宜缓慢进食，以防止食物误吸。

（三）病情观察

（1）观察患者的意识、口唇面色、生命体征，注意有无心率、心律、血压改变，有无血流动力学障碍；观察有无呼吸频率、节律、深度改变，注意观察血气分析及血氧饱和度变化。

（2）观察氧疗效果：如行氧疗后患者呼吸困难缓解、发绀改善表示氧疗有效；如意识障碍加重或呼吸变浅、减慢，可能为二氧化碳潴留加重。应定期复查血气分析，及时调整给氧浓度及（或）呼吸机参数。

（3）观察是否有桶状胸和辅助呼吸肌参与呼吸，查看颈静脉征、水肿及发绀等体征有无改善，听诊双肺有无呼吸音减弱及湿啰音等。

（四）用药护理

遵医嘱及时准确用药。

（1）控制感染：遵医嘱使用抗生素，观察有无过敏反应。

（2）解痉、平喘：及时准确使用药物，并及时观察药效及不良反应。

（3）维持呼吸：根据病情，遵医嘱使用呼吸兴奋剂。

（4）维持血压：肺栓塞、气胸的患者，往往会有血流动力学改变，出现心率加快、血压下降，应遵医嘱及时给予血管活性药治疗，如多巴胺、多巴酚丁胺等。

（5）止痛：剧烈胸痛影响呼吸功能时，遵医嘱使用镇痛药，并观察药效。

（6）纠正酸中毒：严重缺氧可引起代谢性酸中毒，应及时遵医嘱静滴 5% 碳酸氢钠。

（7）强心利尿：心衰的患者，遵医嘱使用洋地黄类药物及利尿剂，注意预防洋地黄中毒及水、电解质紊乱。

（五）心理护理

呼吸困难会使患者产生烦躁不安、焦虑甚至恐惧等不良情绪反应，从而进一步加重呼吸困难，应关注患者的心理变化，及时给予心理疏导，以使患者保持情绪稳定，积极配合治疗。对语言表达费力者，减少与之谈话，采用手势、书写等方法进行沟通，以减轻患者焦虑等不良情绪。

四、健康教育

（1）为患者讲解引起呼吸困难的病因和诱因，使之掌握自身疾病的预防与保健知识。

（2）指导患者采取减轻呼吸困难的体位及有效咳嗽。

（3）指导患者进行正确、有效的呼吸功能训练。

（4）指导患者建立健康的生活方式，监测体重、合理饮食、稳定情绪，进行有氧运动。

（5）嘱患者严格按医嘱服药，定期复查。

第九节　咯血的护理

一、定义

咯血是指喉及喉以下呼吸道及肺组织的血管破裂导致出血并经咳嗽动作从口腔排出。引起咯血的原因主要是肺结核、支气管扩张症、支气管肺癌。根据咯血量，临床上将咯血分为痰中带血、小量咯血（每日量 < 100 mL）、中等量咯血（每日量 100 ~ 500 mL）和大量咯血（每日量 > 500 mL，或 1 次量 > 300 mL）。

二、护理评估

（1）评估患者的既往史及咯血诱因。

（2）评估患者有无易引起咯血的基础疾病，如肺结核、支气管扩张症、支气管肺癌、血液病等。

（3）评估咯血的颜色、性质、量、持续时间及频率。

（4）评估患者有无心慌、心悸、头晕、胸闷、胸痛、呛咳、贫血等伴随症状。

（5）评估患者的意识、生命体征、肺部体征。

（6）评估再咯血征象及有无窒息先兆。

（7）评估辅助检查结果：如血常规、凝血酶原时间、血气分析及影像学等检查结果。

（8）评估患者营养状况、进食情况。

（9）评估患者心理状况及社会、家庭支持情况。

三、护理措施

（一）即刻护理措施

（1）保持呼吸道通畅：患者咯血时，安慰患者，消除患者的紧张情绪。可遵医嘱给予药物止血，并注意观察药物不良反应。咯血时轻拍患者健侧背部，嘱患者不要屏气，指导并协助患者将气管内黏液和积血轻轻咯出，以免诱发喉头痉挛，使血液引流不畅形成血块，导致窒息。床边备好急救药品及器械。

（2）迅速建立静脉通路：一次咯血量达 1500 mL 或短时间内反复咯血大于 2000 mL，有发生失血性休克的危险，应立即建立两条静脉通路，给予止血、扩容、升压等处理，监测生命体征。根据血压调整升压药滴速，使血压保持略低于咯血前，勿使血压过高而引起再咯血，并防止心衰、肺水肿等，对于老年人或心血管疾病患者尤应注意。

（3）窒息的抢救：患者一旦出现窒息征象，应立即取头低脚高位45°患侧卧位，面向一侧，轻拍背部，迅速排出气道和口咽部的血块，或直接刺激咽部以咯出血块。必要时用吸痰管进行负压吸引，给予高浓度吸氧6～8 L/min，做好气管插管或气管切开的准备与配合工作，以解除呼吸道阻塞。

（4）准确记录咯血量和尿量。

（二）病情观察要点

（1）呼吸系统：注意观察患者咳嗽、咳痰及咯血情况；严密观察咯血患者，注意前驱症状，若患者出现喉部发痒、咳嗽、胸闷等，可能是咯血的先兆，应注意咯血量、颜色、性质及出血速度，痰中带血还是咯鲜血，一旦发现窒息的先兆，应及时报告医生并积极配合抢救；注意观察患者呼吸情况、呼吸困难类型及是否发绀、气促等。

（2）全身症状：密切监测患者生命体征及意识状态的变化，观察患者有无胸闷、气促、呼吸困难、发绀、面色苍白、出冷汗、烦躁不安等窒息征象；观察患者有无头晕、乏力，以及皮肤温度、湿度及尿量的情况，发现异常及时报告医生。

（三）饮食护理

大量咯血者应禁食；小量咯血者宜进少量温、凉流质饮食，过冷或过热食物均易诱发或加重咯血；多饮水，饮食宜高热量、高蛋白、富含维生素，少量多餐；多食富含纤维素的食物，以保持排便通畅，避免排便时腹压增加而引起再度咯血。

（四）休息与活动

（1）指导患者合理休息与活动：保持室内空气清新，定时通风，维持适宜的温度和湿度，避免诱发咳嗽的因素；小量咯血者以静卧休息为主，大量咯血者应绝对卧床休息，避免不必要的交谈，头偏向一侧，防止窒息，尽量避免搬动患者。咯血完全停止后1周，可在家人陪伴下适当散步。恢复期不宜剧烈运动和负重，避免受凉、情绪波动及呼吸道感染。

（2）体位：取患侧卧位，可减小患侧胸部活动度，防止病灶向健侧扩散，同时有利于健侧肺的通气功能。

（五）对症护理

安排专人护理并安慰患者。保持口腔清洁，咯血后为患者漱口，擦净血迹，防止因口咽部异物刺激引起剧烈咳嗽而诱发咯血。及时清理患者咯出的血块、污染衣物及被褥，有助于稳定情绪，增加安全感，避免患者因精神过度紧张而加重病情。对精神极度紧张、咳嗽剧烈的患者，可遵医嘱给予小剂量镇静药或镇咳药。

（六）用药护理

（1）咯血患者常用垂体后叶素止血治疗，垂体后叶素可收缩小动脉，减少肺血流量，从而减轻咯血，但也能引起子宫、肠道平滑肌收缩和冠状动脉收缩，故冠心病、高血压患者及孕妇忌用。静脉滴注时速度勿过快，以免引起恶心、便意、心悸、面色苍白等不良反应。

（2）年老体弱、肺功能不全者在应用镇静药和镇咳药后，应注意观察有无呼吸中枢、咳嗽反射受抑制导致的呼吸衰竭及不能咯出血块而发生的窒息。

（七）心理护理

咯血往往病程长，反复发作，患者经常会出现各种消极的心理变化；尤其是大量咯血患者，对突然大量咯血毫无思想准备，易产生极大的心理压力，表现为恐惧、紧张、焦虑、失望甚至绝望。因此，护理人员应做好患者心理护理工作，首先应该让患者镇静下来，尽量避免容易造成患者紧张恐惧的因素；多与患者及其家属沟通，多关心患者，为患者讲解疾病相关知识，让患者树立战胜疾病的信心，以促进病体康复。

四、健康教育

（1）疾病预防指导：咯血与呼吸道及肺组织长期慢性疾病有关，告知患者积极治疗原发疾病，避免受凉、预防感冒和减少刺激气体吸入；告知患者戒烟、避免烟雾和灰尘刺激，有助于避免疾病复发，防止病情恶化。

（2）疾病知识指导：帮助患者及其家属了解疾病发生、发展与治疗及护理的过程，与患者及其家属共同制订防治计划，建立良好的生活习惯，劳逸结合，加强营养，增强机体抗病能力。

（3）病情监测指导：指导患者学会自我监测病情，学会识别咯血先兆，如呼吸困难、喉部发痒、咳嗽、烦躁等，一旦发生上述症状，须立即静卧休息，患侧卧位，保持呼吸道通畅，轻缓地进行咯血，并及时与医务人员取得联系。

第十节　窒息的护理

一、定义

窒息是指人体的呼吸道由于某种原因受阻或存在异常导致的全身各器官组织缺氧，二氧化碳潴留而引起的组织细胞代谢障碍、功能紊乱和形态结构损伤的病理状态。一旦发生窒息，可迅速危及生命，应立即采取相应措施，查明原因，积极进行抢救。

二、病情评估

（一）评估病因

（1）机械性窒息：如外伤、异物、挤压及喉头水肿等造成的窒息。

（2）中毒性窒息：如一氧化碳中毒、组织缺氧造成的窒息。

（3）病理性窒息：如溺水和炎症引起呼吸面积丧失，中枢性呼吸停止等导致的窒息。

（二）评估临床表现

（1）早期：表情痛苦、胸闷、焦虑、呼吸急促。若为气道梗阻，患者表现为吸气性呼吸困难，并出现"四凹征"（胸骨上窝、锁骨上窝、肋间隙及剑突下软组织凹陷）。

（2）梗阻进一步发展：口唇和面色发绀或苍白，呼吸逐渐变慢变弱，继而意识逐渐丧失至昏迷。

三、护理措施

（一）即刻护理措施

（1）迅速解除窒息因素，保持呼吸道通畅。

（2）给予高流量吸氧，必要时建立或重新建立人工气道，给予人工呼吸或机械通气支持。

（3）建立静脉通路，遵医嘱给予药物治疗。

（4）监测生命体征，给予心电、血压、呼吸、血氧饱和度监测，遵医嘱抽动脉血进行血气分析。

（5）备好急救物品，如吸引器、呼吸机、气管插管、喉镜等。

（二）病情观察

（1）监测患者生命体征、血气分析、神志、瞳孔，若出现胸闷、烦躁、发绀等情况，立即通知医生，妥善处理。

（2）对呼吸、心跳停止的患者，应立即行心肺复苏，并积极配合医生完成患者的抢救工作，做好记录。

（三）心理护理

及时与患者沟通，稳定患者的情绪，减轻患者的心理负担，消除患者的恐惧心理。

四、健康教育

针对发生窒息的原因，对患者及其家属进行防窒息的知识宣教和指导工作，让其了解窒息的危害及预防窒息的重要性，争取患者及其家属的配合，最大限度地减少窒息的发生。

第十一节　心悸的护理

一、定义

心悸是一种自觉心脏跳动的不适感或心慌感。当心率加快时感到心脏跳动不适，心率减慢时则感到搏动有力。心律失常、心率及心律正常者亦可出现心悸。

二、护理评估

（1）评估心悸的病因，是否有系统性疾病、心脏病、甲状腺功能亢进症等病史。

（2）评估患者用药史，是否大量饮酒、吸烟、饮浓茶及咖啡等。

（3）评估心悸症状发生前进行的活动、体位、诱因，心悸的首发年龄，以往发作的次数、频率等。

（4）评估心悸的起始表现、持续时间，是否突然或缓慢终止等，是否伴随胸痛、头晕、疲乏等其他症状。

（5）评估血液生化指标、心电图、心脏彩超及超声心动图等检查结果。

三、护理措施

（一）即刻护理措施

（1）协助患者取舒适卧位休息，保持环境安静。

（2）保持气道通畅，存在低氧血症时，给予适当氧疗，保证血氧饱和度不低于94%。

（3）采集12导联心电图，协助医生进行心律失常的诊断。严重心律失常者，予心电、血压、血氧监护，注意电极位置避开电复律部位。除颤仪放于患者床旁，处于完好备用状态。

（4）遵医嘱抽血送检，开放静脉通路，遵医嘱用药。

（二）病情观察

（1）观察患者心悸时心电图与心电监护示波的变化。

（2）观察患者心悸时的伴随症状。

（三）饮食指导

（1）根据患者心悸症状发生时的疾病给予相应饮食。

（2）嘱患者戒烟戒酒，避免食用刺激性食物。

（四）活动与休息

根据患者心悸症状发生时的疾病给予相应指导。

（五）用药观察

根据患者心悸症状发生时的疾病遵医嘱用药，并观察药物的效果和不良反应。

（六）心理护理

为患者进行心理疏导，减轻患者的抑郁、焦虑和孤独情绪。

四、健康教育

（1）为患者进行疾病知识宣教，使患者及其家属了解引起心悸的生理性或病理性因素，积极治疗病理性心悸。

（2）告知患者积极治疗原发病，避免诱因。

（3）指导患者建立健康的生活方式，监测体重、合理饮食、稳定情绪，进行有氧运动，避免劳累。

第十二节　水肿的护理

一、定义

水肿是指人体组织间隙过量积液引起的组织肿胀。

二、护理评估

（1）评估患者精神状态、生命体征、尿量及体重的改变。

（2）评估水肿的特点，包括水肿发生的时间、初始部位、发展顺序、性质及局部表现，水肿与活动及体位的关系，使水肿缓解或加重的因素等。

（3）评估水肿病因与诱因。

（4）评估水肿对患者的影响。

（5）评估诊疗与护理经过。

（6）评估患者的心理状态和社会支持水平。

三、护理措施

（一）观察要点

（1）记录患者 24 小时尿量。

（2）定期测量患者体重。

（3）观察水肿消肿情况。

（4）监测患者生命体征。

（5）观察患者有无急性左心衰和高血压脑病的表现。

（6）密切监测患者的心功能、肾功能、肝功能等实验室指标。

（二）饮食护理

（1）限制钠盐摄入，以 2 ～ 3 g/d 为宜。

（2）液体摄入视水肿程度及尿量而定。

（3）低蛋白质引起水肿者，若无氮质潴留可给予 0.8 ～ 1.0 g/（kg·d）的优质蛋白质；若有氮质血症，则应限制蛋白质的摄入，一般给予 0.6 ～ 0.8 g/（kg·d）。

（4）注意补充足够的热量及各种维生素。

（三）休息与活动

严重水肿患者应卧床休息，增加肾血流量及尿量，缓解水钠潴留。下肢水肿者，卧床休息时可抬高下肢；阴囊水肿者，可用吊带托起。水肿减轻后患者可起床活动，但应避免劳累。

（四）用药护理

遵医嘱使用利尿剂，观察药物的疗效及不良反应，监测血清电解质及酸碱平衡情况。

（五）皮肤护理

（1）水肿较重的患者应衣着柔软、宽松。

（2）长期卧床者，嘱其经常变换体位，防止发生压力性损伤；老年体弱者，可协助其翻身或用软垫支撑受压部位。

（3）协助患者做好全身皮肤清洁，清洗时勿过于用力，避免损伤皮肤。

（4）尽量避免在水肿皮肤处进行有创治疗，如肌内注射、静脉滴注、静脉留置针等操作。

（5）观察患者皮肤有无红肿、破损和化脓等情况发生。

（六）心理护理

主动向患者解释病情，让其了解水肿的原因及预后转归等方面知识，培养患者乐观情绪，使患者积极配合治疗，增强战胜疾病的信心。

四、健康教育

（1）告知患者出现水肿的原因及风险。

（2）教会患者根据病情合理安排每日饮食的含盐量、蛋白质量及饮水量。

（3）教会患者正确测量每日出入液量、体重等，以评估水肿的变化。

第十三节　恶心、呕吐的护理

一、定义

恶心与呕吐是临床常见症状。恶心为上腹不适、紧迫欲吐的感觉，常为呕吐的前驱症状，但也可单独出现；呕吐是指胃内容物或部分小肠内容物，通过胃的强烈收缩经食管反流流出口腔的一种复杂的反射动作。

二、护理评估

（1）评估恶心和呕吐发生的时间、呕吐与进食的关系、呕吐的特点及呕吐物的颜色、性状、量、气味及伴随的症状等。

（2）评估伴随症状：有无腹痛、腹泻、发热、黄疸、听力障碍、眩晕等。

（3）了解患者呕吐物毒物分析或细菌培养等检查结果。

（4）评估患者有无口干、皮肤弹性差、眼窝凹陷等脱水表现；了解血气分析结果，注意有无电解质紊乱、酸碱平衡失调。

三、护理措施

（一）即刻护理措施

患者出现呕吐症状时，协助患者取坐位或侧卧位，头偏向一侧，预防误吸造成吸入性肺炎。及时清理呕吐物，协助患者漱口，保持口腔清洁，更换床单。观察患者病情及生命体征，观察呕吐物的颜色、性状、量，测量生命体征，必要时遵医嘱用药。

（二）饮食指导

（1）剧烈呕吐时暂禁食和暂停口服药，遵医嘱补充水分和电解质。

（2）饮食宜清淡、易消化，前期可予流质或半流质饮食，少量多餐，逐渐增加进食量。

（三）活动与休息

剧烈呕吐或频繁呕吐的患者，嘱其卧床休息，避免刺激性因素，如有气味的水果、食物等，必要时吸氧。

（四）用药观察

查找引起恶心、呕吐的诱因，有无原发性高血压病、糖尿病、幽门梗阻、神经系统疾病等，是否与输液药物相关，有无伴随腹泻、腹痛等，针对病因及时处理，必要时遵医嘱用药。

（五）安全护理

注意观察患者恶心、呕吐的特点，嘱患者剧烈呕吐时避免下床活动，做好防跌倒等安全指导。

（六）心理护理

应经常巡视病房，耐心安抚患者，消除患者的紧张、焦虑心理；及时清除呕吐物及污染的床单，减少不良刺激。

（七）并发症观察

常见并发症有窒息、吸入性肺炎、电解质紊乱、酸碱失衡，应准确记录每日出入液量，观察患者的神志、面色、生命体征等，预防并发症发生。

四、健康教育

（1）告知患者及其家属恶心与呕吐发生的危险因素及紧急护理措施。

（2）告知患者避免直立性低血压、头晕、心悸的方法。

（3）嘱患者呕吐停止后及时漱口，饮食宜清淡、易消化，少量多餐，逐渐增加进食量。

第十四节　腹胀的护理

一、定义

腹胀是一种腹部饱满、膨隆的不适感觉，常因胃肠道积气、积食、积粪或腹水、腹腔内容物、气腹、胃肠道功能紊乱等引起，亦可为低钾血症所致。

二、护理评估

（1）评估患者腹胀起病的急缓、进展的快慢程度。

（2）评估患者腹胀的程度、持续时间及伴随症状，评估腹胀的原因、排便和排气情况、治疗情况、心理反应、既往病史。

（3）评估患者相关病史：有无腹部外伤或手术史，有无肠梗阻、便秘、低钾血症等病史。

三、护理措施

（一）即刻护理措施

（1）根据病情协助患者采取舒适体位，腹胀严重时应禁食并留置胃管行胃肠减压，缓解腹部压力，观察胃肠减压效果及引流物性状，做好记录。

（2）注意腹胀的程度、持续时间及伴随症状，如恶心呕吐、发热等，注意患者有无排气、排便情况，必要时通过灌肠、腹部按摩促进肛门排气等缓解腹胀。

（3）若患者出现肛门停止排气、腹胀明显、腹痛剧烈等情况，应立即报告医生，并协助处理。

（二）饮食指导

鼓励患者合理饮食，少量多餐，多摄取促进肠蠕动的食物，如蔬菜、高纤维食物。嘱患者限制食用易产气食物，如豆类、牛奶等；限制食用易引起便秘的食物，如坚果、干果等。

（三）活动与休息

鼓励患者多活动，促进肠蠕动；协助患者采取半卧位，缓解腹部压力。

四、健康教育

（1）告知患者减轻腹胀的方法。

（2）告知患者及其家属腹胀的诱因和预防措施。

第十五节　腹痛的护理

一、定义

腹痛是指由各种原因引起的腹腔内外脏器病变所表现出的腹部不适的症状。可分为急性腹痛和慢性腹痛两类。急性腹痛（简称急腹症）是临床最常见的急症之一，具有起病急、发展快、病情重、变化多和病因复杂等特点，若延误诊治极易发生严重后果，甚至死亡。

二、护理评估

（一）快速评估全身情况

重点评估患者的意识、表情、血压、脉搏、体位、疼痛评分等，初步判断病情的轻重、缓急及是否需要急救处理。如为危重患者应迅速进行急救处理，待情况允许再做详细检查。患者出现表情痛苦、面色苍白、脉搏细速、血压低、呼吸急促、大汗淋漓、仰卧不动或蜷曲侧卧、明显脱水等情况提示病情危重。

（二）了解既往病史

了解患者有无腹痛、腹部外伤及手术、心肺胸部疾病、糖尿病、高血压病等病史。女性患者应了解月经史、妊娠生育史，停经且发生急性腹痛并休克的女性患者，应高度警惕异位妊娠破裂导致内出血的情况。

（三）了解诱因、疼痛部位

最早发生腹痛及压痛最明显的部位常为发生病变的部位。了解患者最早发生腹痛及压痛最明显的部位及疼痛的起病方式、性质和程度。

（1）炎症性急性腹痛：以腹痛、发热、腹肌紧张为主要特点，一般起病较缓慢，多由轻渐重，剧痛呈持续性并进行性加重。

（2）穿孔性急性腹痛：以突发持续腹痛、腹膜刺激征，可伴有肠鸣音消失或气腹为主要特点。起病急，呈剧烈的刀割样、烧灼样痛，后呈持续性，疼痛范围迅速扩大。

（3）梗阻性急性腹痛：以阵发性腹痛、呕吐、腹胀、排泄功能障碍为主要特点。多为突然发生，呈阵发性剧烈绞痛。

（4）出血性急性腹痛：以腹痛、失血性休克与急性贫血、隐性（内）出血或显性（外）出血（呕血、便血、尿血）为主要特点。起病较急骤，呈持续性，腹膜刺激征较轻，有急性失血症状。

（5）损伤性急性腹痛：以外伤、腹痛、腹膜炎或内出血综合征为主要特点。

（6）绞窄与扭转性急性腹痛：又称缺血性急性腹痛。疼痛呈持续性，可有阵发性。

（四）了解腹痛与发作时间、体位的关系

餐后腹痛可能由胆、胰疾病，胃部肿瘤或消化不良所致；饥饿痛发作呈周期性、节律性

者见于胃窦、十二指肠溃疡；子宫内膜异位导致的腹痛与月经周期有关。某些体位使腹痛加剧或减轻，有可能成为诊断的线索。

（五）评估伴随症状

评估有无恶心、呕吐、休克、发热、黄疸、血尿、排尿困难及排便情况改变等。

（六）评估辅助检查结果

评估实验室检查结果，如血常规等；腹部 X 线、超声、CT、MRI 检查及血管造影；腹腔穿刺；消化内镜检查等。

三、护理措施

（一）急救原则

挽救生命，减轻痛苦，积极对因治疗和预防并发症。

（1）手术治疗：急腹症的重要治疗手段。病因明确，有手术指征者，应及时手术治疗。

（2）非手术治疗：主要适用于病因未明确而腹膜炎症状不严重者，给予纠正水和电解质紊乱、抗感染、防治腹胀、防止休克等对症支持措施。病因明确、不需要手术者，应适当使用镇痛剂。

（3）不能诊断的急腹症患者，要禁食、禁灌肠、禁用泻药，在积极询问病史、体格检查及完善相关辅助检查寻找病因的同时，可给予适当的解痉镇痛治疗。

（二）即刻护理措施

应首先处理威胁生命的情况，如腹痛伴休克应及时配合抢救，迅速建立静脉通路，及时补液纠正休克。病因明确者，遵医嘱积极做好术前准备；病因未明者，遵医嘱暂时实施非手术治疗措施。

（三）控制饮食及胃肠减压

（1）病情较轻且无禁忌证者，可给予少量流质或半流质饮食。

（2）病因未明或病情严重者，必须禁食、禁饮。

（3）疑有空腔脏器穿孔、破裂，腹胀明显或肠梗阻者须行胃肠减压。

（4）病情严重、预计长时间不能进食者，应尽早给予肠外营养。

（四）补液护理

遵医嘱正确用药，保证给药途径通畅，及时纠正水、电解质和代谢紊乱，根据病情变化随时调整补液方案和速度，遵医嘱给予抗生素控制感染。

（五）病情观察要点与记录

注意患者病情演变，综合分析，严密观察病因未明的急性腹痛患者，观察内容包括以下方面。

（1）意识状态及生命体征。

（2）腹痛的部位、性质、程度、持续时间、伴随症状与体征。

（3）全身情况及重要脏器功能变化。

（4）腹腔异常情况，如腹腔积气、积液，肝浊音界变化，移动性浊音。

四、健康教育

（1）针对引起腹痛的病因，告知患者缓解或预防腹痛的方法。如消化性溃疡患者，应为其讲解引发溃疡疼痛的诱因，使其能在饮食、嗜好、情绪、生活节奏等方面加以注意，并做到坚持服药。

（2）嘱患者生活要规律，注意寒温适宜，避免外邪侵袭，特别要注意腹部保暖。

（3）指导患者调节情绪，善于处理生活中不愉快的问题，避免情绪过激，家属及护理员应使患者避免一切不良精神刺激。

（4）嘱患者注意饮食卫生，不食腐败变质食物。

（5）嘱患者腹痛初愈时，不宜进食生冷食物并控制饮食，做到定时定量，餐后避免剧烈活动。

第十六节　腹泻的护理

一、定义

腹泻是指排便习惯和粪便性状发生变化，排便次数增多（大于 3 次 / 日），粪便量增加（大于 200 g/d），粪便稀薄（含水量 > 85%）或带有黏液、脓血或未消化的食物。腹泻的诊断因个体的大便习惯而异。

二、护理评估

（1）评估腹泻起病的急缓、病程的长短。

①急性腹泻：病程一般在 3 周之内，往往伴有肠痉挛所致的腹痛，原因可能有急性肠疾病、急性食物中毒、急性肠道感染等。

②慢性腹泻：腹泻持续或反复超过 4 周，多见于慢性感染、非特异性炎症、吸收不良或肠道肿瘤，全身性疾病如内分泌及代谢障碍性疾病、尿毒症、功能性腹泻等。

（2）评估腹泻的次数、量、性状、气味等，有无伴随腹痛，腹痛部位、腹痛与排便的关系等。急性感染性腹泻大便次数每天可达 10 次以上，常伴有腹痛，粪便量多而稀；细菌感染引起的腹泻则为水样，后为黏液血便或脓血便；阿米巴痢疾的粪便呈果酱样。小肠疾病引起的腹泻性疼痛常在脐周，便后不缓解；结肠疾病性疼痛多在下腹，便后疼痛可缓解；分泌性腹泻无明显腹痛。

（3）评估患者有无脱水、电解质及酸碱平衡紊乱、消瘦、肛周皮肤糜烂或破损，是否影响休息和睡眠。

（4）评估患者是否有不洁饮食、旅行、聚餐等经历，有无与腹泻相关的疾病史、用药史，是否与摄入脂肪餐或紧张、焦虑有关。

（5）了解粪便检查、血常规和生化检查结果，了解有无贫血、白细胞计数增多及电解质和酸碱平衡紊乱的情况。

三、护理措施

（一）即刻护理措施

（1）观察患者生命体征和意识，有无伴随腹痛及腹痛与排便的关系，观察粪便的颜色、性状和气味，有无发热、恶心呕吐等伴随症状。

（2）频繁腹泻者，指导其用温水清洁肛周，保持清洁干燥，必要时外涂鞣酸或无菌凡士林软膏保护肛周皮肤。

（3）观察患者神志、皮肤弹性、指端温度及尿量等，必要时记录出入量。

（4）及时、准确采集大便标本，做好相关检查的准备工作；确诊为传染病者，做好疫情报告及隔离。

（二）饮食指导

（1）鼓励患者通过口服补充营养和水分，避免脱水及营养不良。

（2）严重腹泻的患者暂禁食，病情控制后逐渐过渡到温热低脂流质饮食。禁食期间静脉补充能量，防止电解质紊乱和酸碱失衡。

（三）活动与休息

（1）急性腹泻或全身症状明显者应卧床休息，床边放置容器便于患者拿取，协助患者床边排便，减少患者体力消耗。

（2）嘱患者及其家属避免诱因，注意保暖，保持充足的睡眠。

（3）慢性或症状较轻的腹泻患者可适当运动。

（四）用药观察

（1）急性腹泻可热敷腹部减少肠蠕动，减少排便次数，减轻腹痛。

（2）应用止泻药时，应注意患者排便的次数，腹泻得到控制时应及时停药。

（3）使用解痉止痛药时，注意观察疗效及不良反应。

（五）安全护理

腹泻可引起乏力、头晕眼花等，存在跌倒和坠床风险，应对患者及其家属做好宣教。

（六）心理护理

频繁腹泻影响正常的工作与社会活动，使患者产生自卑心理，应鼓励患者积极参加社会活动和日常运动，与患者进行有效沟通，满足患者的合理要求，向患者解释引起腹泻的原因和卫生消毒的必要性，帮助患者建立自信。

（七）并发症观察

（1）大量腹泻者，应注意有无脱水、电解质紊乱及酸碱失衡等表现。

（2）长期腹泻者，应观察有无体重减轻、消瘦、贫血及营养不良等表现。

四、健康教育

（1）向患者介绍引起腹泻的原因并指导其掌握预防的方法。

（2）指导患者做好肛周皮肤清洁，做好个人卫生和食具消毒。

（3）嘱患者养成良好的饮食习惯，注意饮食、水源、食品及个人卫生，如饭前便后洗手、不喝生水、生熟食分开存放等。

（4）指导患者遵医嘱服药，观察药物疗效和不良反应。

第十七节　呕血、便血的护理

一、定义

呕血与便血见于上消化道疾病（如食管、胃、十二指肠、胆和胰腺疾病）或全身性疾病导致的消化道出血。呕血是指患者口腔呕吐鲜红色、暗红色血或咖啡渣样变性血液；便血通常是指血液从肛门流出或排出，大便带血或为全血便。

二、护理评估

（1）评估出血程度。

①评估患者生命体征、精神和意识状态。

②评估患者呕血、便血的原因、诱因、原发病，出血的颜色、量、性状及伴随症状，周围循环状况、腹部体征、皮肤色泽及肢端温度的变化等。

A. 出血量不超过 400 mL，一般不出现症状。

B. 出血量超过 500 mL，且失血速度较快时，患者可有乏力、头晕、口渴、恶心、心悸、皮肤苍白、脉速、血压下降、烦躁不安、意识模糊等表现。

C. 出血量超过 1000 mL，临床即出现急性周围循环衰竭的表现。

D. 出血量超过 1500 mL，出现失血性休克、烦躁不安、意识不清、面色苍白、四肢湿冷、口渴冷汗、血压下降（收缩压 < 80 mmHg，脉压差 < 30 mmHg，脉搏细数且 > 120 次 / 分）。

（2）评估患者自理能力，以便协助患者做好生活护理。

（3）了解患者血常规、凝血功能、大便潜血、腹部超声、内窥镜检查等结果。

三、护理措施

（一）即刻护理措施

协助患者摆放合适体位，有窒息者立即使用较粗的吸痰管清除口腔及呼吸道血块，保持气道通畅，给予氧气吸入；同时选择粗大血管建立两条以上静脉通路，快速补液及采取其他止血措施，遵医嘱补充血容量，采集血液标本送检（包括血常规、凝血酶原时间、定血型配血、输血前检查等）。

（二）一般护理

（1）呕血患者应卧床休息，床头抬高 10°～15°，平卧，头偏向一侧，保持呼吸道通畅，床旁备好吸引用物，嘱患者禁食。

（2）密切观察患者病情：生命体征、神志、呕血量及其性状等，协助医生查找发病原因，进行原发病治疗及护理。

（3）保持患者呼吸道通畅，维持静脉通路畅通，准确记录出入量，为补充血容量提供参考依据。

（4）及时清理呕吐物，做好口腔护理、肛周皮肤护理等患者个人清洁卫生及皮肤保护。必要时留置胃管观察出血量，做好内镜止血的准备。

四、健康教育

（1）教会患者及其家属识别早期出血征象、再出血征象及应急措施。

（2）正确指导患者休息与活动、合理饮食，避免诱发呕血或便血。

（3）告知患者缓解症状的方法，避免误吸。

（4）嘱慢性病患者定期门诊随访，有呕血黑便、上腹不适随时就诊。

第十八节　发热的护理

一、定义

任何原因引起机体产热过多、散热过少、体温调节障碍、致热原作用于体温调节中枢使调节点上移而引起机体体温升高，并超过正常范围，称为发热。

二、护理评估

（1）评估患者流行病学史，有无疫源地接触史，有无聚集性发病等。

（2）评估患者意识状态，发热的时间、程度、热型、诱因及伴随症状，如皮疹、大量出汗、出血点、皮肤黏膜黄染、腹泻、恶心、呕吐、头痛、肌肉酸痛甚至谵妄、抽搐等，评估皮肤温度、湿度、弹性等。

（3）评估患者实验室检查、影像学检查及超声检查等结果，尤其注意血常规、尿常规、粪便常规＋隐血、肝功能、肾功能、电解质、血培养、甲状腺功能、中段尿培养、降钙素原、红细胞沉降率、C 反应蛋白、胸片及腹部 B 超（肝、胆、胰、脾、肾）等检查结果。

（4）评估患者身体状况、营养状况及活动能力，避免发生跌倒、坠床、压力性损伤。

（5）评估患者心理、精神、社会状况。

三、护理措施

（一）即刻护理措施

当患者出现高热抽搐时应给予紧急处置，取仰卧位，头偏向一侧，清除口鼻分泌物，保持呼吸道通畅，遵医嘱使用镇静药控制抽搐，立即采取降温措施，监测患者生命体征，维持水和电解质平衡。

（二）病情观察

严密监测患者生命体征，根据病情每 1 小时、4 小时测量及记录体温，观察发热过程、热型、持续时间、伴随症状，观察降温效果，协助医生做好各种检验标本的采集及送检工作。

（三）降温护理

（1）降温方法。

①物理降温：擦浴法、冰袋或水囊降温法、灌肠法、医用冰毯降温法等。冰敷时，避免持续长时间冰敷同一部位，以防冻伤。

②药物降温：应用退热药，以抑制体温调节中枢，减少产热，加速散热。应用药物降温时，不可在短时间内将体温降至过低。

（2）注意周围循环情况，如脉搏细速、面色苍白、四肢厥冷的患者，禁用冰敷和酒精擦浴。降温过程中，密切观察患者体温、脉搏变化及出汗情况，避免发生虚脱。

（3）全身发疹或有出血倾向的患者，禁用酒精或温水擦浴，防止局部血管扩张加重出血。

（4）应用冬眠疗法降温前，应先补充血容量，用药过程中避免搬动患者，注意观察生命体征，尤其是血压变化，并保持呼吸道通畅。

（5）降温处理 1 小时后测量体温，评价降温效果。

（6）原因不明发热的护理要点。

①慎用药物降温，以免影响对热型及临床症状的观察。

②体温 ≤ 39 ℃，建议维持水和电解质的平衡而无需处理发热。

③体温在 39 ～ 40 ℃，应积极使用物理降温及退热药物，使核心体温降至 39 ℃以下；同时维持水和电解质平衡。不推荐在体温调控机制正常时单独使用物理降温。

④体温＞40 ℃，可能有脑组织损伤或感染性休克风险的患者，可在应用退热药物的基础上，用冷水或冰水擦拭皮肤，或擦拭皮肤后使用风扇、冰毯和冰袋增加水分的蒸发。

⑤不建议使用激素，尤其不应作为退热药物使用。

（四）饮食护理

（1）饮食原则：高热量、高蛋白、富含维生素、易消化的流质或半流质饮食。

（2）每天摄水量至少 2000 mL 以上，以防止脱水。

（3）必要时遵医嘱静脉补液，维持水和电解质平衡。

（五）活动与休息

发热时注意休息，高热时应绝对卧床休息，以减少机体消耗。病室定期通风换气，保持空气清新。

（六）用药护理

遵医嘱正确配制和输注抗生素，观察药物疗效及不良反应。

（七）安全护理

（1）协助生活自理能力不足的患者进行日常活动。

（2）保证环境安全，做好预防措施，避免患者发生跌倒或坠床。

（3）协助长期卧床患者定时翻身，避免发生压力性损伤。

（八）基础护理

患者宜穿透气、棉质衣服，出汗时及时用温毛巾擦拭汗液并更换干净衣物，保持皮肤和床单清洁，寒战时加盖棉被或饮用温水等保暖。做好患者口腔护理，避免口腔感染。

（九）心理护理

了解患者及其家属的心理，给予心理支持和指导，及时讲解相关知识，消除患者及其家属的紧张心理，鼓励患者积极治疗。

四、健康教育

（1）发热患者易并发口腔感染，嘱患者应在餐前、餐后、睡前漱口。

（2）嘱患者保持乐观稳定心态、饮食均衡、避免疲劳、保证充足睡眠，以增强机体抵抗力。

（3）嘱患者根据天气变化，及时增减衣物，避免感冒发热。

第十九节　疼痛的护理

一、定义

1979 年，世界卫生组织将疼痛定义为组织损伤或潜在组织损伤所引起的不愉快感觉和情感体验。1995 年，美国疼痛学会已明确将疼痛列为继体温、脉搏、呼吸、血压之后的"第五大生命体征"。2020 年 7 月，国际疼痛研究协会对疼痛的定义为"与实际或潜在组织损伤相关，或类似的另人不快的感觉和情感体验"。涉及疼痛对个体多方面的影响，这正与当今所提倡的"生物 - 心理 - 社会"医学模式相契合。

二、护理评估

（一）评估内容

（1）评估疼痛的部位、性质、程度、发生时间及持续时间。

（2）评估疼痛的诱因、伴随症状、既往史、过敏史及心理反应。

（3）评估生命体征的变化。

（4）了解相关的检验结果。

（二）评估频率

（1）患者入院时完成首次疼痛评估。

（2）首次疼痛评分不超过 2 分，不必再次评估。

（3）疼痛评分不低于 3 分，每日进行疼痛评估 1 次，时间为上午。

（4）疼痛评分 4 ～ 6 分，每日进行疼痛评估 2 次，时间分为上午和下午。

（5）疼痛评分不低于 7 分，每日进行疼痛评估 4 次，时间同生命体征记录单。

（6）使用长期止痛药物或止痛泵患者，每天至少进行疼痛评估 1 次，时间为上午。

（7）手术后、有创操作后 1 小时内进行疼痛评估，根据评分决定后续评估频率。

（8）患者发生疼痛时须立即进行疼痛评估，应用镇痛措施后 1 小时进行复评。

（三）评估工具选择

（1）数字评分法：用于 5 岁以上患者。

（2）Wong-baker 面部表情疼痛量表：用于 3 ～ 5 岁患儿。

（3）FLACC 量表：用于 2 个月至 3 岁患儿。

（4）重症监护疼痛观察工具（COPT）：用于评估重症监护危重成人患者。

（5）新生儿疼痛评分量表（NIPS）：用于评估早产儿和足月儿患者。

（6）特殊区域患者根据专科特点应用相应评估工具进行评估。

（四）评估原则

（1）相信患者的主诉，鼓励患者进行自我疼痛评估。

（2）为患者进行全面、动态的评估。

（3）疼痛评估贯穿于疼痛管理的整个过程。

三、护理措施

（一）一般方法

情感支持疗法、松弛疗法、针灸和艾灸疗法、耳穴贴压、音乐疗法、改变体位、想象疗法、转移注意力、深呼吸。

（二）物理治疗方法

冷疗、热疗、治疗性触摸、经皮神经电刺激疗法。

（三）药物护理

1. 常用药物

（1）对乙酰氨基酚：具有解热镇痛作用，主要用于轻度、中度疼痛。

（2）非甾体类抗炎药（NSAIDs）：分为传统非选择性 NSAIDs 和选择性 COX-2 抑制剂。胃肠道安全性较高，用于轻度、中度或重度疼痛的协同治疗（避免同时使用两种或两种以上 NSAIDs）。

（3）阿片类镇痛药：包括可待因、曲马多、羟考酮、吗啡、芬太尼等，最常见药物不良反应包括恶心、呕吐、便秘、嗜睡及过度镇静、呼吸抑制等。

（4）复方镇痛药：常用的有对乙酰氨基酚加羟考酮。

（5）封闭疗法：将一定浓度和数量的类固醇激素注射液或局部麻醉药注射到病变区域，如关节、筋膜等。

2. 给药途径

（1）口服给药：方便易行，患者易于接受，但起效慢。

（2）肌内注射给药：适用于术后中、重度疼痛患者，但镇痛作用短暂，需要反复注射。

（3）静脉注射或恒速静脉滴注给药：止痛效果明显优于肌内注射给药。

（4）经皮下注射给药：镇痛作用起效快，但局部易形成肿块、出现感染等。

（5）透皮贴剂（药物透皮吸收给药系统）：能保持稳定血药浓度，避免胃肠道及肝脏的首过效应。

（6）患者自控镇痛（patient controlled analgesia，PCA）：包括静脉 PCA（PCIA）、硬膜外 PCA（PCEA）、皮下 PCA（PCSA）、外周神经阻滞 PCA（PCNA）。PCA 给药准确性高，血药浓度稳定，方便快捷，反应迅速。

3. 用药原则

（1）无创给药：在可能的情况下，尽量口服给药。

（2）按时给药：指导患者规律、按时服药。

（3）超前镇痛：是防止中枢敏感化形成的一种抗伤害方法。术前应用镇痛药，能减轻术后疼痛，减少术后镇痛药用量，延长镇痛时间。

（4）按阶梯给药：根据疼痛程度和病情需要，按阶梯由弱到强逐步选择不同强度镇痛药，首选非阿片类药物，如达不到镇痛效果可逐步选择弱阿片类、强阿片类药物。

（5）个体化用药：根据不同个体对药物的敏感度差异来确定药物种类和剂量。

（6）认真观察患者用药后的疗效及不良反应。

4. 用药后不良反应

便秘、恶心、呕吐、嗜睡、眩晕、皮肤瘙痒、呼吸抑制、躯体依赖性等。

四、健康教育

（1）向患者及其家属进行疼痛知识的健康宣教。

（2）指导并教会患者准确进行自我评估疼痛的方法。

（3）鼓励患者主动向医护人员正确描述疼痛的程度。

（4）教会患者掌握非药物镇痛方法。

（5）向患者及其家属讲解药物镇痛的作用及不良反应。

第二章　急性中毒的护理

第一节　急性中毒护理概论

一、定义

急性中毒是指毒物短时间内经皮肤、黏膜、呼吸道、消化道等途径进入人体，使机体产生一系列的病理生理变化及临床表现。

二、护理评估

（1）评估患者生命体征，神志、瞳孔，皮肤、黏膜颜色，有无出凝血症状等。

（2）询问病史，了解中毒的途径、毒物的类别、剂量与浓度、中毒的时间等。

（3）评估患者有无并发症。

（4）评估患者血液生化指标，尿液、呕吐物检测结果，超声、放射学科检查结果。

（5）评估患者心理状况及社会、家庭支持情况。

（6）评估患者对疾病知识的了解情况。

三、护理措施

（一）观察要点

（1）皮肤、黏膜：皮肤及口腔黏膜灼伤、发绀、黄疸。

（2）瞳孔大小，视物情况。

（3）神经系统：昏迷、谵妄、肌纤维震颤、惊厥、瘫痪、精神失常。

（4）呼吸系统：呼出的气味、呼吸的频率、有无肺水肿和急性呼吸窘迫综合征的表现。

（5）循环系统：心律失常、心搏骤停、休克。

（6）消化系统：呕吐、腹泻、腹水等。

（7）泌尿系统：少尿、无尿、急性肾功能衰竭。

（8）血液系统：贫血、溶血、出血、凝血功能障碍。

（9）意识障碍或躁动患者的安全情况。

（10）详细记录出入量，必要时留取标本送检。

（二）护理要点

1.立即终止接触毒物

（1）迅速脱离有毒环境：在评估环境安全的情况下，对吸入性中毒者，立即将其转移至空气清新的安全地方，并解开衣扣；对接触性中毒者，立即将患者撤离中毒现场，脱去污染衣物，除去肉眼可见的毒物；用生理盐水清除伤口处毒物。

（2）若患者出现心搏、呼吸骤停，立即进行心肺复苏，迅速建立静脉通路，维持生命体征，可使用相对应的特殊溶液清洗。

2. 清除尚未吸收的毒物

（1）吸入性毒物：迅速撤离中毒现场，移至通风良好的环境，呼吸新鲜空气。保持呼吸道通畅，及时清除呼吸道分泌物，吸氧，必要时使用呼吸机或高压氧治疗。

（2）接触性毒物：立即除去污染衣物，用大量清水（特殊毒物也可选用酒精、肥皂水、碳酸氢钠、醋酸等）冲洗接触部位的皮肤、毛发、指甲。眼内毒物迅速用清水或生理盐水彻底冲洗。

（3）食入性中毒。

①催吐：适用于神志清醒、能配合且没有催吐禁忌证的患者，可尽早将胃内大部分的毒物排出，以达到减少毒素吸收的目的。

②洗胃：可根据毒物种类的不同，选用适当的洗胃液。不明毒物选用温开水洗胃。一般在服毒6小时内洗胃效果最好，对于服毒量大、所服毒物已被吸收但仍可经胃排除部分毒物、服用吸收缓慢的毒物、胃蠕动功能减弱或消失者，超过6小时仍需洗胃。吞服强腐蚀性毒物、正在抽搐、大量呕血、原有食管胃底静脉曲张或上消化道大出血病史的患者禁止洗胃；服腐蚀性毒物患者禁止洗胃，可予牛奶、蛋清等沉淀物保护胃黏膜；昏迷、惊厥患者洗胃时应注意保护呼吸道，避免发生误吸和窒息。洗胃过程中，如果患者出现生命体征异常、腹胀腹痛明显、洗出液为血性液时，应停止洗胃。

③导泻：洗胃后、拔胃管前可从胃管内注入导泻药以清除肠道内的毒物。严重脱水、口服强腐蚀性毒物的患者禁止导泻。

④灌肠：除腐蚀性毒物外，适用于口服中毒超过6小时、导泻无效及抑制肠蠕动的毒物（如巴比妥类、颠茄类或阿片类）中毒者。一般应用温盐水、清水或1%肥皂水连续多次灌肠，以达到有效清除肠道内毒物的目的。

3. 促进已吸收毒物排出

（1）利尿和改变尿液酸碱度。

（2）供氧：一氧化碳中毒者给予高流量高浓度吸氧，必要者给予高压氧治疗；呼吸抑制、衰竭者给予呼吸机辅助通气。

（3）血液净化：血液透析、血液灌流和血浆置换。

4. 特效解毒药的应用

确定毒物成分，尽快使用有效的拮抗剂和特效解毒剂，密切观察药物的疗效和副作用。

（三）饮食护理

（1）口服中毒患者。

①轻度中毒者应禁食12～24小时。

②中度中毒者应禁食 24 ～ 36 小时。

③重度中毒者应禁食 24 ～ 72 小时。

④症状缓解后的患者可进食高蛋白、富含碳水化合物和维生素的无渣食物，应从流质食物开始，逐渐过渡到半流质食物和软食；腐蚀性毒物中毒者应早期给予乳类等流质饮食。

（2）吸入性和接触性中毒的患者，清醒者无需禁食，在病情允许的情况下，尽量鼓励患者进食。

（3）昏迷超过 3 ～ 5 天，不易维持营养平衡者，可经鼻饲补充营养及水分，给予高热量、高蛋白、易消化的流质食物。

（四）休息与活动

（1）急性中毒的患者应卧床休息，清醒的患者取半卧位休息，保存体力，注意保暖，以防摔倒。

（2）神志不清、烦躁、谵妄的患者使用床挡，必要时使用约束带，防止坠床。

（3）昏迷的患者，急性期取平卧位，头偏向一侧卧床休息，生命体征平稳后可抬高床头至 30°，定时翻身。

（五）用药护理

（1）特效解毒药的应用原则为早期、足量、联合、重复用药。注意观察并遵医嘱及时纠正酸中毒。用药时应稀释后缓慢静脉推注或滴注，注意配伍禁忌，防止药液外渗引起局部组织坏死，同时密切观察药物的疗效及副作用。

（2）使用利尿剂、脱水剂时，注意观察患者的尿量、血压、电解质情况。

（六）心理护理

根据患者不同的心理特点予以心理疏导。服药自杀患者需专人陪护，防止其再度自杀，并做好患者家属的思想工作；对误服或工作中不慎中毒的患者，应给其讲解中毒的机制、治疗和护理的方法及疾病的预后，减轻患者的恐惧心理，增强信心，促进早日康复。

四、健康教育

（1）加强防毒宣传：在病房宣传墙展示有关中毒的救治和急救知识；向患者普及有关中毒的预防和急救知识，并制作宣传小册子，在院内和院外分发。

（2）加强毒物的管理：嘱患者对毒物加强保管，标识清楚，防止误食；加强对镇静催眠处方药的保管和控制。

（3）向失眠患者宣教导致睡眠紊乱的原因及避免失眠的常识，指导患者正确用药，避免造成药物依赖或药物使用过量。

第二节　急性酒精中毒的护理

一、定义

急性酒精中毒是指由于短时间内摄入大量酒精或含酒精饮料后出现的中枢神经系统功能紊乱状态。

二、护理评估

（1）重点评估饮酒的种类、量、时间、酒精的度数及患者对酒精的耐受程度，有无同时服用其他药物。

（2）评估患者临床表现：兴奋期、共济失调期、昏迷期。

（3）评估相关辅助检查结果：血液酒精浓度、动脉血气分析、血生化、血糖浓度及心电图结果。

（4）评估预后情况。

三、护理措施

（一）即刻护理措施

（1）保持气道通畅，吸氧。

（2）保暖，维持正常体温。

（3）防止意外损伤发生。

（二）催吐或洗胃

酒精经胃肠道吸收极快，一般不需催吐或洗胃。如果患者摄入酒精量极大或同时服用其他药物，应尽早（摄入酒精 1 小时内）进行催吐或洗胃。用清水、1% 碳酸氢钠或生理盐水洗胃，一次洗胃液量不超过 300 mL。

（三）饮食指导

轻度中毒、清醒并能配合的患者，可饮绿豆汤，不清醒者暂禁食。

（四）休息与活动

注意卧床休息，保暖；烦躁、不清醒者须有人陪护。

（五）病情观察要点

（1）观察生命体征、意识状态及瞳孔变化，急性意识障碍者可遵医嘱应用葡萄糖溶液、维生素 B_1、维生素 B_6，以加速酒精在体内的氧化。

（2）监测心律失常和心肌损害的表现。

（3）维持水、电解质和酸碱平衡。

（4）密切监测血糖水平，低血糖是急性酒精中毒最严重的并发症之一。

（六）用药护理

（1）纳洛酮：因其作用持续时间短，用药时需注意维持有效浓度，尽量减少中断。心功能不全和高血压患者慎用。

（2）地西泮：烦躁不安或过度兴奋者，可遵医嘱用小剂量地西泮，推注速度宜慢，不宜与其他药物或溶液混合使用。

（3）禁用吗啡、氯丙嗪及苯巴比妥类镇静药，以免引起呼吸抑制。

（七）血液透析护理

血液酒精浓度 > 500 mg/dL，伴有酸中毒或同时服用其他可疑药物者，应及早行血液透析治疗。透析过程中密切观察患者的生命体征及反应。

四、健康教育

（1）告知患者酒的危害，勿过量饮酒；内服药酒必须掌握剂量，不可滥用。

（2）酒精可从皮肤吸收，做酒精擦浴应避免过量、过浓。

（3）有心、肺、肝、肾等内脏疾病，胃肠道溃疡、胃酸过多兼消化不良者，禁饮含酒精饮料。

（4）鼓励患者加强文娱体育活动，创造可以替代饮酒的条件。

（5）嗜酒者应早期戒酒，并进行相关并发症的治疗和康复治疗。

（6）开展反对酗酒的宣传活动，积极响应世界卫生组织《减少有害使用酒精全球战略》。

第三节 急性细菌性食物中毒的护理

细菌性食物中毒是指由于食用被细菌或细菌毒素污染的食物而引起的急性感染性中毒性疾病，按临床表现可分为胃肠型与神经型两类。

一、急性胃肠型食物中毒的护理

（一）定义

急性胃肠型食物中毒是指因进食被细菌或其毒素污染的食物而引起的中毒性疾病。多发生于气温较高的夏秋季，可为散发，亦可暴发流行。特征为发病突然，潜伏期短，常为集体发病。病情轻重与进食量有关，以急性胃肠炎为主要表现，停止进食受污染食物后，病情便可控制，可重复感染。

（二）护理评估

（1）评估患者是否有不洁饮食史，食用食物的种类、量，有无共餐者及共餐者有无类似不适症状等。

（2）评估患者有无恶心、呕吐、腹泻、腹痛不适、发热、头晕头痛、乏力等症状。

（3）评估呕吐物及大便的性状和量，如有无腥臭味、脓血便等。

（4）评估患者脱水程度。

（5）评估患者相关辅助检查结果：粪便及细菌培养结果。

（三）护理措施

（1）休息与活动：卧床休息，注意保暖，注意手卫生及肛周皮肤的清洁护理。沙门菌食物中毒者应进行床边隔离。

（2）饮食指导：呕吐严重者应暂禁食，待呕吐停止后可进食易消化的流质或半流质食物，病情好转后逐渐恢复正常饮食。

（3）维持水和电解质平衡。

①轻、中度脱水的患者，可口服葡萄糖－电解质溶液。

②重度脱水的患者，应建立静脉通路进行补液，以维持有效循环血容量。

（4）病情观察要点。

①观察生命体征变化。

②观察大便的颜色、量，必要时留标本及时送检。

（5）常规汇报：共餐人员 3 人及 3 人以上出现食物中毒时，应及时按程序上报。

（四）健康教育

（1）注意饮食、饮水卫生，加强食品卫生管理是预防本病的关键措施。应大力进行群众卫生宣传教育，不吃不洁、腐败变质食物及未经合理烹调的食物。

（2）对牲畜屠宰、食品加工、运输与储存的过程及饮食行业进行严格的卫生管理与卫生监督，防止污染；饮食行业工作人员要定期体检，带菌、腹泻、皮肤化脓性感染等的工作人员，立即停止参与食物制作，积极治疗和观察，必要时调离岗位。

（3）一旦发生食物中毒，应如实上报，不可隐瞒，以便及时进行调查、分析，实施防疫措施，及早控制疫情。

二、神经型食物中毒（肉毒中毒）的护理

（一）定义

肉毒中毒是指进食被肉毒梭菌外毒素污染的食物而引起的中毒性疾病，偶可因伤口感染肉毒梭菌而发生肉毒中毒。外毒素有高度致病力，男女老少均可得病。患者无传染性，感染后亦可不产生免疫力。临床表现以神经系统症状为主，如眼肌及咽肌瘫痪、声音嘶哑、呼吸困难等，如不及时抢救可致死。

（二）护理评估

（1）评估患者是否曾进食可能被肉毒梭菌污染的食物，如变质罐头、腊肠、发酵豆制品与面制品等。是否有同进食者及同进食者是否有类似不适症状。

（2）评估患者是否出现典型的神经系统症状：眼肌瘫痪、吞咽、言语、呼吸困难等。

（3）评估相关辅助检查结果：可疑食物厌氧菌培养是否检测出肉毒梭菌。进行食物浸出液动物实验，观察动物是否出现典型的四肢瘫痪而迅速死亡，有助于明确诊断。

（三）护理措施

（1）即刻护理措施：保持呼吸道通畅，给氧，必要时做好气管切开和人工辅助呼吸的准备。

（2）清除毒素：尽早在进食可疑食物 4 小时内，应用 5% 碳酸氢钠溶液或 1∶4000 高锰酸钾溶液洗胃；服用泻剂并做高位结肠灌洗。

（3）建立静脉通路，遵医嘱尽早使用多价抗毒血清治疗，降低病死率。

（4）病情观察要点。

①监测生命体征，尤其注意呼吸、指脉氧的变化。

②密切观察，及早发现患者是否出现神经系统症状。

③密切观察婴幼儿患者大便情况（婴幼儿患者首发症状常为便秘，随后迅速出现脑神经麻痹，病情进展迅猛）。

④饮食护理：吞咽困难者，可鼻饲饮食或静脉内补充营养和水分。

⑤休息与活动：嘱患者卧床休息，注意保持呼吸道通畅。

（四）健康教育

（1）注意饮食、饮水卫生，加强食品卫生管理是预防本病的关键措施。应大力进行群众卫生宣传教育，不吃不洁、腐败变质食物及未经合理烹调的食物。

（2）严格管理食品，尤其重视罐头食品、腊肠、火腿及发酵豆制品和面制品的卫生监督检查。

（3）禁止出售与食用变质食品。

（4）如果进食的食物已证明有肉毒梭菌或其外毒素存在，或同进食者已发生肉毒中毒时，未发病者应立即肌内注射多价抗毒血清 1000 ~ 2000 U，以防止发病。

（5）一旦发生食物中毒，应立即上报，不可隐瞒，以便及时进行调查、分析，实施防疫措施，及早控制疫情。

第四节　急性一氧化碳中毒的护理

一、定义

急性一氧化碳中毒俗称煤气中毒，是指吸入过量一氧化碳引起的中毒。在生产和生活环境中，含碳物质不完全燃烧可产生一氧化碳，一氧化碳是无色、无臭和无味气体。急性一氧化碳中毒是常见的生活中毒和职业中毒。

二、护理评估

（1）评估患者有无一氧化碳接触史，了解中毒时的环境、停留时间及突发昏迷情况。

（2）评估中毒程度。

（3）评估相关辅助检查结果：血液碳氧血红蛋白浓度、血生化、脑电图及头部 CT 等检查结果。

（4）评估预后情况。

三、护理措施

（一）即刻护理措施

（1）迅速使患者脱离中毒现场，转移到空气新鲜处，终止患者继续吸入一氧化碳。

（2）保持患者呼吸道通畅，立即现场给予高流量、高浓度氧疗。

（3）注意保暖，防止自伤和坠伤。尤其是昏迷合并高热和抽搐患者。

（4）开放静脉通路，按医嘱给予输液和药物治疗。

（二）高压氧治疗的护理

一氧化碳中毒后应尽早给予高压氧治疗。

1. 进舱前护理

（1）观察患者生命体征，了解患者的中毒情况及健康史。

（2）给患者更换全棉衣服，注意保暖，严禁携带火种及易燃、易爆物品进入氧舱。

（3）对轻度中毒行高压氧治疗的患者，应使其掌握在加压阶段进行吞咽、咀嚼等动作的方法，从而保持咽鼓管通畅，避免中耳、鼓膜气压伤，并介绍进舱须知事项、一般性能、治疗效果、治疗过程中可能出现的不良反应、预防方法及注意事项等，以取得患者配合。

2. 陪舱护理

（1）进入氧舱后，如带有输液，开始加压时，将液体平面调低，并注意输液速度变化。

（2）保持患者呼吸道通畅。

（3）密切观察患者神志、瞳孔、呼吸、心率、血压变化，观察有无氧中毒情况。

（4）预防压力性损伤及碰伤。

（5）减压时，舱内温度降低，注意为患者保暖，并将输液的液平面调高，以免减压时液平面降低使空气进入体内。

（三）病情观察要点

（1）观察生命体征，尤其是呼吸和体温的变化。

（2）观察瞳孔大小、液体出入量及静脉滴速等，防止脑水肿、肺水肿及水、电解质代谢紊乱等并发症发生。

（3）观察神经系统的表现，以及皮肤、肢体受压部位损害情况。

（四）用药护理

使用 50% 葡萄糖溶液、20% 甘露醇或呋塞米进行脱水治疗时，注意观察患者的生命体征、神志、瞳孔、影像学结果等的变化，特别注意观察患者是否存在过度脱水的表现。

（五）安全护理

注意防走失、压疮、误吸等意外的发生。

（六）休息与活动

尽早在康复师指导下进行康复功能锻炼。

（七）饮食护理

进食困难者给以鼻饲饮食，注意防误吸。

（八）选择性脑部亚低温治疗的护理

注意使患者脑部维持在亚低温水平（33 ～ 35 ℃），维持患者肛温在 37.5 ℃左右。复温速度不宜过快。

四、健康教育

（一）疾病预防知识指导

（1）加强预防一氧化碳中毒的宣传。居室内火炉要安装烟囱管道，管道的室内结构要严密，防止泄漏；管道的室外结构要通风良好。

（2）在密闭空调车内滞留时间不宜过长。

（3）对于使用煤气的厂矿或产生煤气的车间，要加强厂房的通风，并配备一氧化碳浓度监测、报警设备，工作人员应认真执行安全操作规程。

（4）进入高浓度一氧化碳环境内执行紧急任务时，要戴好特制的一氧化碳防毒面具，系好安全带。

（二）出院指导

（1）出院时留有后遗症的患者，应鼓励其继续治疗。

（2）痴呆或智力障碍者，嘱家属悉心照顾，教会家属进行语言和肢体锻炼的方法。

第五节　急性有机磷杀虫药中毒的护理

一、定义

急性有机磷杀虫药中毒是指有机磷杀虫药进入人体后，抑制乙酰胆碱酯酶活性，使乙酰胆碱不能分解而大量异常蓄积从而出现毒蕈碱样、烟碱样和中枢神经系统等中毒症状和体征，严重者常死于呼吸衰竭。

二、护理评估

（1）评估患者是否有口服、喷洒或通过其他方式接触有机磷杀虫药，有无特殊大蒜臭味，询问毒物种类、剂量、中毒途径、中毒时间、中毒经过。

（2）评估患者的临床表现。

①毒蕈碱样症状：又称 M 样症状，出现最早，表现为平滑肌痉挛和腺体分泌增加。主要是由副交感神经末梢兴奋所致。临床表现有恶心、呕吐、腹痛、腹泻、多汗、全身湿冷、流泪、流涎、流涕、尿频、大小便失禁、心跳减慢、瞳孔缩小（严重时呈针尖样瞳孔）、支气管痉挛和分泌物增加、咳嗽、气促等，严重患者可出现肺水肿。上述症状可用阿托品对抗。

②烟碱样症状：又称 N 样症状，表现为颜面、眼睑、舌、四肢和全身横纹肌发生肌纤维颤动，甚至强直性痉挛，这是由于乙酰胆碱在横纹肌神经肌肉接头处过度蓄积，持续刺激突触后膜上烟碱受体。患者常有肌束颤动、牙关紧闭、抽搐、全身紧束压迫感，后期可出现肌力减退和瘫痪，甚至呼吸肌麻痹，引起周围性呼吸衰竭。还可以引起血压升高、心跳加快和心律失常，这是由于乙酰胆碱刺激交感神经，促使后神经纤维末梢释放儿茶酚胺类物质。胆碱酯酶复能剂能使被抑制的胆碱酯酶恢复活力，对解除烟碱样症状效果明显。

③中枢神经系统症状：乙酰胆碱刺激中枢神经系统后，患者可出现头痛、头晕、疲乏、共济失调、烦躁不安、谵妄、抽搐和昏迷等，部分患者因呼吸、循环衰竭而死亡。

（3）评估患者相关辅助检查结果。

全血胆碱酯酶活力和尿中有机磷杀虫药分解产物。

（4）评估患者病情严重程度。

①轻度中毒：以毒蕈碱样症状为主，血清胆碱酯酶（CHE）活力值为正常值的 50%～70%。

②中度中毒：出现典型毒蕈碱样症状或烟碱样症状，CHE 活力值为正常值的 30%～50%。

③重度中毒：除毒蕈碱样症状和烟碱样症状外，出现脑水肿、肺水肿、呼吸衰竭、抽搐，CHE 活力值为正常值的 30% 以下。

三、护理措施

（一）即刻护理措施

（1）立即将患者撤离中毒现场，彻底清除未被机体吸收的毒物，如迅速脱去污染衣物等。

（2）维持有效通气功能：及时有效地清除患者呼吸道分泌物，进行气管插管、气管切开或应用机械通气等。

（二）洗胃护理

（1）要及早、彻底和反复洗胃，直到洗出无农药味并澄清的胃液为止。

（2）若不能确定有机磷杀虫药种类，则用清水或 0.45% 盐水彻底洗胃。

（3）敌百虫中毒时，应选用清水洗胃，忌用碱性溶液洗胃（如碳酸氢钠溶液和肥皂水）。

（4）洗胃过程中，应密切观察患者生命体征的变化，若发生呼吸、心搏骤停，应立即停止洗胃并进行抢救。

（三）用药护理

（1）早期、足量给予阿托品、碘解磷定等解毒药。

（2）注意观察"阿托品化"表现，防止阿托品中毒。

（3）注意药物使用的配伍禁忌及使用方法，使用胆碱酯酶复能剂前，应先确保静脉通路畅通并确保针头在血管内方可用药，防止药液外渗引起局部组织坏死。

（四）病情观察要点

（1）严密观察生命体征及神志、瞳孔的变化，为病情判断提供可靠依据。

（2）严密观察"反跳"的先兆症状。如患者出现胸闷、出汗、言语不清、吞咽困难等"反跳"先兆症状，应迅速通知医生进行处理，立即静脉补充阿托品，以再次迅速达到"阿托品化"。

（3）观察有无迟发性多发性神经病。

（4）观察有无中间型综合征。

（五）心理护理

了解患者服毒或染毒的原因，根据不同的心理特点给予心理疏导，以诚恳的态度为患者提供情感支持，并认真做好家属的思想工作。

四、健康教育

（1）对生产和使用有机磷杀虫药人员进行宣教，普及防治中毒常识。

（2）在生产和加工有机磷杀虫药过程中，严格执行安全生产制度和操作规程。

（3）搬运和使用农药时应做好安全防护。

（4）慢性接触有机磷杀虫药，应定期体检和测定全血胆碱酯酶活力。

第六节　急性镇静催眠药中毒的护理

一、定义

急性镇静催眠药中毒是指一次大剂量服用镇静催眠药引起的中毒。镇静催眠药是中枢神经系统抑制药，具有镇静、催眠作用，大剂量服用可麻醉全身，包括延髓。

二、护理评估

（1）评估患者有无可靠的镇静催眠药应用史。

（2）评估患者用药种类、剂量、服用时间、是否经常服用此类药、服药前后是否有饮酒及病前有无情绪激动等。

（3）评估患者是否出现病情危重指标。

①昏迷。

②气道阻塞、呼吸衰竭。

③休克、急性肾衰竭。

④合并感染，如肺炎等。

（4）评估患者预后：轻度中毒无需治疗即可恢复；中度中毒经精心和适当治疗，在24～48小时内大多可恢复；重度中毒者可能需要3～5天才能恢复意识。

三、护理措施

（一）即刻护理措施

保持呼吸道通畅，给氧，心电监护，建立静脉通路。

（二）迅速清除毒物

洗胃和使用特效解毒药。

（三）病情观察要点

（1）监测患者的生命体征。

（2）观察患者的意识状态、瞳孔大小、对光反射、角膜反射等。瞳孔散大、血压下降、呼吸变浅或不规则，常提示病情恶化，应及时向医生报告，采取紧急处理措施。

（四）用药观察

密切观察药物疗效、副作用及患者的反应，监测脏器功能变化，尽早防治各种并发症和脏器功能衰竭。

（五）休息与活动

嘱患者卧床休息，注意保暖。

（六）饮食护理

昏迷时间超过 3～5 天、不易维持营养的患者，可经鼻饲补充营养水分。给予高热量、高蛋白、易消化的流质饮食。

（七）安全护理

注意防窒息、防自杀。服药自杀者，不宜让其单独留在病房内，以防止其再度自杀。

四、健康教育

（1）向失眠患者宣教导致失眠紊乱的原因及避免失眠的常识。

（2）长期大量服用镇静催眠药的患者，包括长期服用苯巴比妥的癫痫患者，不能突然停药，应逐渐减量后停药。

（3）应严加控制镇静催眠药处方的使用和管理，特别是对情绪不稳定或精神不正常者，应慎重用药。

（4）要防止药物的依赖性。

第七节　急性百草枯中毒的护理

一、定义

百草枯又名克芜踪，为联吡啶杂环化合物，是全球广泛使用的除草剂，对人、畜有很强的毒性作用。急性百草枯中毒是指口服吸收后，突出表现为进行性弥漫性肺纤维化，最终死于呼吸衰竭和（或）多器官功能障碍的一类中毒，病死率为 90%～100%。

二、护理评估

（1）评估患者的呼吸功能。

（2）评估并发症。

（3）评估患者的血气分析、血生化、早期尿液检查、肺部 CT、心电图等检查结果。

（4）评估患者心理状况及社会、家庭支持情况。

（5）评估患者对急性百草枯中毒疾病的了解程度。

三、护理措施

（一）即刻护理措施

（1）开放气道，保持呼吸道通畅。

（2）尽快脱去污染的衣物，用肥皂水彻底清洗被污染的皮肤、毛发；眼部受污染时立即用流动清水冲洗，冲洗时间大于 15 分钟。

（3）现场急救给予催吐并口服白陶土悬液，或就地取材用泥浆水 100～200 mL 口服，以减少毒物吸收。

（4）用碱性液体（如肥皂水）充分洗胃后口服吸附剂，继之用 20% 甘露醇 125 mL ＋蒙脱石散 3 包＋灭菌注射用水 125 mL 导泻。

（5）遵医嘱给予心电、血压、血氧饱和度监测。

（二）观察要点

（1）观察患者生命体征及病情变化，保持呼吸道通畅，注意观察有无进行性呼吸困难加重。

（2）观察患者有无口咽部、食管严重损伤及消化道出血。

（三）消化道护理

（1）急诊洗胃后，观察患者有无上消化道出血，必要时留置胃管，给予胃肠减压。

（2）急性期暂禁食，静脉补液。2～3 天后若无食管损伤及消化道出血，早期以流质饮食为主。

（3）做好口腔护理，观察口腔黏膜糜烂情况，口腔有无真菌感染，根据情况给予相应处理。

（四）呼吸道管理

（1）轻、中度低氧血症不宜常规供氧，吸氧会加速氧自由基形成，加重肺损伤。

（2）监测血气分析，当氧分压小于 40 mmHg 或出现急性呼吸窘迫综合征时，可吸入浓度为 21% 以上的氧气。吸氧不能改善症状时，可考虑无创通气或有创机械通气治疗。

（五）用药观察

（1）糖皮质激素（首选甲泼尼龙）是百草枯中毒的主要治疗药物，谨防诱发或加重感染及消化性溃疡。

（2）吡非尼酮可改善轻、中度特异性肺纤维化患者的肺功能指标，使用过程中注意避免暴露接触紫外线，定期复查肝功能等。

（3）使用环磷酰胺时，注意观察患者有无肝肾功能损害。

（4）注意观察有无电解质紊乱的发生，及时补钾。

（六）心理护理

对患者进行心理疏导以减轻患者的抑郁、焦虑和孤独情绪。

（七）其他

（1）及时擦洗受污染皮肤，密切观察皮肤色泽、温度及黄疸情况。

（2）密切观察尿液的量、颜色、性质，准确记录 24 小时尿量。

四、健康教育

（一）疾病知识指导

（1）百草枯中毒目前尚无特效解毒剂，应严格谨慎使用百草枯。

（2）对百草枯中毒后的现场急救方法进行宣教。

（二）出院指导

（1）加强百草枯管理，避免儿童误服和高危人群接触。

（2）对百草枯中毒疾病的相关知识和治疗要点进行宣教。

（3）告知百草枯中毒患者需要长期随诊，动态观察病情变化。

（4）告知患者监测体重、合理饮食、稳定情绪，避免劳累运动。

第三章　中暑的护理

一、定义

中暑是指在高温或烈日暴晒等情况下，以体温调节中枢发生障碍、汗腺功能衰竭、水和电解质紊乱为特征的一组急性临床综合征，亦称急性热致疾病。

（一）病史评估

询问患者是否处于高温等环境，包括环境温度、湿度与通风情况，劳动强度、持续时间、身体状况及个体适应能力等。

（二）临床表现

1. 先兆中暑

出现口渴、乏力、多汗、头晕、眼花、胸闷、心悸、注意力不集中等。

2. 轻症中暑

除上述先兆中暑症状加重外，体温＞38 ℃，出现面色潮红、胸闷、心率加快、皮肤灼热等症状，也可出现皮肤湿冷、面色苍白、脉搏细弱、血压下降等早期周围循环衰竭的表现。如进行及时有效处理，可于数小时内恢复。

3. 重症中暑

（1）热痉挛：表现为四肢、腹部、背部肌肉肌痉挛和收缩疼痛，尤以腓肠肌为常见，常呈对称性和阵发性。也可出现肠痉挛剧痛。意识清醒，体温一般正常，常发生于高温环境下强体力作业或运动时。

（2）热衰竭：表现为头晕、眩晕、肌痉挛、血压下降甚至休克，体温可轻度升高，无明显中枢神经系统损害表现。热衰竭如得不到及时治疗，可发展为热射病。

（3）热射病：又称中暑高热，是一种致命性急症。根据发病时患者所处的状态和发病机制可分为经典型热射病和劳力型热射病。典型的临床表现为高热、无汗和意识障碍。体温可高40～42 ℃，甚至更高，严重者出现休克、心力衰竭、脑水肿、急性呼吸窘迫综合征、横纹肌溶解、急性肾衰竭、多器官功能衰竭等，病死率极高。

（三）辅助检查

（1）床旁快速检测：查血气分析，判断是否有酸中毒、低氧血症，初步快速了解血糖、电解质情况。

（2）实验室检查：查血常规、肝功能、肾功能、电解质、心肌酶、尿常规等。血尿素氮、血肌酐升高提示肾损害；血红蛋白升高、血细胞比容增加提示脱水致血液浓缩；血清电解质检查可出现高钾、低钠、低氯血症；有凝血功能异常时，应考虑弥散性血管内凝血；尿液分析有助于发现横纹肌溶解和急性肾衰竭。

（3）心电图：了解心功能损害情况。

（4）颅脑 CT 及脑脊液检查：排除颅内出血或感染。

二、病情分级

急诊预检分诊分级标准见表 2。创伤患者或年龄＞90 岁患者，在原有分级基础上上浮一级。

表 2　急诊预检分诊分级标准

分诊级别	单项客观指标	特征性描述	就诊区域	响应机制
I 级	（1）心率＞180 次 / 分 （2）心率＜40 次 / 分 （3）收缩压＜70 mmHg；或急性血压降低，较平素血压低 30～60 mmHg （4）血氧饱和度＜80%，且呼吸急促（经吸氧不能改善，既往无慢性阻塞性肺疾病病史） （5）即时检验（POCT）指标：如血糖＜3.33 mmol/L，血钾＞7.00 mmol/L 等	（1）心搏 / 呼吸骤停 （2）需紧急气管插管或气管切开 （3）气道阻塞或窒息 （4）抽搐持续状态 （5）惊厥发作 （6）休克征象 （7）急性大出血 （8）特重度烧伤 （9）突发意识丧失 （10）脑疝征象 （11）胸痛或胸闷（疑急性心肌梗死、疑主动脉夹层、疑肺栓塞、疑张力性气胸） （12）急性中毒危及生命 （13）脐带脱垂，可见胎先露部位 （14）即将分娩征象 （15）脐带或胎儿肢体脱出宫颈口外 （16）孕妇抽搐 （17）孕妇剧烈腹痛 （18）胎儿宫内严重窘迫征象 （19）确诊前置血管，孕妇出现无痛性阴道流血 （20）孕妇突发意识程度改变 （21）急产患儿（未离断脐带或 apgar＜7 分） （22）眼外伤伴眼球损伤 （23）精神异常 （24）其他：凡分诊护士认为患者存在危及生命、需紧急抢救的情况	红区	即刻
II 级	（1）心率 150～180 次 / 分或 40～50 次 / 分 （2）血压＞200 mmHg/（70～80）mmHg （3）血氧饱和度 80%～90% 且呼吸急促（经吸氧不能改善） （4）发热伴粒细胞减少（POCT 指标）	（1）有脑梗死表现，但不符合 I 级标准 （2）中毒患者，但不符合 I 级标准 （3）精神障碍（有自伤或伤人倾向） （4）腹痛（考虑绞窄性肠梗阻） （5）糖尿病酮症酸中毒 （6）骨筋膜室综合征 （7）突发意识程度改变（嗜睡、定向障碍、晕厥） （8）活动性胸痛：怀疑急性冠状动脉综合征但不需要立即进行抢救	橙区	10 分钟以内

续表

分诊级别	单项客观指标	特征性描述	就诊区域	响应机制
Ⅱ级	（5）心电图提示急性心肌梗死	（9）创伤患者，有高危险性受伤机制 （10）孕妇腹部或腰部受外力撞击院外分娩（未经处理） （11）中央性或凶险性前置胎盘孕妇出现规律宫缩 （12）异位胎位、双胎、孕周＜34周孕妇伴有大量阴道流液（疑胎膜早破） （13）惊厥发作史伴或不伴发热 （14）过敏反应表现（如大片皮疹等） （15）新生儿剧烈呕吐 （16）其他：凡分诊护士认为患者存在高风险，但不需要紧急抢救或无潜在危险的情况	橙区	10分钟以内
Ⅲ级	（1）心率100～150次/分或50～55次/分 （2）血压180～200 mmHg/80～90 mmHg （3）血氧饱和度90%～94%且呼吸急促（经吸氧不能改善）	（1）急性哮喘，但血压、脉搏稳定 （2）嗜睡（可唤醒，无刺激情况下转入睡眠） （3）间断癫痫发作 （4）中等程度的非心源性胸痛 （5）中等程度或年龄＞65岁无高危因素的腹痛 （6）任何原因引起的中重度疼痛，需要止痛（疼痛评分4～6分） （7）任何原因导致的中度失血 （8）头外伤 （9）中等程度外伤，肢体感觉、运动异常 （10）持续呕吐、脱水 （11）精神行为异常：有自残风险，或急性精神错乱、思维混乱、焦虑 （12）抑郁，或有潜在的攻击性 （13）稳定的新生儿	黄区	30分钟以内
Ⅳa级	生命体征平稳	（1）吸入异物，无呼吸困难；吞咽困难，无呼吸困难 （2）呕吐或腹泻，无脱水 （3）中等程度疼痛，有一些危险特征 （4）轻度肿痛；精神行为异常，但对自身或他人无直接威胁	绿区	60分钟以内
Ⅳb级	生命体征平稳	（1）病情稳定，症状轻微 （2）微小伤口，不需要缝合的小擦伤、裂伤，熟悉的有慢性症状的患者 （3）轻微的精神行为异常，稳定恢复期或无症状 （4）患者复诊或仅开药 （5）仅开具医疗证明	绿区	120分钟以内

来源：急诊预检分诊专家共识组.急诊预检分诊专家共识［J］.中华急诊医学杂志，2018，27（6）：599-604.

三、急救护理

（一）即刻护理措施

（1）脱离高温环境：迅速将患者转移到通风良好的阴凉处或20～25℃房间内平卧休息，帮助患者松解或脱去外衣。

（2）保持呼吸道通畅：心力衰竭患者要给予半卧位，血压过低患者给予平卧位。昏迷患者要保持气道通畅，及时清除鼻咽分泌物，充分给氧，必要时准备机械通气治疗。

（3）保持有效降温。轻症中暑患者体温降至38℃以下。重症中暑患者建议现场降温目标为核心温度在30分钟内迅速降至39.0℃以下，2小时内降至38.5℃以下。院内维持目标温度为直肠温度在37.3～38.5℃。

①环境降温：将患者安置在20～25℃空调房间内，以增加辐射散热。

②体外降温：头部降温可采用冰帽，全身降温可使用冰毯，或用冰水擦拭皮肤（禁止擦拭胸部、腹部、阴囊处），注意避免局部冻伤。

③体内降温：用4～10℃生理盐水200 mL进行胃或直肠灌洗，也可用4℃生理盐水1000～1500 mL快速静脉滴注，或用低温透析仪（10℃）进行血液透析。

④药物降温：遵医嘱使用调节体温中枢药物，尤其是合并抽搐的患者。临床常用的非甾体类解热镇痛药物不适用于热射病早期快速降温，且有可能增加肝脏毒性。

（4）安全转运护理：需院内转运的患者做好病情评估工作，完善抢救记录及交接单，准备转运抢救用物，按照相关规定转运。见表3至表6。

表3 急诊科危重患者院内转运指引单

环节	重点措施
转运前	（1）评估转运风险，确定转运分级
	（2）根据转运分级确定人员配备、仪器设备、转运包
	（3）转运前确认转运物品的完好率及仪器设备的性能
	（4）制定最佳转运路径：安全、通畅、用时短
	（5）告知接收科室患者病情及预计转运时间、需要准备的仪器及物品
	（6）妥善固定各种导管，保持通畅
转运中	（1）应密切观察患者生命体征及病情变化
	（2）妥善固定患者，防止意外伤害 ①转运人员位于患者头侧，如有坡道，保持头部处于高处 ②患者身体不可伸出转运车外 ③推车宜平稳
	（3）应注意管路连接的有效性，避免牵拉、松脱
	（4）规范放置转运仪器设备，便于密切监测运行情况
	（5）对转运途中出现的突发情况采取相应措施
转运后	（1）交接双方共同妥善安置患者
	（2）应做好患者病情、药品、物品交接

表4 转运分级标准

评估项目	转运分级		
	Ⅰ级	Ⅱ级	Ⅲ级
生命体征情况	在生命支持条件下，生命体征不平稳	在生命支持条件下，生命体征相对稳定	无需生命支持条件下，生命体征尚平稳
意识状态（GCS评分）	昏迷，GCS评分＜9分	轻度昏迷，GCS评分9～12分	GCS评分＞12分
呼吸支持情况	人工气道、呼吸机条件高，PEEP≥8 cmH₂O，FiO₂≥60%	人工气道、呼吸支持条件不高，PEEP＜8 cmH₂O，FiO₂＜60%	无人工气道，可自主咳痰
循环支持情况	泵入2种及以上血管活性药物	泵入1种及以上血管活性药物	无需血管活性药物
临床主要问题	急性心肌梗死、严重心律失常、严重呼吸困难、反复抽搐、致命创伤、主动脉夹层、主动脉瘤等	心电图怀疑心肌梗死、非慢性阻塞性肺疾病患者SaO₂＜90%、外科急腹症、剧烈头痛、严重骨折、持续高热等	慢性病症
转运时间	转运时间≥20分钟	10分钟≤转运时间＜20分钟	转运时间＜10分钟

注：前5项为主要评估项目，依据5项中的最高级别进行分级；转运时间为次要指标，可依据实际情况进行相应调整；1 cmH₂O=0.098 kPa。

表5 转运人员配备标准

人员	转运分级		
	Ⅰ级	Ⅱ级	Ⅲ级
医生	急诊工作时间≥2年；急诊住院医师培训1阶段第3年；掌握急救技能：胸外按压、气管插管、除颤、电复律	急诊工作时间≥2年；急诊住院医师培训1阶段第2年；掌握基本急救技能	急诊工作时间≥1年；急诊住院医师培训1阶段第1年；掌握基本急救技能
护士	N₂层级以上且在急诊科工作3年以上，熟练使用抢救仪器	N₁层级以上，熟练使用抢救仪器	N₀层级或转运协助员，掌握心肺复苏术

注：以上分级标准为推荐配备标准，各医院可根据自身实际情况按照推荐原则进行调整。

表 6　转运装备配备标准

装备	转运分级		
	Ⅰ级	Ⅱ级	Ⅲ级
仪器设备	氧气 2 瓶、转运监护仪、转运呼吸机或 PEEP 简易呼吸器、口咽气道、微量泵 2 个、除颤仪、便携式吸痰器、插管用物、穿刺用物	氧气 1 瓶、转运监护仪、简易呼吸器、口咽气道、微量泵 1 个、除颤仪（必要时）、穿刺用物	氧气 1 瓶、指夹式脉搏血氧仪、简易呼吸器（必要时）、穿刺用物
药品	肾上腺素、多巴胺、胺碘酮、咪达唑仑、利多卡因、阿托品、生理盐水	肾上腺素、咪达唑仑、生理盐水	生理盐水

注：以上分级标准为推荐配备标准，各医院可根据自身实际情况按照推荐原则进行调整。

（二）对症护理措施

（1）口腔护理：高热患者应加强口腔护理，以防感染与溃疡。

（2）皮肤护理：大汗者应及时更换衣物及被褥，注意皮肤清洁卫生，定时翻身，防止皮肤压力性损伤。

（3）高热惊厥护理：应防止坠床和碰伤，惊厥时注意防止舌咬伤。

（三）病情观察要点及记录

1. 降温效果观察

降温过程中应密切监测肛温，每 15 ～ 30 分钟测量一次，根据肛温变化调整降温措施。观察末梢循环情况，以确定降温效果。如患者高热而四肢末梢厥冷、发绀，提示病情加重；经治疗后体温下降、四肢末梢转暖、发绀减轻或消失，则提示治疗有效。无论何种降温方法，只要肛温降至 38 ℃左右即可考虑终止降温。如有呼吸抑制、深昏迷、血压下降，应停用药物降温。

2. 并发症监测

（1）监测尿量、尿色、尿比重，以观察肾功能状况，深茶色尿和肌肉触痛往往提示横纹肌溶解。

（2）密切监测血压、心率，有条件者可测量中心静脉压、心排血量及体外循环阻力指数等，防治休克，指导适当补液，以防止补液过量而引起肺水肿。降温时，血压应维持收缩压在 90 mmHg 以上，注意有无心律失常出现，必要时应及时处理。

（3）监测动脉血气、神志、瞳孔、脉搏、呼吸的变化。中暑高热患者，进行动脉血气分析时应输入体温，进行结果校正。

（4）及时查询实验室检查结果，监测凝血酶原时间、血小板计数和纤维蛋白原指标，以防弥散性血管内凝血，监测有无水、电解质和酸碱失衡，及时发现补液过量引起的低钠血症。

四、健康教育

（1）嘱患者防坠床、防跌倒、防压力性损伤、防管道滑脱。

（2）嘱患者勿私自下床，勿私自调节仪器和管道，勿私自离开床位。

（3）预防中暑的健康教育。

①大量饮水，注意补充盐分和矿物质，高温天气应多喝水及时补充水分。如果需要在高温环境里进行体力劳动或剧烈运动，至少每小时喝 2～4 杯（500～1000 mL）凉水。不饮用含酒精或大量糖分的饮料，避免饮用冰冻饮料。

②关注天气预报，高温天气应尽量在室内活动；户外活动时避免穿不透气的衣服，活动时间最好避开正午时段，尽量将时间安排在早晨或傍晚。

③如高温天气劳动时出现不适，应停止一切活动，静坐在凉爽的地方休息，饮用稀释、清爽、不含酒精的果汁或运动饮料，如症状没有缓解，应及时呼救。

④避免将婴幼儿或儿童单独留在车里，即使天气凉爽，在太阳照射下车内温度仍然会迅速升高并造成危险。

第四章　淹溺的护理

一、定义

淹溺又称溺水，是人淹没于水或其他液体中，由于液体、污泥、杂草等物堵塞呼吸道和肺泡，或因咽喉、气管发生反射性痉挛，引起窒息和缺氧，肺泡失去通气、换气功能，使机体所处的一种危急状态。国际复苏联络委员会定义淹溺为一种淹没或浸润于液态介质中而导致呼吸障碍的过程。

二、病情评估

（一）淹溺史评估

（1）患者发生淹溺的时间、地点和水源性质、水温及现场施救情况。

（2）淹没于粪坑、污水池、化学物贮存池等，需评估伴有的相应皮肤及黏膜损伤、全身中毒等。

（3）评估患者的神志、体温、呼吸、脉搏、血压、瞳孔、皮肤、尿量等，检查有无合并外伤。

（二）临床表现

患者淹溺持续时间、淹溺方式、气道梗阻程度的不同及个体差异，可出现不同的表现。

（1）轻者神志清楚，呼吸、心跳存在，面色苍白，口唇青紫，恐惧。

（2）重者口鼻充满泡沫、污物或外溢血性泡沫、颜面肿胀、皮肤苍白、眼结膜充血、四肢厥冷、呼吸困难、发绀，可伴有剧烈咳嗽、咳粉红色泡沫痰、脉搏细弱、上腹部膨隆等。

（3）危重者意识丧失，或伴有抽搐、急性肾衰竭、弥散性血管内凝血，甚至呼吸、心跳停止。

（三）辅助检查

（1）实验室检查：行血常规、凝血功能、肝功能、肾功能、电解质、尿常规等检查，判断患者病情严重程度；行血气分析，根据pH值判断是否存在酸中毒，根据血氧分压（PaO_2）判断低氧血症的程度。

（2）影像学检查：根据胸部X线检查观察有无肺水肿征象。

（3）心电图：判断是否有心电活动，是否有心律失常。

三、病情分级分区

若淹溺患者送至医院时意识丧失、生命体征消失或不平稳，此类为Ⅰ级患者，即刻转入抢救室抢救（详见第一部分第三章表 2）。

四、急救护理

（一）即刻护理措施

（1）迅速将患者安置于抢救室内，更换湿衣物，为患者保暖。

（2）维持呼吸功能。

①开放气道：迅速打开气道，及时清除口鼻的污水、污物、分泌物等，若有义齿，取出义齿，牙关紧闭者使用开口器将口打开。

②呼吸管理：高流量吸氧，可用 40% ~ 50% 的酒精湿化给氧，减轻肺水肿。若缺氧不能改善或意识丧失，应给予简易呼吸器辅助呼吸，尽早气管插管行机械通气，必要时气管切开。

（3）观察患者神志、血压、心率、心律、脉搏、呼吸、尿液等的变化。

（4）心肺复苏：基础生命支持应遵循"ABCD"顺序，要保证高质量心肺复苏，按压要保证深度和正确的频率。监测心电活动，若出现室颤，立即除颤。

（5）静脉给药：建立 2 条以上静脉通路，及时遵医嘱用药，如盐酸肾上腺素、硫酸阿托品、呼吸兴奋剂、碳酸氢钠等。淡水淹溺者，应严格控制输液速度，从小剂量、低速度开始，防止短时间内进入大量液体，加重血液稀释和肺水肿；海水淹溺者，出现血液浓缩症状者应及时按医嘱输入 5% 葡萄糖和血浆液体等，切忌输入生理盐水。

（6）复温护理：适当调高室温，覆盖毛毯，应用热水袋（注意防止烫伤），或加温加湿给氧，加温静脉输注 43 ℃液体等及时复温，使患者体温恢复至 32 ~ 36 ℃即可。

（7）维持循环功能：患者心跳恢复后，常有血压不稳定或低血压状态，应观察有无低血容量，准确记录输液速度和量，必要时行中心静脉压监测。

（8）预防并发症：遵医嘱用药，积极防治脑水肿、感染、急性肾衰竭等并发症。

（二）病情观察要点

（1）密切观察患者血压、心率、心律、脉搏、呼吸、意识和尿液等的变化。

（2）观察患者有无咳痰及痰的颜色、性质，听诊肺部呼吸音及心率、心律情况。

（3）有条件者行中心静脉压监测，将中心静脉压、平均动脉压和尿量三者结合指导静脉输液治疗。

（三）安全转运护理

患者恢复生命体征后大多需要进一步监护和治疗，做好病情评估工作，完善抢救记录及交接单，准备转运抢救用物，按照相关规定转运患者（详见第一部分第三章表 3 至表 6）。

五、健康教育

（1）给予患者适当的心理安慰，缓解其紧张、恐惧情绪。

（2）嘱患者防坠床、防跌倒、防压力性损伤、防管道滑脱。

（3）嘱患者勿私自下床，勿私自调节仪器和管道。

（4）注意保护患者的隐私与自尊，必要时请心理科医生会诊，注意防止其再次自伤、自杀。

（5）对患者加强预防淹溺教育及淹溺后自救、他救的技能培训。

第五章 电击伤的护理

一、定义

电击伤俗称触电，是指一定强度的电流或电能量（静电）通过人体造成机体组织损伤或功能障碍，甚至死亡的病理过程。电击伤可分为三种类型：超高压电击伤或雷击伤、高压电击伤和低压电击伤。

二、护理评估

（一）病史评估

（1）触电的原因：如雷电、高压电，变压器、电动机、家用电器漏电等，评估电压高低、电流强弱、电流类型、电流接触时间、接触部位、所在环境的气象条件等。

（2）评估患者神志、心率、心律、呼吸、血压、瞳孔、精神状态等的变化，有无气道梗阻。

（3）评估触电后有无合并高处坠落、脊髓损伤、骨折、内脏损伤的可能性。合并创伤的患者，进行创伤评估。

（二）临床表现

（1）全身表现：轻者出现精神紧张、面色苍白、四肢软弱、呼吸心跳加速，敏感患者发生晕厥、短暂意识丧失；重者出现恐惧、心悸、呼吸频率快、昏迷、抽搐、血压下降、呼吸不规则至停止，心律失常，甚至心搏骤停。

（2）局部表现：电流通过部位出现电灼伤。

①低压电：伤口焦黄或灰白，呈椭圆形或圆形，干燥，边缘整齐，与正常皮肤分界清楚，一般不损伤内脏。

②高压电：烧伤面积不大，但可深达肌肉、血管、神经和骨骼，有"口小底大，外浅内深"的特征，可引起继发性出血或继发性坏死。

（三）辅助检查

（1）床旁快速检测：血气分析检查是否有缺氧、酸中毒。

（2）心电图：排查电击是否引起心律失常。

（3）实验室检查：查血常规、凝血功能、肝功能、肾功能、心肌酶、尿常规等，早期可出现肌酸磷酸激酶（CK）及其同工酶（CK-MB）、乳酸脱氢酶（LDH）增高等，尿液可检测出血红蛋白或肌红蛋白。

（4）其他：合并高空坠落、颅脑外伤等的患者可进行头颅CT检查；腹部触电或合并腹痛，可疑内脏破裂者可进行腹部B超检查；合并外伤，可疑骨折者可进行X线检查等。

三、病情分级分区

触电患者来诊时大多较为严重，病情分级为Ⅰ级或Ⅱ级，立即转入抢救室处理。生命体征平稳、无症状的电击伤患者病情分级为Ⅲ级，优先诊疗并密切观察病情变化（详见第一部分第三章表2）。

四、护理措施

（一）即刻护理措施

（1）根据触电现场情况，采用最安全、最迅速的办法迅速脱离电源。

（2）心搏、呼吸骤停者立即予心肺复苏、气管插管、简易呼吸器或呼吸机辅助呼吸。

（3）维持有效呼吸：及时清除气道分泌物，予鼻导管或面罩吸氧。

（4）静脉给药：建立2条静脉通路，遵医嘱静脉补液，低血容量性休克和组织严重电击烧伤的患者，应尽快快速补充血容量。

（5）及时处理伤口：清除电击伤创面的坏死组织，保持局部伤口敷料清洁、干燥。存在深部组织损伤、坏死的伤口常常需要开放创口治疗，并应用抗生素预防感染，注射破伤风抗毒素预防破伤风。若合并电烧伤，其处理方法与烧伤创面的处理方法相同。

（二）合并伤及并发症的护理

（1）筋膜松解术和截肢：肢体受高压电热灼伤导致远端肢体发生缺血性坏死者，出现肢端冷、发绀、充盈差及肢体肿胀时，可请骨科会诊行筋膜松解术，以改善肢体远端血液循环，严重者需截肢治疗。

（2）复合伤的处理：如触电后被弹离或自行从高空跌下，可伴有颅脑损伤、气胸、血胸、内脏破裂、四肢与骨盆骨折等，配合医生做好抢救及术前准备。

（3）搬运过程注意保护颈部、脊柱和骨折处。昏迷患者遵医嘱予头部放置冰帽减少脑缺氧，并快速静脉滴注甘露醇，脱水降低颅内压，防止脑疝。

（三）病情观察要点

（1）监测呼吸、脉搏、心律、血压及体温；注意观察意识改变，有无呼吸抑制及脑疝发生；观察尿液颜色和量的变化，准确记录尿量以监测肾功能。

（2）心律失常的监测：动态观察心电图变化，做好心电监护，及时发现心律失常。

（3）心肌损伤的监测：了解患者心肌酶学结果，肌钙蛋白Ⅰ对心肌损伤有极高的特异性和敏感性。患者一旦心肌损伤，遵医嘱予高浓度吸氧、卧床休息，给予保护和营养心肌的药物等。

（4）患者疼痛时及时给予止痛药，观察创面颜色、气味，有无发绀、干性坏死、动脉搏动等，警惕坏死组织腐蚀血管导致大出血及骨筋膜室综合征的发生。

（5）心理护理：清醒患者给予心理安慰，消除其恐惧心理。

（四）安全转运护理

需院内转运的患者，做好病情评估工作，完善抢救记录及交接单，准备转运抢救用物，按照相关规定转运（详见第一部分第三章表3至表6）。

五、健康教育

（1）嘱患者防坠床、防跌倒、防压力性损伤、防管道滑脱等。

（2）嘱患者勿私自下床，勿私自调节仪器和管道。

（3）嘱患者进食高热量、高蛋白、富含维生素、易消化的食物，以供给充足的营养，提高机体抵抗力，以利于创面的修复。昏迷患者给予鼻饲流质饮食。

（4）教授患者出院后的自我保健知识，向患者普及安全用电知识。

第六章　毒蛇咬伤的护理

一、定义

毒蛇咬伤是指毒蛇通过咬破人体皮肤，将毒液注入人体内，从而引发人体局部甚至全身中毒的一类急症。毒蛇口内有毒腺，咬人时，毒液经排毒管或有沟的牙注入人体组织，从而引起人体局部或全身中毒。据估计，每年被毒蛇咬伤的人数在30万以上，死亡率约为10%。

二、护理评估

（1）评估患者被咬伤的经过、伤口局部及全身情况，了解毒蛇种类。

（2）评估患者的神志、生命体征、肌力情况。

（3）评估咬伤部位局部组织损伤及疼痛情况。

（4）评估患者尿液的性状、量及有无便血情况。

（5）评估患者的血液生化指标、凝血功能。

（6）评估患者的并发症。

（7）评估患者对毒蛇咬伤知识的了解程度。

三、护理措施

（一）观察要点

（1）神经毒蛇咬伤：密切观察患者呼吸情况，有无呼吸、吞咽困难，观察眼睑有无下垂，病情严重者及时转入重症监护室抢救。

（2）血液毒蛇咬伤：轻者皮下出血、鼻出血、牙龈出血，重者可出现血液失凝状态、伤口流血不止、血尿、消化道出血，甚至脑出血。

（3）细胞毒蛇咬伤：轻者局部肿胀、皮肤软组织坏死，重者出现大片组织坏死，可深达肌肉筋膜和骨膜，导致患肢残废，还可直接引起心肌损害，甚至心肌细胞变性坏死。

（4）注意观察患者血液检查结果：如凝血时间、凝血酶原时间、纤维蛋白原、血小板等。

（二）伤口护理

（1）将被咬伤肢体制动，以减少毒液吸收。

（2）及时冲洗伤口，注意观察局部伤口、患肢肿胀情况。

（3）局部封闭，以胰蛋白酶、2%利多卡因在伤口及周围皮下进行环形封闭。

（4）避免局部感染，注意换药。

（三）并发症的观察及护理

1. 急性呼吸衰竭的预防及护理

（1）保持呼吸道通畅，维持有效呼吸：密切观察患者呼吸状况及有无头晕、复视、眼睑下垂、吞咽困难等。

（2）给予吸氧，当患者出现眼睑下垂、口唇发绀、呼吸困难、呼吸肌麻痹时立即配合医生行气管插管或气管切开，进行机械通气，并防止呼吸机相关性肺炎发生。

2. 急性肾功能衰竭的观察及护理

（1）严密监测肾功能、电解质变化，遵医嘱用药。

（2）准确记录出入量，注意观察尿液的颜色、性状。

（3）做好床旁血浆置换、血液透析治疗的护理。

3. 出血的观察及护理

（1）部分血液毒蛇咬伤可致严重出血，嘱患者卧床休息，避免跌倒。

（2）严密观察患者全身皮肤瘀点、瘀斑、伤口出血等情况。

（3）注意监测血常规、凝血功能变化。

（4）建立静脉通路，遵医嘱补液，做好输血准备。

（四）用药观察

（1）尽早足量使用抗蛇毒血清。根据毒蛇咬伤类型使用相应的抗蛇毒血清，对无特异性抗蛇毒血清的毒蛇伤，可选用相同亚科的抗蛇毒血清。

（2）抗蛇毒血清使用前需做过敏试验，阳性者应按常规脱敏方式进行注射。

（3）使用抗蛇毒血清期间，密切观察患者反应，如出现过敏性休克，立即停用血清，保留静脉通道，吸氧，遵医嘱给予肾上腺素 0.3 ～ 0.5 mg 皮下注射，以及使用抗过敏药物等。

（五）饮食护理

嘱患者进食清淡、易消化、富含营养的食物。鼓励患者多饮水，保持二便通畅，避免进食辛辣等刺激性食物。保持水、电解质和酸碱平衡。

（六）心理护理

毒蛇咬伤发病突然，病情变化快，患者普遍存在焦虑、恐惧、紧张等情绪，在护理过程中通过语言和行动给予患者信心；要求患者家属给予患者亲情支持，缓解患者的焦虑或恐惧情绪。

四、健康教育

（1）在野外作业时，做好个人防护，应穿长袖衣裤，穿戴手套和靴鞋，携带蛇药以备急需。

（2）被毒蛇咬伤后，要保持安静，伤肢制动，切勿惊慌、奔跑，以减慢毒素吸收，及时就诊。

（3）立即用随身携带的带、绳等在距离伤口 5 ～ 10 cm 的近心端结扎。

第七章　蜂蜇伤的护理

一、定义

蜂蜇伤是指毒蜂尾部毒刺刺入人体皮肤后，其毒素引起的局部皮肤或全身反应。蜂毒可致神经毒、溶血、出血、肝损害或肾损害等，也可引起过敏性反应甚至死亡。

二、护理评估

（1）评估患者神志、生命体征及伤口疼痛情况。

（2）评估蜂蜇伤的伤口数量、局部伤口情况及有无全身过敏症状。

（3）评估患者尿液的性状及量。

（4）评估患者的血液生化指标，了解肝、肾功能情况。

（5）评估患者对蜂蜇伤知识的了解情况。

（6）评估患者心理状况。

三、护理措施

（一）观察要点

（1）密切观察患者的神志、体温、心率、血压、呼吸频率及节律变化，有无恶心、晕厥、心动过速、乏力等全身中毒症状。

（2）观察蜇伤部位伤口情况，如伤口留有尾刺或毒腺用针挑出。

（3）严密观察患者的尿量及性状。

（二）疼痛护理

（1）向患者说明疼痛的原因，必要时遵医嘱使用镇痛药。

（2）嘱患者穿宽松棉质衣服，减少对伤口的摩擦。

（3）蜇伤部位肿胀明显时，注意观察局部血运情况，抬高患肢，以利于血液及淋巴液回流，减轻水肿。

（三）并发症观察及护理

（1）过敏性休克的观察及护理：过敏性休克是导致蜂蜇伤患者早期死亡的主要原因，主要表现为荨麻疹、喉头水肿、呼吸困难，应严密观察病情变化，及时发现症状并处理。

（2）肾功能不全的观察及护理：嘱患者卧床休息，控制输液速度及输液量，严密观察尿量及性状变化，预防高钾血症，必要时行血液净化治疗，做好血液净化治疗的护理。

（3）肝功能受损及凝血机制的监测及护理：严密监测患者腹胀及黄疸情况，避免应用导致肝损害的药物。

（4）消化道应激性溃疡观察及预防：观察患者有无呕血、黑便，遵医嘱使用护胃药物。

（5）心肌损害的观察及预防：密切观察患者心率、心律变化，出现异常及时报告医生。

（6）中枢神经系统的观察及护理：注意观察患者是否有头晕、头痛及意识状态改变的情况。

（四）饮食护理

指导患者进食高热量、富含维生素、低脂、易消化的清淡食物，合并急性肾功能衰竭少尿期的患者控制水、钠摄入量，禁食高钾食物，多尿期注意监测血钾变化。

（五）心理护理

与患者多沟通，对其进行心理疏导，讲解蜂蜇伤相关常识，陪伴患者，以缓解患者紧张、恐惧的情绪。

四、健康教育

（1）夏秋季是蜂最活跃的季节，野外作业时要做好个人防护，如戴帽子、穿长袖衣裤，避免在有蜂巢的树下休息。遇到群蜂时尽量避开，随身携带防护用物。

（2）被蜂蜇伤应立即检查伤口，将蜂刺挑出。切勿挤压伤口，防止毒液被进一步吸收，及时就医。

第八章　横纹肌溶解综合征的护理

一、定义

横纹肌溶解综合征（rhabdomyolysis，RM）是指由于挤压、运动、高热、炎症等横纹肌破坏和崩解，将大量的肌酸激酶、肌红蛋白及乳酸脱氢酶等细胞内的成分释放到血液循环内，引起内环境紊乱、急性肾衰竭等组织器官功能损害的一组临床综合征。

二、病情评估

（一）病因

（1）物理因素：挤压、创伤、运动及肌肉过度活动、高热等。

（2）非物理因素：药物、毒物、感染、电解质紊乱、内分泌及遗传代谢性疾病、自身免疫性疾病等。

（二）临床表现

（1）RM 的诱因表现，如恶性高热综合征引起的持续高热及中毒引起的头晕、恶心等。

（2）RM 本身的表现，如受累肌肉疼痛、肿胀、无力等。

（3）RM 并发症的表现，如弥散性血管内溶血、骨筋膜室综合征等。如有明显的急性肾损伤，可表现为深色肌红蛋白尿、少尿、无尿等。

（三）辅助检查

血清肌红蛋白、尿肌红蛋白、肾功能、电解质、心肌酶谱、尿潜血等。

（四）病情判断

评估患者尿量、肾功能情况，出现以下情况之一者，提示合并肾脏问题。

（1）尿量 $<$ 400 mL/d。

（2）血尿素氮 $>$ 14.3 mmol/L。

（3）血清肌酐 $>$ 176.8 μmol/L。

（4）血尿酸 $>$ 475.8 μmol/L。

（5）血钾 $>$ 6.0 mmol/L。

（6）血磷 $>$ 2.6 mmol/L，血钙 $<$ 2.0 mmol/L。

三、护理措施

（一）即刻护理措施

给予吸氧，建立 2 条静脉通路，同时予心电、血压、血氧饱和度监测，准确记录出入量，注意观察尿液的性状和量。

（二）疼痛护理

指导患者卧床休息，必要时遵医嘱使用镇痛药，各项治疗、护理集中处置，尽量减少翻动、操作给患者带来的疼痛。

（三）病情观察

（1）严密观察病情变化，监测生命体征及心电图变化，使用大量液体水化治疗时，注意观察合并心脏疾病的患者和老年患者有无诱发心功能不全的危象。

（2）每 2 小时评估患者尿液的颜色、量，是否有出血，每 2 小时评估监测肾功能状况。

（3）密切观察患者肢体肌力、肿胀和疼痛变化，发现异常及时报告医生。

（四）血液透析护理

连续性的血液透析是抢救危急症 RM 患者的有效治疗方法。血液透析过程中，注意观察机器运转情况，及时处理各种报警问题，确保血液透析顺利进行。

（五）特殊治疗与护理

（1）大量液体水化疗法。水化治疗可改善肾血流不足，尽快恢复血容量及尿量，减轻酸中毒，降低血钾。心功能不全的患者注意补液速度。

（2）碱化尿液。静滴碳酸氢钠溶液，以纠正酸中毒，碱化尿液，减少肌红蛋白对肾小管的损害。

（3）适当利尿。利尿剂可加速清除肾脏中的肌红蛋白，降低血钾，饮食上注意避免食用含钾、含乳酸盐的食物。

（六）心理护理

由于起病急，患者及其家属感到恐惧焦虑，应主动进行心理疏导。向患者及其家属介绍本病的发生、发展、转归过程及预防措施，让患者及其家属消除顾虑，积极配合治疗。

四、健康教育

（1）嘱患者卧床休息，减少活动，恢复期在医生指导下可适当活动。

（2）告知患者该疾病病因、特点等相关知识，防止和减少并发症发生。

（3）嘱患者严格遵医嘱用药，定期到门诊复诊。

（4）告知患者科学运动，如过量运动导致肌肉酸痛，尿色变深，及时就医。

第九章　急症重症病种的护理

第一节　急性心力衰竭的急救护理

一、定义

急性心力衰竭是指发生在原发性心脏病或非心脏病基础上的急性血流动力学异常，导致以急性肺水肿、心源性休克为主要表现的临床综合征。

二、护理评估

（一）病史评估

评估患者有无冠心病、高血压病、心脏瓣膜病、心肌病及慢性心力衰竭等病史，以及有无急性心力衰竭的诱因。

（二）临床表现

突然发作的呼吸困难、夜间阵发性呼吸困难、频繁咳嗽或咳粉红色泡沫痰等，评估是否伴随乏力、心悸、喘憋、咳嗽、血压升高、肺部啰音、双下肢水肿、低血压、颈静脉怒张、大量腹水等表现。急性心力衰竭临床程度的床边分级见表7。

表 7　急性心力衰竭临床程度的床边分级

分级	血压	皮肤	肺部啰音
Ⅰ级	正常	干燥温暖	无
Ⅱ级	升高	潮湿温暖	有
Ⅲ级	降低	干燥寒冷	无或有
Ⅳ级	降低	潮湿寒冷	有

（三）辅助检查

（1）床旁快速检测：血气分析［查 PaO_2、$PaCO_2$（二氧化碳分压）］、血糖、血钾情况。

（2）心电图：排除心肌梗死、恶性心律失常。

（3）血液实验室指标：血常规、脑钠肽、肌钙蛋白等。

（4）超声心动图：明确心功能状态及心脏原发病情况。

（5）胸部 CT 或 X 线：评估心影有无增大，评估肺淤血情况。

三、病情分级分区

病情分级分区详见第一部分第三章表2。

四、急救护理

（一）即刻护理措施

（1）体位：立即协助患者取端坐位，双腿下垂，以减少静脉回流，减轻心脏负荷。患者常表现为烦躁不安，注意防跌倒受伤。

（2）氧疗：开放气道，立即给氧。选择适合的氧疗工具，根据病情调节氧流量，通过氧疗维持血氧饱和度大于95%。严重者采用气管插管、呼吸机持续加压或双水平气道正压给氧。

（3）迅速开放2条静脉通道，遵医嘱正确使用药物。

①吗啡：吗啡3～5 mg静脉注射使患者镇静，同时扩张小血管以减轻心脏负荷。观察患者有无呼吸抑制、心动过缓或血压下降等不良反应。呼吸衰竭、昏迷、严重休克者禁用。

②快速利尿药：呋塞米20 mg静脉注射，迅速利尿，有效降低心脏前负荷，注意监测血钾。

③血管扩张药：可选用硝普钠、硝酸甘油静脉泵入，严格遵医嘱定时监测血压，根据血压调整剂量，维持收缩压在90～100 mmHg。

④正性肌力药：洋地黄制剂如去乙酰毛花苷，非洋地黄类如多巴胺、多巴酚丁胺等。

⑤氨茶碱：适用于伴支气管痉挛的患者。

（二）病情观察要点与记录

严密监测血压、呼吸、血氧饱和度、心率、心电图，复查电解质、血气分析等。观察患者意识、皮肤颜色、温度及出汗情况，严密监测血流动力学指标的变化。具体病情观察项目及内容见表8。

表8　病情观察项目及内容

项目	内容
生命体征	心率、心律、呼吸、血压、血氧饱和度
液体出入量	（1）液体入量：输液量、摄水量、食物含水量 （2）液体出量：尿量、呕吐量、汗液等
症状	呼吸困难、端坐呼吸、胸部疼痛或不适、疲乏和烦躁不安、意识状态
体征	体重、颈静脉、外周水肿、腹围；面色苍白或发绀、低血压、少尿、心率加快
疗效及不良反应	脑钠肽、电解质、肾功能

（三）出入量管理

每天摄入量一般在1500 mL以内，不超过2000 mL，保持每天出入量负平衡。

（四）安全转运

需院内转运患者，做好病情评估工作，完善抢救记录及交接单，准备转运抢救用物，按照相关规定转运（详见第一部分第三章表3至表6）。

五、健康教育

（1）告知患者积极治疗原发病，避免诱因。

（2）告知患者防坠床、防跌倒、防压力性损伤、防管道滑脱等注意事项。

（3）嘱患者勿私自下床，勿私自调节仪器和管道，勿私自离开床位。

（4）嘱患者建立健康的生活方式，监测体重，合理饮食，稳定情绪，进行适量有氧运动。

（5）嘱患者严格遵医嘱服药，定期门诊复诊。

第二节　急性心肌梗死的急救护理

一、定义

急性心肌梗死是指急性心肌缺血性坏死，在冠状动脉病变的基础上，发生冠状动脉血供急剧减少或中断，使相应心肌严重而持久地急性缺血导致的心肌细胞死亡。临床表现有持久的胸骨后剧烈疼痛、发热、白细胞计数和血清心肌坏死标志物增高，以及心电图进行性改变；可发生心律失常、休克或心力衰竭，属急性冠状动脉综合征的严重类型。

二、护理评估及分级

急性心肌梗死是最常见的心血管急症，护士应在10分钟内描记心电图，进行心电和血压监测、给氧、建立静脉通道、抽血送检等。在此基础上，分步完成护理评估，避免延误抢救时间。

（一）健康史

（1）应重点评估冠心病的危险因素，如性别、年龄、职业、工作环境、家族史、有无高脂血症、高血压病、糖尿病、吸烟、肥胖等。

（2）评估此次胸痛发作的特征：疼痛剧烈程度、持续时间，有无伴随症状，并与以往心绞痛发作相比较。

（二）临床表现

1. 先兆

大多数患者在起病前数日至数周有乏力、胸部不适、活动时心悸、气急、烦躁等症状，其中以初发型心绞痛或恶化型心绞痛最为突出。发作较以往程度加重，硝酸甘油疗效差。

2. 症状

（1）疼痛为最早出现的症状，其性质、部位与心绞痛相似，且常发生于安静时，程度更剧烈，呈难以忍受的压榨、窒息或烧灼样，伴有大汗、烦躁不安、恐惧、濒死感，休息和服硝酸甘油不能缓解。部分患者疼痛可向上腹部、下颌、颈部、背部放射而被误诊。

（2）疼痛剧烈时伴有频繁的恶心、呕吐、上腹胀痛等症状，低血压、休克、发热等全身症状。

（三）辅助检查

1. 心电图

急性心肌梗死的心电图常有特征性改变及动态演变过程。

（1）特征性改变：急性期可见异常深而宽的 Q 波（反映心肌坏死），ST 段呈弓背向上、明显抬高（反映心肌损伤）及 T 波倒置（反映心肌缺血）。

（2）动态性演变：抬高的 ST 段可在数日至 2 周内逐渐回到基线水平，T 波倒置加深呈冠状，此后逐渐变浅、平坦，部分可恢复直立，Q 波大多永久存在。此外，可根据心电图导联数来确定心肌梗死部位。如 V_1、V_2、V_3 导联用于判断前间壁心肌梗死，$V_1 \sim V_5$ 导联用于判断广泛前壁心肌梗死，Ⅱ、Ⅲ、aVF 导联用于判断下壁心肌梗死，Ⅰ、aVL 导联用于判断高侧壁心肌梗死。

2. 床旁快速检测

心肺五项显示肌钙蛋白升高。

3. 实验室检查

（1）血清心肌酶：肌酸激酶、肌酸激酶同工酶、乳酸脱氢酶等升高。

（2）血清心肌坏死标志物：肌红蛋白、肌钙蛋白升高。

（3）白细胞计数增高，红细胞沉降率增快。

4. 冠状动脉造影检查

冠状动脉造影检查可以使左、右冠状动脉及其主要分支清楚显影。管腔面积缩小 70% 以上会严重影响血供，缩小 50% ～ 70% 也有一定意义。本检查具有确诊价值，并对选择治疗方案及判断预后极为重要。

三、病情分级分区

外院确诊急性心肌梗死、心电图提示急性心肌梗死、急性剧烈胸痛的患者，病情分级为Ⅱ级及以上，需转入抢救室紧急处理（详见第一部分第三章表 2）。

四、急救护理

（一）即刻护理措施

（1）休息：安静卧床休息，限制探视，并告知患者及其家属，休息可以降低心肌耗氧量和交感神经兴奋性，有利于缓解疼痛。

（2）给氧：局部的高氧体积分数可能导致血管收缩，增加血管阻力，从而减少心肌氧供。建议心肌梗死且无二氧化碳潴留风险的患者，维持血氧饱和度94%～98%；有二氧化碳潴留风险的患者，维持血氧饱和度88%～92%，氧疗应当基于以上目标并谨慎使用。

（3）给药：遵医嘱给予"心梗一包药"，包括拜阿司匹林300 mg、替格瑞洛180 mg，嘱患者正确嚼服。

（4）抽血检验：包括心肺五项、血气分析、血常规、凝血四项、肌钙蛋白Ⅰ、脑钠肽、心肌酶、肝功能、肾功能等。

（5）迅速建立静脉通路：尽量选择左上肢建立静脉通路，保持右上肢血管完好，以备行心血管介入手术，遵医嘱正确用药。

（6）止痛：患者无法耐受疼痛时，遵医嘱给予吗啡或哌替啶止痛，注意有无呼吸抑制等不良反应。给予硝酸酯类药物时，应随时监测血压的变化，使血压正常患者平均动脉压下降10%，高血压患者平均动脉压下降20%～30%。

（7）心理护理：给予患者心理支持，缓解患者的恐惧心理，简明扼要地解释疾病过程与治疗配合事项。

（二）病情观察及记录

严密监测血压、呼吸、心率、血氧饱和度，复查心电图、心肌酶等。观察患者意识及三大并发症。

（1）危险性心律失常：频发室性早搏、多源性早搏、R-on-T现象、室颤等。

（2）心源性休克：表情淡漠、脉搏细速、皮肤湿冷、血压下降。

（3）心力衰竭：呼吸困难、不能平卧、咳嗽、舒张期奔马律等，及时通知医生，配合抢救。

（三）做好转运准备及安全转运

（1）做好经皮冠状动脉介入治疗前护理：签署各项相关同意书、建立静脉通路、更换病号服等。

（2）携带氧源、除颤仪、监护仪、转运抢救包等，在医生、护士的护送下安全转运患者（详见第一部分第三章表3至表6）。

五、健康教育

（1）嘱患者防坠床、防跌倒、防压力性损伤、防管道滑脱。

（2）嘱患者严格卧床休息，勿私自下床，勿私自调节仪器和管道，勿私自离开抢救室。

（3）嘱患者防止便秘，勿用力排便，必要时使用开塞露或报告医生和护士给予低压盐水灌肠。

（4）嘱患者避免情绪激动。

（5）嘱患者严格遵医嘱用药，定期到门诊复诊。

第三节　急性呼吸衰竭的急救护理

一、定义

呼吸衰竭简称呼衰，指各种原因引起的肺通气和（或）换气功能严重障碍，以致在静息状态下亦不能维持足够的气体交换，导致低氧血症伴（或不伴）高碳酸血症，进而引起一系列病理生理改变和相应临床表现的综合征。若在海平面、静息状态的空气条件下，动脉 PaO_2 < 60 mmHg，伴或不伴 $PaCO_2$ > 50 mmHg，即可诊断为呼吸衰竭。

二、护理评估

（一）健康史

评估患者有无慢性肺疾病、神经系统疾病、胸部或脊柱外伤、肥胖或意识改变等任何可能导致急性呼吸衰竭的情况。

（二）临床表现

（1）呼吸困难：是呼吸衰竭的典型症状，早期表现为呼吸频率快而浅，病情加重时可能出现三凹征。应评估患者呼吸频率、呼吸节律以及呼吸音的变化。

（2）发绀：是缺氧的典型表现，可在口唇、指甲、舌等处出现发绀。

（3）精神 – 神经症状：急性缺氧可迅速出现精神错乱、狂躁、昏迷等，若合并二氧化碳潴留可出现嗜睡、淡漠、扑翼样震颤以致呼吸骤停。

（4）循环系统表现：缺氧早期，心率加快、血压升高；严重缺氧、酸中毒时，可出现心肌损害、周围循环衰竭、血压下降。二氧化碳潴留使体表静脉充盈、皮肤潮红、温暖多汗。

（5）消化系统和泌尿系统表现：严重呼吸衰竭可出现肝肾功能损害，并发肺心病时出现尿量减少。部分患者出现应激性溃疡。

（三）辅助检查

（1）动脉血气分析：可以有效评估氧合情况，PaO_2 < 60 mmHg 的情况下，PaO_2 降低或正常为Ⅰ型呼吸衰竭，$PaCO_2$ > 50 mmHg 则为Ⅱ型呼吸衰竭。参考 pH 值判断是否有呼吸性酸中毒。

（2）血液实验室检查：了解是否存在贫血及其严重程度。

（3）胸部 CT：了解病变范围和程度，明确是否存在感染、占位性病变、气胸。

（4）心电图：初步了解心脏情况，排除心肌梗死、心律失常、肺栓塞。

（5）专科检查：如病情允许，可以做肺动脉造影、肺功能等检查进一步明确病情。

三、病情分级分区

血氧饱和度 < 80% 且呼吸急促和血氧饱和度为 80% ~ 90% 且呼吸急促（经吸氧不能改

善）的患者，需立即转入抢救室处理（详见第一部分第三章表 2）。

四、急救护理

（一）即刻护理措施

（1）保持呼吸道通畅：清理呼吸道分泌物及异物，遵医嘱用药解除支气管痉挛，必要时建立人工气道。

（2）氧疗：根据患者基础疾病、呼吸衰竭类型及缺氧严重程度选择给氧方法、吸入氧浓度。Ⅰ型呼吸衰竭高浓度（$FiO_2 > 50\%$）给氧，选择合适的给氧途径使 $SaO_2 > 90\%$。Ⅱ型呼吸衰竭低浓度（$FiO_2 < 35\%$）持续给氧，以防外周化学感受器失去低氧血症的刺激而导致呼吸抑制，加重缺氧和二氧化碳潴留，注意氧气湿化。

（3）建立静脉通路：建立静脉通路，遵医嘱用药，留取血液和尿液标本。

（4）观察病情：建立心电监护，严密观察患者生命体征、神志等。

（5）取舒适体位：帮助患者取舒适且有利于改善呼吸状态的体位。呼吸衰竭的患者一般取半卧位或坐位，需卧床休息。急性肺损伤及急性呼吸窘迫综合征在必要时可采用俯卧位辅助通气，以改善氧合。

（二）病情观察及记录

（1）呼吸状况：呼吸频率、节律及深度，使用辅助呼吸机呼吸的情况，呼吸困难的程度。

（2）缺氧及二氧化碳潴留情况：有无发绀、球结膜水肿，肺部有无异常呼吸音及啰音，定时监测动脉血气分析结果以及时发现缺氧及二氧化碳潴留情况。

（3）循环状况：监测心率、心律及血压，必要时进行血流动力学监测。

（4）神经精神症状：观察患者神志、瞳孔，有无精神错乱、抽搐、昼夜颠倒等。

（5）血液实验室检查结果：监测生化检查结果，了解电解质和酸碱平衡情况。

（三）保持呼吸道通畅，促进痰液引流

（1）指导并协助患者进行有效的咳嗽、咳痰。

（2）每 1～2 小时翻身 1 次，并给予拍背，促使痰液排出。

（3）病情严重、意识不清的患者，应吸痰，如有气管插管或气管切开，则给予气管内吸痰，吸痰时应注意无菌操作。

（4）嘱患者每天饮水 1500 mL 以上，口服或雾化吸入祛痰药可湿化和稀释痰液，使痰液易于咳出或吸出。

（5）注意观察痰的色、质、量、味及痰液实验室检查结果并记录。

（6）遵医嘱正确使用抗生素，以控制肺部感染。

（四）做好转运准备安全转运

详见第一部分第三章表 3 至表 6。

五、健康教育

（1）告知患者积极治疗原发病，避免诱因。

（2）告知患者防坠床、防跌倒、防压力性损伤、防管道滑脱等注意事项。

（3）嘱患者勿私自下床，勿私自调节仪器和管道。

（4）嘱患者建立健康的生活方式，监测体重，合理饮食，稳定情绪，进行有氧运动。

（5）嘱患者严格遵医嘱服药，定期门诊复查。

第四节　急性颅脑损伤的急救护理

一、定义

颅脑损伤是指由各种外界暴力作用于头部所造成的损伤。闭合性损伤较为多见，锐器、火器所致的开放性损伤较为少见，战时则常见开放性火器伤。

二、病情评估

（一）病史评估

评估受伤时间、受伤原因、外力大小、着力部位与方式、受伤当时及伤后表现、处理过程与既往史。

（二）伤情评估

（1）判断气道是否通畅，评估呼吸形态及频率，判断意识及瞳孔情况，及早发现脑疝等严重威胁生命的急症。通过格拉斯哥昏迷评分评估颅脑损伤患者的伤情，成人格拉斯哥昏迷评分详见"表1　格拉斯哥昏迷评分表"，儿童（4岁以下）格拉斯哥昏迷评分详见表9。

表9　儿童（4岁以下）格拉斯哥昏迷评分表

睁眼反应	评分	语言反应	评分	运动反应	评分
自发睁眼	4分	微笑，声音定位，注视物体，互动	5分	按吩咐动作	6分
语言吩咐睁眼	3分	哭闹，但可以安慰；不正确地互动	4分	对疼痛刺激定位反应	5分
疼痛刺激睁眼	2分	对安慰异常反应，呻吟	3分	对疼痛刺激屈曲反应	4分
无睁眼	1分	无法安慰	2分	异常屈曲（去皮层状态）	3分
		无语言反应	1分	异常伸展（去脑状态）	2分
				无反应	1分

（2）判断头部损伤的部位、失血量，眼、耳、鼻有无出血和液体流出；有无偏瘫；有无合并胸、腹脏器损伤及四肢、脊柱和骨盆骨折。

（三）辅助检查

（1）CT 扫描是诊断颅脑损伤最迅速、准确的检查方法，可确定颅脑损伤的部位和范围，以及是否继发颅内出血、脑水肿等。

（2）实验室检查：血常规、血生化等检查，明确是否有感染、电解质紊乱等情况。

三、病情分级分区

详见第一部分第三章表 2。

四、急救护理

（一）即刻护理措施

（1）监护：病情分级为Ⅰ级和Ⅱ级者转入抢救室，立即给予心电、血压、血氧监测。

（2）保持呼吸道通畅：及时清除口鼻血液、呕吐物，给予氧气吸入，维持血氧饱和度≥ 95%；若 GCS 评分＜ 8 分，立即行气管插管。

（3）伤口处置：头面部损伤有严重出血者，用敷料覆盖保护创面后加压包扎止血；包扎不宜过紧，以免加重局部组织损伤。脑组织膨出者，必须用无菌碗覆盖后包扎。遵医嘱尽早进行破伤风预防注射，必要时遵医嘱使用止痛药物，禁止使用吗啡类镇痛药。

（4）迅速建立静脉通路：保证抢救药物或血液制品的及时输注，避免低血压。

（5）脱水治疗：适用于病情较重的脑挫裂伤，有头痛、呕吐等颅内压增高的情况，CT 结果显示合并脑水肿及手术治疗前后，常用药物为甘露醇、呋塞米及蛋白等。

（二）病情观察及记录

密切观察患者的生命体征、意识状态及瞳孔变化，及时发现和处理并发症。如患者出现进行性加重的意识障碍、喷射性呕吐、瞳孔散大的情况，应警惕脑疝可能。脱水治疗期间，注意观察是否存在血容量不足、低血压和电解质紊乱的情况。

（三）对症处理

（1）脑脊液漏：如有血性液体从耳、鼻、口中流出，可能是颅底骨折造成脑脊液外漏，患者取患侧卧位便于引流通畅，并将头部垫高 15°～ 30°，观察脑脊液的性质及量，如需插胃管，避免从鼻腔进入。

（2）脑疝：若患者出现频繁呕吐，两侧瞳孔不等大，呼吸浅慢或不规则，并出现四肢肌张力增强等严重脑疝的症状，应遵医嘱迅速给予 20% 甘露醇快速静脉滴注脱水以降低颅内压。

（3）开放性脑损伤：原则上尽早清创缝合，使之成为闭合性脑损伤。清创由浅入深、逐层进行，彻底清除骨片、头发等异物。

（4）手术治疗：颅内血肿或重度颅脑挫裂伤合并脑水肿引起的颅内压增高和脑疝，或颅内血肿引起的局灶性损害，经神经外科医生会诊考虑手术后，迅速做好术前准备，如备皮、查血型、配血等。

（四）安全转运

详见第一部分第三章表 3 至表 6。

五、健康教育

（1）嘱患者防坠床、防跌倒、防压力性损伤、防管道滑脱。

（2）嘱患者勿私自下床，勿私自调节仪器和管道，勿私自离开床位。

（3）有脑脊液漏者，嘱其勿用力屏气排便、咳嗽、擤鼻涕或打喷嚏，勿挖鼻抠耳并禁止堵塞和冲洗鼻耳。

第五节　急性创伤的急救护理

一、定义

创伤可分为广义和狭义两种。广义的创伤，也称为损伤，是指人体受外界某些物理性（如机械性、高热、电击等）、化学性（如强酸、强碱、农药及毒剂等）或生物性（虫、蛇、犬等动物咬伤）致伤因素作用后所出现的组织结构的破坏和（或）功能障碍。狭义的创伤是指机械性致伤因素作用于机体，造成组织结构完整性的破坏和（或）功能障碍。严重创伤是指危及生命或肢体的创伤，常为多部位、多脏器的损伤，病情危重，伤情变化迅速，死亡率高。

二、病情评估

（一）病史评估

询问受伤原因（如车祸、高处坠落、刀伤、枪伤等）、现场状况等。

（二）伤情评估

评估患者意识、体温、呼吸、脉搏、血压、疼痛情况、受伤部位、失血量等，评估工具如下。

（1）格拉斯哥昏迷评分：详见第一部分第一章第三节表 1。

（2）CRAMS 创伤评分法：该方法是创伤评估的常用方法，评定的范围包括循环、呼吸、胸腹部、运动和语言五个方面。每个方面记 0 ～ 2 分，最后五项分数相加，得分 7 ～ 10 分为轻度创伤，7 分以下为重度创伤。CRAMS 创伤评分表见表 10。

（3）修正创伤评分（RTS）：修正创伤评分为国内外专家公认的适用于院前和院内创伤评

分的方法，包括呼吸频率、收缩压、格拉斯哥昏迷评分三项，三项得分相加为总分，分值越低，伤情越重。修正创伤评分表见表 11。

表 10　CRAMS 创伤评分法

项目	程度	评分
循环	毛细血管充盈正常，或收缩压≥ 100 mmHg	2
	毛细血管充盈延迟，或收缩压为 85 ～ 100 mmHg	1
	毛细血管充盈消失，或收缩压＜ 85 mmHg	0
呼吸	正常	2
	呼吸费力、表浅，或呼吸频率＞ 35 次 / 分	1
	无自主呼吸	0
胸腹部	均无疼痛	2
	胸或腹部有压痛	1
	腹肌抵抗、连枷胸、胸腹穿透伤	0
运动	正常或服从命令	2
	仅对疼痛有反应	1
	固定体位或无反应	0
语言	正常（对答切题）	2
	语言错乱、语无伦次	1
	发音不清或不能发音	0

表 11　修正创伤评分表

呼吸频率（次 / 分）	评分	收缩压（mmHg）	评分	格拉斯哥昏迷评分	评分
10 ～ 29	4	＞ 89	4	13 ～ 15	4
＞ 29	3	76 ～ 89	3	9 ～ 12	3
6 ～ 9	2	50 ～ 75	2	6 ～ 8	2
1 ～ 5	1	1 ～ 49	1	4 ～ 5	1
0	0	0	0	3	0

（三）辅助检查

（1）实验室检查：查血常规、凝血功能、肾功能、电解质等，评估患者失血情况，以及是否存在电解质紊乱、急性肾功能衰竭等。

（2）影像学检查：X 线检查可证实有无骨折、脱位、金属异物残留、腹腔内游离气体等；CT 适用于颅脑损伤，MRI 有助于判断脊髓、颅底、骨盆底部的损伤；B 超可明确有无肝、肾、脾等实质性脏器损伤。

（3）诊断性穿刺：常用于闭合性损伤，抽出气体或液体一般提示内脏器官发生破裂。

三、病情分级分区

详见第一部分第三章表2。

四、急救护理

（一）即刻护理措施

（1）病情分级为Ⅰ级和Ⅱ级的患者转入抢救室，立即给予心电、血压、血氧监护。

（2）保持气道通畅：清除口中异物、呕吐物、血液，开放气道，血氧饱和度＜95%时予吸氧，必要时协助医生进行气管插管。

（3）抽血备用，失血量大的患者予血型鉴定、紧急配血。

（4）建立2～3条静脉通路，遵医嘱用药。

（5）保护脊柱：可疑脊柱损伤、脊髓损伤者立即给予制动，颈椎损伤者给予颈托固定，避免继发性损伤而造成瘫痪。

（6）注意保暖：对已经低体温或伴有明显出血、休克的患者，要积极采取保温毯、输注温液体等综合保温复温措施。

（7）伤口处理：保护伤口，减少污染，压迫止血，固定骨折。不要随意去除伤口内异物或血凝块；创面中有外露的骨折断端、肌肉、内脏时由医生判断及处理，禁止未经处理回纳脱出组织；脑组织脱出时，应先在伤口周围加垫圈以保护脑组织，不可加压包扎。遵医嘱尽早注射破伤风免疫球蛋白，尽早行抗感染治疗。

（8）保存好离断肢体：先用无菌敷料或干净布包好后置于洁净的无漏孔塑料袋内，扎紧袋口，再放入注满冰水混合液的塑料袋内低温（0～4℃）保存，冷藏时防止冰水浸入离断创面，切忌将离断肢体直接浸泡在任何液体中。离断肢体应随同患者一起送往医院，以备再植手术。

（二）安全转运护理

详见第一部分第三章表3至表6。

五、健康教育

（1）嘱患者防坠床、防跌倒、防压力性损伤、防管道滑脱。

（2）嘱患者勿私自下床，勿私自调节仪器和管道。

第六节　急性脑卒中的急救护理

脑卒中是指各种原因引起的脑血管疾病急性发作，造成脑供血动脉狭窄或闭塞，或非外伤性的脑实质出血，并引起相应临床症状及体征。多见于老年人，分缺血性脑卒中和出血性脑卒中，前者的发病率高于后者。脑局部血液循环障碍导致的神经功能缺损综合征，症状持续时间至少 24 小时以上，包括脑梗死、脑出血、蛛网膜下腔出血等。如脑缺血的症状持续数分钟至数小时，最多不超过 24 小时，且 CT 或 MRI 未显示结构性改变，则称为短暂性脑缺血发作。

一、短暂性脑缺血的急救护理

（一）定义

短暂性脑缺血发作是指由颅内动脉病变致脑动脉一过性供血不足引起的短暂性、局灶性脑或视网膜功能障碍，表现为供血区神经功能缺失的症状和体征。症状一般持续 10 ~ 15 分钟，多在 1 个小时内恢复，最长不超过 24 小时，不遗留神经功能缺损症状，CT、MRI 检查显示无任何病灶，但可反复发作。

（二）护理评估

1. 病史评估

（1）询问患者有无脑血管疾病史，有无高血压、动脉粥样硬化、糖尿病、高脂血症、吸烟史、高龄等脑血管病危险因素。

（2）了解本次发作的过程、持续时间、频率等情况。

（3）利用脑卒中快速筛查工具（FAST 评分）进行评估。

① F——面部（face）：口角㖞斜，脸部不对称。

② A——肢体（arm）：单侧或双侧肢体麻木无力。

③ S——语言（speech）：言语不清。

④ T——时间（time）：明确记录发病时间。

2. 临床表现

（1）共同特征：起病急、一过性、反复发作，症状具有刻板性和可逆性。

（2）常见症状：眩晕、平衡障碍、眼球运动异常和复视觉。

（3）特殊表现的临床综合征：跌倒发作、短暂性全面遗忘症、双眼视力障碍发作。

3. 辅助检查

（1）实验室检查：血常规、凝血功能、生化检查有助于明确病因。

（2）头颅 CT 或 MRI：头颅 CT 大多正常，有助于确诊本病。

（三）病情分级

将来诊时正处于短暂性脑缺血发作患者分为 Ⅰ 级，予转入抢救室立即处理；来诊时未发作、生命体征平稳的患者分为Ⅱ级或Ⅲ级（详见第一部分第三章表2）。

（四）急救护理

1.即刻护理措施

（1）安全护理：指导患者采取适当的防护措施，避免因一过性失明或眩晕引起跌倒和受伤，发作时卧床休息，枕头不宜太高（以15°～20°为宜），以免影响头部的血液供应。频繁发作的患者尽量减少独处时间，沐浴和外出应有家人陪伴，以防发生跌倒和外伤。

（2）病情观察：观察和记录每次发作的持续时间、间隔时间和伴随症状，肢体无力或麻木等症状有无减轻或加重，有无头痛、头晕、一过性黑矇或其他脑功能受损的表现，警惕完全性缺血性脑卒中的发生。指导患者及其家属学会自我检测。

2.用药护理

指导患者遵医嘱正确服药，不可自行调整、更换或停用药物。阿司匹林、氯吡格雷或奥扎格雷等抗血小板聚集药物的主要不良反应有恶心、腹痛、腹泻等消化道症状和皮疹，偶可致严重但可逆的粒细胞减少症。用药期间定期检查凝血功能。肝素等抗凝药物可致出血，用药过程中应注意观察有无出血倾向、皮肤瘀点瘀斑、牙龈出血及大便颜色等，有消化性溃疡和严重高血压者禁用。

（五）健康教育

（1）嘱患者遵医嘱规律用药，不能随意更改、终止。

（2）嘱患者合理休息和饮食：告知患者肥胖、吸烟、酗酒及饮食因素与脑血管病的关系，选择低盐、低糖、低脂、充足蛋白质、富含维生素的饮食。避免暴饮暴食，应戒烟戒酒。

（3）嘱患者定期门诊复查。

二、脑梗死的急救护理

（一）定义

脑梗死又称缺血性脑卒中，指各种原因引起脑部血液循环障碍，缺血、缺氧所致的局灶性脑组织缺血性坏死或软化。临床最常见类型为脑血栓形成和脑栓塞。

（二）护理评估

1.病史评估

（1）脑卒中快速筛查工具：脑卒中现场评估分诊量表、美国辛辛那提院前卒中量表，美国辛辛那提院前卒中量表详见表12。

表 12　美国辛辛那提院前卒中量表

测试项目	结果
微笑测试：嘱患者露出牙齿或微笑	正常：脸部两侧移动相同 异常：脸部一侧的移动不如另一侧

续表

测试项目	结果
举手测试：嘱患者闭合双眼，伸出双臂手掌向上平举10秒	正常：双臂移动相同或根本没法移动 异常：一只手臂没有移动，或与另一只手臂相比，一只手臂逐渐下垂
言语异常：嘱患者学说话	正常：措辞正确，发音清晰 异常：说话含糊，用词错误或不能说话

（2）评估患者年龄、高血压、高血脂、糖尿病、吸烟、房颤、动脉粥样硬化、动脉炎等危险因素，询问用药史、偏头痛史、创伤史、妊娠史及家族史。

（3）评估患者本次发病的症状、发病时间、发病经过、诱因等。

2.临床表现

（1）原因不明的突发剧烈疼痛、恶心、呕吐。

（2）眩晕、失去平衡或协调性。

（3）一侧脸部、手臂或腿突然乏力或麻木。

（4）不同程度的意识障碍。

（5）双侧瞳孔不等大。

（6）说话或理解有困难。

（7）偏瘫。

（8）吞咽困难或流涎。

3.辅助检查

（1）床旁快速检测：测微量血糖，排除低血糖导致的类卒中样发病；进行血气分析，判断是否缺氧。

（2）实验室检查：查血常规、凝血功能、血生化等，判断患者凝血功能，以备后续使用溶栓药物治疗。

（3）影像学检查：头颅 CT 或 MRI 是确诊及鉴别脑出血的检查手段，CT 能显示脑实质内低密度病灶。

（4）心电图：排除心脏疾患。

（三）病情分级

急性脑卒中患者、脑梗死非急性期生命体征不平稳或意识不清的患者为Ⅰ级或Ⅱ级，需立即转入抢救室处理。脑梗死非急性期生命体征平稳的患者为Ⅲ级，嘱其在黄区或Ⅳ级绿区候诊（详见第一部分第三章表2）。

（四）急救护理

1.即刻护理措施

（1）判断为急性脑卒中后立即启动卒中预案，开启绿色通道，严格按照卒中处理流程的时间要求完成各项检查和治疗。

（2）嘱患者立即卧床休息，避免情绪激动，对可以耐受平躺且无低氧的患者，取仰卧位有利于改善脑血流和脑灌注；对有气道阻塞或误吸风险及怀疑颅内压增高的患者，建议头部侧位且抬高 20°～30°，以避免呕吐导致误吸。

（3）保持呼吸道通畅，有缺氧症状的应给予吸氧，及时清除口鼻分泌物和呕吐物。

（4）心电、血压、血氧监护，密切观察患者生命体征、意识、瞳孔及肢体变化，评估有无意识障碍加重、血压升高、瞳孔不等大、呕吐等。

（5）抽血备用，建立静脉通路，遵医嘱准确及时用药，如甘露醇等，低血糖患者补充葡萄糖，同时避免非低血糖患者使用含糖液体以免加重脑组织损伤。

（6）血压控制：急性期血压升高是对颅内压升高的代偿反应，当收缩压 ≥ 200 mmHg 时应积极控制血压，根据血压调节降压药物的泵入速度，避免血压下降过快导致脑灌注降低。

2. 用药护理

（1）溶栓和抗凝药物：严格掌握药物剂量，监测出凝血时间和凝血酶原时间，观察有无黑便、牙龈出血、皮肤瘀点瘀斑等出血表现。密切观察症状和体征的变化，原有症状和体征是否加重，或出现严重头痛、血压升高、脉搏减慢、恶心呕吐等，应考虑继发颅内出血，立即停用溶栓和抗凝药物，协助医生进行紧急头颅 CT 检查。

（2）甘露醇：选择粗直的静脉给药，以保证药物能快速静滴（250 mL 在 15～30 分钟内滴完），注意观察用药后患者的尿量和尿液颜色，准确记录 24 小时出入量；定时复查尿常规、血生化和肾功能，观察有无药物结晶阻塞肾小管导致少尿、血尿、蛋白尿及血尿素氮升高等急性肾衰竭的表现。观察有无脱水速度过快所致的头痛、呕吐、意识障碍等低颅压综合征的表现，并注意与高颅压进行鉴别。

（五）健康教育

（1）告知患者防坠床、防跌倒、防压力性损伤、防管道滑脱、防误吸等注意事项。

（2）嘱患者勿私自下床，勿私自调节仪器和管道，勿私自离开床位。

（3）经口进食的患者，嘱其取坐位或床头抬高 30°，选择营养丰富、易消化的食物，进食过程注意防止呛咳；不能吞咽者，给予鼻饲饮食，并告知照护人鼻饲的方法和注意事项，加强留置胃管的护理。

（4）嘱患者尽早进行康复锻炼。

（六）安全转运的护理

详见第一部分第三章表 3 至表 6。

三、脑出血的护理

（一）定义

脑出血又称自发性脑出血，是指原发性非外伤性脑实质内出血，占急性脑血管病的 20%～30%，根据出血部位不同可以分为脑出血和蛛网膜下腔出血。

（二）护理评估

1. 病史评估

（1）脑卒中快速筛查工具：脑卒中现场评估分诊量表、美国辛辛那提院前卒中量表。

（2）评估患者有无高血压、动-静脉血管畸形、脑动脉瘤、血液病、抗凝或溶栓治疗、饮酒、情绪激动等危险因素。

（3）评估患者本次发病的症状、发病时间、发病经过、诱因等。

2. 临床表现

（1）三偏征：病灶对侧偏瘫、偏身感觉障碍、同向性偏盲，可有意识障碍，累及大脑半球时可有失语。

（2）脑桥出血：出血量大时患者多迅速陷入昏迷，双侧瞳孔缩小呈针尖样固定于正中位，出现四肢瘫痪，呕吐咖啡样胃内容物，中枢性高热、中枢性呼吸障碍。

（3）小脑出血：起病突然，数分钟内出现枕部头痛、眩晕、呕吐、病侧肢体共济失调，无肢体瘫痪，病初多无意识障碍，大量出血时很快陷入昏迷，出现呼吸不规则，因枕骨大孔疝死亡。脑梗死和脑出血的鉴别要点见表 13。

表 13　脑梗死和脑出血的鉴别要点

鉴别要点	脑梗死	脑出血
发病年龄	多见于 60 岁以上	多见于 60 岁以下
起病状态	安静或睡眠中	动态起病（活动中或情绪激动）
起病速度	10 余小时或 1～2 天症状达到高峰	10 分钟至数小时症状达到高峰
全脑症状	轻或无	头痛、呕吐、嗜睡、打哈欠等高颅内压症状
意识障碍	无或较轻	多见且较重
神经体征	多为非均等性偏瘫（大脑中动脉主干或皮质）	多为均等性偏瘫（基地核区）
CT 检查	脑实质内低密度病灶	脑实质内高密度病灶
脑脊液	无色透明	可有血性

3. 辅助检查

（1）床旁快速检测：测微量血糖，排除低血糖导致的类卒中样发病；进行血气分析，判断是否缺氧。

（2）实验室检查：查血常规、凝血功能、血生化等。

（3）影像学检查：头颅 CT 是可疑脑出血首选的检查手段，CT 可显示脑实质内高密度病灶。

（4）心电图：排除患者疾患。

（三）病情分级

急性脑卒中患者、脑出血非急性期生命体征不平稳或意识不清的患者为Ⅰ级或Ⅱ级，需立即转入抢救室处理。脑出血非急性期生命体征平稳的患者安排在Ⅲ级黄区或Ⅳ级绿区候诊。详见第一部分第三章表2。

（四）急救护理

1. 即刻护理措施

（1）判断为急性脑卒中后，立即启动卒中预案，开启绿色通道。严格按照卒中处理流程的时间要求完成各项检查，判断为缺血性脑卒中还是出血性脑卒中。

（2）立即给予心电、血压、血氧监护，备好气管插管用物、呼吸机、抢救药品等。

（3）保持呼吸道通畅：卧床休息，抬高床15°～30°，减轻脑水肿，头偏向一侧或取侧卧位，及时吸痰以清除口腔和鼻腔内分泌物，防止误吸和窒息，有缺氧症状的患者给予吸氧，维持血氧饱和度＞94%。当GCS评分＜8分时，应尽早给予气管插管。

（4）留取血尿标本，建立静脉通路，遵医嘱快速准确用药，如甘露醇、硝普钠等。

（5）血压控制：收缩压≥200 mmHg或舒张压≥110 mmHg时，应积极降血压，根据血压调节降压药物的泵入速度，同时避免血压下降过快。

（6）高热患者给予冰帽，腋窝、股动脉、颈动脉处放置冰块物理降温并防止冻伤。

2. 观察潜在并发症

（1）脑疝：脑出血患者病情变化较快，应密切观察瞳孔、意识、体温、脉搏、呼吸、血压等生命体征，如患者突然出现剧烈头痛、喷射性呕吐、烦躁不安、血压升高、脉搏减慢、意识障碍进行性加重、双侧瞳孔不等大、呼吸不规则等脑疝的先兆表现，应立即报告医生。

（2）上消化道出血：观察患者有无恶心、上腹部疼痛、饱胀、呕血、黑便、尿量减少等症状和体征。胃管鼻饲的患者，每次鼻饲前先抽吸胃液，并观察其颜色，如为咖啡色或血性，提示发生出血。观察患者粪便的量、颜色和性状，进行粪便隐血试验以及时发现小量出血。观察患者有无面色苍白、口唇发绀、皮肤湿冷、烦躁不安、尿量减少、血压下降等失血性休克的表现。

3. 生活护理

（1）进行口腔、皮肤护理，应每2小时协助患者变换体位1次，预防压力性损伤，变换体位时尽量减少患者头部摆动幅度，以免加重出血。

（2）饮食护理：给予高蛋白、富含维生素、清淡、易消化、营养丰富的流质或半流质饮食，补充足够水分（每天液体入量不少于2500 mL）和热量。昏迷或有吞咽障碍者，发病第2～3天遵医嘱给予鼻饲饮食，食物温度适宜，少量多餐。

（3）瘫痪侧肢体置于功能位置，指导和协助患者进行肢体的被动运动，预防关节僵硬和肢体挛缩畸形。

4. 安全转运护理

需院内转运的患者，做好病情评估工作，完善抢救记录及交接单，准备转运抢救用物，按照相关规定转运（详见第一部分第三章表3至表6）。

（五）健康教育

（1）告知患者防坠床、防跌倒、防压力性损伤、防管道滑脱、防误吸等注意事项。

（2）嘱患者勿私自下床，勿私自调节仪器和管道。

（3）经口进食的患者，取坐位或床头抬高30°，选择营养、易消化的食物，进食过程注意防止呛咳；不能吞咽者，给予鼻饲饮食，并告知照护人鼻饲的方法和注意事项，加强留置胃管的护理。

第十章　急性呼吸窘迫综合征的护理

一、定义

急性呼吸窘迫综合征（acute respiratory distress syndrome，ARDS）是指由各种肺内和肺外致病因素所导致的急性弥漫性肺损伤和进而发展的急性呼吸衰竭。主要病理特征是炎症反应导致的肺微血管内皮及肺泡上皮受损，肺微血管通透性增高，肺泡腔渗出富含蛋白质的液体，进而导致肺水肿及透明膜形成。主要病理生理改变是肺容积减少、肺顺应性降低和严重通气/血流比例失调。临床表现为呼吸窘迫及难治性低氧血症，肺部影像学表现为双肺弥漫渗出性改变。

二、评估内容

（1）评估患者急性呼吸窘迫综合征的原发病因、诱发因素。

（2）评估患者的呼吸困难情况及呼吸道自我保护、清理能力。

（3）评估患者的并发症。

（4）评估患者的血气分析、血生化、心电图、胸部 CT 等检查结果。

（5）评估患者的心理状况及社会、家庭支持情况。

三、护理措施

（一）观察要点

（1）观察患者意识状态、皮肤的温度和湿度、有无弥散性血管内凝血迹象。

（2）严密观察患者病情变化，注意体温、血压、心率、心律、呼吸频率及节律、呼吸困难及发绀程度。

（3）观察患者有无焦虑、恐惧情绪。

（二）饮食与休息

（1）患者取半卧位，每 2 小时给予翻身拍背一次，防止痰液淤积、肺不张及压疮的发生。

（2）加强患者营养，给予易消化的高热量、高蛋白半流质或流质饮食。

（三）保持呼吸道通畅

（1）认真做好气管切开及气管插管患者的气道管理。

（2）注意气道湿化，使用密闭性吸痰管按需吸痰，避免痰液干结，造成肺不张实变和继发感染。

（四）密切监测呼吸功能，及时、正确实施氧疗

（1）监测血气分析，防止低氧血症进行性加重。

（2）正确实施氧疗，可采用文丘里面罩、普通或带贮氧袋的非重复吸入氧气面罩，经鼻高流量给氧、无创通气、有创通气，改善呼吸困难和发绀，改善低氧血症。

（3）常规氧疗无法改善低氧血症时，协助医生为患者进行机械通气。

①意识清醒、血流动力学稳定的轻度 ARDS 患者，可行无创通气或经鼻高流量给氧治疗。严密监测患者的生命体征及治疗效果，当出现意识不清、休克、气道自洁能力障碍时，立即进行气管插管或气管切开。

②ARDS 患者经高浓度吸氧或无创通气仍不能改善低氧血症时，应给予有创机械通气。采用肺保护性通气策略，监测气道峰压及平台压，气道峰压不超过 35～40 cmH$_2$O，平台压不超过 30 cmH$_2$O。必要时，采用肺复张手法俯卧位通气、高 PEEP、吸入 NO 气体等促进 ARDS 患者塌陷肺泡复张，改善氧合。

③重度 ARDS 患者，若无禁忌证，可考虑采用俯卧位通气、体外膜氧合进行替代治疗。施行俯卧位通气和体外膜氧合治疗过程中，保持呼吸道通畅，妥善固定各种管路，镇痛、镇静。必要时使用肌松药物，保护受压处皮肤，预防压力性损伤。

（五）镇静、镇痛管理

（1）遵医嘱实施每日唤醒。每日均需中断或减少镇静药物剂量，以判断患者的镇静程度和意识状态。

（2）根据目标及镇静方案及时调整镇痛、镇静药物的剂量。

（六）体液管理

（1）控制输液量及输液速度，监测中心静脉压、尿量、痰液黏稠度、皮肤有无水肿等变化，保持体液轻度负平衡 –1000～–500 mL。

（2）严格记录出入量，防止水、电解质和酸碱失衡。

（七）心理指导

对患者进行心理疏导以减轻不良情绪，鼓励患者树立战胜疾病的信心。

四、健康教育

（一）疾病知识指导

指导患者及其家属了解急性呼吸窘迫综合征的症状和体征，识别其加重的临床表现，积极控制各种诱发因素。

（二）出院指导

（1）教会患者有效咳嗽、咳痰，嘱患者进行缩唇呼吸及有效呼吸锻炼，改善通气。

（2）教会患者及其家属掌握合理的家庭氧疗方法及注意事项。

（3）嘱患者戒烟，积极预防上呼吸道感染，适当室外活动，避免劳累及情绪波动。

（4）指导患者学会自我监测，出现咳嗽、咳痰加剧，呼吸困难加重等表现时及时就医。

第十一章　门急诊输血的护理

一、定义

门急诊输血患者是指经门诊医生或（和）急诊科门诊医生诊查后，需要输血治疗的非住院输血患者。

二、护理评估

（1）评估患者的一般情况：年龄、病情、意识状态、自理能力、配合程度；了解血型、输血史及有无不良反应史；评估局部皮肤及血管情况；评估有无贫血情况，如头晕、乏力、出血、发热等。

（2）评估患者最近一次的血常规结果，尤其是血小板、血红蛋白、红细胞等指标是否符合输血指征。

（3）评估患者或其家属是否签署输血知情同意书，并查看输血前检查结果（结果未回需再次确认输血前检查标本是否送检）。

（4）评估患者就诊卡医嘱与门诊病历记录是否一致。

三、护理措施

（1）专人负责，提供优质护理服务。

（2）及时接诊，核对患者身份信息。

（3）做好预防跌倒等安全风险防范宣教。

（4）严格执行配血、输血时应有两名医护人员在床边核对的制度。

（5）鼓励患者和（或）家属参与安全输血核对的制度。

（6）医护一体化，合理安排输血相关各项工作，尽量缩短患者到达医院至血液输入患者体内的时间。

（7）加强巡视，密切观察，发现异常及时汇报医生处理，及时完善输血记录；患者出现输血反应时应及时填报输血反应回执单，并保留余血及时送输血科。

（8）输血后的血袋及时送输血科保存。

四、健康教育

（1）输血前向患者及其家属做好宣教工作，讲解输血的治疗目的、过程与必要性。贫血患者宜安静休息，注意预防跌倒、磕碰等意外，预防出血加重。

（2）嘱患者做好口腔、皮肤等清洁卫生，做好个人防护，预防感染。

（3）嘱患者离院后如有头晕、乏力、出血等贫血症状，及时到医院就诊，复查血常规。

（4）嘱患者加强营养，合理饮食，避免再接触引起贫血的因素。

第十二章　静脉输液的护理

一、定义

静脉输液是将大量无菌溶液或药液直接输入静脉的治疗方法。

二、护理评估

（一）患者评估

（1）评估患者的一般情况：姓名、性别、年龄、自理能力、配合程度等。

（2）评估患者的病情：症状、体征、疾病诊断、心肺功能等。

（3）评估患者的病史：既往史、用药史、过敏史。

（4）评估穿刺部位：血管及局部皮肤情况。

（5）评估患者的心理状况及社会、家庭支持情况。

（二）治疗方案评估

评估用药目的、治疗时间、药物特性。

（三）输液工具评估

评估不同输液工具的材质、留置时间、药物对输液工具的要求等。

（四）输液环境评估

评估温度、湿度、灯光、病室人流量等。

三、护理措施

（一）观察要点

（1）穿刺部位皮肤有无压痛、肿胀、感染等。

（2）病情有无改善。

（3）有无药物不良反应。

（4）有无输液并发症的发生。

（二）操作目的

（1）补充水分及电解质，预防和纠正水、电解质及酸碱平衡紊乱。

（2）增加循环血量，改善微循环，维持血压及微循环灌注量。

（3）供给营养物质，促进组织修复，增加体重，维持正氮平衡。

（4）输入药物，治疗疾病。

（三）操作要点

（1）患者取舒适体位，选择血管。

（2）头皮针穿刺：消毒皮肤，消毒范围直径应不小于 5 cm，自然待干，头皮针与皮肤呈 15° ～ 30° 进针，见回血后再进入少许，妥善固定。

（3）留置针穿刺：消毒皮肤，消毒范围直径应不小于 8 cm，自然待干，转动针芯，留置针与皮肤呈 15° ～ 30° 进针，见回血后减小角度，顺静脉走行再继续进针 0.2 cm，后撤针芯约 0.5 cm，将针芯与外套管一起送入静脉，松开止血带，连接输液装置，选择透明或纱布类无菌敷料固定，敷料外注明穿刺日期、操作者签名。

（4）根据药物及病情调节滴速。

（四）注意事项

（1）严格执行无菌操作及查对制度，预防感染及差错事故的发生。

（2）静脉药物的配置和使用应在洁净的环境中完成。根据病情需要合理安排输液顺序，并根据治疗原则，按急、缓顺序及药物半衰期等情况合理使用药物。

（3）在输注 2 种以上药液时，注意药物间的配伍禁忌，对刺激性、腐蚀性或特殊药物，应注意观察回血情况，确保导管在静脉内。

（4）选择粗直、弹性好、易于固定的静脉，避开关节和静脉瓣，下肢静脉不应作为成人血管穿刺的常规部位。

（5）在满足治疗前提下选择最小型号留置针。避免使用透析导管连接输液或在自体动静脉内瘘及移植物动静脉内瘘上穿刺输液。不应在输液侧肢体上端使用血压袖带和止血带。

（6）输液前应排尽输液管及针头内空气，及时更换输液瓶或拔针，严防造成空气栓塞。

（7）敷料、无针接头或肝素帽的更换及固定方式以不影响观察为准，如患者出汗多或局部有出血或渗血，可选择纱布敷料。

（8）严格掌握输液的速度。输液过程中要加强巡视，注意观察病情变化，有无输液反应和药物不良反应的发生，穿刺部位有无红、肿、热、痛、渗出等表现。

（9）发生留置针相关并发症时，应拔管重新穿刺，留置针保留时间为 72 ～ 96 小时。

四、健康教育

（1）告知患者操作的目的、方法及配合要点。

（2）告知患者输入药物的名称、作用及可能出现的不良反应。

（3）告知患者及其家属不可随意调节滴速，以免发生意外。

（4）告知患者穿刺部位的肢体避免用力过度或剧烈活动。

第十三章　外周静脉留置针的护理

一、定义

外周静脉留置针又称套管针，穿刺时将外套管与针芯一起刺入血管中，当套管送入血管后抽出针芯，仅将柔软的外套管留在血管内。留置针可分为开放式留置针和密闭式留置针，也可分为普通型留置针和安全型留置针（防针刺伤型）。

二、护理评估

（1）评估患者的年龄、病情、意识、认知及配合程度。

（2）评估患者的用药史、过敏史、手术史、不良反应史等。

（3）评估治疗方案与用药目的。

（4）评估药物性质与输液时间。

（5）评估患者的外周血管及局部皮肤情况。

（6）评估导管性能是否良好。

（7）评估患者心理状况及社会、家庭支持情况。

三、护理措施

（一）观察要点

（1）留置针穿刺部皮肤有无压痛、肿胀、感染等。

（2）导管抽回血情况。

（3）药物不良反应。

（二）适应证

（1）宜用于短期静脉输液治疗，不宜用于持续性静脉输注腐蚀性药物等。

（2）每天需要多次推注无刺激性药物的患者。

（3）老人、儿童、躁动不安的患者。

（4）输全血或血液制品的患者。

（5）连续多次采集血标本的患者。

（三）用物准备

（1）静脉留置针、透明敷贴、其余同静脉输液物品（输液器、手消液、内铺清洁治疗巾的治疗盘、垫巾、止血带、棉签、胶带、皮肤消毒剂、药液、输液架、治疗单、笔、手表、污杯、医疗垃圾桶、生活垃圾桶、利器盒等）。

（2）0.9% 生理盐水 10 mL、10 mL 注射器或一次性专用冲洗装置。

（四）操作流程

（1）协助患者取舒适体位，做好沟通解释工作，取得患者配合，做好输液前准备。

（2）核对患者信息、医嘱及药物。

（3）排尽输液管内空气。

（4）选择穿刺血管，皮肤消毒，消毒范围直径应不小于 8 cm，自然待干。

（5）在穿刺点上方扎止血带，输液管再次排气，转动针芯，绷紧皮肤，留置针与皮肤呈 15°～30° 角进针，见回血后减小角度，顺静脉走行再继续进针 0.2 cm，后撤针芯约 0.5 cm，将针芯与外套管一起送入静脉，松开止血带，打开输液调节器。

（6）选择透明或纱布类无菌敷料固定，敷料外注明穿刺日期、操作者签名。

（7）再次核对，调节滴速。

（8）交代注意事项。

（9）治疗结束后正确冲管和封管。

（五）注意事项

（1）严格遵循无菌操作原则和查对制度。

（2）留置针穿刺注意要点。

①宜选择上肢静脉作为穿刺部位，避开静脉瓣、关节部位以及有疤痕、炎症、硬结等处的静脉。

②成年人不宜选择下肢静脉穿刺。

③小儿不宜选择头皮静脉穿刺。

④接受乳癌根治术和腋下淋巴结清扫术的患者，应选择健侧肢体进行穿刺，有血栓史和血管手术史的静脉不应置管。对慢性肾脏病 4～5 期有计划行自体动静脉内瘘的患者，应避免在上肢静脉留置套管针、锁骨下静脉置管或 PICC 等。

⑤皮肤消毒范围直径大小于 8 cm，应待消毒液自然干燥后再进行穿刺。

（3）密切观察患者病情变化及留置针穿刺点局部情况，每次注射前后，注意观察穿刺部位及周围皮肤的完整性，发现异常及时处理。

（4）每次注射、给药前宜抽回血以评估导管性能，见回血后，用生理盐水 3～5 mL 进行脉冲式冲管，再接输液器。

（5）保持穿刺部位清洁干燥，如有潮湿、渗血、松动、污染等完整性受损，应立即更换穿刺部位。

（6）输液完毕后应用导管容积加延长管容积 2 倍的生理盐水（5～10 mL）进行脉冲式正压冲管和封管，最后夹闭导管。

（7）留置针保留时间为 72～96 小时。

（六）心理护理

告知患者及其家属留置针的使用目的、方法、可能出现的并发症及应对措施等，让患者及其家属对留置针有初步了解，从而消除不良心理，配合护理工作。

四、健康教育

（1）告知患者置管肢体可适当活动，但应避免剧烈活动、用力过度、提重物，以免回血堵管。

（2）告知患者保持敷料干燥。如敷料潮湿、渗血和卷边，及时联系护士处理。

（3）告知患者留置针留置期间导管内有少量回血属正常现象，勿自行挤压。洗澡时将置管肢体用保鲜膜包裹好，手臂抬高，不要浸湿，如有水进入应联系护士处理。

（4）指导患者更衣时使用袜子、手套、绷带等物品加强固定留置针，防止导管勾出或脱出。

（5）嘱患者穿刺部位出现肿胀、疼痛等不适时，及时告知医务人员。

第十四章　输液港的护理

一、定义

输液港是完全植入人体内的闭合输液装置，包括尖端位于上腔静脉的导管部分及埋置于皮下的注射座。

二、护理评估

（1）评估患者的年龄、病情、意识及配合程度。

（2）评估患者的用药史、过敏史、手术史、不良反应史等。

（3）评估输液港周围的皮肤情况，有无红、肿、热、痛、感染和脓肿等。

（4）评估输液港置入侧肢体的活动情况。

（5）评估患者对输液港维护知识的了解及依从性。

（6）评估患者的心理状况及社会、家庭支持情况。

三、护理措施

（一）观察要点

（1）输液港周围皮肤情况。

（2）输液港输注通畅情况。

（二）输液港无损伤针置入用物准备

（1）维护专用换药包 1 个（包括孔巾 1 张、2% 葡萄糖酸氯己定棉棒 1 包或碘伏棉棒 1 包、75% 酒精棉棒 1 包、无菌手套 2 双、无菌纱布 2 块、无菌输液贴 2 片），无损伤针 1 枚，无菌透明贴膜 1 片，0.9% 生理盐水 10 mL 2 支。

（2）100 U/mL 肝素钠盐水。

（三）操作流程

（1）消毒：以输液港注射座为中心，先酒精后碘伏（或 2% 葡萄糖酸氯己定）由内向外，顺时针、逆时针交替螺旋消毒 3 遍，消毒范围 10 cm×12 cm 或大于敷贴面积。

（2）穿刺：用非主力手触诊，找到注射座，确认注射座边缘。用非主力手的拇指、食指、中指固定注射座，形成三角形，将输液港拱起，确定三指的中心，无损伤针自三指中心处垂直刺入穿刺隔，直达储液槽底部。抽回血确认针头位置无误。

（3）固定：穿刺成功后在无损伤针下方根据实际情况垫厚薄适度的小布，再用透明敷贴外固定。

（4）治疗：回抽见回血，用 20 mL 生理盐水脉冲式冲管，连接输液装置。

（5）拔针：治疗结束后用左手拇指、食指固定注射座体，右手持针翼轻轻拔除，检查拔出无损伤针的完整性，用无菌纱布压迫止血后消毒拔针部位皮肤，使用无菌敷贴覆盖穿刺点24小时，向患者交代注意事项。

（四）注意事项

（1）严格遵循无菌操作原则，使用专用的无损伤针穿刺，治疗期间，敷料和无损伤针每7天更换一次，敷料松动或潮湿、污染等完整性受损时立即更换。

（2）每次注射、给药前抽回血确认位置后，用10 mL生理盐水进行脉冲式冲管。避免药液注入皮下或局部组织，造成局部积液、感染或坏死。

（3）两种有配伍禁忌的液体之间用10 mL以上生理盐水脉冲式冲管，防止药物化学成分不同而产生沉淀堵塞导管。

（4）抽血或输高黏滞性液体后用20 mL生理盐水脉冲式冲管后再输入其他药液。

（5）冲管和封管应使用10 mL及以上注射器或一次性专用冲洗装置（耐高压导管除外）。输液完毕后应用导管容积加延长管容积2倍的生理盐水（建议20 mL）脉冲式冲管，100 U/mL肝素钠盐水3～5 mL进行正压封管。

（6）密切观察穿刺部位是否渗漏、肿胀。治疗期间避免敷料潮湿，拔针后的穿刺部位应保持干燥，24小时后方可淋浴。

（7）输液港导管在治疗间歇期至少每4周维护1次。

（8）静脉输液港不应使用高压注射泵注射造影剂（耐高压导管除外），以防止导管破裂。

（五）心理护理

（1）留置输液港患者需要输液时，在输液港的注射座穿刺一个无损伤针，无损伤针可留置7天，避免反复穿刺，减轻痛苦的同时亦保护血管。

（2）不影响正常生活，可以正常淋浴，可进行游泳等适度运动。

（3）治疗间歇期4周返院维护1次，不用频繁返院进行维护。

（4）不易看出手术痕迹，无明显异物感，美观大方。

（六）运动与休息

（1）植入输液港后一般不影响患者日常生活、家务劳动及体育锻炼，但应避免植入处上肢做剧烈外展动作及打篮球、引体向上、托举哑铃等持重锻炼。

（2）嘱患者保证充足的睡眠，避免劳累。

（七）皮肤与清洁

保持输液港周围皮肤清洁干燥，局部清洗时不可过于用力。

四、健康教育

（1）嘱患者注意伤口未愈合前要保持伤口干燥、无菌。

（2）嘱患者避免植入处皮肤受力、摩擦；输液港底座部位应避免外力强力撞击、敲打、挤压，以防止感染和静脉回血堵塞。

（3）指导患者及其家属学会观察植入处有无红肿、渗液、渗血等情况发生，有无出现胸痛、胸闷、颈部疼痛、置港侧肢体麻木肿胀及发热等不良反应发生。发现异常情况，应及时联系医护人员进行处理。

（4）告知患者及其家属输液港定期维护的注意事项：治疗间歇期每4周至少进行1次导管的维护，须到有资质的医院，由专业护士进行导管维护，包括输液港的穿刺、冲洗及封管。

（5）鼓励患者建立健康的生活方式，监测体重、合理饮食、稳定情绪，适当进行有氧运动。

（6）嘱患者严格按医嘱服药，定期复查。

第十五章　高压氧治疗的护理

一、定义

高压氧治疗是指患者在超过标准大气压（0.1 MPa）的特殊环境（高压氧舱）下吸入纯氧而达到治疗目的的一种治疗方式。

二、护理评估

（1）评估患者意识和生命体征。

（2）评估患者是否有绝对禁忌证，如有则禁止入舱治疗。

（3）评估患者是否有感冒、发热、腹泻等。

（4）评估患者是否随身留置胃管、导尿管、引流管等各种导管。

（5）告知患者禁止携带易燃易爆品入舱，严禁穿戴易产生静电、火花的化纤衣物进舱。

（6）告知患者进舱须知事项，治疗时间约 110 分钟，进舱前排空大小便。

三、护理措施

（一）加压阶段

（1）开始加压前，通知舱内患者准备加压，并告知加压注意事项（包括耳咽管调压、引流管、输液、气管插管/套管的气囊管理及生命体征观察等），严格掌握加压速度，升压速度原则上应先慢后快，升压总时间为 15 ～ 20 分钟。

（2）加压过程中，经常询问舱内患者的感受及中耳调压情况，如有耳闷、耳痛，应减慢加压速度或暂停加压，嘱患者反复做中耳调压动作：张嘴、咀嚼、吞咽、捏鼻、鼓气，必要时给予 1% 呋麻滴鼻液 1 滴滴鼻，再反复做调压动作，上述措施仍不能缓解，可考虑减压出舱，并通知医生做好对症处理。

（3）保持呼吸道通畅，有吸痰指征时及时吸痰。

（4）舱内补液，若使用密闭式输液袋，应插入头皮针加压排气，调整墨菲氏滴管内液平面至较低水平，待稳压后再重新调整液平面。

（5）加压期间暂时关闭各种引流管（胸腔引流管除外），待稳压后给予开放。

（6）根据舱温开启空调，将温度控制在 22 ～ 25 ℃，增加患者舒适感。

（二）稳压阶段

（1）稳压后打开操纵台的供氧阀，指导患者佩戴吸氧面罩，平静吸氧（用鼻呼吸疗效较佳），可适当加深呼吸幅度，避免加快呼吸频率，随时观察吸氧情况。

（2）注意观察患者面部表情：有无面部肌肉抽搐、出冷汗、流涎、面色苍白、烦躁不安的情况，如有异常及时报告医生处理。

（3）稳压期间，舱压波动范围不应超过 0.005 MPa，以免舱压忽高忽低引起患者不适。

（4）检测舱内氧浓度，严格控制在 23% 以下，如氧浓度增高过快，立即查明原因并排除，加强通风换气。

（5）严密观察患者病情变化，并做好治疗记录。

（三）减压阶段

（1）告知患者减压注意事项，摘下吸氧装置，原地休息，保持安静。

（2）严格按照减压方案操作，减压速度一般不超过 0.01 MPa/min。

（3）减压时开放各种引流管。

（4）减压时气体膨胀吸热，舱温下降，注意保暖。

（5）减压时，调高墨菲氏滴管内液平面，控制滴速。

（6）严密观察患者病情变化，如有异常及时报告医生处理。

（四）特殊患者的护理

（1）新生儿、婴幼儿：使用婴儿舱重点要防止新生儿、婴幼儿呕吐、窒息，治疗前应禁食 0.5～1.0 小时，患者取侧卧位并注意保暖。

（2）昏迷及意识不清的患者：安排陪舱，准备抢救药品及设备。患者有可能烦躁、躁动，应注意防止患者坠床，以及扯掉面罩、输液针头及伤口棉纱等；昏迷患者应防止舌根后坠阻塞呼吸道，防止减压时发生呕吐而引起窒息。

（3）有癫痫史的患者：备压舌板或口咽通气管，癫痫发作时使用，防止牙关紧闭，咬伤舌头；禁止在抽搐时减压，防止肺气压伤。

（4）烧伤患者：禁止油纱布进舱。

（5）颅脑损伤患者：颅内压增高的患者，应警惕及预防减压时颅压反跳。

（6）脊髓损伤患者：睡硬板床，移动患者时按骨科要求进行搬动。

四、健康教育

（一）进舱前

（1）积极向患者及其家属介绍高压氧治疗环境，并带他们参观高压氧舱的设备、安全措施。

（2）介绍进舱须知事项，严禁火种、易燃易爆品（如火柴、打火机、手机、电动玩具、平板电脑、笔记本电脑、乙醚、汽油、酒精、含油食品、化妆品等）进舱；严禁穿化纤衣服进舱，如有带入，应通过递物筒送至舱外；严禁舱内使用电气设备；严禁舱内吸烟。

（3）介绍高压氧舱的性能、原理、作用及治疗效果，治疗时可能出现的问题及症状，避免患者及其家属产生恐惧和紧张的心理。

（二）舱内治疗中

（1）治疗时，应通过对讲机与患者保持联系，嘱患者捏鼻鼓气、吞咽，以保持鼓室内外压力一致。

（2）吸氧时，指导患者戴好面罩，面罩与面颊部紧贴，防止因吸入混合气体而影响疗效。

（3）通过监控视频，密切观察患者的反应，经常询问患者有何不适，给患者安全感。

（4）减压时，告诉患者保持自然呼吸，避免屏气与剧烈咳嗽，防止发生肺气压伤。

（三）治疗后

（1）协助患者出舱，询问患者的治疗感受，是否有不适感。

（2）高压氧治疗期间可服用维生素 C、维生素 E，防止氧化损伤。

第十六章　消化内镜检查与镜下治疗的护理

第一节　电子胃肠镜检查的护理

一、定义

（1）电子胃镜检查是将胃镜插入患者食管、胃、十二指肠内，以协助诊断或治疗的一项操作技术，亦称上消化道内镜检查。

（2）电子结肠镜检查是指经肛门将肠镜循腔插至回盲部，从黏膜侧观察结肠病变的检查方法。

二、护理评估

（1）评估患者病史及血压、脉搏、呼吸，判断有无电子胃肠镜检查禁忌证。

①一般禁忌证：患者不能配合、严重心肺功能不全、严重高血压、可能出现脑血管意外、休克、腹主动脉瘤、急性腹膜炎、胃肠穿孔、憩室炎伴急性发作。

②电子胃镜检查禁忌证：腐蚀性食管炎、胃炎的急性期、严重急性咽喉疾患、严重脊柱成角畸形或纵隔疾患等。

③电子结肠镜检查禁忌证：爆发性溃疡性结肠炎。

（2）评估患者有无焦虑、紧张、恐惧等心理压力。

（3）评估患者消化道准备的情况。

三、护理措施

（一）术前护理

（1）患者准备。

①核对患者信息：姓名、性别、年龄、检查项目，是否已签署知情同意书，无痛检查的患者须有家属陪同。

②询问病史：检查的目的及既往胃肠镜检查的情况；是否按要求进行消化道准备；有无高血压病、心脏病等疾病；有无特殊用药及药物过敏史。近期服用阿司匹林和氯吡格雷等抗血小板凝集药物的患者，应停药 7～10 天再行活检术或内镜下治疗，女性患者避开月经期及孕期。询问胃镜检查患者有无活动假牙或松动的牙齿，检查前须将活动假牙取出或妥善固定松动的牙齿。

③消化道准备：禁食 6～8 小时，禁饮 4 小时，贲门失弛缓症或有胃潴留的患者行胃镜检查前需禁食 24～72 小时。肠镜检查前常规进行肠道准备（口服药物洗肠或清洁灌肠）。

④给予患者必要的心理疏导。

⑤胃镜检查者术前予口服祛泡剂；如为普通胃镜检查者，予使用咽喉麻醉剂。

⑥协助患者取屈膝左侧卧位，嘱患者解松衣领和腰带。

⑦胃镜检查者给予上口垫，口侧垫防水垫巾，放置弯盘；协助肠镜检查者将裤子脱至大腿，臀部垫防水垫巾，并注意保护患者隐私。

（2）用物准备：负压吸引设施、氧气供应系统、酶洗液、活检钳、注射器、一次性手套、病理标本瓶等，安装内镜，检查内镜性能。必要时准备二氧化碳装置、注水泵。

（3）软件准备：打开内镜影像采集系统，选择患者姓名，进行内镜图像采集。

（二）术中护理

（1）密切观察患者血压、脉搏、呼吸、血氧饱和度及腹部体征。

（2）注意保护患者，预防跌倒、坠床等不良事件发生。

（3）指导普通胃肠镜检查的患者正确配合检查：深慢呼吸，防止或减少腹胀、腹痛、恶心等不适反应。

（4）注意观察医生进镜情况，必要时协助进镜。

（5）协助医生留取病理标本。

（三）术后护理

（1）协助胃镜检查患者清理口鼻分泌物，整理衣物。协助肠镜检查患者清理肛门周围粪水及润滑剂，注意保护患者隐私。

（2）协助患者下检查床，预防跌倒、坠床等不良事件发生。推送无痛检查的患者到恢复室进行复苏。

（3）对内镜进行床旁预处理，将内镜送至清洗消毒室进行清洗消毒。

（4）及时处理病理标本。

（5）整理环境和用物。

（6）注意观察患者有无出血、穿孔、下颌关节脱臼、感染等并发症。

四、健康教育

（1）告知患者胃镜检查后约 30 分钟方可进食，肠镜检查后无腹痛、腹胀方可进食。取活检标本的患者，2 小时后方可进温凉半流质饮食，如无异常次日恢复正常饮食。

（2）告知取活检标本的患者 1～3 天内避免剧烈活动。

（3）告知患者胃镜检查后如有咽部不适和疼痛，可用淡盐水含漱或含服喉片。

（4）告知患者检查后可能会出现轻微腹胀、腹痛等不适，与术中注气有关，一般可自行缓解。

（5）嘱患者注意观察有无呕血、便血、腹痛、腹胀等不适，必要时及时就诊。

（6）嘱行无痛检查的患者检查后当天不得驾驶机动车辆和从事高空、精细作业，以防意外。

（7）根据胃肠镜检查报告，指导门诊患者进一步的专科就诊。

第二节　双气囊小肠镜检查的护理

一、定义

双气囊小肠镜检查是指利用有效长度为 2 米的内镜和柔软的外套管交替插入小肠内并用 2 个气囊交替固定小肠管来完成对小肠的检查。

二、护理评估

评估患者既往胃镜、肠镜检查结果，判断有无小肠镜检查的禁忌证（同电子胃肠镜检查禁忌证）。

三、护理措施

（一）术前护理

（1）患者准备：同"电子胃肠镜检查的护理"。经口进镜者予上口垫，口侧垫防水垫巾；经肛进镜者协助患者将裤子脱至大腿，臀部垫防水垫巾，并注意保护患者隐私。

（2）用物准备：内镜主机、小肠镜、外套管、胃肠镜检查所需要的物品、二氧化碳气体及注气泵、润滑剂、小肠镜活检钳等。

（二）术中护理

（1）负责配合推送外套管和注气气泵操作。

（2）密切观察患者血压、脉搏、呼吸、血氧饱和度及腹部体征。

（3）配合流程：充气→勾拉，缩短肠道→进镜→放气→滑行外套管→注气→勾拉，当无法继续进镜时，重复以上动作。

（4）协助注水、取活检标本、染色、做标记等。

（三）术后护理

同电子胃肠镜检查的术后护理。

四、健康教育

同电子胃肠镜检查的健康教育。

第三节　胶囊内镜检查的护理

一、定义

胶囊内镜全称为"智能胶囊消化道内镜系统"，也称为"医用无线内镜系统"。胶囊内镜由3个部分组成：智能胶囊、图像记录仪、影像工作站，主要用于小肠疾病的诊断。

二、护理评估

评估患者病史及既往胃镜、肠镜检查结果；判断有无胶囊内镜检查禁忌证：无手术条件或拒绝接受任何腹部手术者、已知或怀疑胃肠道梗阻狭窄及瘘管者、心脏起搏器或其他电子仪器植入者、吞咽障碍者、孕妇。

三、护理措施

（一）术前护理

（1）患者准备：同"电子胃肠镜检查的护理"。

（2）用物准备：智能胶囊、图像记录仪（确认充电完备及数据已经下载备份）、影像工作站、手持无线监控仪（备选）、适量开水及水杯。

（3）术前予口服祛泡剂。

（二）术中护理

（1）录入患者信息。

（2）指导患者穿戴好图像记录仪。

（3）协助患者吞服胶囊。

（4）检查过程中实时监测：指导患者适当来回走动30分钟，以使胶囊尽快通过幽门，必要时肌内注射胃肠动力药。

（5）指导患者正确使用和保护图像记录仪。

（6）告知患者相关注意事项：检查过程中不能脱下记录仪背心，不能移动记录仪的位置；检查过程中避免剧烈运动；检查过程中不要接近电磁波，不能接受磁共振检查。检查完成后可正常饮食，4小时后方可进食固体食物。

（三）术后护理

取下患者穿戴的记录仪背心，下载并备份图像数据。

四、健康教育

告知患者检查结束后，在胶囊排出来之前，应用便盆排便，以便观察胶囊是否排出，一周以上未排出应告知医生。

第四节　经内镜逆行胰胆管造影术的护理

一、定义

经内镜逆行胰胆管造影术是指内镜经口插入十二指肠，经十二指肠乳头导入专用器械进入胆管或胰管内，在 X 线透视或摄片下注射显影剂造影，导入子内镜、超声探头等器械进行观察，或实施脱落细胞、组织收集等操作，完成对胆胰疾病的诊断，并在诊断的基础上实施相应介入治疗技术的总称。

二、护理评估

（1）全面评估患者病情，判断有无禁忌证：上消化道狭窄、梗阻，估计内镜不可能到达十二指肠降段者；有心肺功能不全等其他内镜检查禁忌者；非结石嵌顿的急性胰腺炎或慢性胰腺炎急性发作期者；有胆管狭窄或梗阻，而不具备引流技术者。

（2）评估患者着装是否符合摄片要求。

（3）评估患者的凝血功能及确定血型、配血等情况。

三、护理措施

（一）术前护理

（1）患者准备：协助患者去除随身的金属饰品及有金属纽扣的贴身衣物，取下活动假牙，采用俯卧位，头偏向右侧，在患者右肩部垫软枕，提供性腺、甲状腺等 X 线辐射防护。

（2）用物准备：连接内镜主机、X 线机，检查设备性能。准备常规胃镜检查所需要的物品、内镜附件（造影导管、弓形切开刀、导丝）、造影剂、75% 酒精、各种规格的注射器、无菌手套、治疗碗、无菌纱布、治疗车等。

（3）用药准备：生理盐水、去甲肾上腺素注射液、哌替啶注射液、地西泮注射液、丁溴东莨菪碱注射液等。

（4）软件准备：打开内镜及 X 线影像采集系统，选择患者姓名，进行内镜图像及 X 线图像采集。

（二）术中护理

（1）连接高频电发生器，将电极片贴于患者小腿后侧或臀部等肌肉丰富的部位。

（2）为患者静脉注射镇静、镇痛、控制肠蠕动等药物。密切观察患者有无烦躁、躁动等，必要时遵医嘱追加给药，预防跌倒、坠床等不良事件发生。

（3）配制好造影剂：生理盐水与碘普罗胺按 1∶1 配置。

（4）配合医生进行十二指肠镜镜下观察。

（5）配合医生进行插管、造影、介入治疗。

（6）术中严密观察患者的血压、脉搏、呼吸、血氧饱和度等情况。

（三）术后护理

（1）观察患者有无腹痛、腹胀、恶心、呕吐等不适，注意有无急性胰腺炎、出血、感染、穿孔等术后并发症。

（2）术后 2 小时及次日早晨抽血查血淀粉酶和血常规。

（3）遵医嘱给予抗感染、抑酸、抑酶、补液等处理。

四、健康教育

（1）饮食指导：告知患者术后禁食 24 小时，无腹痛、发热，血淀粉酶、白细胞计数正常，可逐步进流质、低脂少渣半流质至正常饮食。

（2）活动指导：嘱患者卧床休息。

第五节　内镜下黏膜切除术的护理

一、定义

（1）内镜下黏膜切除术（endoscopic mucosal resection，EMR）是指经内镜在病灶的黏膜下层注射药物形成液体垫，使病变与其固有肌层分离，使扁平隆起性病变（早期胃肠癌、扁平腺瘤）和广基无蒂息肉形成一假蒂，然后进行圈套电切的技术。

（2）内镜下黏膜剥离术（endoscopic submucosal dissection，ESD）是继 EMR 发展起来的另一种内镜切除胃肠黏膜病变的方法，主要是对大且平坦的黏膜早期癌变或平坦的息肉类病变进行一次性切除的技术。

二、护理评估

（1）评估内容同电子胃肠镜检查。

（2）评估患者的凝血功能及确定血型、配血等情况。

三、护理措施

（一）术前护理

（1）患者准备：同电子胃肠镜检查。

（2）用物准备：治疗内镜、高频电发生器、常规胃肠镜检查所需要的物品、圈套器、透明帽、内镜注射针、电刀、热活检钳、止血夹、治疗车等。

（3）用药准备：黏膜染色剂、去甲肾上腺素、生理盐水等。

（二）术中护理

（1）连接高频电发生器，将电极片贴于患者小腿后侧或臀部等肌肉丰富的部位。

（2）配置好黏膜下注射用药。

（3）术中配合。

① EMR 操作流程：黏膜下注射→圈套电切→创面处理。

② ESD 操作流程：观察病灶，确定病灶的范围→标记→黏膜下注射→黏膜切开→黏膜下剥离→创面处理→标本处理。

（4）操作中随时观察是否有出血、穿孔等表现。

（5）严密观察患者的血压、脉搏、呼吸、血氧饱和度等情况。

（三）术后护理

（1）观察患者有无出血、穿孔等术后并发症。

（2）遵医嘱给予抑酸、补液等处理。

四、健康教育

（1）饮食指导：根据病变大小嘱患者禁食 24 ～ 48 小时。如无腹痛、腹胀、呕血、便血等症状，24 ～ 48 小时后可进食温凉流质食物，逐渐过渡到清淡易消化的普食。结肠息肉 EMR 患者术后当天可进食无色冷流质食物，术后第 2 天进食流质食物，术后第 3 ～ 7 天进食半流质食物。

（2）活动指导：嘱患者术后当天制动，术后第 2 ～ 3 天卧床休息为主，少量活动，术后 2 周内避免过度疲劳和剧烈运动，以免引起迟发性出血。保证充足的睡眠和休息，避免长时间的热水沐浴。

（3）嘱患者定期门诊复查。

第六节　消化内镜隧道技术的护理

一、定义

消化内镜隧道技术是利用内镜在消化道黏膜下建立一条位于黏膜肌层与固有肌层之间的通道，通过该通道进行黏膜层侧、固有肌层侧及穿过固有肌层到消化管腔外的诊疗技术。

（1）经内镜黏膜下隧道肿物切除术（submucosal tunneling endoscopic resection，STER）是指应用隧道内镜技术，内镜直视下进行黏膜下肿物切除的技术。

（2）经口内镜肌切开术（peroral endoscopic myotomy，POEM）是指一种新的内镜治疗贲门失弛缓症的技术，通过内镜下建立的黏膜下隧道，切断食管下段及胃上端的环形肌束，从而减轻食管下端括约肌（LES）的压力。

二、护理评估

（1）评估内容同电子胃肠镜检查。

（2）评估患者的凝血功能及确定血型、配血等情况。

三、护理措施

（一）术前护理

（1）患者准备：同电子胃肠镜检查。

（2）用物准备：治疗内镜、高频电发生器、常规胃肠镜检查所需要的物品、圈套器、透明帽、内镜注射针、电刀、热活检钳、止血夹、治疗车等。

（3）用药准备：黏膜染色剂、去甲肾上腺素、生理盐水等。

（4）协助医生对拟行 POEM 的患者做普通胃镜检查，确认食管内无食物残留，必要时内镜下清除食管内残留内容物。

（二）术中护理

（1）连接高频电发生器，将电极片贴于患者小腿后侧或臀部等肌肉丰富的部位。

（2）配置好黏膜下注射用药。

（3）术中配合。

① STER 流程：定位→建立黏膜下隧道，显露肿瘤→直视下完整剥离肿瘤并取出→用钛夹缝合黏膜切口。

② POEM 流程：黏膜切开（"隧道"开口）→黏膜下隧道建立→切断环形肌→封闭隧道入口。

（4）操作中随时观察患者有无气胸、皮下气肿、误吸等表现。

（5）严密观察患者的血压、脉搏、呼吸、血氧饱和度、气道压力等。

（三）术后护理

（1）注意观察患者生命体征的变化，严密观察有无穿孔、出血、疼痛、感染等并发症，观察颈部和胸前区有无皮下气肿和气胸，观察有无胸痛、腹痛、腹胀、呕血、黑便等症状。

（2）遵医嘱给予抗感染、抑酸、补液等处理。

四、健康教育

（1）饮食指导：嘱患者术后当天禁食、禁饮，术后 3 天如无不适可进食少量冷流质食物。术后 2 周先进食半流质食物，再逐渐过渡到普食。少食多餐，并嘱 POEM 患者进食后 2～3 小时不可平卧，避免出现胃食管反流。

（2）活动指导：嘱患者术后卧床休息 24 小时，取半卧位防食管反流。

（3）嘱患者定期复查胃镜。

第七节　超声内镜引导下诊疗术的护理

一、定义

（1）超声内镜检查术（endoscopic ultrasonography，EUS）是指将高频微型超声探头安置于内镜顶端，既可直接观察腔内形态，又可对消化道管壁及其邻近脏器进行探察的一项检查技术。超声内镜引导下细针抽吸活检术（EUS-guided fine needle aspiration，EUS-FNA）是指在超声内镜实时引导下，使用穿刺针对消化道及其周围病灶进行穿刺抽吸，以获取目标的组织和细胞用于病原学诊断的一种技术。

（2）超声内镜引导下细针注射术（EUS-guided fine needle injection，EUS-FNI）是指在超声内镜实时引导下，将各种药剂经细针注入病灶内进行治疗的技术。

二、护理评估

（1）评估内容同"电子胃肠镜检查的护理"。

（2）评估患者的凝血功能及确定血型、配血等情况。

三、护理措施

（一）术前护理

（1）患者准备同"电子胃肠镜检查的护理"。

（2）连接好超声内镜及内镜主机，安装超声水囊。

（3）根据诊疗目的选择穿刺针型号，常规胃肠镜检查所需要的物品、生理盐水、超声造影剂、治疗药物、75%酒精、无菌手套、治疗碗、无菌纱布、治疗车、玻片、液基瓶、无水酒精等。

（二）术中护理

（1）协助医生进行EUS探查，选择合适的穿刺部位。

（2）操作配合。

①EUS-FNA操作配合：安装穿刺针→协助医生进行穿刺→接空针负压抽吸，穿刺针在靶组织内来回做提插运动→将穿刺针内腔中的组织及组织液打入标本瓶中固定。

②EUS-FNI操作配合：安装穿刺针→协助医生进行穿刺→拔出针芯，接负压注射器回抽确认无回血→从穿刺针中缓慢推注药物。

（3）操作中随时观察患者有无出血、穿孔等表现。

（三）术后护理

（1）密切观察患者生命体征、腹部体征，注意有无出血、穿孔、胰腺炎等术后并发症。

（2）遵医嘱给予抑酸、补液等处理。

四、健康教育

（1）饮食指导：嘱患者术后禁食、禁饮 6 ～ 24 小时。

（2）活动指导：嘱患者卧床休息。

第十七章　儿童保健的护理

一、定义

儿童保健是指依据世界卫生组织促进健康、预防为主、防治结合的原则，根据儿童的生长发育特点，提供医疗、预防和保健服务，消除不良因素的危害，促进儿童生理、心理和社会能力的全面发展。

二、护理评估

（1）评估儿童的生长发育情况：身高、体重、营养状况等。

（2）评估儿童的饮食、运动、睡眠情况。

（3）评估家长喂养方式、育儿知识掌握情况、疾病预防知识掌握情况等。

三、护理措施及健康教育

（一）新生儿期保健指导

1. 营养与喂养

指导母亲正确的哺乳姿势和哺乳方法；3个月内，按需喂养。

2. 沐浴

新生儿应每天沐浴。

（1）水温宜在 38 ~ 40 ℃。

（2）沐浴顺序依次为面、头、颈、上肢、躯干、下肢、腹股沟、臀和外生殖器。

（3）不要沾湿脐部，沐浴后对脐部进行消毒。

（4）沐浴时间应在喂奶 1 小时后。

3. 疾病预防

（1）脐炎：新生儿脐痂在出生后 7 ~ 10 天脱落。指导家长正确使用尿布，尿布勿覆盖脐部，以免尿、粪污染脐部；每次沐浴后，用 75% 酒精消毒脐带残端及周围 1 ~ 2 次，用 95% 酒精对脐带残端进行脱水、干燥。如脐部红肿或有分泌物，及时就诊。

（2）尿布性皮炎：使用棉布尿布，及时更换，便后用温水清洗并涂抹护臀膏；可每天给新生儿晾臀部 1 ~ 2 次，每次 10 分钟，并注意保暖。

（3）新生儿肺炎：指导家长识别肺炎症状，及时就医；家庭成员感冒时，应戴上口罩再接触新生儿。

4. 新生儿家庭访视

正常足月新生儿访视次数不少于 2 次。有针对性地提供喂养、护理等方面的咨询、指导或转诊建议，提醒家长按时接种疫苗。

（二）婴幼儿期保健指导

1. 营养与喂养

（1）婴儿6个月内应纯母乳喂养，添加辅食后建议继续母乳喂养至2岁。

（2）引入过渡期食物的顺序：泥状食物→末状食物→碎食物。应遵循从稀到稠、从细到粗、从少到多的原则。

（3）断离人乳：培养婴儿养成良好的进食习惯，3～4月龄后宜逐渐定期哺乳，4～6月龄逐渐断夜间哺乳。不宜骤然停止或通过在乳头涂抹辣椒、药水等方式来强制断奶。

2. 疾病预防

（1）肺炎：增加户外活动，注意手卫生，季节变换时增减衣物防止感冒。

（2）腹泻病：哺乳前洗手，清洁乳头，用具及时清洁。添加辅食时每次添加一种，种类逐步增加。

（3）营养性维生素D缺乏性佝偻病：适当进行户外活动，接受日光照射，每日1～2小时；补充维生素D，尤其是早产儿和双胎儿。

（4）缺铁性贫血：注意食物的均衡和营养，鼓励进食蔬菜和水果，促进肠道铁的吸收，纠正偏食、厌食等不良习惯。

3. 意外伤害预防

（1）气道异物：避免进食花生、瓜子、果冻等食物，进食时不要打闹或逗幼儿大笑，如发生异物堵塞气道情况，可采用海姆立克急救法清除并及时就医。

（2）外伤：窗户、楼梯、阳台应装栏杆，防止高处跌落；妥善放置开水、高温的油和汤，教育幼儿不可在没有成人陪同的情况到江河边玩耍。

（三）登记及汇报制度

（1）定期对对口幼儿园进行体检、五官保健、传染病防控指导，以及对五官保健等工作进行监督。

（2）做好院内5岁以下儿童死亡监测，深入院内相关临床科室追踪危重患儿自动出院情况。

（3）对不同年龄的儿童进行血常规、智力、视力、听力和口腔的检查，对检查结果异常的儿童进行登记、转诊和追踪。

（4）及时准确完成儿童保健的登记、统计和汇报工作。

第十八章　预防接种的护理

一、定义

预防接种是有针对性地将生物制品接种到人体内，使人体对某种传染病产生免疫能力，从而预防该传染病的方法。

二、护理评估

（1）评估受种者健康状况：是否对疫苗成分（如辅料、甲醛、抗生素）过敏，是否正患某些疾病，是否存在免疫功能不全，是否有未控制的癫痫或其他神经系统疾病等。

（2）评估疫苗品种、外观质量，是否过期、变色、污染、破损等。

三、护理措施

（一）接种前准备

（1）候诊：了解受种者对接种疫苗的相关内容的了解情况，如禁忌证、不良反应、注意事项。

（2）预检登记：核对受种者身份证、预约信息，包括受种者的姓名、性别、出生年月、接种记录、接种疫苗的品名，评估健康状况。

（3）接种："三查七对一验证"。

①三查：受种者健康状况和接种禁忌；预防接种卡与接种记录；疫苗、注射器外观与批号、有效期。

②七对：受种者姓名和年龄、疫苗品名、疫苗规格、疫苗剂量、接种部位、接种途径。

③一验证：疫苗种类和有效期。

（二）接种指导

（1）充分暴露接种部位，避开疤痕、炎症、硬结、皮肤病等处，用75%酒精消毒皮肤。

（2）接种后留观30分钟，无异常反应方可离开。

（三）接种后观察

（1）嘱受种者接种当日多喝水，避免剧烈运动。

（2）嘱受种者观察24小时内有无低热，接种部位有无硬结（直径 > 2.5 cm）、红肿（直径 > 2.5 cm），皮肤有无皮疹、紫癜、局部化脓感染等。

（3）若出现较重反应，需及时就医。

（4）记录异常反应的表现。

四、健康教育

（1）向受种者或其监护人宣传预防接种常识。

（2）向受种者或其监护人宣传预防常见病、多发病的知识，特别是流行病多发季节应避免到人员密集的地方，以免传染。

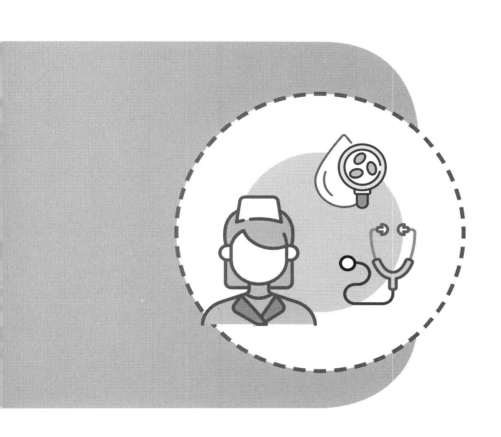

第二部分 特殊区域之危重症护理常规

第一章　危重症患者的护理

一、定义

危重症是指因各种原因或疾病导致患者生命体征出现严重病态，威胁患者生命。危重症患者往往病情危急、变化迅速，常合并多种并发症，严重威胁患者生命。需密切关注其病情变化，做好交接班，确保患者得到及时准确的护理。

二、护理评估

（1）评估患者的意识状态、生命体征、症状、心理状况、配合程度。

（2）评估患者的管道、皮肤、安全风险及潜在并发症。

三、护理措施

（一）病情观察

（1）生命体征：严密观察患者病情变化，监测生命体征。每小时检查记录患者的心率、呼吸、血压、血氧饱和度及疼痛评分，每 4 小时监测患者体温一次。

（2）呼吸系统：保持患者呼吸道通畅，纠正缺氧和改善通气，必要时拍背排痰。观察患者的呼吸频率、节律、深度、血氧饱和度及动脉血气分析情况；观察患者的呼吸困难程度及使用呼吸机辅助呼吸情况；观察患者咳嗽的性质、音色、持续时间，痰液的颜色、性质、量、气味等情况。

（3）循环系统：24 小时持续心电监测，观察患者的血压、心率波动情况，血流动力学情况及心电图变化；指（趾）端温度，指（趾）端甲床及口唇有无发绀，末梢循环是否良好等。

（4）消化系统：观察患者有无皮肤黏膜黄染、恶心呕吐、腹痛腹泻等。包括呕吐次数及呕吐物颜色、性质、量，必要时监测胃残留量；腹泻次数，排泄物的颜色、性质及量，定期监测大便隐血。警惕发生电解质紊乱和消化道出血。

（5）泌尿系统：观察患者的排尿次数、尿液颜色和尿量，有无排尿异常等。必要时留置导尿管，每日统计 24 小时出入量。

（6）神经系统：观察患者的意识状态和瞳孔变化，可使用格拉斯哥昏迷评分、镇静评分表、谵妄评估量表等对患者的意识状态进行判断。应用大剂量镇静药或脱水剂，以及神经内科、神经外科的患者，每小时观察并记录瞳孔变化情况。

（7）皮肤与黏膜：观察患者皮肤的颜色、湿度、弹性，有无水肿发生及水肿程度，皮肤及黏膜的完整性，有无压力性损伤发生，每 2 小时予翻身拍背 1 次，并更换体位。

（二）专科护理

1. 氧气疗法

遵医嘱给予鼻导管、面罩或经鼻高流量氧疗。意识清醒患者应与其做好沟通，取得配合。密切观察患者生命体征及意识状态，重点监测血氧饱和度及血气分析结果。

2. 机械通气的护理

（1）无创机械通气的护理。治疗前，充分评估患者的意识状态和气道分泌物情况，向患者解释操作目的和配合要点。正确连接无创呼吸机面罩，指导患者用鼻呼吸，及时准确调节并记录呼吸机参数。观察面罩有无漏气，倾听患者主诉，随时调整头带、面罩的松紧度，以减少漏气。及时清除患者呼吸道分泌物，保持呼吸道通畅，及时倾倒无创呼吸机管路冷凝水。预防局部皮肤压力性损伤、胃肠道胀气、误吸等并发症。

（2）有创机械通气的护理。正确安装呼吸机管路，检测呼吸机运转情况，配合医生根据患者病情及治疗需要调整呼吸机通气模式及参数。连接呼吸机管路与患者人工气道，妥善固定呼吸机管路，保证管路安全。可在呼吸机管路前端加延长管。开启湿化装置，做好人工气道加温湿化，根据患者痰液性状调整湿化模式，保持呼吸机管路位置低于人工气道，且回路端的集水杯处于最低位，利于冷凝水引流，并及时倾倒冷凝水，预防呼吸机相关性肺炎。及时准确记录呼吸机参数，密切观察患者生命体征变化，特别是呼吸及血氧饱和度的变化。观察患者有无人机对抗等情况，如有异常及时通知医生。如呼吸机突发故障，应立即将患者的人工气道与呼吸机脱离，使用备用简易呼吸器连接氧源，为患者进行人工辅助呼吸，并立刻通知医生，更换备用呼吸机。推荐使用一次性呼吸管路，不建议常规更换，如有污染及时更换。

3. 人工气道的护理

使用正确规范方法固定人工气道。每 4 小时监测并记录气囊压力。气囊压力正常范围是 $25 \sim 30\,cmH_2O$（成人）。预防呼吸机相关性肺炎：严格执行手卫生；及时清理患者口鼻分泌物，加强口腔护理；气管切开伤口处如有渗出，及时更换敷料；卧床患者建议置入胃管，减少胃潴留，床头抬高大于 $30°$，防止返流引起误吸。按需吸痰，保持呼吸道通畅。

（三）生活护理

（1）活动与休息：对于无特殊体位要求的患者，需抬高床头 $30°$。若患者病情允许，至少每 2 小时更换体位，注意保持患者功能位，妥善固定和放置各种管路。清醒患者病情允许可进行自主肢体屈伸运动；昏迷患者排除肢体静脉血栓后可进行肌肉按摩及被动肢体屈伸运动，必要时可穿着弹力袜或给予气压泵治疗预防深静脉血栓。

（2）眼部护理：昏迷眼睑不能闭合者，需用凡士林纱布覆盖眼部或遵医嘱定时使用眼药水及药膏，防止眼部干涩、角膜干燥或损伤、眼部感染等，也可使用聚氨酯透明薄膜保护眼部。

（3）口腔护理：注意观察患者口腔黏膜情况，每 4 ~ 6 小时进行口腔护理 1 次。建议选用冲洗式口腔护理方式。

（4）皮肤护理：保持皮肤清洁，每日为患者擦浴 1 ～ 2 次，建议使用免洗洁肤液进行擦拭。勤换衣服，可涂抹皮肤保护剂、护肤品等保护皮肤。局部减压：避免骨隆突部位持续受压，可使用减压敷料、减压床垫、减压脂肪垫等。

（5）排泄护理：每日温开水清洁会阴 2 次。及时清理粪便，保护肛周皮肤，腹泻或大小便失禁患者可使用失禁护理湿巾、一次性无纺布、柔软毛巾等蘸温水进行擦拭，擦拭后涂抹皮肤保护药、皮肤液体保护膜等皮肤保护剂，如肛周皮肤破损，可使用造口护肤粉等。

（四）营养支持

1. 肠内营养支持

肠内营养支持是经胃肠道以口服或管饲（鼻胃管、鼻肠管、胃造瘘管、空肠造瘘管等）的方式补充营养物质的营养支持方式，适用于胃肠道解剖完整且具有一定运动、吸收功能的患者。

（1）给予肠内营养前，应确认鼻饲管处于正确位置。

（2）遵循由稀到浓、由慢到快、由少到多的原则。

（3）持续肠内营养支持的患者，应密切监测胃残留量，胃残留量 ≥ 200 mL，遵医嘱暂停或降低输注速度。每 4 小时冲洗一次鼻饲管；肠内营养结束后予生理盐水或温开水 15 ～ 20 mL 冲洗管路，高钠血症患者可用灭菌注射用水或温开水。

（4）鼻饲管暂不使用时，应将管路冲洗干净，妥善固定。

（5）肠内营养液避免加入其他药物，防止营养液变质而堵塞管腔。

（6）应用肠内营养时，应密切关注患者血糖情况。血糖升高患者可遵医嘱应用胰岛素控制血糖。

（7）肠内营养不耐受或有返流、误吸等风险的患者，可选择经幽门后营养管进行肠内营养支持或肠外营养支持。

2. 肠外营养支持

肠外营养支持是经静脉为患者提供充分的能量及全面的营养物质。适用于不耐受肠内营养的患者。

（1）匀速泵入，避免引起血糖波动，定时监测血糖。

（2）营养液 24 小时内输注完毕，输注过程中观察营养液的稳定性，如出现水油分层立即停止输注。

（3）定期监测患者营养指标及电解质情况，预防并发症。

（五）用药护理

1. 血管活性药物

血管活性药物通过调节血管舒缩状态、改变血管功能、改善微循环血流灌注达到抗休克目的。包括血管收缩药物和血管扩张药物。

（1）低浓度、低速度开始，逐渐加量。用量加大时严密监测患者血压、心率、心律变化，遵医嘱调整用药剂量。

（2）更换血管活性药物时须动作迅速，以免引起循环波动。对血管活性药物敏感患者可采用双泵更换。

（3）停用血管活性药物须逐渐减量，不宜骤停。

（4）硝普钠、硝酸甘油等特殊药物须使用避光注射器及泵管。

（5）多种血管活性药物同时应用时注意配伍禁忌。

2. 激素类药物

（1）密切监测患者血压、心率、心律、心电图变化，以防低钾血症导致心律失常。

（2）密切监测患者血糖变化，以免发生酮症酸中毒。

（3）密切监测患者有无消化道出血，观察患者胃液、大便隐血情况。

（4）密切监测患者体温、血常规、胸片变化。

（5）准确记录患者 24 小时出入量，警惕水、电解质紊乱。

3. 血液制品

（1）血液制品常温静置后应尽快输入。若因故未能及时使用，根据血制品保存要求保存，但不超过 24 小时。

（2）输血前后及输 2 袋血之间均需输入生理盐水，避免不良反应。

（3）输血后血袋送回输血科保存。

（4）输血过程中，密切观察患者情况，输血后及时完善记录。

四、健康教育

危重症患者的心理状态是一个动态变化的过程，与疾病状况、患者应对方式、心理素质、支持系统及可利用的心理资源等多种因素有关。患者易产生焦虑、恐惧、孤独、沮丧、暴躁、依赖等问题，应正确评估患者的心理状态与需求，给予患者恰当的心理支持。

（1）帮助患者明确准确的时间概念，提醒患者保持白天清醒、夜间休息的习惯。

（2）给予患者人性化的沟通关怀，提供连续的信息支持，消除患者的不确定感和焦虑情绪。可使用写字板、认字板、图示等与患者沟通。

（3）给予患者恰当的情感支持，鼓励患者树立战胜疾病的信心。

第二章　多参数监护仪报警设置规范

多参数监护仪报警设置依据：按照相关指南共识、常规或遵医嘱。

一、常用监测项目报警设置常规

（一）心率

（1）正常心率：60～100次/分，上限100次/分，下限60次/分。

（2）心动过速：上限上浮5%～10%，最高不超过150次/分；下限下浮10%～20%，或遵医嘱设置。

（3）心动过缓：上限上浮15%～20%；下限根据血流动力学情况，可调至45～50次/分，或遵医嘱设置。

（4）携带心脏起搏器：上限上浮10%～20%；下限设置起搏器下限的频率，或遵医嘱设置。

（二）血压

（1）正常血压：（90～140）/（60～90）mmHg，若无特殊情况，收缩压上限140 mmHg，下限90 mmHg；舒张压上限90 mmHg，下限60 mmHg。

（2）高血压：在现测血压基础上，上限上浮5%～10%，下限下浮20%～30%，或遵医嘱设置。

（3）低血压：在现测血压基础上，上限上浮20%～30%，下限下浮5%～10%，或遵医嘱设置。

（4）需严格控制血压或使用血管活性药物的患者（如主动脉夹层、液体复苏过程）遵医嘱设置。

（三）呼吸

（1）正常呼吸：12～20次/分，上限24次/分，下限10次/分。

（2）呼吸频率异常。

①呼吸过缓：呼吸＜10次/分，下限不低于8次/分。

②呼吸急促：呼吸＞20次/次，上限不高于30次/分。

③呼吸暂停：设置呼吸暂停时间，建议20秒，特殊情况遵医嘱设置。

（四）血氧饱和度

（1）轻度低氧血症：上限100%，下限90%。

（2）Ⅱ型呼吸衰竭：下限85%。

（3）高浓度吸氧：患者血氧饱和度仍低于 95%，可根据实际情况调整下限下浮 5%，或遵医嘱设置。

二、报警音量设置

建议报警音量 00:00 ～ 04:00 设置为 30 dB 以上，04:01 ～ 23:59 设置为 75 dB 以上。

第三章　休克的护理

一、定义

休克指机体受到强烈的致病因素（如大出血、创伤、感染、过敏、心功能衰竭等）侵袭后，因有效循环血量骤减、组织灌注不足引起的以微循环障碍、细胞代谢紊乱和功能受损为特征的综合征，是严重的全身性应激反应。

二、护理评估

（1）观察患者的意识、瞳孔变化。

（2）评估患者的生命体征：体温、心率、呼吸、血压、平均动脉压。

（3）评估患者的四肢温度、皮肤花斑、毛细血管再充盈时间、尿量。

（4）容量反应性评估：中心静脉压、被动抬腿试验、脉压差。

（5）观察血常规、凝血功能、动脉血气分析、脑利尿钠肽水平、胸片、超声。

（6）评估患者的心理与情绪状况。

三、护理措施

（一）治疗护理

（1）维持有效循环血量。

①迅速建立 2 条静脉通路，必要时建立中心静脉通路。浅静脉穿刺时应使用 22 G 及以上型号留置针穿刺上肢较粗大的外周血管。

②快速补液：当持续低血压或乳酸 $\geqslant$ 4 mmol/L 时进行液体复苏，快速输注 30 mL/kg 晶体溶液，必要时使用白蛋白。监测中心静脉压、血压、尿量、乳酸、混合静脉血氧饱和度。目标（或遵医嘱）中心静脉压 8 ～ 12 mmHg、平均动脉压 $\geqslant$ 65 mmHg、尿量 $\geqslant$ 0.5 mL/（kg·h）、上腔静脉血氧饱和度或混合静脉血氧饱和度 $\geqslant$ 70%（或 65%）。大量补液时注意输注液体的温度，维持正常体温。

③记录液体出入量。

（2）维持有效通气功能的护理。

①保持呼吸道通畅，持续氧疗，给予高流量湿化氧疗，应用无创呼吸机。

②严重低氧血症时，可行机械通气，给予呼气末正压通气与高浓度吸氧。最初吸入纯氧，以后根据血气分析监测结果调整吸入氧浓度，维持氧分压 > 80 mmHg 或血氧饱和度 94% ～ 98%。

③根据血气分析、机械通气波形及监测数据、临床表现，做好机械通气患者相应护理。

④监测血氧饱和度及动脉血氧分压、氧合指数的变化。

（3）应用血管活性药物的护理。

①在充分补液下血流动力学仍不稳定者，遵医嘱使用去甲肾上腺素或血管升压素，或肾上腺素、多巴酚丁胺。

②应用血管活性药物选择中心静脉侧腔，注射泵持续匀速泵入。

③紧急情况下，未建立中心静脉导管、短期内从外周大静脉泵入血管活性药时，禁止泵入去甲肾上腺素，补液过程中每 30 分钟观察穿刺点周围皮肤情况。如沿血管走向出现皮肤发白，考虑药液渗漏或血管过度痉挛缺血，应局部处理（按照药物外渗护理常规处理）并更换穿刺部位。

④如有条件，使用血管活性药物期间持续监测有创动脉血压。如监测无创血压，应 5 ~ 15 分钟监测并记录血压，稳定后则间隔 0.5 ~ 1.0 小时监测并记录血压，根据血压调整药物用量。

（4）维持体温的护理。

①体温过低者予以保暖。提高室内温度，可以加盖棉被、使用暖风机，禁止使用热水袋或电热毯进行体表加温。

②高热者采取冰袋、擦浴、降低环境温度等措施，必要时给予降温毯、药物控制体温。

（5）遵医嘱于诊断感染性休克 1 小时内使用抗生素，并在使用抗生素前获取血培养标本。

（6）神经系统的护理：监测患者的神志、瞳孔、肌力、肢体活动度。

（7）镇痛、镇静的护理：CPOT 评分 0 ~ 1 分，RASS 评分 –2 ~ 0 分。

（二）预防潜在并发症

预防感染、压力性损伤、深静脉血栓、心力衰竭、急性呼吸窘迫综合征、多器官功能障碍综合征、凝血功能障碍等并发症，预防坠床或非计划拔管等意外事件发生。

（三）饮食护理

（1）神志清且无气管插管的患者，可进食清淡、易消化、富有营养的食物；昏迷或气管插管行机械通气的患者，遵医嘱给予肠内营养或静脉营养。

（2）无禁忌证者抬高床头，避免误吸。

（3）有特殊检查时，按照相关要求禁食、禁水。

（四）血糖控制

目标血糖为 8 ~ 10 mmol/L，避免高血糖或低血糖。

（五）休息与活动

（1）体位：平卧或仰卧中凹位，更换体位后密切观察病情。

（2）活动：以床上活动为主，休克控制后可下床轻微活动。

（3）保持环境安静、光线柔和。

（六）心理护理

稳定患者情绪，安抚患者家属。

四、健康教育

（1）嘱患者加强自我防护，避免损伤和意外伤害。

（2）对患者及其家属进行意外损伤后的初步处理和自救知识的宣教。

（3）嘱患者如出现高热或感染应及时到医院就诊。

第四章　昏迷的护理

一、定义

昏迷是意识完全丧失的一种类型，是临床上的危重症。昏迷的发生，提示患者的脑皮质功能发生严重障碍。主要表现为意识完全丧失，随意运动消失，对外界的刺激反应迟钝或丧失，但患者还有呼吸和心跳。

二、护理评估

（一）昏迷评分

（1）清醒（格拉斯哥昏迷评分 13 ~ 15 分）：定向功能好。

（2）嗜睡（格拉斯哥昏迷评分 9 ~ 12 分）：唤醒后很快入睡，定向功能障碍。

（3）浅昏迷（格拉斯哥昏迷评分 7 ~ 8 分）：意识迟钝，反复呼唤偶尔能应，但不能正确回答问题，对强烈疼痛刺激有逃避动作，深浅反应存在。

（4）中昏迷（格拉斯哥昏迷评分 4 ~ 6 分）：意识丧失，常有躁动，强烈疼痛刺激反应迟，浅反射消失，深反射减退或消失，角膜和吞咽反射尚存。

（5）深昏迷（格拉斯哥昏迷评分 ≤ 3 分）：对外界一切刺激均无反应，深浅反射、瞳孔对光反射、角膜和吞咽反射均消失，四肢肌张力消失或极度增强。

（二）病情评估

（1）评估患者的意识、瞳孔、生命体征及四肢肌张力变化，有无休克、复合伤（脑脊液漏、胸部、腹部、四肢伤等）、脑疝等。

（2）评估患者有无颈项强直、角弓反张、癫痫。

（3）评估患者吞咽功能、咳嗽反射功能。

（4）评估患者各管道（引流管、导尿管、胃管、深静脉导管等）是否固定妥善、通畅、高度适宜，评估引流液的性质、量及颜色。

（5）评估患者的伤口情况。

（6）评估患者的饮食、口腔、皮肤、排泄功能等情况。

（7）评估患者的既往史（手术史、癫痫发作史、精神异常史、跌倒史等）、过敏史、家庭遗传史。

（8）评估患者的社会支持情况。

三、护理措施

（一）治疗护理

（1）药物治疗护理：使用脱水药、血管活性药等药物时按照相应护理常规护理。常见脱水药的滴速（甘露醇 10 ～ 15 mL /min、甘油果糖 3 ～ 4 mL /min）。

（2）保持患者呼吸道通畅：按需吸痰。舌根后坠者，放置口咽或鼻咽通气道。气管内分泌物多而不能自主排痰者，应及时吸痰，痰液黏稠可给予雾化吸入或遵医嘱给予祛痰。

（3）电刺激治疗：早期使用电刺激可以促进患者意识恢复。包括高颈段脊髓电刺激术、脑深段电刺激术、迷走神经电刺激术等。

（二）预防潜在并发症

（1）取下活动性义齿，以防误吸。

（2）预防呼吸道感染、泌尿道感染、压力性损伤、应激性溃疡、角膜炎等。

（3）遵医嘱予肢体气压治疗 1 ～ 2 次 / 日，预防深静脉血栓形成。

（4）避免坠床：谵妄、烦躁不安者，遵医嘱给予镇静剂并约束制动以防外伤。

（5）功能锻炼：防止肢体萎缩、关节强直及足下垂。

（三）饮食护理

（1）每日提供 20 ～ 50 kcal/kg 热能，糖：蛋白质：脂肪为 3：1：1。饮食宜选择易消化流质食物，每日分 4 ～ 6 次供给，每次 200 ～ 300 mL。

（2）不能经口进食者，可经鼻胃管、鼻肠管或经皮造瘘管提供安全有效的营养支持。

（四）休息与活动

（1）患者卧床休息，床头抬高≥ 30°，根据肺部及皮肤情况选择仰卧、侧卧相交替。

（2）患者保持肢体功能位。

（3）每 2 小时翻身 1 次。

（五）心理护理

与患者及其家属进行相应的沟通和解释，促进康复。

四、健康教育

（1）嘱患者保持肢体功能位，加强功能锻炼，预防肌肉萎缩、关节畸形。

（2）嘱患者定期复查血压、血糖、血脂等，遵医嘱调整用药。

（3）指导患者及其家属如何预防受伤，做好保护性护理。

第五章 多器官功能障碍综合征的护理

一、定义

多器官功能障碍综合征是指在多种急性致病因素所致机体原发病变的基础上，相继引发2个或2个以上器官同时或序贯出现的可逆性功能障碍，其恶化的结局是多器官功能衰竭。

二、护理评估

（1）评估患者致病因素及出现功能障碍的表现。

（2）评估患者全身循环情况。

（3）评估患者生命体征。

（4）了解患者相关实验室检查结果。

三、护理措施

（一）治疗护理

（1）持续心电监护，全面监测患者生命体征参数。

（2）观察患者有无烦躁和急性面容。

（3）动态监测患者动脉血氧分压及动脉血氧饱和度，必要时给予氧疗及机械通气。

①非急性呼吸窘迫综合征或急性呼吸衰竭患者，动脉氧分压维持在80 mmHg以上，或动脉血氧饱和度维持在94%以上。

②急性呼吸窘迫综合征或急性呼吸衰竭患者，动脉氧分压维持在55～60 mmHg，或动脉血氧饱和度维持在90%以上。

（4）药物治疗的护理。

①在中心静脉压指导下调整补液速度及量，避免发生肺水肿。

②血管活性药物使用见"使用血管活性药物护理常规"。

③应用利尿剂后观察尿量变化。血压、中心静脉压过低时避免使用利尿剂。

（5）各系统监测并执行相应护理。

①严密监测患者的呼吸功能、循环功能、中枢神经系统功能、肾功能、肝功能、胃肠功能和凝血系统功能。

②遵医嘱做好器官功能的支持和护理，及时发现器官功能变化并配合医生采取相应护理措施。

（二）并发症预防与护理

加强口腔护理、气道护理、尿路护理、静脉导管护理和皮肤护理，做好压力性损伤、深静脉血栓、院内感染等并发症的预防和护理。

（三）饮食护理

根据病情选择进食方式，进食时床头抬高 30°～45°，鼻饲前 30 分钟清洁气道，鼻饲后 1 小时内避免翻身及吸痰操作，避免误吸。

（四）休息与运动

患者应绝对卧床休息，根据病情可取半卧位或坐位；协助患者进行被动运动。

（五）心理护理

鼓励患者，树立信心，帮助患者及其家属度过疾病危重阶段并避免创伤后应激综合征的发生。

四、健康教育

（1）告知患者及其家属多器官功能障碍的相关疾病知识及自我护理方法。

（2）嘱患者保持病室安静，空气清新，恢复期适量进行有氧运动。

（3）出院指导：嘱患者高热量、高维生素、高纤维素饮食，遵医嘱服药，定期复查。

第六章 连续性肾脏替代治疗的护理

一、定义

连续性肾脏替代治疗（continuous renal replacement therapy，CRRT）是指一组体外血液净化的治疗技术，是所有连续、缓慢清除水分和溶质的治疗方式的总称。

二、护理评估

（1）了解患者的病史、诊断、治疗目的。

（2）评估患者的生命体征，中心静脉压，凝血功能，水、电解质及酸碱平衡情况，血管通路。

（3）评估仪器性能：血滤机、电源、血滤加温器。

三、护理措施

（一）CRRT 前准备

（1）环境准备：治疗期间减少人员走动。

（2）与患者或家属做好解释沟通，签署知情同意书。

（3）配合医生置入血液净化导管。

①导管启用流程。打开导管外层敷料；戴手套，打开无菌巾 1/4 面，垫于导管下；分别螺旋式消毒导管保护帽、导管管口、导管夹 2 遍；检查导管夹处于夹闭状态，取下肝素帽丢弃。消毒接头平面后，将导管放置于治疗巾 1/2 无菌面；操作前再次消毒导管口；分别用 2～5 mL 注射器回抽 2 mL 封管液推注在纱布上；检查纱布上是否有血凝块，如有，再次回抽 1 mL，推注。推注距纱布＞10 cm。

②上机前评估血液净化导管的通畅性。

A. 传统评估方法：使用注射器抽吸血液净化导管引血端，如果 6 秒内能顺利抽出 20 mL 血液，证明导管的血流量可达到 200 mL/min，但此方法血液浪费较多。

B. 新的评估方法：1 秒内抽吸出 3～4 mL 封针液及血液，证明导管可正常使用。

（4）根据 CRRT 治疗单备齐 CRRT 所需物品及药品。

①仪器准备：仪器完好、清洁、无附加物。

②遵医嘱选择正确滤器及配套物品，双人核对。

③药品准备：严格无菌操作，根据"连续性肾脏替代治疗医嘱单"准备预冲液、置换液、抗凝剂、电解质，双人核对，现配现用。

（5）遵循操作流程，安装配套并预冲自检，设定模式及参数，第二人再次核对治疗单。

（6）CRRT 与 ECMO 联合使用时，应选择正压模式，充分预冲，紧密连接，关闭不需要的三通，禁止 CRRT 管路穿刺采样，避免气泡进入。

（7）遵医嘱留取标本，抗凝剂负荷量于治疗期 10 分钟自血滤管以外的导管推注。

（二）CRRT 中护理

（1）记录生命体征：血氧饱和度，心率、血压、脉搏、体温、中心静脉压。

（2）评估患者循环情况，采用单连接法或双连接法连接体外循环。

①单连接法。先将引血端与患者的血管通路相连，血泵运转后，待血液净化管路中的血液达到回血端管路时，暂停运转血泵，再将回血端与血管通路相连，继续运转血泵，开始治疗。这种连接方法易致血管内容量急剧减少，可能会加重患者的血流动力学不稳定，产生不良后果。单连接法适用于无休克的患者，尤其适用于无休克的肺水肿患者。

②双连接法。将血液净化管路的引血端和回血端同时与患者的血管通路相连接，然后运转血泵，开始治疗，不会导致血管内容量减少。双连接法适用于血流动力学不稳定、不能耐受容量快速减少的患者。

（3）启动血泵及抗凝药物应用。

①心电监护，严密观察患者生命体征、血流动力学指标、尿量及液体平衡。

②管路及滤器。

A. 引血 100 mL/min 或遵医嘱，评估血压后逐渐增加至目标流速（血流速 ≤ 100 mL/min 时，后置换液流速小于 500 mL/h，加温器温度低于 40 ℃）。达到目标血流速后调整至目标参数。

B. 开启加温装置，持续监测体温，维持体温在治疗目标或正常水平，如体温过高或过低可联合使用调温毯控制体温。

C. 调节排气室内液面至指定水平。

D. 严密监测环路压力，即静脉压、动脉压、跨膜压，评估管路及过滤器凝血程度。（凝血分级指标：0 级，抗凝好，没有或少有几丝纤维凝血； Ⅰ 级，少部分凝血或少有几条纤维凝血； Ⅱ 级，滤器明显凝血或半数以上纤维凝血； Ⅲ 级，严重凝血，必须更换滤器及管路）。

E. 血管通路与体外环路连接紧密，减少三通衔接；妥善固定，避免意外脱管。

F. 烦躁患者适当约束，按需使用镇静药物，避免拔管。

G. 及时处理仪器报警，减少血泵停运时间；血泵停运不能纠正时，立即予以手动回血；结束治疗，查找原因。

H. 体外环路采血，注意无菌原则，避免气体进入管路。

I. 使用生理盐水回血，回血量不宜过多，建议 200 mL。

J. 严格无菌操作，避免感染。

（4）维持液体、电解质及酸碱平衡：调节每小时出入量（静脉输液量、经胃肠道摄入量、尿量、引流量、CRRT 超滤率，计算 CRRT 脱水量及净脱水量）。定时检测肾功能、电解质、酸碱平衡、凝血功能、血糖等。

（5）提供足够的营养支持。

（6）观察穿刺点及皮肤黏膜有无出血倾向。

（7）给予患者心理支持及日常生活护理。

（8）预防并发症：空气栓塞、感染、滤器漏血、营养物质流失、出血、血栓与低体温等。

（三）CRRT撤机护理

（1）停止治疗前30分钟停用肝素，回血后关停血泵并将装置与患者分离。

（2）血液净化导管封管与维护。严格执行无菌操作，消毒、分离患者与体外循环管路，按照导管标记的管腔容量推注封管液并连接导管保护帽。根据情况选择封管液及封管频次。

①无出血倾向时，普通肝素封管。

A. 中浓度肝素溶液（1000～1250 U/mL），每12～24小时封管1次。

B. 高浓度肝素溶液或肝素原液，封管频率为每2～3天1次，降低封管频率，可能减少导管相关性感染的发生，但为了避免可能带来的出血风险，危重症患者在需要频繁地进行血液净化治疗或疑似导管功能不良时，不推荐使用高浓度肝素溶液或肝素原液封管。

②有出血倾向或存在肝素过敏、肝素诱导血小板减少时，推荐选择枸橼酸钠封管。

A. 4%枸橼酸钠溶液，封管频率为每12～24小时1次；

B. 浓度为30%以上的枸橼酸钠溶液虽有抗菌作用，但可能导致离子紊乱，严重时诱发心律失常，不推荐使用。

（3）更换无菌敷料覆盖，胶布固定，并注明更换时间。

（4）监测患者生命体征的变化，定时检测电解质及肾功能指标。

（5）医疗废物分类处置，机器擦拭消毒，放置指定地点待用。

第七章　心肺复苏术后的护理

一、定义

心肺复苏术（cardio pulmonary resuscitation，CPR）是指对心搏、呼吸骤停的患者采取紧急抢救措施（胸外按压、开放气道、人工呼吸等）使其循环系统、呼吸系统和大脑功能得以控制或部分恢复的急救技术。

二、护理评估

（1）评估患者的神志、瞳孔。

（2）评估患者的体温、呼吸、血氧饱和度、心率、血压。

（3）评估患者的气道、末梢循环、尿量。

（4）评估患者有无抽搐、肌阵挛。

三、护理措施

（一）治疗护理

1.维持有效循环

（1）开放中心静脉通路，遵医嘱给予输液。

（2）监测中心静脉压，指导输液量和用药。

（3）正确使用血管活性药物（见使用血管活性药护理常规）。

（4）持续心电监护，及时发现并辨认心律失常，如室性早搏、室速等。

（5）密切监测血压，血流动力学目标为收缩压 90 mmHg 以上或平均动脉压 65 mmHg 以上。

2.呼吸道管理

（1）及时清理患者呼吸道分泌物，保持呼吸道通畅。

（2）使用呼吸机患者按机械通气护理。

（3）实施肺保护通气策略，使血氧饱和度维持在 92%～98%。

（4）监测动脉血气分析结果和二氧化碳波形图。

3.脑复苏护理

（1）监测神志、瞳孔和角膜对光反射，监测有无抽搐、肌阵挛等。

（2）监测脑电图，评估神经功能。

（3）目标体温管理：昏迷的自主循环恢复（心肺复苏术后）患者，应积极启动目标体温管理，目标体温选定在 32～36 ℃，并至少维持 24 小时。复温避免以主动加温方式进行，通过减少降温措施缓慢复温，可按每小时 0.5 ℃进行，持续 12 小时以上，完成亚低温治疗后仍需控制体温，尽可能控制核心温度在 37.5 ℃以下。

（4）防治脑缺氧和脑水肿：应用渗透性利尿脱水，减轻脑组织水肿和降低颅内压；进行高压氧治疗。

（5）维持有效脑灌注，纠正酸中毒。

4. 急性肾功能障碍护理

保证肾脏灌注，维持目标血压，监测尿量，定期检测肾功能。

5. 维持内环境稳定

监测血糖，血液酸碱度及电解质变化，偏离目标值及时处理。

（二）预防并发症

预防深静脉血栓形成、压力性损伤的发生，昏迷患者给予肢体气压治疗，每 2 小时翻身 1 次。

（三）饮食护理

（1）神志清楚患者可进食清淡、易消化、富有营养的食物，昏迷患者根据病情给予肠内营养或静脉营养。

（2）进食时适当抬高床头，避免误吸。

（3）必要时空肠内营养或暂禁食。

（四）休息与活动

（1）保持病室环境安静、光线柔和。

（2）体位：根据病情调整体位，已经清醒的患者取半卧位。无特殊情况抬高床头 ≥ 30°，特殊患者遵医嘱取相应体位。

（3）活动：卧床休息、神志不清及不能活动者，予被动运动；鼓励清醒患者做主动运动。

（五）心理护理

安慰患者，安抚家属，稳定患者及其家属的情绪。

四、健康教育

针对导致心搏、呼吸骤停的原因给予相应的用药、饮食和活动指导。

第八章　无创通气的护理

一、定义

无创通气是指不经人工气道（气管插管或气管切开）进行机械通气的方法和技术。

二、护理评估

（1）评估患者是否有无创通气指征，包括呼吸、血氧饱和度、心率、血气结果。

（2）评估患者配合度。

（3）评估无创呼吸机的功能及合适的连接器（鼻/面罩及固定带）。

（4）评估患者鼻周、口周皮肤情况，选择适合的皮肤保护具。

（5）评估仪器性能：呼吸机、氧源、气源、电源及负压吸引性能。

三、护理措施

（一）无创通气前准备

1. 患者准备

（1）告知患者治疗目的、可能出现的不适及需要配合的事项（闭口呼吸、排痰、吐痰方法等）。

（2）协助患者取舒适卧位：无禁忌证者，床头抬高 30°～45°。

（3）上机时间：在饭前或饭后 1～2 小时进行，必要时遵医嘱给予胃肠减压。

（4）上机前监测患者血氧饱和度或血气分析，协助患者排空大小便，完成生活护理。

2. 物品准备

备好无创呼吸机及管路，试戴并选择合适的鼻罩或面罩、减压敷料及其他所需物品。

（二）无创通气上机护理

（1）由医生根据患者病情设定呼吸机参数，做好护理记录。

（2）初始 CPAP 为 4～5 cmH$_2$O 或吸气压力 6～8 cmH$_2$O、呼气压 4 cmH$_2$O，经过 5～20 分钟逐步调试至患者耐受、能达到通气效果后，再固定鼻罩或面罩，避免在较高吸气压力下佩戴鼻罩或面罩。

（3）鼻面部予菱形空心减压贴保护后再固定鼻罩或面罩，固定带松紧度以可插入 1～2 根手指为宜。

（4）观察以下情况以判断治疗效果。

①临床表现：气促改善，辅助呼吸肌运动减轻或反常呼吸消失，呼吸频率减慢，血氧饱和度增加及心率改善等。

②血气标准：二氧化碳分压、酸碱值、氧分压，上机后 1～2 小时复查动脉血气分析。

（三）无创通气期间护理

（1）生命体征：意识、体温、心率、血压、呼吸、血氧饱和度等，评估通气效果。

（2）呼吸状况：呼吸频率、呼吸节律、呼吸动度，有无呼吸困难、呼吸机参与呼吸异常等。

（3）呼吸机监测：观察呼吸机工作状况，监测患者气道压力、潮气量、通气量等。

（4）漏气情况：漏气过多，应调整鼻罩或口鼻罩位置。

（5）人机配合：观察患者有无烦躁、呼吸状态差、生命体征无改善或恶化等。

（6）主动湿化，协助患者翻身、拍背，排痰、吸痰，确保呼吸道通畅。

（7）常见并发症与护理。

①刺激性结膜炎：减少面罩漏气。

②口咽干燥：予患者适量饮水，主动温化和湿化。

③鼻面部压力性损伤：选择合适型号面罩，保持面部清洁干燥，鼻罩和面罩松紧适宜，局部预防性敷料减压；病情允许情况下间断使用呼吸机。

④胃肠胀气：指导患者配合呼吸机进行呼吸；在保证疗效的前提下避免吸气压力 ≥ 25 cmH_2O；必要时留置胃管，进行胃肠减压。

⑤误吸：无禁忌证者，床头抬高 $30°～45°$；减少胃肠胀气；少食多餐；昏迷患者取侧卧位。

⑥护理指导。

A. 指导患者配合无创呼吸机辅助通气，通过写字、图画、打手势等方式和患者交流，以了解患者的不适症状。

B. 鼓励患者自主咳嗽咳痰。

C. 教会患者深呼吸。

四、撤机后护理

（1）安置患者于舒适卧位，必要时给予氧气吸入，观察并记录生命体征。

（2）协助患者用清水漱口，以保证口腔清洁湿润。

（3）鼓励患者适当活动。

（4）无创呼吸机管路及鼻罩、面罩一人一更换。

（5）将无创呼吸机放置在安全稳当、干燥处。

五、健康教育

（1）使用无创通气时，指导患者使用鼻子呼吸，不要张口呼吸，以免造成胃肠胀气。

（2）提醒进食患者，进餐后 1 小时再进行无创通气，避免胃内食物反流引起误吸。

（3）无创通气期间出现憋气、呼吸费力需及时告知医护人员。

（4）心理护理，减轻患者的焦虑情绪。

第九章　有创机械通气的护理

一、定义

机械通气是利用机械装置来代替、控制或改变自主呼吸运动的一种通气方式。

二、护理评估

（1）评估患者生命体征、体重、呼吸状态、动脉血气分析状况。

（2）评估患者是否有使用呼吸机的指征、适应证、禁忌证。

（3）评估呼吸机性能是否良好。

三、护理措施

（一）有创机械通气前准备

（1）充分解释，取得患者的配合。

（2）准备好呼吸机及呼吸机管路、氧气、压缩空气、湿化装置。

（3）调整呼吸机参数，接模拟肺试用。

（4）床边备吸痰所需用品及简易呼吸囊。

（二）有创机械通气中护理

（1）由医生根据患者病情设定呼吸机参数，填写护理记录单。

（2）观察患者生命体征、血氧饱和度、心电图及面色变化。

（3）机械通气后 30 分钟留取动脉血气分析标本。

（4）听诊双肺呼吸音，检查通气效果。

（三）有创机械通气后护理

（1）环境：保持病室环境清洁，维持病室温度在 22 ～ 24 ℃，湿度 65% 左右。

（2）病情观察。

① 监测有无自主呼吸，呼吸频率与呼吸机是否同步。

② 监测心率与血压。

③ 观察意识状态。

④ 观察皮肤黏膜及周围循环状况。

⑤ 监测腹部胀气及肠鸣音情况。

⑥ 监测体温。

⑦ 记录 24 小时出入量和每小时尿量。

（3）人工气道护理：协助患者翻身、拍背，体位引流，及时按需吸痰，确保呼吸道通畅。

观察痰液的色、质、量和黏稠度。

（4）观察呼吸机运转情况。

（5）雾化吸入。

①无雾化功能的呼吸机，机械通气期间使用额外气源驱动的雾化器时，应适当下调呼吸机预设的容量、压力或吸氧浓度。

②雾化器连接于吸气支管路距"Y"形管15厘米处。

③如果患者使用被动湿化（人工鼻），雾化吸入时需将其暂时取下。

④如需抽取动脉血气，待雾化治疗结束后20分钟再执行，避免影响结果准确性。

⑤雾化器专人专用，使用后用无菌蒸馏水冲洗晾干备用。

（6）运动与活动：病情稳定后尽早进行被动或主动运动，改善呼吸肌肌力，降低谵妄、肌肉萎缩、深静脉血栓和压疮等发生的风险。

（7）营养：根据患者营养状况和病情需要给予肠内或肠外营养支持。

（四）预防呼吸机相关性肺炎的发生

（1）应每天评估呼吸机及气管插管的必要性，尽早脱机或拔管。

（2）若无禁忌证，应将患者头胸部抬高30°～45°，并应协助患者翻身、拍背及震动排痰。

（3）应使用有消毒作用的口腔含漱液进行口腔护理，每6～8小时1次。

（4）在进行与气道相关的操作时，应严格遵守无菌技术操作规程。

（5）宜选择经口气管插管。

（6）气管切开时应保持气管切开部位的清洁、干燥。

（7）宜使用气囊上方带侧腔的气管插管，及时清除声门下分泌物。

（8）气囊放气或拔出气管插管前应确认气囊上方的分泌物已被清除。

（9）呼吸机管路湿化液应使用无菌水。

（10）应每天评估镇静药使用的必要性，尽早停用。

（11）呼吸机管路单人单用，定时更换，随脏随换。

（五）报警的处理

（1）气道高压报警：与人机对抗、呛咳、咬管、管路折叠、气道内分泌物过多、报警设置不合理有关。

气道高压报警处理措施：清理呼吸道分泌物，调整管路，遵医嘱给予镇静镇痛，调整合适的报警值，做好心理护理。

（2）气道低压报警：与管路断开及漏气、报警设置不合理、自主呼吸浅慢有关。

气道低压报警处理措施：检查管道是否漏气，检查患者呼吸模式、自主呼吸及报警设置是否合适。

（六）并发症的预防

（1）预防气道导管堵塞：观察患者有无出现呼吸困难，严重呼吸困难可出现窒息、发绀和血氧饱和度下降，应及时清除呼吸道分泌物。

（2）预防气管导管脱出：每班检查导管置入深度及固定情况，适当镇静，保护性约束。

（3）预防喉损伤：观察患者有无喉头水肿、声带肉芽肿形成及喉瘢痕狭窄。

（4）预防气道黏膜损伤：选择合适的负压吸引，每 4 ～ 6 小时监测气囊压。

（七）有创机械通气撤机后护理

（1）半卧位安置患者，床头抬高 30°，抬高肿胀肢体，保持功能体位，给予氧疗。

（2）协助患者漱口，保证口腔清洁湿润。

（3）鼓励患者适当活动，指导患者进行腹式呼吸、有效咳嗽咳痰，以及学会使用呼吸训练器进行有效呼吸功能训练。

（4）遵医嘱雾化吸入促进痰液排出。

四、健康教育

（1）向患者及其家属详细解释有创机械通气的必要性和意义，消除患者的紧张、焦虑等不良情绪，保证患者能积极配合治疗。对于烦躁、意识障碍等患者，应给予适当肢体约束以免意外拔管。

（2）嘱患者在有创机械通气过程中，若出现呼吸困难加重、胸痛等不适及时报告医护人员。

（3）经鼻或经口插管的患者，向患者解释插管引起的咽喉部不适感，告知患者切不可将插管外吐或外拉，并说明插管脱出的严重后果，以防患者意外拔管。嘱患者可咬牢牙垫，但不可用牙齿咬插管，以免引起插管塌陷。

（4）向患者解释有创机械通气引起的暂时失语、吞咽困难、进食障碍等症状，教会患者简单的手语方法并为其提供写字板以帮助其表达各种需求。

（5）向患者强调有创机械通气治疗过程中，口腔护理、翻身拍背、有效咳嗽、吸痰等的重要性，使患者能配合各项基础护理操作。

（6）将撤机拔管过程告知患者，取得患者的配合，避免患者精神紧张。拔管后鼓励患者咳嗽。

第十章　亚低温治疗的护理

一、定义

低温脑保护是指通过人工物理的方法降低患者全身体温或局部脑温，进而降低脑氧耗、促进脑功能恢复的一种治疗方法。目前国际上将低温划分为轻度低温（33～35℃）、中度低温（28～32℃）、深度低温（17～27℃）、超深低温（4～16℃）。其中轻度低温和中度低温归属亚低温，临床应用最为普遍。

二、护理评估

（1）评估患者意识状态、生命体征（肛温或血温、心率、脉搏、血压、呼吸、血氧饱和度）。

（2）评估患者皮肤状况。

（3）评估仪器性能：亚低温治疗仪、电源。

三、护理措施

（一）亚低温治疗前准备

（1）持续心电监测，观察肛温或血温、心率、血压、脉搏、呼吸、血氧饱和度。

（2）遵医嘱用药：镇静、肌松及冬眠药物，镇静目标：RASS评分–5～–4分。

（3）仪器设备准备：冰帽及降温毯。

（二）目标体温治疗中配合及护理

（1）降温目标及实施：患者自主呼吸及循环恢复8小时之内开始亚低温治疗，目标体温管理（TTM）开始越早越好（应在自主循环恢复6～8小时内开始）。

（2）目标温度：尽可能快速将患者核心温度（膀胱、鼻咽、血液、直肠、食管的温度）降为32～36℃。可通过降低环境温度，使用冰毯或冰帽、腋下和腹股沟放置冰袋、温水或酒精擦拭身体等传统物理方式实施降温。必要时遵医嘱加用冬眠药物，实施TTM。

（3）低温诱导时长：尽快（最好2～4小时）使患者体温达到TTM的目标体温，降温速度以每小时下降1℃为宜。需快速降温时，遵医嘱加用肌松剂。

（4）体温监测方法：建议通过TTM调整患者的核心温度。推荐食管、鼻咽部、膀胱、气管导管套囊或肺动脉为监测核心体温部位，首选膀胱或直肠温度监测技术。

（5）维持目标体温：控制体温波动在0.20～0.50℃。低温持续时长尚存争议（一般认为要维持低温12小时至7天）。

（6）维持期病情观察及护理。

①严密观察患者神志、瞳孔，有无抽搐或寒战。使用床旁寒战评估量表常规评估患者寒战程度，如有条件，接受连续的脑电监测。选择体表主动保温方式，并与抗寒战药物联合。寒战需与癫痫相鉴别，不建议常规使用抗惊厥药物预防癫痫。

②心电监测：监测血压、心率、心律、呼吸、血氧饱和度。

③监测尿量、血糖、电解质。

④皮肤护理：防止压疮及冻伤。

⑤预防下肢深静脉血栓。

⑥预防坠积性肺炎。

⑦观察凝血指标及出血倾向。

⑧营养支持：保持胃肠道通畅，推荐 TTM 治疗期间给予肠内营养。

（7）复温：24 ～ 48 小时后，遵医嘱缓慢复温，以 0.25 ～ 0.50 ℃/h 为宜。先停物理降温，再停药物。复温过程中密切监测有无低血压、高血钾、低血糖及过高热情况发生。复温后患者核心体温控制在 37.5 ℃以下，至少维持到复苏后 72 小时。

（三）亚低温治疗后护理

（1）撤除亚低温治疗仪，放置指定位置。

（2）查看患者皮肤状态。

（3）结束亚低温治疗至少 72 小时后，协助医生评估患者神经功能状况。

（四）并发症观察

（1）寒战：遵医嘱使用镇静药、镁、肌松剂。

（2）循环系统：心动过缓、低血压，遵医嘱调整药物。

（3）凝血功能：密切监测出血倾向，减少有创操作。

（4）感染：严格执行无菌操作，导管护理、气道管理、基础护理。

（5）冷利尿（低血容量、电解质异常，如低钾血症、低镁血症和低磷血症）TTM 低温阶段，建议维持血钾水平 ≥ 3.0 mmol/L。

（6）TTM 期间发生血流动力学不稳定且对积极的复苏无效、严重出血，建议中断 TTM。

四、健康教育

（1）向患者及其家属讲解亚低温治疗的目的、原理、方法和预期效果，消除其恐惧和疑虑，增强患者的治疗信心和配合度。

（2）向患者及其家属讲解亚低温治疗可能出现的不适症状，如寒战、肌颤、心律失常等，一旦出现不适症状应及时报告医师处理。

第十一章　使用血管活性药物的护理

一、护理评估

（1）评估患者生命体征、意识、血管通路情况。

（2）用物准备：注射泵、输液泵、微量泵管、三通接头、无针输液接头、手消液。

二、护理措施

（一）仪器准备

输液泵1台、微量泵1台，需双泵切换时备微量泵2台。

（二）送泵液体准备

准备250～500 mL液体（非抗生素）连接泵管，送泵液体匀速、缓慢，设置泵速20～50 mL/h，或遵医嘱。

（三）泵入药物准备

根据医嘱、患者病情正确配置药物，严格遵守无菌原则，经第二人核对。正确安装注射器及泵管并排气，遵医嘱调节泵速。

（四）血管通路选择

依据血管活性药使用说明，必须由中心静脉置管泵入，首选侧腔泵入，泵药期间禁止由侧腔推注其他药物或抽血。如遇特殊情况必须由外周血管通路给药，遵医嘱执行，选择粗大血管，并充分稀释，密切观察局部有无渗出、缺血等表现。

（五）病情观察

记录用药时、给药后5分钟及调整药物剂量的血压、心率情况，如无改善应汇报医生调整剂量。

（六）更换药物及停用

更换血管活性药物引起血压波动者，使用双泵更换。药物24小时有效，泵管、三通及接头每天更换，更换过程中应避免送泵液体及药物中断对血压及心率造成影响。停用泵药后再次记录生命体征，如有异常及时汇报医生。

（七）血管活性药物使用流程

1. 启用

（1）连接泵管，安装注射器，排气键排气。

（2）设置微量泵参数。

（3）连接患者中心静脉导管侧腔或外周大静脉留置针（已连接送泵液体）。

（4）双人核对无误后启动微量泵。

2. 换泵

准备新药物→连接注射器与泵管→手动排气→确认管道中无气泡→安装注射器于微量泵→打开微量泵电源→持续按快进键排气，有 1～2 滴药液滴出→调节泵速，第二人核对患者信息、药名、药量、用法和速度→泵管连接三通装置→打开三通→按开始键启动泵药→评估患者生命体征→关闭待更换药物三通→按停止键，停止泵入 1 日药物。

3. 更换输液通路

（1）深静脉接口连接新无针输液接头（已用生理盐水排气），按照换泵流程更换血管活性药。

（2）暂停输液泵→迅速关闭调节器，取下原输液泵管并调节相同滴速→安装预冲新输液泵管→设置流速→连接无针输液接头并排气→关闭深静脉管端三通及原输液接头处管夹→迅速分离三通与无针输液接头→连接已预冲备用的无针输液接头→打开管夹及三通→启动输液泵。

（3）撤除原输液泵管、微量泵管、残余剩药，依次连接其他需更换的新泵药。更换过程中注意提前备好物品、药品，排气备用；操作应迅速，减少药物中断时间；密切观察患者生命体征变化，如病情危重无法耐受更换操作，需准备第二套微量泵组及药品，运行平稳撤除原有输液装置。

（八）观察用药反应及副作用

如遇抢救或特殊情况需从外周通路输注血管活性药，应密切观察穿刺点局部情况，如有渗出，立即终止输注，并参照药物外渗护理常规处理。向患者做好解释与宣教，必要时行书面沟通。

四、健康教育

（1）告知患者及其家属血管活性药物输注的注意事项，严禁私自调节药物输注速度。

（2）向患者及其家属讲解使用血管活性药物可能出现的不适症状，一旦出现不适症状应及时报告医师处理。

（3）嘱患者尽可能卧床休息，减少肢体活动以防药物外渗。

第十二章 使用镇痛镇静剂的护理

一、护理评估

（1）评估患者神志、瞳孔。

（2）评估患者生命体征：心率、血压、呼吸、血氧饱和度。

（3）评估患者胃肠道状况。

二、护理措施

（一）治疗护理

（1）严格根据医嘱安全、正确用药。

（2）密切观察药物效果，严密监测药物副反应。

（3）有规律地对患者的镇静、镇痛程度进行评估，做好记录。

（二）病情观察

（1）密切观察患者生命体征、神志、瞳孔的变化。

（2）用药护理。

①瑞芬太尼：需用微量泵定量给药；无机械通气情况下，禁止静推，防止呼吸抑制。用药期间监测 CPOT 评分、NRS 评分、FPS 评分。

②咪达唑仑：不良反应为嗜睡、镇静过度、喉痉挛等，长期静脉注射咪达唑仑，突然撤药可引起戒断综合征。清醒患者监测 RASS 评分，及时调整用药剂量。

③丙泊酚：为水溶性乳剂，用药时注意有无呼吸抑制，长期大剂量使用需监测血脂水平。

④盐酸吗啡：低血容量患者易引起低血压；使用大量吗啡可引起组胺释放，导致低血压和其他副作用。以下情况不宜使用：支气管哮喘、上呼吸道梗阻、颅内高压和颅内占位性病变、严重肝功能障碍、待产妇、1 岁以下婴儿。

（3）镇静镇痛评估。

①根据病情及评估结果遵医嘱调整镇痛镇静药的剂量，镇静患者使用 CPOT 评分，至少每日 1 次，RASS 评分至少每 2 h 评估 1 次，新入、外出检查回室、交接班、治疗前、镇痛镇静药物使用后 30 分钟、镇痛镇静药物调整后 30 分钟、病情变化时均需行 RASS 评分，以达到理想的镇痛镇静目标（CPOT 评分 0～1 分，RASS 评分 –2～0 分），特殊患者按医嘱执行。

②每日唤醒计划，每日镇静中断或轻度目标镇静，期间需严密监测，防止拔管。咪达唑仑、吗啡、丙泊酚可产生呼吸抑制作用，给药过程中应密切观察患者呼吸的频率、节律、幅度、声响等。定时查血气，了解有无缺氧和二氧化碳潴留。当呼吸频率＜ 10 次 / 分，胸廓运动变浅，血氧饱和度降低，应暂停镇静剂使用。

（4）谵妄评估：ICU 患者 RASS 评分 ≥ –2 分，建议使用 CAM-ICU 评分评估谵妄程度。

（5）呼吸道管理：患者咳嗽排痰能力减弱，尤其是呼吸机支持呼吸的患者，应评估呼吸道分泌物和肺部呼吸音情况，按需吸痰，保持呼吸道通畅。

（6）皮肤护理：检查患者皮肤受压情况，做好受压处的皮肤护理，勤翻身，加强肢体的被动锻炼，防止压力性损伤、深静脉血栓形成。

（7）评估镇痛镇静效果，防止意外事件发生。

（三）饮食护理

加强营养支持，注意胃肠蠕动情况，防止误吸。

（四）休息与活动

（1）根据病情使患者取适当卧位，肢体处于功能位。

（2）约束带适当约束，防止坠床。

（五）心理护理

及时与患者沟通，鼓励安慰患者。

（六）镇静药物的撤离

（1）严格根据医嘱，有计划递减镇静药剂量。

（2）撤药过程中，密切观察患者的反应，警惕患者出现戒断症状，保护患者安全。

三、健康教育

（1）向患者及其家属讲解镇痛镇静的重要性，消除其思想顾虑。

（2）告知家属镇静治疗后患者所处的状态，请家属积极配合治疗。

第十三章　肠内营养的护理

一、定义

（1）胃潴留又称胃排空延迟，是指胃内容物积聚未及时排空的异常状态。呕吐出 4 ～ 6 小时以前摄入的食物，或空腹 8 小时以上，胃内残余量＞ 200 mL 者，表示有胃潴留存在。

（2）胃残余量指胃内未排空的内容物的体积，组成成分包括唾液、胃液、十二指肠反流液和肠内营养液，可使用注射器经胃管抽出来衡量。

二、护理评估

（1）评估患者营养状态改善情况。

（2）评估患者每日出入量、热量、蛋白质平衡状况。

（3）评估患者有无恶心、呕吐、腹胀、腹泻等不耐受情况。

（4）评估患者有无误吸发生。

（5）评估患者的胃残余量。

（6）观察患者有无高血糖或低血糖表现。

三、护理措施

（1）需营养治疗的住院患者首选肠内营养。

（2）肠内营养支持途径有口服和管饲。

（3）选择合适的喂养管，喂养管放置后应经抽吸出消化液证实其在消化道内，影像（首选 X 线）确认为金标准。

（4）对于意识水平下降和吞咽障碍的患者，为预防反流及误吸，应由经胃管喂养及时改为经幽门后喂养。

（5）清洁度：配置营养液的容器须清洁、消毒后使用，营养液现配现用，配置的肠内营养制剂常温保存不超过 4 小时，超过 4 小时应置于冰箱冷藏，24 小时未用完应丢弃，成品肠内营养制剂根据产品说明保存。

（6）舒适度：妥善固定喂养管，防止移位及滑脱，避免损伤鼻、咽、食管；口腔护理至少 2 次 / 日。

（7）防堵管：鼻饲前后应以 20 ～ 30 mL 温水冲洗鼻饲管，以减少堵管和药物腐蚀管壁的风险。连续管饲时，至少每隔 4 小时用 20 ～ 30 mL 温水脉冲式冲管 1 次；一旦发现堵管，应及时用不小于 20 mL 的注射器抽温开水反复冲管，也可将胰酶溶于 5% 碳酸氢钠后冲管，尽可能避免使用机械化的导管疏通工具解决堵管，防止刺破管路引起消化道损伤。

（8）呕吐、腹胀、腹泻为患者喂养不耐受的主要临床表现（详见表 14），应采取以下预防措施防止胃潴留。

表 14　肠内营养耐受性评分表

项目	评分			
	0分	1分	2分	5分
腹痛、腹胀	无	轻度	感觉明显，会自行缓解或腹内压 15～20 mmHg	严重腹胀、腹痛感无法自行缓解，或腹内压 ≥ 20 mmHg
恶心、呕吐	无	有轻微恶心，无呕吐	恶心呕吐，但不需要胃肠减压或胃残余量＞250 mL	呕吐，需要胃肠减压或残余量＞500 mL
腹泻	无	稀便 3～5 次/天，量＜500 mL	稀便≥5 次/天，且量 500～1500 mL	稀便 5 次/天，且量≥1500 mL

注：评分对应的护理方案。

①0～3 分：继续肠内营养，维持原速度，对症治疗；

②3～5 分：继续肠内营养，减慢速度，2 小时后重新评估；

③5 分及以上：暂停肠内营养，重新评估或更换输入途径。

①抬高床头 30°～45°。

②如因低温导致的腹泻，建议使用肠内营养输液器专用加温器加热至 37～40 ℃，同时警惕烫伤的发生。

③使用营养泵持续输注营养制剂。

④建立幽门后喂养途径，如鼻肠管或胃造瘘、肠造瘘。

⑤监测胃残余量。

A. 肠内营养开始后 72 小时内监测胃残余量，4～6 h 监测 1 次，可使用 50～60 mL 注射器抽吸胃内容物判断残余量（使用超声检测更精确）；如患者无喂养不耐受的临床表现，72 小时后可无需常规监测胃残余量，如出现病情变化再重新评估及监测。

B. 胃残余量＞250 mL，使用幽门后喂养。

C. 24 小时胃残余量＜500 mL，不需停用肠内营养。

⑥遵医嘱应用促动力药物（甲氧氯普胺或红霉素）和（或）使用通便药物。

⑦一次性输注者，可用注射器缓慢注入喂养管，根据总量分次喂养，每次推注量不宜超过 400 mL；持续经泵输注者，开始肠内营养时设置营养液泵速 10～20 mL/h，注意监测腹部和胃肠道症状，如无异常情况可在 24～72 小时后缓慢增加至 80～100 mL/h。

⑧遵循浓度由低到高、容量由少到多、速度由慢到快的原则。

（9）防误吸：鼻饲时若病情允许应抬高床头 30°～45°，并在喂养结束后保持半卧位 30～60 分钟。意识障碍患者，尤其是神志不清或格拉斯哥昏迷评分＜9 分者及老年患者，鼻饲前翻身，并吸尽呼吸道分泌物。误吸高风险患者，应进行幽门后喂养。

（10）防止加重肠梗阻：尽可能缩短禁食状态的诊断性检查或操作，防止营养供给不足。

（11）肠内营养患者，尤其是危重症者，应密切监测血糖波动，目标血糖控制在 8～10 mmol/L，血糖超过 10 mmol/L 时遵医嘱使用胰岛素，血糖低于 3.8 mmol/L 遵医嘱处理。

四、健康教育

（1）帮助患者了解所输营养液的成分与效用，认识肠内营养的重要意义。

（2）指导患者进行功能锻炼。

第十四章　体外膜氧合的护理

一、定义

体外膜氧合（extracorporeal membrane oxygenation，ECMO）是以体外循环系统为基本设备，采用体外循环技术进行操作和管理的一种辅助治疗手段。ECMO是将静脉血从体内引流到体外，经膜式氧合器氧合后，再用血泵将血液灌入体内。临床上主要用于呼吸功能不全和（或）心脏功能不全的支持治疗。

二、护理评估

（一）安装前评估

（1）设备评估：驱动泵、氧合器、管路1套、变温水箱、监测系统等物品准备完好。遵医嘱选择合适的预冲液进行管路预充，确保预充好的管路无气泡并进行预循环备用。

（2）患者评估：评估患者自身心肺功能；置管部位皮肤有无疤痕、感染、血肿等；血管有无狭窄、钙化、畸形等情况；术前血流动力学及机械通气效果情况，确定ECMO辅助类型，签署ECMO知情同意书。建立2条以上静脉通路，配合医生行ECMO动静脉置管。遵医嘱抗凝前监测ACT值及血气分析。

（二）安装中评估

配合ECMO团队置管，双人确认管路连接无误后开始ECMO辅助支持，初期由于容量置换导致血液稀释和温度变化，此时注意血流动力波动情况。

（三）安装后评估

（1）神经系统检查与评估：神志、瞳孔、疼痛及镇痛、镇静等。

（2）呼吸系统护理评估：呼吸音、呼吸道情况及机械通气参数设置等。

（3）循环系统护理评估：生命体征、ECMO流量肢端末梢、血容量、尿量、红细胞比容、中心静脉压、皮肤温度。

（4）液体平衡状态护理评估：水肿程度、电解质、出入量、皮肤及营养情况。

三、护理措施

（一）严密观察出血情况，合理抗凝

（1）观察静脉通路、皮肤切开处、ECMO管道插管处、胃管、胸管或气管插管处、导尿管和脐带导管处及术野引流处有无活动性出血。

（2）发现活动性出血或渗出及时通知医师。

（3）输红细胞特别是血小板时，遵医嘱加大肝素剂量。

（4）防止出血措施。

①管理好 ECMO 所有的管路，如动静脉管路、下肢侧肢灌注管路，维护已有的静脉通路，避免插入新的静脉通路。

②尽量避免不必要的穿刺操作。

③在吸痰、口腔护理和鼻胃管插入过程中避免损伤黏膜。

④监测血小板计数、红细胞比容、ACT 和凝血指标。

⑤必要时选择并补充合适的血液制品，避免血液丢失。

（5）抗凝效果监测：在置入 ECMO 导管前，多数患者需以冲击剂量（50 ～ 100 U/kg）给药，此后在 ECMO 运行过程中持续静脉泵入，平均泵入剂量为 7.5 ～ 20.0 U/（kg·h），维持 ACT 和（或）APTT 为抗凝前基线水平的 1.5 倍。单一指标无法全面评估患者凝血功能，根据多个指标动态判断患者的出血、凝血及纤维蛋白溶解倾向。

（二）循环系统护理

（1）监测患者生命体征。

（2）血气分析：患者病情稳定后每 3 小时测 1 次。动脉血氧分压维持在 80 ～ 120 mmHg，动脉血二氧化碳分压维持在 35 ～ 45 mmHg。

（3）观察置管侧肢体末梢温度、末梢皮肤的颜色（红润、灰暗、花斑）、脉搏搏动情况，测量双下肢周径。

（4）脉搏（VA-ECMO，流量较大时可能摸不到）和使用有创动脉压检测波形。

（5）监测血容量（中心静脉压、体外循环静脉引流负压监测）。

（6）监测尿量、皮肤紧张度和电解质状态，有无水肿。

（7）血管活性药物管理："逐渐减、逐渐加"，根据病情输入一定剂量的血管活性药物。

（8）血压与动脉波形：ECMO 中平均动脉压不宜太高，维持在 50 ～ 60 mmHg 即可。注意检测脉压差（心脏容量与搏出）、动脉波形（心脏容量与有效搏出）、心电图（心肌恢复情况）、混合静脉氧饱和度（VA 达 75% ～ 80%），心脏能否进行有效搏出是 ECMO 成败的关键。

（9）维持红细胞比容：防止失血，输红细胞以维持红细胞比容在 30% ～ 35%。

（三）气体管理与机械通气护理

先将膜肺氧浓度设为 70% ～ 80%，气流量与血流量比为 1∶1，然后再根据血气进行调整。ECMO 中的机械通气可提高肺泡氧分压，降低肺血管阻力。常规低压、低频的呼吸治疗使肺得到休息。将呼气末正压调至较高水平，以防肺不张发生。具体参数：峰值压力为 20 ～ 25 cmH$_2$O，通气末正压为 8 ～ 12 cmH$_2$O，频率为 4 ～ 10 次/分，FiO$_2$ 为 21% ～ 50%，实施保护性肺通气策略，应根据实际情况调整模式和参数，定期膨肺。

（四）泵护理

定期使用高亮度光源照射检查离心泵，查看有无白色或黑色栓子附壁；离心泵有无异常声音，底座有无发热；流量与转数是否匹配，以便及早发现血栓。

（五）管道护理

（1）体外循环管道的护理。

①观察插管侧肢体末梢血运情况。

②应牢固固定管路，避免滑脱和扭折；操作负压管路系统之前，必须先停泵。

③勿直接通过体外循环回路采取血标本。

（2）静脉管路引血不畅时，管路可出现抖动；负压过高时易出现溶血；尽量避免操作负压管路系统，如需操作必须确保系统密闭，必要时先夹闭回路、停泵。

（六）消化系统护理

（1）定时进行胃肠道评估：是否有腹胀、腹部是否柔软，肠鸣音数量，对胃肠营养的耐受性。

（2）应用胃肠或胃肠外营养。

（3）保持大便正常性状。

（七）体温护理

通过体外循环系统变温器使患者的体温主动控制在 36～37 ℃。温度太高，机体耗氧增加；温度太低，易发生凝血和血流动力学紊乱。

（八）皮肤护理

（1）每天对患者进行全身擦浴和更换床单的同时进行全身皮肤检查。皮肤检查应包括静脉通路和 ECMO 动静脉管路插管部位。

（2）保持全身营养平衡和维持足够的组织灌注。

（3）长期仰卧的患者，应经常适度翻身，避免压疮的发生。

（九）预防感染

（1）加强病房管理，将患者置于单间病房，保持空气清洁；加强消毒隔离措施，限制人员进出，避免交叉感染；加强病房空气、地面、用物等消毒，定时做细菌培养。

（2）严格无菌操作，监测白细胞计数及体温变化，切口、各穿刺处按时换药，保持局部无菌干燥。

（3）使用呼吸机期间要严格无菌吸痰，做好呼吸道湿化，及时清理呼吸道分泌物，以防止痰液淤积和肺不张，预防呼吸机相关性肺炎。

（十）药物治疗

血管活性药的使用：充分发挥 ECMO 的辅助作用，减少并逐渐停用正性肌力药及血管活性药，让心肺得到充分休息。

（十一）膜肺更换

长时间进行 ECMO 治疗，如膜肺出现血浆渗漏、气体交换不良、栓塞，以及患者出现严重血红蛋白尿时应更换膜肺。

（十二）ECMO 撤除

（1）中空纤维膜肺一般持续使用 4 ～ 5 天，硅胶膜肺一般持续使用 6 ～ 15 天。

（2）ECMO 撤离标准。

①原发病已恢复或控制。

②ECMO 血流量 2 L/min 能维持生命体征稳定 24 ～ 48 小时。

③血流动力学稳定，无或少量血管活性药物应用脉压差不低于 20 mmHg（VA-ECMO 时评估）。

④呼吸机参数：$FiO_2 < 50\%$，$PEEP \leqslant 10 \, cmH_2O$，$Pplat < 25 \, cmH_2O$ 等。

（3）逐步调整强心药或血管活性药的剂量，降低氧合器气体流量，VA-ECMO 流量减至 10 ～ 20 mL /（kg·min）；当 VV-ECMO 流量减至 40 ～ 20 mL /（kg·min）时，可考虑停机。

（4）在终止 ECMO 1 ～ 3 小时后，病情稳定可拔管、撤离机器。

（5）缝合血管易产生气栓，且婴幼儿颈部、脑部血管对闭合一侧颈血管有强大的代偿力，因此对血管进行修复时大多将右颈总动脉和颈内静脉结扎。

（6）有下述情况应考虑终止 ECMO。

①不可逆的脑损伤。

②其他重要器官功能严重衰竭。

③顽固性出血。

④肺部出现不可逆损伤。

（十三）心理护理

关怀鼓励患者，对患者进行心理疏导，减轻患者的抑郁、焦虑和孤独情绪反应。

四、健康教育

（1）告知患者积极治疗原发病，避免诱因。

（2）帮助患者及其家属了解疾病的相关知识与治疗要点。

（3）嘱患者严格按医嘱服药，定期复查。

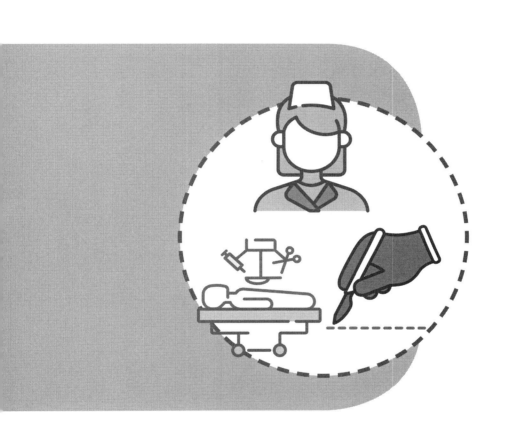

第三部分　特殊区域之手术室护理常规

第一章　手术患者术前访视

一、定义

术前访视是手术室护士的工作职责之一。通过术前访视建立护患之间的信任关系，提供与手术相关的知识和信息，能减轻和消除患者术前的焦虑、紧张和恐惧心理，增强安全感、信任感、依赖感和舒适度，并以最佳的心态积极配合手术。

二、术前访视目的

（1）缓解患者术前的焦虑紧张和恐惧心理，介绍手术、麻醉及护理的有关信息，提高患者对手术的应激能力，增强患者对手术的信心。

（2）通过术前访视，护士可掌握患者的基本情况和特殊需求，制订围术期护理计划，以便在围术期实施正确的护理。

（3）通过访视，促进护士对护理工作的研究、思考和探索，提高护理人员的业务水平。

三、术前访视时间

术前一日下午，时间 10 ～ 20 分钟。

四、术前访视内容

（1）全身情况评估：包括生命体征、身高、体重、营养状况、心理状态、皮肤完整性、血管情况、肝功能、肾功能；有无运动障碍、过敏史，体内有无金属植入物等。

（2）既往病史。

（3）现病史。

（4）术前宣教。

①告知患者手术的时间，向患者介绍手术配合护士及手术室的环境设备。

②告知患者手术配合要点及注意事项。

③告知患者进入手术室前的要求（如术前禁食禁饮时间；去掉首饰、假牙，勿化妆；勿将现金、手表等贵重物品带入手术室；穿医院配备的病员服）。

④告知患者手术体位及术中约束的要求。

⑤告知患者术中输液的部位。

五、术前访视要求

（1）手术室护士与患者交流使用普通话，采用通俗易懂的语言，避免方言。

（2）避免在患者吃饭和休息的时间段进行访视，时间不能过长，以免影响患者休息。

（3）访视时必须穿工作服，对患者提出的问题耐心解答；有关病情性质问题，请患者直接与手术医师沟通。

六、急诊患者术前访视

急诊手术的术前访视可通过电话了解患者的基本情况，对于直接从急诊转运的危重患者，如肝脾破裂、宫外孕等大出血休克的患者，与护送的医生或家属进行沟通。

第二章　术中护理

第一节　无菌技术

一、定义

无菌技术是指在医疗、护理操作中，防止人体和无菌物品、无菌区域被污染的操作技术。

二、术中无菌操作原则

（一）明确无菌概念，建立无菌区域

分清无菌区、相对无菌区、相对污染区的概念。无菌区内的物品都必须是灭菌合格的，无菌操作台面属无菌区，无菌操作台边缘以下的布单不可触及也不可再上提使用。任何无菌操作台或容器的边缘，以及手术台上穿着无菌手术衣者的背部、腰部以下和肩部均为相对无菌区，取用无菌物品时不可触及以上部位。无菌包破损、潮湿、可疑污染时均视为污染。

（二）保持无菌物品的无菌状态

手术中若手套破损或接触到污染物品，应立即更换无菌手套；无菌区的铺单若被浸湿，应及时更换或重新加盖无菌单；严禁跨越无菌区；若有污染或疑似被污染应按污染处理。

（三）保护皮肤和切口

皮肤消毒后贴皮肤保护膜，保护切口不被污染。切开皮肤和皮下脂肪层后，边缘应以盐水纱布垫遮盖并固定，或条件允许者建议使用切口保护套，显露手术切口。凡与皮肤接触的刀片和器械不应再用，延长切口或缝合前再次消毒皮肤，手术中途因故暂停时，切口应使用无菌巾遮盖。

（四）正确传递物品和调换位置

（五）减少空气污染，保持洁净效果

手术间门随时保持关闭状态；控制人员数量，减少人员流动，保持手术间安静；手术床应在净化手术间洁净气流形成的主流区域内，手术台安装基座中心点应为手术间长轴与短轴十字交叉点，手术床头侧床边距墙不小于 1.8 m，主要术野应位于送风面中心区域，回风口无遮挡。

第二节　手术体位

一、定义

标准手术体位是由手术医生、麻醉医生、手术室护士共同确认和执行，根据生理学和解剖学知识，选择正确的体位、器具和用品，充分显露术野，确保患者安全与舒适。标准手术体位包括仰卧位、侧卧位、俯卧位、截石位，其他手术体位都在标准体位基础上演变而来。

二、手术体位安置总则

在减少对患者生理功能影响的前提下，充分显露术野，保护患者隐私。

（1）保持人体正常的生理弯曲及生理曲线，维持各肢体、关节的生理功能体位，防止过度牵拉、扭曲及血管神经损伤。

（2）保持患者呼吸通畅、循环稳定。

（3）注意分散压力，防止局部长时间受压，保护患者皮肤完整性。

（4）正确约束患者，松紧度适宜，维持体位稳定，防止术中移位、坠床。

三、手术体位的摆放

（一）仰卧位

仰卧位是最常见的手术体位，是将患者头部置于枕上，双臂置于身体两侧或自然伸开，双腿自然伸直的一种体位，包括头颈后仰卧位、头高脚低仰卧位、头低脚高仰卧位、人字分腿仰卧位等。

1. 适用手术

头颈部、颜面部、胸腹部、四肢等手术。

2. 用物准备

头枕、上下肢约束带。根据评估情况另备肩垫、膝枕、足跟垫等。

3. 摆放方法

患者仰卧于手术床上，双上肢自然放于身体两侧，掌心朝向身体两侧，并用中单约束；双下肢伸直，膝下放膝枕，以免双下肢伸直时间过长引起神经损伤，距离膝关节上 5 cm 处用约束带固定，松紧适宜；头部置头枕并处于中立位置，头枕高度适宜，头和颈椎处于水平中立位置。根据手术部位及手术方式的不同摆放各种特殊的仰卧位。

4. 注意事项

（1）根据需要在骨突处垫保护垫，以防局部组织受压。

（2）上肢固定不宜过紧，预防骨筋膜室综合征。

（3）防止颈部过度扭曲，牵拉臂丛神经引起损伤。

（4）妊娠晚期妇女在仰卧时需适当左侧卧，以预防仰卧位低血压综合征。

（5）头低脚高仰卧位时，手术床头低脚高不宜超过 30°，防止眼部水肿、眼压过高及影响呼吸循环功能。

5. 特殊仰卧位

（1）头颈后仰卧位。

①适用手术：口腔、颈前入路等手术。

②摆放方法。

A. 利用体位垫摆放：肩下置肩垫（平肩峰），按需抬高肩部，颈下置颈垫，使头后仰达到颈部充分显露即可，不宜过度后仰。保持头颈中立位。

B. 利用手术床调节：头部置头枕，先将手术床调至头高脚低位，再按需降低头板形成颈伸位。

③注意事项。

A. 防止颈部过伸引起甲状腺手术体位综合征或术后肩背部强烈疼痛感。

B. 有颈椎病的患者，应在患者能承受的限度内摆放体位。

（2）头高脚低仰卧位。

①适用手术：腹腔镜下胆囊切除手术。

②摆放方法：患者平卧，安放脚挡；分别约束患者手臂及腿部；调节手术床头高脚低约 30°；必要时采取左倾斜位，调节手术床右高左低约 15°。

③注意事项。

A. 脚挡放置应贴合患者脚底。

B. 采用中单约束手臂，腿部使用 2 条约束带，分别固定于大腿下 1/3 处及小腿中部，避开腓骨小头以免压迫腓总神经。

C. 手术床头高脚低且不宜超过 30°，防止下肢深静脉血栓形成。

（3）头低脚高仰卧位。

①适用手术：妇科腹腔镜手术等。

②注意事项。

A. 放置肩挡板时，挡板内侧应避免压迫颈动静脉，同时应注意避开锁骨凸出部分，并予以保护。

B. 调节床面头低位约 15°～30°，避免角度过大、脏器压迫膈肌而影响手术。

（二）侧卧位

侧卧位是将患者向一侧自然侧卧，头部侧向健侧，双臂自然向前伸展，双下肢自然屈曲，前后分开放置，两腿间置体位垫，身体两侧给予支撑，使患者脊柱处于水平线上，保持生理弯曲的一种手术体位。

1. 适用手术

颞部、肺、食管、侧胸壁、侧腰部（肾及输尿管中、上段）、髋关节等部位的手术。

2. 用物准备

头枕、胸垫、固定挡板、下肢支撑垫、托手板及可调节托手架、上下肢约束带若干。

3. 摆放方法

（1）取健侧卧位，头下置头枕，高度平下侧肩高，使颈椎处于水平位置，距腋下 10 cm 处垫胸垫。

（2）术侧上肢屈曲呈抱球状置于可调节托手架上，远端关节稍低于近端关节。下侧上肢外展于托手板上，远端关节高于近端关节，共同维持胸廓自然舒展。肩关节外展或上举不超过 90°，两肩连线和手术台成 90°。

（3）腹侧用固定挡板支持耻骨联合，背侧用挡板固定骶尾部或肩胛区，共同维持患者 90° 侧卧位。

（4）双下肢约 45° 自然屈曲，前后分开放置，保持两腿呈跑步姿态屈曲位。两腿间用支撑垫承托上侧下肢，小腿及双上肢用约束带固定。

4. 注意事项

（1）标准侧卧位安置后，评估患者脊椎是否在一条水平线上，是否维持脊柱生理弯曲，下侧肢体及腋窝处是否悬空。颅脑手术侧卧位时，耳孔塞棉花防止消毒液进入；注意肩部肌肉牵拉是否过紧，肩带部位应用软垫保护，预防压力性损伤。

（2）防止健侧眼睛、耳郭及男性外生殖器受压。避免固定挡板压迫腹股沟导致下肢缺血和深静脉血栓形成。

（3）下肢固定带需避开膝外侧，用于距膝关节上方或下方 5 cm 处，防止损伤腓总神经。

（4）髋部手术侧卧位，评估患者胸部及下侧髋部固定的稳定性，避免手术中体位移动，影响术后两侧肢体长度对比。

（5）体位安置完毕及拆除挡板时妥善固定患者，防止坠床。

（6）安置肾脏、输尿管等腰部手术体位时，注意手术部位对准手术床背板与腿板折叠处，腰下置腰垫，调节手术床呈浅"Λ"形，使肾区显露充分。双下肢屈曲约 45°，错开放置，下侧在前，上侧在后，缝合切口前及时将腰桥复位。

（7）安置 45° 侧卧位时，患者仰卧，手术部位下沿手术床纵轴平行垫胸垫，使术侧胸部垫高约 45°；健侧手臂外展置于托手板上，术侧手臂用棉垫保护后曲肘成功能位固定于麻醉头架上；注意术侧上肢必须包好，避免肢体直接接触麻醉头架，导致电烧伤；手指外露以观察血运；保持前臂稍微抬高，避免肘关节过度屈曲或上举，防止损伤桡神经和尺神经。

（三）俯卧位

指患者俯卧于床面，面部朝下、背部朝上，保证胸腹部最大范围不受压、双下肢自然屈曲的体位。

1. 适用手术

颅后窝、颈椎后路、脊柱后入路、骶尾部、背部等手术。

2. 用物准备

俯卧位支架或弓形体位架、俯卧位体位垫、头架、上托手板、软枕、小软圈、约束带若干。

3. 摆放方法

（1）患者俯卧，头转向一侧或支撑于头架上（颅后窝、颈椎后入路手术）。

（2）胸部垫 1 个大软垫，尽量靠上，髂嵴两侧各垫 1 个软垫，使胸腹部呈悬空状，保持胸腹部呼吸运动不受限制，同时避免因压迫下腔静脉至回流不畅而引起低血压。

（3）双上肢平放、置于身体两侧，中单固定，或自然弯曲置于头两侧，用约束带固定。

（4）双足部垫 1 个大软垫，使踝关节自然弯曲下垂，防止足背过伸引起足背神经拉伤。较瘦弱的患者，双膝下各垫 1 个小软圈，防止压伤膝关节部皮肤；骶尾部手术、痔手术，摇低手术床尾约 60°，分开两腿，以便充分显露术野。男性患者防止阴茎、阴囊受压。

4. 注意事项

（1）轴线翻身时需要至少 4 名医护人员配合完成，步调一致。

（2）眼部保护时，应确保双眼眼睑闭合，避免角膜受伤，受压部位避开眼眶、眼球。

（3）妥善固定各引流管，粘贴心电监护电极片的位置应避开俯卧位时的受压部位。

（四）截石位

指患者仰卧、双腿放置于腿架上，臀部移至床边，最大限度地暴露会阴部的体位。

1. 适用手术

肛门、尿道、会阴部、经腹会阴联合切口、阴道手术、经阴道子宫切除、膀胱镜检查、经尿道前列腺电切割等手术。

2. 用物准备

支腿架 2 个、托手架 1 个、棉垫 2 块、绷带 2 卷、小软垫 1 个、胶单 1 张。

3. 摆放方法

（1）患者仰卧，两腿屈髋，小腿置于支腿架上，腿与支腿架之间垫 1 块棉垫，保持平整，防止皮肤压伤，绷带缠绕固定，不宜过紧，以双腿不下滑为度。

（2）两腿高度为仰卧时屈髋的高度，腘窝自然弯曲下垂；双下肢外展 < 90°，过大可引起大腿内收肌拉伤。

（3）将膝关节摆正，不要压迫腓骨小头，以免引起腓总神经损伤，致足下垂。

（4）取下或摇下手术床尾，臀部移至手术床缘，腰臀下垫 1 块小软垫或将手术床后仰15°，有利手术操作。可于臀下垫 1 张胶单，以防冲洗液浸湿手术床。

（5）一侧手臂置于身旁，中单余边固定于床垫下，另一侧手臂可固定于托手板上供静脉输液。

4. 注意事项

（1）摆放截石位时，支腿架外侧要垫软垫，支腿架不宜过高，大腿与躯干纵轴呈90°～100°，腿托应托小腿肌肉丰满部位，与小腿平行，膝关节弯曲 90°～100°，双下肢外展＜90°。

（2）注意观察患者下肢的血供、皮温，术中提醒医生不要将双手或身体压在患者的下肢，发现体位松动及时纠正。

（五）坐位

1.局部麻醉坐位手术

（1）适用手术：鼻中隔矫正、鼻息肉摘除、局麻扁桃体手术等。

（2）用物准备：手术座椅或使用手术床的座位功能、立式手术灯。

（3）摆放方法。

①患者坐在手术椅上，调整好头架位置，头置于头架上，保持固定，两手扶住手术椅把手。

②患者坐在手术床上，将手术床头端摇高75°，床尾摇低45°，整个手术床后仰15°，使患者屈膝半坐在手术床上，双上肢自然下垂，中单固定。

2.全身麻醉坐位手术

（1）适用手术：颅后窝、颈椎后路手术。

（2）用物准备：脑科专用手术床及脑科头架、弹力绷带及绷带各2卷，棉垫数块，腹带1条（宽20 cm，长200 cm），腹带正中内置1条（宽18 cm、长45 cm、厚3 cm的海绵）。

（3）摆放方法。

①于肋缘下方缚腹带，并缚于手术床背板上，松紧以勉强伸进4个手指为宜，可防止摆放体位时左右摇动，并减少内脏血液流动，保证患者坐起后回心血量的供应。

②弹力绷带缠绕双下肢，减少双下肢血流，防止因回流不畅致肿胀；同时增加回心血量，维持患者的血压。

③双耳塞棉花，双眼涂金霉素眼膏，并用纱布遮盖。

④缓慢升起手术床背板80°，约20分钟完全坐起。

⑤前额颞部上头架，呈低头、前屈位，伸直枕颈部。

⑥双上肢向前自然弯曲，用棉垫、绷带固定。

3.注意事项

升手术床背板，每升起15°，注意监测患者生命体征变化，随时调整手术床角度；安装头架，注意避免气管、颈部血管受压或扭曲。头部旋转程度根据手术具体部位而定。

第三节　手术隔离技术

一、定义

（1）手术隔离技术：外科手术过程中采取的一系列隔离措施，将肿瘤细胞、种植细胞、污染源、感染源等与正常组织隔离，以防止或减少肿瘤细胞、种植细胞、污染源、感染源的脱落、种植和播散的技术。

（2）无菌区域：指经过灭菌处理而未被污染的区域。

（3）隔离区域：在外科手术时，凡接触空腔脏器、肿瘤组织、内膜异位组织和感染组织等的器械、敷料均视为污染，这些被污染的器械和敷料所放置的区域即为隔离区域。

二、手术隔离技术操作流程

（一）建立隔离区域

明确有瘤、污染、感染、种植概念；在无菌区域建立明确的隔离区域；隔离器械、敷料放置在隔离区域，分清使用，不得混淆。

（二）隔离前操作

切口至器械台加铺无菌巾，以保护切口周围及器械台面，隔离结束后撤除。

（三）隔离操作

1.隔离开始

明确进行肿瘤组织切开时；胃肠道、呼吸道、宫腔、阴道、食管、肝胆胰、泌尿道等手术穿透空腔脏器时；组织修复、器官移植手术开始时即为隔离开始。

2.隔离操作原则

（1）被污染的器械、敷料应放在隔离区域内，避免污染其他物品，禁止再用于正常组织。

（2）切除部位断端应用纱布垫保护，避免污染周围。

（3）术中吸引应保持通畅，随时吸除外流的内容物，吸引器头不可污染其他部位，根据需要及时更换吸引器头。

（4）擦拭器械的湿纱布垫只能用于擦拭隔离器械。

（5）已洗手护士的手不能直接接触污染隔离源（隔离器械、隔离区域、隔离组织）。

（6）预防切口种植或污染的措施，包括取出标本建议用取物袋，防止标本与切口接触，取下的标本置于专用容器。

（四）隔离后操作

立即撤下隔离区内的物品，包括擦拭器械的湿纱布垫，用未被污染的容器盛装冲洗液彻底清洗术野；被污染的无菌手套、器械、敷料等要立即更换；重置无菌区，切口周围加盖无菌单。

第三章　胃肠腺体外科手术配合

第一节　甲状腺次全切除手术配合

一、适应证

甲状腺瘤、甲状腺功能亢进症。

二、麻醉方式

全身麻醉。

三、手术体位

头颈后仰卧位，垫高肩部，头后仰。

四、器械、敷料、用物准备

（1）器械：甲状腺包，必要时用甲状腺特殊器械。

（2）敷料：腹部敷料包。

（3）用物。

①常规用物：刀片、电刀笔、缝合针、丝线、吸引管、灭菌橡胶外科手套、一次性注射器、纱布块、纱布垫、引流管装置、切口保护器。

②特殊用物：可吸收缝线、超声刀、神经监测气管插管、神经监测探针、双极电凝。

五、手术配合

（1）术前连接好神经监测仪。

（2）常规清点器械、敷料、用物数目，消毒皮肤，铺巾。

（3）切开皮肤、皮下组织：用23#刀片于胸骨上切迹上方2横指处沿皮纹做弧形切口，切开皮肤、皮下组织，干纱布垫拭血，电凝止血。

（4）切开颈阔肌：皮钳提起上皮缘，电刀笔分离颈阔肌皮瓣，上至甲状软骨，下至胸骨颈静脉切迹，两侧到胸锁乳突肌缘。7#丝线、△8×20分别缝合上下颈阔肌边缘至孔巾上，牵引颈阔肌，方便暴露术野。

（5）切开颈白线：2把中弯钳提起正中线两侧筋膜，电刀笔切开颈白线，电凝止血或1#丝线、○6×14缝扎止血。

（6）切断颈前肌（视甲状腺大小决定牵开或横向切断甲状腺前肌群）：2把中弯钳提夹甲状腺前肌，电刀笔切开，电凝止血或用1#丝线结扎或缝扎。

（7）由上极至下极游离甲状腺组织。

①缝扎甲状腺作牵引：递甲状腺拉钩拉开甲状腺前肌，7#丝线、○8×20缝扎甲状腺，做牵引。

②分离甲状腺组织：超声刀分离甲状腺组织时，使用神经监测仪实时监测，注意喉返神经与甲状腺组织的位置关系，以免误伤喉返神经。

③分离甲状腺上下动脉、静脉，结扎后切断。使用神经监测仪探测喉返神经，递小直角钳，中弯钳带1#丝线引过结扎，远端用2把中弯钳将血管夹住后切断，超声刀凝血，近端用1#丝线结扎。

（8）切断甲状腺峡部：递中弯钳贴气管前壁分离甲状腺峡部，先用1#或4#丝线结扎，再用15#圆刀切断。

（9）切除甲状腺：递直蚊氏钳数把钳夹甲状腺四周，15#圆刀沿基底部切除甲状腺，保留甲状腺后包膜，1#丝线结扎止血或4-0#可吸收缝线间断缝合腺体残端止血。

（10）同法切除另一侧甲状腺。

（11）冲洗伤口，放置并固定引流管装置。

（12）清点器械、敷料、用物数目，用可吸收缝线逐层缝合颈阔肌、皮下组织、皮肤。

（13）覆盖切口：酒精纱布块擦拭切口皮肤，无菌敷料覆盖切口。

第二节　腹腔镜下经口入路甲状腺切除手术配合

一、适应证

有较强美容需求且符合以下条件的患者。

（1）甲状腺良性结节，最大直径≤4 cm，对于囊性为主的良性结节，有条件的中心可以适当放宽指征。

（2）分化型甲状腺癌，肿瘤直径≤2 cm，且无颈侧区淋巴结转移或全身远处器官转移，无影像学中央区淋巴结转移提示，或转移淋巴结直径≤2 cm且未融合固定。

（3）Ⅱ°以下肿大的原发性甲状腺功能亢进症。

（4）最大直径≤4 cm的胸骨后甲状腺肿。

二、麻醉方式

全身麻醉。

三、手术体位

头颈后仰卧位，垫高肩部，头后仰。

四、器械、敷料、用物准备

（1）器械：甲状腺包、腔镜甲状腺器械、带锁无损伤抓钳、气管拉钩。

（2）敷料：腹部敷料包。

（3）用物。

①常规用物：刀片、电刀笔、缝合针、丝线、吸引管、灭菌橡胶外科手套、一次性注射器、纱布块、纱布垫、引流管装置、医用无菌防护套。

②特殊用物：甲状腺穿刺器套装、压舌板、可吸收缝线、超声刀、神经监测气管插管、专用双极电凝、注水器、手控式单极电凝钩、脑棉片。

五、手术配合

（1）需术中神经监测者，使用神经监测气管插管，术前连接好神经监测仪。

（2）常规清点器械、敷料、用物数目，消毒皮肤、口腔并铺巾。

（3）连接设备：洗手护士协助手术医生将摄像头线、导光束、气腹管、吸引管、超声刀线整理好递予巡回护士连接设备，并把操作端固定在手术台上。

（4）建立观察孔与操作：于唇系带前方远离牙龈根部 5 mm 以上，做长约 2 cm 横向观察孔切口。注入膨胀液，观察孔切口置入直径 10 mm 皮下分离器向胸骨方向钝性分离，退出皮下剥离棒至甲状软骨上缘水平，再分别向两侧胸锁关节方向钝性分离，置入 10 mm 穿刺器（Trocar），注入 CO_2 气体。双侧操作孔于双侧第一前磨牙根部水平颊黏膜做两处 5 mm 纵向切口，观察孔置 10 mm 30° 镜头，在腔镜直视引导下用 5 mm 带芯 Trocar 朝向两侧胸锁关节方向并紧贴下颌骨骨面直接钝性分离操作孔隧道。左侧置入无损伤抓钳，右侧置入电凝钩或超声刀，沿着颈阔肌深面，进一步游离皮瓣，扩大手术操作空间，下方达胸骨上窝，两侧至胸锁乳突肌。

（5）切除肿瘤。

①探查：用超声刀切开颈白线，暴露甲状腺，腔镜下探查，腺叶内注入纳米碳染色。

②离断甲状腺峡部：显露甲状腺后确定甲状软骨位置，离断甲状腺峡部，自上而下显露气管，置入专用拉钩，显露颈血管鞘，利用术中神经监测完成 V_1 信号检测。

③分离甲状腺组织：用超声刀分离甲状腺组织，分离甲状腺组织时，用神经监测仪实时监测，注意喉返神经与甲状腺组织的位置关系，以免误伤神经。

④分离甲状腺上下动脉、静脉，切断：使用神经监测仪探测喉返神经，用超声刀分离甲状腺上下动脉、静脉，完整切除甲状腺组织。

⑤同法切除另一侧甲状腺。

（6）取出标本：通过中间观察孔穿刺器置入标本袋，完整取出标本。

（7）冲洗伤口，放置引流管：手术创面用大量温灭菌注射用水冲洗，避免肿瘤细胞种植。检查创面有无活动性出血并止血。甲状腺窝放置引流管经锁骨上窝引流。

（8）清点器械、敷料、用物数目，用可吸收缝线分别缝合颈白线、切口。

（9）覆盖切口：用酒精纱布块擦拭切口皮肤，无菌敷料覆盖切口。

第三节　腹腔镜下经乳晕入路甲状腺癌根治手术配合

一、适应证

（1）甲状腺良性肿瘤最大直径不超过 4 cm，囊性为主的良性肿瘤可以适当放宽指征。

（2）需要手术的甲亢患者，甲状腺肿大应不超过Ⅱ度，单侧腺体重量评估＜ 60 g；分化型甲状腺癌直径不超过 2 cm，且未侵犯邻近器官。

二、麻醉方式

全身麻醉。

三、手术体位

头颈后仰卧位，垫高肩部，头后仰。

四、器械、敷料、用物准备

（1）器械：甲状腺包、腔镜甲状腺器械、带锁无损伤抓钳。

（2）敷料：腹部敷料包。

（3）用物。

①常规用物：刀片、电刀笔、、丝线、吸引管、灭菌橡胶外科手套、一次性注射器、纱布块、纱布垫、引流管装置、医用无菌防护套。

②特殊用物：甲状腺穿刺器套装、可吸收缝线、超声刀、神经监测气管插管、神经监测多功能分离钳、手控式单极电凝钩、脑棉片。

五、手术配合

（1）使用神经监测气管插管，并连接好监测仪。

（2）常规清点器械、敷料、用物数目，消毒皮肤并铺巾。

（3）连接设备：洗手护士协助手术医生将摄像头线、导光束、气腹管、吸引管、超声刀线整理好递予巡回护士连接设备，并把操作端固定手术台上。

（4）建立观察孔与操作孔：长针头在预设胸壁隧道处作皮下注射注入肿胀液，观察孔切开皮肤 10 mm，操作孔切口 5 mm，用皮下分离器向胸骨上窝做直线隧道，至胸骨柄前方汇合，适当扩大胸骨前的汇合处，经观察孔置入 10 mm Trocar，气腹压力维持在 6 mmHg，置入 30°腔镜，直视下置入两侧操作孔的 5 mm Trocar。超声刀在颈阔肌深面游离，上至甲状软骨，两侧至胸锁乳突肌外缘。

（5）切除肿瘤。

①探查：用超声刀切开颈白线，暴露甲状腺，腔镜下探查，腺叶内注入纳米碳染色。

②离断甲状腺峡部：显露气管，在甲状腺峡部与气管之间的疏松组织间隙进行分离，自下向上分离并切断甲状腺峡部，切开甲状腺悬韧带，显露环甲间隙，拉钩牵拉颈前肌群，显

露颈鞘，在颈总动脉和颈内静脉之间使用神经监测进行刺激，测量 V_1 信号。

③离断甲状腺下极血管：向内上牵引甲状腺，沿甲状腺下极，紧贴甲状腺组织凝闭切断甲状腺下动脉的 2～3 级分支及伴行静脉，将甲状腺逐渐向上翻起，游离下 1/3 腺体，凝闭离断甲状腺中静脉，便于显露喉返神经。

④喉返神经及甲状旁腺的显露与功能保护：将甲状腺向上方牵引，显露气管食管间沟，用十字交叉法和神经监护刺激电极进行定位，寻找喉返神经，定位喉返神经后全程显露神经主干，向上显露至入喉处。在分离过程中注意保护神经，避免能量器械的热灼伤及机械损伤。

⑤离断甲状腺上极血管：向外下牵引甲状腺，调整拉钩显露甲状腺上极，打开环甲间隙继续分离，向外侧牵拉甲状腺，显露甲状腺上极血管，用神经监测多功能分离钳分离和监测喉上神经，避免损伤喉上神经，紧贴甲状腺上极移行凝闭甲状腺上极血管，较粗的血管也可以使用钛夹或可吸收夹。

（6）切除腺体：离断甲状腺峡部及上极、下极之后，将腺体向内侧牵拉，在保护喉返神经及避开甲状旁腺的情况下用超声刀离断甲状腺悬韧带。操作过程中需注意保护入喉处的喉返神经。

（7）淋巴结清扫：需清扫甲状腺、气管周围和喉返神经周围淋巴结。

（8）标本的取出：通过观察孔穿刺器置入标本袋，完整取出标本。

（9）冲洗伤口，放置引流管：手术创面用大量温灭菌注射用水冲洗，避免肿瘤细胞种植。检查创面有无活动性出血并止血，甲状腺窝放置引流管经乳晕边缘切口引出。

（10）清点器械、敷料、用物数目，用可吸收缝线缝合颈白线、切口。

（11）覆盖切口：酒精纱布块擦拭切口皮肤，无菌敷料覆盖切口。

第四节　腹腔镜下阑尾切除手术配合

一、适应证

急慢性阑尾炎和阑尾黏液囊肿。

二、麻醉方式

全身麻醉。

三、手术体位

头低脚高仰卧位。

四、器械、敷料、用物准备

（1）器械：开腹腹腔镜包、胃肠腔镜器械包、10 mm 腹腔摄像镜头。

（2）敷料：腹部敷料包。

（3）用物。

①常规用物：刀片、缝合针、丝线、吸引管、灭菌橡胶外科手套、一次性注射器、纱布块、纱布垫、引流管装置、医用无菌防护套。

②特殊用物：医用无菌防护套 2 个、单极电凝钩、穿刺器（10 mm、5 mm）、一次性结扎夹。

五、手术配合

（1）常规清点器械、敷料、用物数目，消毒皮肤并铺巾。

（2）连接设备：洗手护士协助手术医生将摄像头线、导光束、气腹管、吸引管、单极电凝线整理好递予巡回护士连接设备，并把操作端固定在手术台上。

（3）建立操作通道：递 11# 刀片，用 2 把布巾钳提起皮肤，将气腹针置入腹腔，连接气腹管，建立气腹，气腹压力为 13 ～ 15 mmHg。取出气腹针，经切口旋转置入 10 mm Trocar，调整患者体位为头低足高、左低右高位。腹腔镜镜头直视下分别在腹正中耻线上约 3 cm 置入 5 mm Trocar，反麦氏点置入 10 mm Trocar。

（4）镜下探查腹腔、寻找阑尾：递腔镜吸引器、腔镜肠钳。

（5）处理阑尾系膜、阑尾动脉：递腔镜分离钳 2 把、4# 丝线（长度 12 cm）或用一次性结扎夹于阑尾根部结扎阑尾动脉、阑尾静脉，递电凝钩沿阑尾切断阑尾系膜及阑尾动脉至根部。

（6）处理阑尾根部：在距离阑尾根部 0.5 cm 处使用 4# 丝线结扎或用一次性结扎夹结扎阑尾根部，再于结扎线上方进行二次结扎，递腔镜线剪处理线尾，递单极电凝钩或剪刀切断阑尾并处理阑尾残端，递抓钳使用标本袋将阑尾取出，检查标本袋的完整性。

（7）冲洗腹腔、放置引流管：递吸引器吸出积液、积脓，进行术区冲洗。检查术区有无出血、渗血、损伤，必要时放置并固定引流管装置。

（8）清点器械、敷料、用物数目，逐层缝合。

（9）覆盖切口：酒精纱布块擦拭切口皮肤，无菌敷料覆盖切口。

第五节　乳腺癌改良根治手术配合

一、适应证

乳腺肉瘤、非浸润性乳腺癌或 I 期浸润性乳腺癌、II 期乳腺癌临床无明显腋窝淋巴结肿大（必要时行静脉输液港装置术）。

二、麻醉方式

全身麻醉。

三、手术体位

仰卧位。

四、器械、敷料、用物准备

（1）器械：乳腺包。

（2）敷料：腹部敷料包。

（3）用物。

①常规用物：刀片、电刀笔、缝合针、丝线、吸引管、灭菌橡胶外科手套、一次性注射器、纱布块、纱布垫。

②特殊用物：引流装置、可吸收缝线（3-0$^\#$、4-0$^\#$）、皮肤缝合器；必要时备输液港用物，包括输液港 1 套、500 mL 生理盐水＋肝素钠 1 支、医用无菌防护套、B 超、10 mL 注射器。

五、手术配合

（一）输液港装置术（必要时）

（1）常规清点器械、敷料、用物数目，消毒皮肤并铺巾。

（2）B 超探查静脉位置。

（3）准备输液港及导管：用肝素钠生理盐水浸泡输液港及导管，用肝素钠生理盐水充满注射针及导管管腔。

（4）置管：用穿刺针自锁骨下缘锁骨中外 1/3 处进入锁骨下静脉，并在导丝的指引下将导管放入血管，导管留置到位后，建立皮下隧道和皮袋，留置植入式静脉输液港注射座，用 4-0$^\#$ 可吸收缝线固定注射座。

（5）清点敷料、器械、缝合针等数目，用 4-0$^\#$ 可吸收缝线逐层缝合。

（6）覆盖切口。酒精纱布块擦拭切口皮肤，无菌敷料覆盖切口。

（二）乳腺癌改良根治术

（1）常规清点器械、敷料、用物数目，消毒皮肤，铺巾。

（2）切开皮肤、皮下组织。递23#刀片距离癌肿边缘4～5 cm做一纵形或梭形切口，切开皮肤、皮下组织。用干纱布垫拭血，电凝止血。

（3）分离乳腺腺体：有齿镊分离皮缘后递皮钳或直钳数把提夹皮缘，电刀笔分离皮瓣，上界为锁骨下缘，下界达肋弓处，内侧界达胸骨，将乳腺从胸大肌筋膜浅面分离。干纱布垫压迫止血，递甲状腺拉钩暴露术野。

（4）清除胸小肌筋膜和胸肌间淋巴结：递皮钳将乳腺组织向外牵拉，用中弯钳、23#刀片锐性分离或电刀笔分离，1#丝线结扎或电凝止血，温盐水纱布垫覆盖胸壁创面。清除胸小肌筋膜和胸肌间淋巴结。

（5）分离腋静脉、周围的脂肪及淋巴结：递甲状腺拉钩牵开显露，用中弯钳、组织剪分离腋静脉、周围的脂肪及淋巴结，钳夹腋动脉的分支、腋静脉属支，1#丝线结扎。

（6）清除淋巴结：递方钩牵开显露，切除乳腺、胸肌间淋巴结、腋淋巴结，用弯蚊氏钳钳夹出血点，1#丝线结扎。

（7）用温灭菌注射用水冲洗切口，放置并固定引流管装置，创面止血。

（8）清点器械、敷料、用物数目，用可吸收缝线逐层缝合。

（9）覆盖切口：酒精纱布块擦拭切口皮肤，无菌敷料覆盖切口。

第六节　腹股沟斜疝修补手术配合

一、适应证
易复性和难复性斜疝。

二、麻醉方式
全身麻醉。

三、手术体位
仰卧位。

四、器械、敷料、用物准备
（1）器械：甲状腺包。

（2）敷料：腹部敷料包（3-6敷料包）。

（3）用物。

①常规用物：刀片、电刀笔、缝合针、丝线、吸引管、灭菌橡胶外科手套、一次性注射器、纱布块、纱布垫。

②特殊用物：可吸收缝线、疝补片或疝网塞，必要时备超声刀、疝枪。

五、手术配合

（1）常规清点器械、敷料、用物数目，消毒皮肤并铺巾。

（2）切开皮肤、皮下组织：在脐疝基底部做横向切口或纵向菱形切口，切开皮肤、皮下组织，往深处分离直至腹直肌前鞘筋膜。

（3）游离疝囊：围绕脐疝周围进行分离，充分显露腹直肌前鞘筋膜，提起脐疝部的皮肤、皮下组织及疝内容物，围绕脐环，清除筋膜前的脂肪结缔组织，直至疝囊颈部。

（4）回纳疝内容物：在接近疝囊基底部用刀切开，使脐部皮肤与疝囊分开，用长镊将疝内容物回纳。

（5）放置疝补片或疝网塞：分离出腹直肌前鞘、腹直肌和腹膜，切除疝被盖，放置疝补片或疝网塞，用疝枪固定可吸收缝线将腹膜缝合，筋膜折叠缝合。

（6）清点器械、敷料、用物数目，用可吸收缝线逐层缝合。

（7）覆盖切口：用酒精纱布块擦拭切口皮肤，无菌敷料覆盖切口。

第七节　胃大部分切除手术配合

一、适应证

胃癌，胃溃疡、十二指肠溃疡严重者。

二、麻醉方式

全身麻醉。

三、手术体位

仰卧位。

四、器械、敷料、用物准备

（1）器械：胃包、胃肠特殊器械。

（2）敷料：腹部敷料包。

（3）用物。

①常规用物：刀片、电刀笔、缝合针、丝线、吸引管、灭菌橡胶外科手套、一次性注射器、纱布块、纱布垫、引流管装置、切口保护器。

②特殊用物：可吸收缝线（1#、3-0#、4-0#）、2-0# 不可吸收缝线、管型吻合器、直线切割吻合器、荷包钳、悬吊拉钩、超声刀。

五、手术配合

（1）常规清点器械、敷料、用物数目，消毒皮肤并铺巾。

（2）探查：取上腹部正中切口，常规进入腹腔，探查病变部位，决定手术方式并放置悬吊拉钩。

（3）游离胃大弯：用深拉钩暴露术野，分离大小网膜，游离胃大弯，将胃提起，大弯稍左处选出一无血管区，剪开胃结肠韧带，钳夹、切断并结扎胃网膜血管通往胃壁的各分支。

（4）游离胃网膜：沿胃大弯向左游离至胃网膜左血管邻近无血管区的最后 1～2 个分支，再向右结扎并切断胃网膜右血管各分支，直至幽门部。用剪刀将右侧胃后壁与横结肠系膜、胰腺之间及胃结肠韧带与横结肠系膜之间的粘连分开。

（5）游离胃幽门部：将胃向上翻开，结扎并切断走向胃幽门部的各分支。剪开肝胃韧带，结扎胃右动脉，将胃翻向左侧，游离胃小弯及胰腺之间的粘连。

（6）分离十二指肠球部：结扎并切断胃十二指肠动脉的分支，用 2 把库克钳在近幽门处夹住十二指肠，并在两钳间切断，碘伏纱布消毒残端，胃残端用纱布垫包裹。十二指肠残端（毕 I 式吻合时，纱布垫覆盖；毕 II 式吻合时，直线切割吻合器闭合或 1# 丝线缝合关闭残端）。

（7）结扎胃左动脉：将胃向下方牵引，向左切断肝胃韧带，结扎胃左动脉，清除胃小弯的脂肪便于缝合。

（8）切除胃部分：在胃大弯侧夹 2 把库克钳，小弯侧夹 1 把直库克钳并用直线切割吻合器闭合或 4# 丝线缝合，将标本移除，碘伏纱布消毒残端，小弯侧闭合的残端用 3-0# 或 4-0# 可吸收缝线缝合浆肌层。

（9）胃肠道重建：将十二指肠残端用荷包钳及 2-0# 不可吸收缝线缝制荷包，将涂有医用润滑油的"抵钉座"置入肠管，放开胃残端，吸净胃内容物，用碘伏纱布块消毒，并用吻切组件将胃后壁与十二指肠残端吻合。将大弯侧残端用直线切割吻合器闭合，并用 3-0# 或 4-0# 可吸收缝线缝合浆肌层。用 3-0# 或 4-0# 可吸收缝线缝闭后腹膜与肠系膜的空隙。

（10）冲洗腹腔、放置引流管：用温生理盐水冲洗腹腔，检查术野有无出血，安置并固定引流管装置。

（11）清点器械、敷料、用物数目，用 1# 可吸收缝线逐层缝合。

（12）覆盖切口：酒精纱布块擦拭切口皮肤，无菌敷料覆盖切口。

第八节　开腹胃癌根治手术配合

一、适应证

原发性胃癌的 I 期、II 期、III 期、IV 期（除 M），伴有胃周围区域淋巴结转移的原发性胃恶性淋巴瘤。

二、麻醉方式

全身麻醉。

三、手术体位

仰卧位。

四、器械、敷料、用物准备

（1）器械：胃包，必要时可用胃肠特殊器械。

（2）敷料：腹部敷料包。

（3）用物。

①常规用物：刀片、电刀笔、缝合针、丝线、吸引管、灭菌橡胶外科手套、一次性注射器、纱布块、纱布垫、引流管装置、切口保护器。

②特殊用物：可吸收缝线（1#、3-0# 或 4-0#）、悬吊拉钩、超声刀、胃癌方盒、直线切割吻合器、管型吻合器、荷包钳、2-0# 不可吸收缝线。

五、手术配合

（1）常规清点器械、敷料、用物数目，消毒皮肤并铺巾。

（2）探查：取中上腹部正中切口，上至剑突下，下至脐下约 3 cm，逐层进腹后分离腹腔内粘连，探查腹腔，决定手术方式。

（3）离断胃结肠韧带：在横结肠上缘剪开胃结肠韧带，游离横结肠系膜，向上至胰腺下缘，再分离胰腺包膜至胰腺上缘。在离断胃网膜右动脉时，将胃网膜右动脉自胰十二指肠动脉分支根部离断结扎，清除第 6A、6V 组淋巴结。

（4）离断胃右动脉：在十二指肠上缘切开小网膜，离断胃右动脉，清除第 12、第 5、第 8 组淋巴结。离断十二指肠时，在幽门右侧约 3 cm 处用直线切割吻合器离断十二指肠，用可吸收缝线 3-0# 或 4-0# 八字缝合加固十二指肠残端。离断胃左动脉，清扫肝十二指肠韧带淋巴结和腹腔动脉周围淋巴结，切断胃左动脉、静脉，清除第 7、第 9、第 11 组淋巴结，过程中切断迷走神经前、后支。

（5）游离胃小弯：游离胃小弯侧，直至贲门右侧，沿胃壁向下分离，清扫第 1、第 3 组淋巴结。离断远端胃时，于小弯侧贲门下 4 cm、大弯侧第二支胃短血管上方离断胃（距肿瘤上缘约 8 cm）。探查肝总动脉、脾动脉、门静脉及肠系膜上静脉。

（6）空肠－空肠吻合：距 Treitz 韧带 20 cm 处的空肠，预作为胃空肠吻合口，经此口用适宜型号管型吻合器在距胃空肠吻合口下约 10 cm 处行空肠近端和远端侧－侧吻合。胃－空肠吻合时，经上述预设胃空肠吻合口，于结肠前行胃空肠吻合（近端对胃大弯）。用适宜型号吻合器经残胃切口插入与空肠吻合，缝合加固吻合口，再将胃管插入输入端约 5 cm。

（7）闭合胃大弯残端：残胃切口用直线切割吻合器关闭。

（8）冲洗腹腔、放置引流管：用温灭菌注射用水、温生理盐水冲洗腹腔，检查术野有无出血，安置并固定引流管装置。

（9）清点器械、敷料、用物数目，用 1# 可吸收缝线逐层缝合。

（10）覆盖切口：酒精纱布块擦拭切口皮肤，无菌敷料覆盖切口。

第九节　腹腔镜下远端胃癌根治手术配合

一、适应证

（1）肿瘤位于胃的中下 1/3 处。

（2）肿瘤没有穿透胃固有肌层。

（3）没有肉眼可见的淋巴结转移，无远处转移。

（4）不适宜内镜下切除和腹腔镜下局部切除术的病变。

二、麻醉方式

全身麻醉。

三、手术体位

仰卧位或人字分腿仰卧位。

四、器械、敷料、用物准备

（1）器械：胃包、胃肠腹腔镜器械、10 mm 腹腔摄像镜头。

（2）敷料：腹部敷料包。

（3）用物。

①常规用物：刀片、电刀笔、缝合针、丝线、吸引管、医用无菌防护套、灭菌橡胶外科手套、一次性注射器、纱布块、纱布垫、引流管装置、切口保护器。

②特殊用物：胃肠腔镜器械、超声刀、胃癌方盒、可吸收缝线（1#、3-0# 或 4-0#）、腔镜下切割闭合器、管型吻合器、腹腔镜纱布块、胃肠 Trocar 1 套、切口牵开器、组织夹、钛夹。

五、手术配合

（1）常规清点器械、敷料、用物数目，消毒皮肤并铺巾。

（2）连接设备：洗手护士协助手术医生将摄像头线、导光束、气腹管、吸引管、超声刀线整理好递予巡回护士连接设备，并把操作端固定在手术台上。

（3）建立气腹：再次消毒脐孔，用 11# 刀片在脐孔内下缘切开皮肤约 1 cm，用 2 把布巾钳提起腹壁，置入气腹针，连接气腹管，建立气腹。建立气腹时应从低流量开始。

（4）建立操作孔：在脐孔置入 10 mm Trocar，用 30° 镜头放入腹腔探查腹腔及盆腔，其他操作孔应在腹腔镜监视下依次完成。左侧腋前线肋缘下置入 12 mm Trocar 为主操作孔，脐左侧 5 cm 偏上置入 5 mm Trocar 为辅操作孔，右侧腋前线肋缘下置入 5 mm Trocar，右锁骨中线平脐偏上置入 5 mm Trocar。

（5）探查：进腹腔后探查腹腔，决定手术方式。

（6）离断胃结肠韧带：将大网膜向头侧翻起，从横结肠偏左部以超声刀离断大网膜，进入小网膜囊，向右侧至结肠肝曲，并在结肠系膜前叶后方分离，切除结肠系膜前叶。

（7）离断胃网膜血管：沿结肠中动脉及其分支分离，向上暴露肠系膜上静脉、右结肠静脉、胃网膜右动脉及静脉，在根部切断胃网膜右静脉，清扫 14v 组淋巴结。向右沿胰十二指肠前筋膜深面分离至十二指肠。沿胰腺下缘及胰头表面向上清扫，脉络化胃网膜右动脉于根部切断，裸化十二指肠下缘。

（8）游离胃大弯：继续沿结肠分离大网膜至结肠脾曲，贴近胰尾裸化胃网膜左动静脉，于根部切断，清扫第 4sb 组淋巴结，裸化胃大弯直至预切平面。

（9）离断胃左动脉：大网膜置于肝脏下方，抓持胃胰皱襞，将胃翻向上方。清扫胰腺前被膜，紧贴胰腺上缘分离，先暴露脾动脉，清扫 11p 组淋巴结。由左向右进行清扫，打开脾动脉外鞘，沿脾动脉显露肝总动脉及腹腔动脉干，脉络化胃左动静脉，切断根部，清扫第 7、第 9 组淋巴结，过程中切断迷走神经前、后支。

（10）离断胃右动脉：继续沿脾动脉向右暴露肝总动脉，于血管鞘内分离，将胰腺向左下牵拉，沿肝总动脉前方及上缘分离，清扫 8a、8p 组淋巴结。沿胃十二指肠动脉及肝总动脉充分显露胃右动脉及肝固有动脉，于肝总动脉、胃十二指肠动脉及胰腺上缘的夹角处打开门静脉前方筋膜，显露门静脉，将肝总动脉向腹前壁挑起，沿门静脉前方分离，并清扫门静脉与肝固有动脉淋巴结。沿门静脉内缘向上分离至肝门部。将肝总动脉向右下牵拉，清扫肝固有动脉内侧及门静脉内侧的淋巴结、脂肪组织。打开肝十二指肠韧带被膜，继续脉络化肝固有动脉前方及外侧，清扫 12a 组淋巴结。于胃右动脉根部上钛夹后切断。

（11）离断十二指肠：腔镜下在幽门右侧约 3 cm 处用直线切割闭合器离断十二指肠。在离断远端胃时，在剑突与脐中部切开腹壁，切口长约 5 cm，将游离的胃从切口拉出，于小弯侧贲门下 2 cm，大弯侧第二支胃短血管上方离断胃（距肿瘤上缘约 5 cm）。

（12）空肠-空肠吻合：找到距 Treitz 韧带 20 cm 处的空肠，预作为胃空肠吻合口，经此口用适宜型号管型吻合器在距胃空肠吻合口下约 10 cm 处行空肠近端和远端侧-侧吻合。在胃-空肠吻合时，经预设胃空肠吻合口，经结肠前行胃空肠吻合（近端对胃大弯）。用适宜型号吻合器经残胃切口插入与空肠吻合，加固吻合口，再将胃管插入输入端约 5 cm。残胃切口用切割闭合器关闭。此外，可使用腔镜下切割闭合器联合可吸收缝合线进行全腔镜下胃-空肠、空肠-空肠侧侧吻合。

（13）冲洗腹腔、放置引流管：将游离的肠管排列后用皮钳暂时关闭腹腔，再次建立人工气腹，检查无明显出血后用温灭菌注射用水浸泡腹腔后再用温生理盐水冲洗，检查术野有无出血，安置并固定引流管装置。

（14）清点器械、敷料、用物数目，用 1# 可吸收缝线逐层缝合。

（15）覆盖切口：酒精纱布块擦拭切口皮肤，无菌敷料覆盖切口。

第十节　胰十二指肠切除手术配合

一、适应证

（1）胰头癌及壶腹部癌，慢性胰腺炎，十二指肠和胰腺的损伤。

（2）胆道恶性肿瘤侵及胰十二指肠区，胃结肠肿瘤侵及胰十二指肠区，胰头部的少见肿瘤和疾病。

二、麻醉方式

全身麻醉。

三、手术体位

仰卧位。

四、器械、敷料、用物准备

（1）器械：胃包、胃肠特殊器械。

（2）敷料：腹部敷料包。

（3）用物。

①常规用物：刀片、电刀笔、缝合针、丝线、吸引管、灭菌橡胶外科手套、一次性注射器、纱布块、纱布垫、引流管装置、切口保护器。

②特殊用物：悬吊拉钩、超声刀、可吸收缝线（1#、4-0#）、血管缝线（3-0#、5-0#）、荷包钳、2-0# 不可吸收缝线、直线切割吻合器、管型吻合器、F6 一次性使用硅胶引流管。

五、手术配合

（1）常规清点器械、敷料、用物数目，消毒皮肤并铺巾。

（2）切开皮肤、皮下组织：取上腹部正中切口，上至剑突下，下至脐下 4 cm，逐层进腹。

（3）探查：探查腹腔、腹膜、盆腔、大网膜、肝脏、肝十二指肠韧带、胰腺周围、腹腔动脉周围、肠系膜根部、腹主动脉旁等有无转移性结节和肿大淋巴结。

（4）Kocher 手法探查：作 Kocher 手法，切开十二指肠外侧腹膜，将十二指肠连同胰腺头部从腹膜后向前游离，触摸胆总管下端、壶腹部及胰头部的肿块，探查肿块与下腔静脉和腹主动脉间的关系，以及胰头后方是否有淋巴结转移。

（5）游离横结肠周围：游离横结肠肝曲和横结肠的右端，游离十二指肠，探查胰腺头部、钩突部及其与肠系膜血管间的关系，有无浸润。

（6）游离胰腺周围血管探查：在横结肠上缘剪开大网膜，切开胃结肠韧带，打开小网膜，显露整个胰腺的前面，检查胰腺的改变及其与肿块的关系。在胰腺的下缘找到肠系膜上动脉，剪开腹膜层及纤维脂肪组织，分离至肠系膜上静脉。剪开静脉前的疏松组织并向上分离，沿门静脉前方游离至胰腺的上缘。

（7）切断胃窦部：保留幽门横断胃窦部，清扫幽门区的淋巴结。将近端胃向左翻转。在此过程中切断胃迷走神经后支。

（8）处理胰腺周围血管及切断胰腺：分离出肝总动脉及肝固有动脉，分开动脉周围的淋巴及脂肪组织，分离出胃十二指肠动脉，近端结扎，切断胃十二指肠动脉。顺行式胆囊切除，于胆总管起始部横向切断，胆总管切断后连同胆管旁的淋巴组织向下分离，缝闭胆管远侧断端，显露门静脉，游离门静脉至肠系膜上静脉。将胃远端和胰头翻向右侧，显露脾静脉、肠系膜上静脉和门静脉，切断引流胰头及钩突部的静脉，使胰头及钩突部与门静脉和肠系膜上静脉分离。在肠系膜上静脉的左侧胰腺上、下缘各缝 $1^{\#}$ 丝线，结扎以止血和做牵引，肠系膜上静脉左侧切断胰腺，找到胰管的开口，并置入支架管（F6 一次性使用硅胶引流管）留做引流。胰腺断面确切止血。

（9）离断空肠：上提横结肠，找出空肠上段，剪开 Treitz 韧带，游离近端空肠，距离 Treitz 韧带 15 cm 处切断空肠，近端以 $7^{\#}$ 丝线结扎，从小肠系膜的后方拉至右侧。

（10）切除标本：将胃远端、胰头、十二指肠、空肠上段向右侧牵引，用门静脉拉钩将门静脉牵至左侧，显露肠系膜上动脉，分离并结扎胰腺钩突部和肠系膜上动脉间组织和血管，直至将标本全部切除。

（11）胰腺 – 空肠吻合：缝合小肠系膜和腹后壁间的间隙。在结肠中动脉左侧横结肠系膜上的无血管区切开，将空肠上端上提，先与残留的胰腺吻合，采用胰腺 – 空肠端端套入式吻合法，将胰腺断端套入空肠断端约 1 cm，作胰腺包膜与空肠全层间断缝合。胰管内与空肠之间放置支架管做内引流。

（12）胆管 – 空肠吻合：距胰空肠吻合口 10 cm 行胆管空肠端侧吻合，于空肠系膜对侧缘做切口，长度与胆管开口相当，全层间断缝合，间距 0.3 cm。

（13）胃 – 空肠吻合：于胆管空肠吻合口下方 40 cm 处行胃空肠端侧吻合，胃断端小弯侧缝闭后采用横结肠前输入端空肠对胃小弯侧的方式，吻合口直径约 4 cm，将胃管送入吻合口下方。

（14）空肠 – 空肠吻合：在胃空肠吻合口下方约 10 cm 行远端空肠与近端空肠的侧 – 侧吻合，并关闭系膜裂孔。

（15）冲洗腹腔、放置引流管：用温灭菌注射用水、温生理盐水冲洗腹腔，检查术野有无出血，于文氏孔、肝下、脾窝分别放置引流管装置并固定。

（16）清点器械、敷料、用物数目，用 $1^{\#}$ 可吸收缝线逐层缝合。

（17）覆盖切口：酒精纱布块擦拭切口皮肤，无菌敷料覆盖切口。

第十一节　脾切除手术配合

一、适应证

（1）原发性脾功能亢进症。

（2）脾肿大产生压迫症状；脾肿大导致门脉栓塞或血栓形成；脾肿大导致严重的溶血性贫血；脾肿大导致血小板严重缺乏、出现出血；脾肿大导致粒细胞减少，出现感染。

（3）脾脏破裂、脾脏严重感染。

二、麻醉方式

全身麻醉。

三、手术体位

仰卧位。

四、器械、敷料、用物准备

（1）器械：肝切包、胃肠特殊器械。

（2）敷料：腹部敷料包。

（3）用物。

①常规用物：刀片、电刀笔、缝合针、丝线、吸引管、灭菌橡胶外科手套、一次性注射器、纱布块、纱布垫、引流管装置、切口保护器。

②特殊用物：悬吊拉钩、1# 可吸收缝线、静脉测压管。

五、手术配合

（1）常规清点器械、敷料、用物数目，消毒皮肤并铺巾。

（2）常规开腹、探查：采用左腹直肌切口或左肋下缘下切口，常规开腹，洗手探查。递湿大纱布垫，使用深部拉钩暴露术野。进腹后，如发现脾破裂，应立即捏住脾蒂以控制出血，可将腹腔内血液吸入自体血回输装置内备用，探查有无空腔脏器损伤。

（3）测压：脾功能亢进者用测压管测静脉压力，取大网膜静脉穿刺，如果压力大于 24 cmH$_2$O，则为门静脉高压，应行断流、分流术。

（4）分离脾脏周围粘连：分离脾脏周围粘连，游离切断脾胃、脾肾、脾结肠韧带及相连的网膜，并用 4# 丝线结扎止血。

（5）止血：将脾脏搬出，用湿大纱布垫塞脾蒂压迫止血（防止压力骤降，血管扩张易出血）。

（6）处理脾蒂：用 2 把沙氏钳夹住脾蒂，远端用脾蒂钳或长止血钳夹住，剪刀剪断，将切下的脾置于容器内，脾蒂断端用 7# 丝线结扎，4# 丝线、○ 7×17 缝扎，不保留一端用 7#

丝线结扎。

（7）冲洗腹腔、放置引流管：用温生理盐水冲洗腹腔，检查术野有无出血，放置并固定引流管装置。

（8）清点器械、敷料、用物数目，用1#可吸收缝线逐层缝合。

（9）覆盖切口：酒精纱布块擦拭切口皮肤，无菌敷料覆盖切口。

第四章　肝胆外科手术配合

第一节　开腹胆囊切除手术配合

一、适应证

急性胆囊炎、有症状的慢性胆囊炎并胆囊积脓、胆囊积液、胆囊结石、胆囊息肉、胆囊内外瘘、胆囊肿瘤、胆囊坏死或穿孔。

二、麻醉方式

全身麻醉。

三、手术体位

仰卧位。

四、器械、敷料、用物准备

（1）器械：大剖腹包、胆囊特殊器械。

（2）敷料：腹部敷料包。

（3）用物。

①常规用物：刀片、电刀笔、缝合针、丝线、吸引管、灭菌橡胶外科手套、一次性注射器、纱布块、纱布垫、必要时备引流管装置。

②特殊用物：可吸收缝线（$1^{\#}$、$2{-}0^{\#}$、$4{-}0^{\#}$），必要时备双极电凝、超声刀。

五、手术配合

（1）常规清点器械、敷料、用物数目，消毒皮肤并铺巾。

（2）探查腹腔：右上腹经腹直肌切口或右肋缘下切口，进入腹腔，手术医生用生理盐水洗手后探查腹腔，确定手术方式。

（3）暴露胆囊：湿纱布垫保护肠曲及周围组织，拉钩牵开肝脏并暴露肝门区术野，胆囊钳向上提胆囊底作牵引，中弯钳牵拉胆囊颈，组织剪分离胆囊颈前方浆膜，必要时用剥离子分离，出血点用 $1^{\#}$ 丝线或 $4^{\#}$ 丝线结扎。如胆囊肿大，先在胆囊底部用 $4^{\#}$ 丝线、○ 6×16 作荷包缝合，注射器穿刺或切开胆囊，使胆囊缩小，然后用不可吸收缝线结扎。

（4）处理胆囊动脉及胆囊管：在胆囊颈上方游离出胆囊动脉，将其切断后用 $4^{\#}$ 丝线结扎或 $1^{\#}$ 丝线、○ 6×14 针缝扎，长无齿镊、长弯钳、长组织剪游离出胆囊管，剪断后用 $7^{\#}$ 丝线结扎或 $4^{\#}$ 丝线、○ 7×17 针缝扎。

（5）游离胆囊：用组织剪及中弯钳将胆囊从胆囊床剥下，出血点用 1# 丝线或 4# 丝线结扎或电凝止血。用 0# 丝线、○ 6×14 间断缝合胆囊床两侧腹膜，盖住肝床上粗糙面。

（6）彻底止血，核对器械、敷料、缝合针等数目，1# 可吸收缝线连续缝合腹膜，1# 可吸收缝线缝腹直肌鞘或肌肉，2-0# 可吸收缝线缝皮下，4-0# 可吸收缝线皮内缝合。

（7）覆盖切口：用酒精纱布块擦拭切口皮肤，粘贴伤口敷料覆盖切口。

第二节　腹腔镜下胆囊切除手术配合

一、适应证

（1）有症状的胆囊结石，以及结石直径大于 3 cm 的无症状胆囊结石。

（2）有症状的慢性胆囊炎，以及发病 48 小时内的急性胆囊炎（包括化脓性、坏疽性胆囊炎）。

（3）有症状和手术指征的胆囊隆起性病变，包括直径大于 0.6 cm 的胆囊息肉、经评估手术耐受性良好者。

二、麻醉方式

全身麻醉。

三、手术体位

仰卧位，足底安置足托。

四、器械、敷料、用物准备

（1）器械：开腹腹腔镜包、腹腔镜镜头、肝胆腹腔镜器械。

（2）敷料：腹部敷料包。

（3）用物。

①常规用物：刀片、电刀笔、缝合针、丝线、吸引管、手术薄膜、灭菌橡胶外科手套、一次性注射器、纱布块、纱布垫，必要时备引流管装置。

②特殊用物：超声刀、5/8 弧 0# 可吸收缝线、4-0# 可吸收缝线、Trocar、可吸收夹、组织夹、钛夹、标本袋、医用无菌防护套（200 cm×20 cm）3 个、5 mL 注射器。

五、手术配合

（1）常规清点器械、敷料、用物数目，消毒皮肤，腹部铺巾。

（2）建立气腹：在脐下缘处切开 1 个 10 mm 弧形切口，用 2 把布巾钳提起脐两侧腹壁，5 mL 注射器抽取生理盐水去除活塞接在气腹针上，垂直刺入气腹针，见水柱自然流入腹腔内，可确定气腹针已置入腹腔，连接气腹管，充气建立气腹，气腹压力为 13～15 mmHg。

（3）插入 Trocar，探查腹腔：取出气腹针，经切口处旋转置入 10 mm Trocar，腹腔镜镜头监视下分别在右上腹和剑突下置入 1 个 5 mm Trocar 和 1 个 10 mm Trocar。穿刺结束后，依次观察腹腔情况。患者取头高脚低位、向左倾斜。

（4）游离胆囊并切除：分离钳夹胆囊底部及胆囊管和胆囊血管，在胆囊管及胆囊动脉处用钛夹、组织夹或可吸收夹夹闭两端，超声刀或带电凝剪刀切断胆囊管及胆囊动脉，电凝钩逆行游离胆囊后切除胆囊。

（5）处理胆囊床区：胆囊床电凝止血，吸引器吸净腹腔内血液。

（6）取出胆囊：将胆囊装入标本袋内，抓钳抓住标本袋从脐部切口处取出，标本取出后应检查标本袋的完整性。

（7）彻底检查术野，止血，核对器械、敷料、用物数目，撤除腹腔镜器械，排尽腹腔内气体后再撤除 Trocar，用 5/8 弧 0# 可吸收缝线缝合腹膜及皮下组织，4-0# 可吸收缝线皮内缝合切口。

（8）覆盖切口：酒精纱布块擦拭切口皮肤，粘贴伤口敷料覆盖切口。

第三节　胆总管切开取石手术配合

一、适应证

胆总管结石。

二、麻醉方式

全身麻醉。

三、手术体位

仰卧位。

四、器械、敷料、用物准备

（1）器械：大剖腹包、腹腔牵开器、胆囊特殊器械。

（2）敷料：腹部敷料包。

（3）用物。

①常规用物：刀片、电刀笔、缝合针、丝线、吸引管、灭菌橡胶外科手套、一次性注射器、纱布块、纱布垫。

②特殊用物：一次性"T"形引流管、一次性红色导尿管、一次性橡胶引流管、1# 可吸收缝线，必要时备双极电凝及超声刀。

五、手术配合

（1）常规清点器械、敷料、用物数目，消毒皮肤并铺巾。

（2）剖腹探查：经右上腹旁正中切口或经腹直肌切口进入腹腔，探查胆总管及胆管病变情况。

（3）暴露及游离胆总管：安装腹部悬吊拉钩，S拉钩拉开右肝叶，用2～3块盐水纱布垫将小肠、结肠覆盖，宽深部腹腔拉钩向下拉开，充分暴露全程胆管，在小网膜孔填塞一块盐水纱布块，长组织镊和组织剪分离胆总管、肝总管及左右肝管，分离胆管与周围粘连，直角钳、中弯钳进一步解剖胆管周围的脂肪、结缔组织，切开胆管表面的浆膜，电刀笔止血，$0^#$ 丝线或 $1^#$ 丝线结扎，或用剥离子将胆管周围脂肪推开，做钝性分离，出血点用纱布垫压迫止血、$1^#$ 丝线结扎止血或 $5-0^#$ 血管缝线缝扎止血。

（4）胆总管切开取石：5 mL注射器穿刺胆总管，胆汁密封留作细菌培养，证实该管腔为胆总管后，$0^#$ 丝线、○ 4×10 在胆总管壁缝两针悬吊线，蚊式钳牵引。$15^#$ 刀片纵向切开胆总管，吸净胆汁，长组织剪向上延长剪开，各种弯度的取石钳反复夹取胆管内结石，取出的结石放置于盛有生理盐水的小杯中，取净后，将管径适宜的一次性红色导尿管置入胆管，用生理盐水反复冲洗胆管。肝内结石可使用胆道镜探查，取石篮取石。

（5）探查胆管：胆道探子探查胆管。如结石嵌顿较紧或位置较高不可勉强取出。如探子向下顺利通过十二指肠乳头进入十二指肠，可更换一次性红色导尿管，通过十二指肠乳头进入肠腔，再次快速注水，无返流，证明已进入肠腔，可抽出一次性红色导尿管。

（6）放"T"形引流管引流：根据胆管情况选择合适的"T"形引流管，修剪"T"形引流管成合适形状放入胆总管，$4-0^#$ 可吸收缝线间断缝合胆总管管壁，20 mL注射器向"T"形引流管内加压注水无渗漏，证明缝合严密，避免术后胆漏。$1^#$ 丝线、○ 5×12 间断缝合胆总管浆膜。

（7）放引流管关腹：冲洗手术区域，小网膜孔处放置F28腹腔引流管，"T"形引流管自皮肤引出，引流管用 $7^#$ 丝线、△ 9×24 固定。

（8）彻底检查术野，止血，核对敷料、器械及缝合针等数目，用可吸收缝线逐层关闭腹膜、腹直肌鞘、肌肉、皮下及皮肤。

（9）覆盖切口：酒精纱布块擦拭切口皮肤，粘贴伤口敷料覆盖切口。

第四节　肝部分切除手术配合

一、适应证

肝癌、肝良性肿瘤、肝囊肿（寄生虫性和非寄生虫性）或慢性肝脓肿、严重肝破裂及局限肝叶的肝胆管结石等。

二、麻醉方式

全身麻醉。

三、手术体位

仰卧位，必要时垫高背部胸腰段。

四、器械、敷料、用物准备

（1）器械：肝切包、肝胆特殊器械1套。

（2）敷料：腹部敷料包。

（3）用物。

①常规用物：刀片、电刀笔、缝合针、丝线、吸引管、灭菌橡胶外科手套、一次性注射器、纱布块、纱布垫、引流管装置。

②特殊用物：悬吊拉钩、超声刀、超声吸引器、可吸收缝线、一次性红色导尿管、血管缝线、血管悬吊带、剖宫产专用手术薄膜。

五、手术配合

（1）常规清点器械、敷料、用物数目，消毒皮肤，腹部铺巾。

（2）探查腹腔：右上腹直肌切口或右肋缘下切口进入腹腔，探查内脏情况。若是肝癌，则先探查腹腔及盆腔，确定手术切除范围。

（3）游离肝脏：安装腹部悬吊拉钩充分暴露术野，纱布垫保护好周围组织，分离肝周围韧带，中弯钳或分离钳钳扎后，电刀笔或组织剪将肝圆韧带、镰状韧带、三角韧带切断，$7^{\#}$丝线或$4^{\#}$丝线结扎、缝扎或电凝止血。

（4）手术医生根据病情采取不同控制术中出血的方法：肝门血管结扎法、肝门血流阻断法、半肝血流阻断法、全肝血流阻断法、肝实的离断方法。护士根据手术医生的手术步骤递肝脏血管阻断器械，备一次性红色导尿管和5 cm胸腔引流管。

（5）切除肝段：分离阻断肝门后切肝，先切开肝包膜，用超声刀、血管闭合切割刀、超声吸引器或中弯钳夹住切面上切除的血管及肝管，待病变肝脏切下后，逐一用3-$0^{\#}$或5-$0^{\#}$血管缝线缝扎以充分止血，肝针或$7^{\#}$丝线、○ 11×34间断缝合肝切面，检查有无出血，温灭菌注射用水冲洗后放置引流管。

（6）彻底检查术野，止血，核对敷料、器械及缝合针等数目，用$1^{\#}$可吸收缝线逐层关闭腹膜、腹直肌鞘、肌肉、皮下及皮肤。

（7）覆盖切口：酒精纱布块擦拭切口皮肤，粘贴伤口敷料覆盖切口。

第五节　腹腔镜下肝肿瘤切除手术配合

一、适应证

肝肿瘤、肝良性肿瘤（如肝血管瘤）、肝囊肿（寄生虫性和非寄生虫性）。

二、麻醉方式

全身麻醉。

三、手术体位

仰卧分腿位，足底安置足托，必要时垫高背部胸腰段。

四、器械、敷料、用物准备

（1）器械：肝切包、肝胆腔镜器械包、腹腔镜镜头。

（2）敷料：腹部敷料包。

（3）用物。

①常规用物：刀片、电刀笔、缝合针、丝线、吸引管、灭菌橡胶外科手套、一次性注射器、纱布块、纱布垫、引流管装置。

②特殊用物：超声刀、腹腔镜术中B超探头、腹腔镜用CUSA、双极电凝、Trocar、钛夹、组织夹、可吸收缝线、肝针、血管缝线、5/8弧 0# 可吸收缝线、一次性红色导尿管、血管悬吊带、一次性引流管、标本袋、保温杯、腔镜纱布块、输血器，必要时备百克钳。

五、手术配合

（1）常规清点器械、敷料、用物数目，消毒皮肤，腹部铺布。

（2）建立气腹：在脐下缘处切开1个10 mm弧形切口，用2把布巾钳提起脐两侧腹壁，5 mL注射器抽生理盐水去除活塞接在气腹针上，垂直刺入气腹针，见水柱自然流入腹腔内，确定气腹针已置入腹腔，连接气腹管，充气建立气腹，气腹压力为13～15 mmHg。

（3）建立器械操作通道：脐部置入1个10 mm Trocar用于腹腔镜摄像，两侧腹部分别穿刺置入4个12 mm、1个5 mm Trocar，用于器械操作。

（4）探查：腹腔镜全面检查腹腔内情况，必要时使用B超查找肿瘤并用电凝钩在肝面上画出切除范围。

（5）游离肝脏：用超声刀或电凝钩分离肝周围韧带，离断血管使用钛夹或组织夹夹闭，此时体位为头高脚低，右侧卧位。

（6）阻断肝门：切开小网膜到达第一肝门，用直角钳绕过肝门，在肝门静脉处阻断，通过Trocar置于皮肤外面，以备阻断肝门时用。

（7）切除病变肝组织：用CUSA或超声刀切开肝包膜，遇到血管分支及胆管分支时用钛夹或组织夹夹闭。当肝表面出现渗血时，使用腔镜小方纱压迫止血，用超声刀止血或 3–0# 血管缝线或 5–0# 血管缝线缝扎以充分止血。为了保持术野清晰，用 1000 mL 生理盐水连接吸引器冲洗创面。

（8）分离切开肝组织：切除的病变肝组织放入标本袋内，标本大时可将切口延长后拉出腹腔。

（9）止血：检查肝脏创面，彻底止血，防止胆瘘。

（10）冲洗腹腔：注射器注入温灭菌注射用水或温生理盐水冲洗腹腔，放置腹腔引流管。

（11）关闭腹腔：核对敷料、器械及缝合针等数目，关闭腹腔，用 1# 可吸收缝线缝合延长切口，5/8 弧 0# 可吸收缝线缝合 Trocar 穿刺口及皮下组织，4–0# 可吸收缝线缝合皮肤。

（12）覆盖切口：用酒精纱布块擦拭切口皮肤，粘贴伤口敷料覆盖切口。

第六节　肝移植手术配合

一、适应证

肝癌晚期无肝部分切除、肝硬化后期肝功能受损。

二、麻醉方式

全身麻醉。

三、手术体位

仰卧位。

四、器械、敷料、用物准备

（一）供肝切取准备

（1）供肝切取器械：取肝器械。

（2）供肝切取敷料：腹部敷料包（3–6 敷料包）。

（3）供肝切取用物：门静脉灌注管 1 套、下腔静脉灌注管 1 套、主动脉灌注管 1 套、保存供肝小桶、无菌标本袋、无菌保温缸、无菌冰块、4 ℃肾保养液、UW 液、生理盐水、肝素钠 1 盒、庆大霉素 1 盒、棉线、灭菌橡胶外科手套、波氏钳 2 把、精细分离钳 1 把。

（二）供肝修整准备

（1）器械：甲小包、修肝特殊器械。

（2）敷料：腹部敷料包（3–6 敷料包）。

（3）用物：血管缝线（5–0#、6–0#）、无菌显微镜防护套、无菌标本袋、无菌冰块、一次性无菌导尿管、肾盘、4 ℃肾脏保养液、输血器、20 mL 注射器、血管标记带。

（三）病肝切除与肝植入准备

（1）手术器械：肝切包、肝移植特殊器械、肝移植血管吻合器械。

（2）病肝切除与供肝植入敷料：腹部敷料包。

（3）病肝切除与供肝植入用物：腹部悬吊拉钩、1# 可吸收缝线、血管缝线（3-0#、5-0#、6-0#、7-0#）、引流管装置、血管标记带、输血管、20# 穿刺针、棉线、超声刀、氩气刀、一次性不粘滴水电凝镊。

五、手术配合

（一）供肝切取手术配合

（1）快速消毒皮肤并铺巾：取腹部大十字形切口，上至剑突，下至耻骨联合，中腹正中切口，左右至腋后线，充分暴露腹腔迅速探查肝脏、肾脏及其他器官的情况，并向肝表面及周围放入无菌碎冰。

（2）手术医生向右侧钝性分离拉开腹腔肠管，用一次性无菌保护套将肠套上，用中弯钳钳夹固定袋口，此时将灌注管排气备用，各接头应确保无漏气。

（3）腹主动脉解剖：使用精细小直角钳游离腹主动脉，2 条棉线将腹主动脉提起，结扎远端，用组织剪剪开一小口，向心方向插入灌注管并在近端结扎固定。游离膈下腹主动脉后用波氏钳阻断，灌注肾保养液 1500 mL 后，换 UW 液灌注 500 mL。

（4）门静脉灌注：游离门静脉（或肠系膜上静脉），将门静脉提起，向心方向插入门静脉管灌注肾保养液 1500 mL 后，换 UW 液灌注 1000 mL。

（5）下腔静脉引流：肾静脉开口下方置入腔静脉管，将灌注液引流出体外。

（6）不断用冷冻生理盐水淋浴肝脏协助降温，如肝肾联合切取，此时分离输尿管与肾动脉、肾静脉，待肾灌注满后用大血管夹夹闭左右肾动静脉。

（7）从基底部切开胆囊，用冰灌注液经胆囊和胆总管冲洗胆道。

（8）向腹主动脉及门静脉内灌注完 UW 液后，必须迅速切除肝脏，当切断十二指肠时，用碘伏消毒残端，并用手套套上加以保护。

（9）保存肝脏：迅速切下肝脏装入无菌冰盆，继续用 UW 液灌注（腹主动脉灌入 500 mL、门静脉灌入 1000 mL）保养肝脏，检查肝质地，血管、胆管无损失，把取下的肝脏放置在有冰器官保存液的无菌袋中，在两层袋间放入少量无菌碎冰，每层袋口分布结扎，最后放置于保温箱内。

（二）供肝修整手术配合

在进行供肝修整手术配合时，将供肝从保温箱内取出放置于无菌冷冻生理盐水中，用小剪刀将肝脏周围组织分离，分别将肝上腔静脉、肝下静脉、肝门静脉、肝动脉、胆总管等尽可能长地游离，胆管、血管周围的分支仔细检查并完全结扎，供肝的血管及胆管分别用血管标记带做好标记，以便植入。肝脏修理完毕用无菌袋装好将其重新置于保温箱内保存，待植入时再取用。

（三）病肝切除手术配合

（1）常规皮肤消毒、铺巾及器械无菌物品清点。

（2）取双肋下切口用电刀笔依次切开皮肤、皮下组织、肌肉、腹膜入腹腔，安装腹部悬吊拉钩充分暴露腹腔，进行常规腹部探查。

（3）游离肝脏：切断肝圆韧带，7#丝线结扎，分别解剖并离断镰状韧带、左右三角韧带、冠状韧带，随时准备止血钳止血，行4#丝线结扎或缝扎，游离肝脏膈顶部，将肝上腔静脉充分游离，放置阻断胶带。

（4）处理第一肝门：游离并切断、结扎胆囊管、肝左、右动脉，解剖肝固有动脉至胃十二指肠动脉分支处，在靠近肝缘处切断肝总管，游离过程中各血管分支用线结扎或5-0#、6-0#血管缝线缝扎，胆管用黄线结扎做标记。充分游离门静脉，并置阻断胶带。

（5）处理第三肝门：将肝向上提起，交替使用组织剪、小纱球、直角钳、止血钳解剖第三肝门，将覆盖于肝下腔静脉表面的众多侧支血管及周围组织全部游离，并用丝线结扎或缝扎，将肝下腔静脉游离（如行背驮式，则保留肝上下腔静脉）。

（6）去除病肝：分别用肝上腔静脉阻断钳阻断肝上腔静脉（必要时肝上腔静脉阻断钳用棉线结扎固定）、门脉钳阻断门静脉及下腔静脉、血管夹阻断肝总动脉后，将病肝切除，检查肝窝，彻底止血，必要时给予结扎或缝扎。

（四）供肝植入手术配合

（1）肝上腔静脉吻合：从保温箱内将供肝取出，行供肝上腔静脉和受体肝静脉间端端吻合，两角外翻缝合固定，用3-0#血管缝线连续外翻缝合前、后壁。吻合口闭合前用肝素钠生理盐水冲洗，排出血管内空气及血块。整个吻合过程中肝表面必须用冰冷盐水纱布垫保持湿润，使肝脏温度降至最低。在吻合同时，门静脉灌注冰冷林格氏液500 mL（内加入白蛋白100 mL），以清除供肝内残余含有高钾和酸性代谢产物。

（2）吻合门静脉：同上法用5-0#血管缝线行供肝门静脉与受体门静脉间的吻合。

（3）下腔静脉吻合。

①传统式法。临时开放肝血供，开放下腔静脉放出约200 mL血液，同上法用5-0#血管缝线行供体与受体肝下腔静脉间端端吻合。

②背驮式法。因保留了患者肝后下腔静脉故无需吻合，此时开放肝血供放出约200 mL血液后用7#丝线将供肝下腔静脉结扎阻断即可。

（4）恢复供肝血流：吻合完毕立即松开肝上下腔静脉、门静脉、肝后下腔静脉阻断钳，恢复肝脏再灌注。如果吻合时间短，可以待肝动脉吻合后一并开放，检查吻合口有无出血、胆囊床有无渗血。

（5）肝动脉吻合：成功的肝动脉重建对移植肝的功能极其关键，吻合方式有多种。用显微剪刀修整供体和受体肝动脉，7-0#血管缝线行肝动脉端端间断吻合，吻合完毕即开放肝动脉血供。

（6）胆道重建：胆道重建前，仔细检查术野有无出血，再用小剪刀修整供体和受体胆总管，6-0#可吸收缝线端端间断缝合，放置"T"管作胆总管吻合口支架。

（7）彻底检查术野并止血：供肝各方面功能完全恢复，确保各吻合口无出血、无胆漏等，并放置引流管。

（8）核对器械、缝合针数目，用1#可吸收缝线连续缝合腹膜，1#可吸收缝线缝合肌鞘或肌肉，2-0#可吸收缝线缝合皮下，4-0#可吸收缝线皮内缝合。

（9）覆盖切口：用酒精纱布块擦拭切口皮肤，粘贴伤口敷料覆盖切口。

第七节　胆道镜手术配合

一、适应证

（1）胆管内结石、胆管内多发性小结石。
（2）胆道蛔虫、异物、血凝块等，未明确诊断的胆道疾病。

二、麻醉方式

全身麻醉。

三、手术体位

仰卧位。

四、器械、敷料、用物准备

（1）器械：活检包或甲小包。
（2）敷料：腹部敷料包（3-6敷料包）。
（3）用物：10 mL注射器（用于局部注射麻药）、50 mL注射器、缝合针、一次性"T"形引流管、7#丝线、胆道镜、灌注冲洗塔、生理盐水、输血管。

五、手术配合

（1）将上次手术放置的"T"形引流管剪断以便消毒。
（2）常规皮肤消毒并铺巾。
（3）拆除原"T"形引流管。
（4）纤维胆道镜从胆总管切口插入，探查胆总管上段，左、右肝管开口，左、右肝管，胆总管下段及十二指肠开口，必要时配合取石钳或取石篮取出结石。
（5）胆道镜探查术中保持冲洗系统的连续及通畅，以保证术野清晰。
（6）退出胆道镜。

（7）放置"T"形引流管，用 $7^\#$ 丝线、△ 8×20 固定引流管。

（8）用注射器将生理盐水注入"T"形引流管，检查缝合处是否渗漏和引流管是否通畅。

（9）固定"T"形引流管于皮肤并接引流袋。

（10）纤维胆道镜为软镜，应小心保护光纤，术中使用时注意软镜与光纤可弯不可折。摄像线及光纤清洁后应盘成环，避免成角折叠，防止扭曲、折断。

第五章　结直肠肛门外科手术配合

第一节　经腹会阴联合直肠切除手术
（Miles 手术）配合

一、适应证

直肠癌（低位）、位于齿状线上 8 cm 以内的直肠癌、分化较差的黏液癌。

二、麻醉方式

全身麻醉。

三、手术体位

截石位。

四、器械、敷料、用物准备

（1）器械：直肠包、肛门器械包。

（2）敷料：腹部敷料包（截石位）。

（3）用物。

①常规用物：腹部：刀片、电刀笔、缝合针、丝线、吸引管、灭菌橡胶外科手套、手术衣、纱布块、纱布垫、引流管装置、医用润滑液。肛门部：刀片、电刀笔、缝合针、丝线、吸引管、灭菌橡胶外科手套、手术衣、纱布块、纱布垫。

②特殊用物：1# 可吸收缝线、3–0# 可吸收缝线、超声刀或血管闭合系统、切口保护器。

五、手术配合

（1）常规清点器械、敷料、用物数目，消毒皮肤并铺巾。留置导尿管，用 7# 丝线、△ 11×34 缝闭肛门。

（2）常规开腹、探查：取下腹部左旁正中切口切开皮肤、皮下组织，开腹、放置切口保护器，腹部探查。

（3）游离乙状结肠：在距肿瘤上缘 10 cm 处，结扎肠管及系膜，切开乙状结肠系膜及两侧腹膜，长弯血管钳提起，电刀笔切开，出血点钳夹止血，递中弯钳夹 4# 丝线结扎，游离乙状结肠下段。

（4）分离肠系膜下动脉和静脉：切断肠系膜下动脉和静脉，7# 丝线和 4# 丝线双重结扎。

（5）钝性分离直肠前、后壁：钝性分离直至尾骨尖切断直肠侧韧带，递长弯血管钳夹住侧韧带，长弯组织剪切断，中弯钳夹 4# 丝线结扎。

（6）切断乙状结肠：将游离的乙状结肠提出切口处，测量并确定切断的部位。在预备切断处垫以大纱布垫，以防切开后肠内容物外溢造成污染，2 把库克钳夹住肠管，在两钳间切断，断端分别用碘伏纱布块消毒。远端用 7# 丝线、○ 9×24 行荷包缝合，用大纱布垫包裹；近端留做人工肛门。

（7）会阴部手术。

①使用肛门器械包，需再次用碘伏消毒会阴。

②切开肛门皮肤、皮下组织及筋膜。距肛门 2～3 cm 处做一椭圆形切口，切开肛门皮肤、皮下组织及筋膜，用大纱布垫拭血，电凝止血。

③游离肛周组织。切断肛门尾骨韧带、肛提肌，游离肛管直肠，递中弯钳和电刀笔分离，肛门动脉用中弯钳钳夹，钳间切断，4# 丝线结扎肛门动脉近心端和远心端，1# 丝线、○ 6×14 缝扎近心端。

④取出标本。将乙状结肠远端及直肠拉出，放入容器内。

（8）冲洗腹腔、放置引流管：由腹腔内向盆腔灌注温灭菌注射用水、温生理盐水冲洗，在骶前放置引流管装置，由会阴部切口穿出，用 7# 丝线、△ 11×34 固定。会阴部切口用 7# 丝线、△ 11×34 做一层缝合。

（9）修复盆腔底部腹膜：用 1# 丝线、○ 6×14 间断缝合。

（10）检查盆腔：长无齿镊、干净湿大纱布垫检查有无出血点。

（11）乙状结肠造口。

①选取造口位置：需在原切口外侧，相当于髂前上棘与脐孔连线的中外 1/3 交界处做 3～4 cm 长的切口。

②切开腹膜提出乙状结肠：电刀笔分离腹内斜肌及腹横肌，切开腹膜，将已准备好的近端乙状结肠拉出腹外 2～3 cm。

③固定乙状结肠：封闭乙状结肠与侧腹膜之间空隙，3-0# 可吸收缝线或 1# 丝线、○ 6×14 间断缝合侧腹膜并固定乙状结肠。

（12）核对敷料、器械及缝合针的数目，用 1# 可吸收缝线逐层缝合。

（13）覆盖切口：酒精纱布块擦拭切口皮肤，粘贴伤口敷料覆盖切口。

第二节　腹腔镜下经腹会阴联合直肠切除手术（Miles 手术）配合

一、适应证

（1）直肠癌（低位），位于齿状线上 8 cm 以内的直肠癌；TNM 分期以 Ⅰ 期、Ⅱ 期为主或 Ⅲ 期为高分化腺癌的直肠癌，肿瘤较小。

（2）管状腺瘤、绒毛管状腺瘤癌变。

二、麻醉方式

全身麻醉。

三、手术体位

截石位。

四、器械、敷料、用物准备

（1）器械：直肠包、肛门器械包、肛肠科腔镜器械。

（2）敷料：腹部敷料包（截石位）。

（3）用物。

①常规用物：腹部：刀片、电刀笔、缝合针、丝线、吸引管、灭菌橡胶外科手套、手术衣、纱布块、纱布垫、引流管装置、医用润滑液、鞋带。肛门部：刀片、电刀笔、缝合针、丝线、吸引管、灭菌橡胶外科手套、手术衣、纱布块、纱布垫。

②特殊用物：保温杯、可吸收缝线 1#、3-0#5 针可吸收缝线或 3-0#8 针可吸收缝线、超声刀、切口保护器、一次性结扎夹或可吸收夹、钛夹、Trocar、60 mm 腔镜内直线型切割闭合器。

五、手术配合

（1）常规清点器械、敷料、用物数目，消毒皮肤并铺巾，留置导尿管。

（2）连接设备：器械护士协助手术医生将摄像头线、导光束、气腹管、吸引管、超声刀线整理好递予巡回护士连接设备，并把操作端固定在手术台上。

（3）建立气腹：再次消毒脐孔，用 11# 刀片在脐孔内下缘切开皮肤约 1 cm，用 2 把布巾钳提起腹壁，插入气腹针，连接气腹管，建立气腹。建立气腹时应从低流量开始。

（4）建立操作孔：在脐旁置入 10 mm Trocar，用 30° 镜头放入腹腔探查腹腔及盆腔，其他操作孔应在腹腔镜监视下依次完成，先于右髂前上棘水平靠前正中线 2 ～ 3 cm 置入 12 mm Trocar，右腹直肌旁脐旁 2 ～ 3 cm 置入 5 mm Trocar，左腹直肌旁脐旁 2 ～ 3 cm 置入 5 mm Trocar，左髂前上棘水平靠中线 2～3 cm 置入 5 mm Trocar，调节手术体位为头低脚高位。

（5）分离结肠、直肠：超声刀游离乙状结肠及降结肠，暴露输尿管，游离乙状结肠下段。

（6）处理肠系膜下血管：分离肠系膜下动脉和静脉，用一次性结扎夹和钛夹夹闭，然后切断。

（7）切断乙状结肠：在距离肿瘤上缘 10 cm 处用腔镜内直线切割闭合器切断肠管，清点纱布块无误。

（8）会阴部手术。

①另备肛门器械包，再次用碘伏消毒会阴。

②距肛门 2～3 cm 处做椭圆形切口，切开肛门皮肤、皮下组织及筋膜，用干大纱布垫拭血，电凝止血。

③游离肛周组织：切断肛门尾骨韧带、肛提肌，游离肛管直肠，递中弯钳和电刀笔分离肛周组织，中弯钳钳夹肛门动脉，钳间切断，$4^{\#}$ 丝线结扎，$1^{\#}$ 丝线、○ 6×14 缝扎。

④取出标本。将乙状结肠远端及直肠拉出，放入容器内。

（9）冲洗腹腔、放置引流管：由腹腔内向盆腔灌注温灭菌注射用水、温生理盐水冲洗腹腔。在骶前放置引流管装置，由会阴部切口穿出，$7^{\#}$ 丝线、△ 11×34 缝扎固定。会阴部切口用 $7^{\#}$ 丝线、△ 11×34 做一层缝合。

（10）检查盆腔：检查有无出血点，清点器械、敷料、用物数目。

（11）乙状结肠造口。

①选取造口位置。在左侧操作孔处延长 3～4 cm 的切口。

②切开腹膜提出乙状结肠。电刀笔分离腹内斜肌及腹横肌，切开腹膜，将已准备好的近端乙状结肠拉出腹外 2～3 cm。

③固定乙状结肠。封闭乙状结肠与侧腹膜之间的空隙，用 $3\text{-}0^{\#}$ 可吸收缝线间断缝合侧腹膜并固定乙状结肠。

（12）核对敷料、器械及缝合针等数目，用 $1^{\#}$ 可吸收缝线逐层缝合。

（13）覆盖切口：用酒精纱布块擦拭切口皮肤，粘贴伤口敷料覆盖切口。

第三节　经腹部直肠切除吻合手术（Dixon 手术）配合

一、适应证

（1）根治性切除术，距离肛门 11 cm 以上的直肠癌。

（2）病变下缘距离肛门 8 cm 以上姑息切除术的直肠癌。

（3）巨大而广基的良性肿瘤或炎性狭窄，在切除后吻合在肛缘 3 cm 以上的直肠癌。

（4）距离肛门 7 cm 以上的早期直肠癌。

二、麻醉方式

全身麻醉。

三、手术体位

截石位。

四、用物准备

（1）器械：直肠包。

（2）敷料：腹部敷料包（截石位）。

（3）物品。

① 常规用物：刀片、电刀笔、缝合针、丝线、吸引管、灭菌橡胶外科手套、手术衣、甘油注射器、纱布块、纱布垫、引流管装置、医用润滑液、鞋带。

② 特殊用物：可吸收缝线（1#、3-0#）、2-0# 不可吸收缝线、荷包钳、超声刀或血管闭合系统、切口保护器、管型吻合器。

五、手术配合

（1）常规清点器械、敷料、用物数目，消毒皮肤并铺巾，留置导尿管。

（2）常规开腹、探查：取下腹部左旁正中切口切开皮肤、皮下组织，开腹，放腹腔牵开器，探查腹部。

（3）游离乙状结肠：在距肿瘤上缘 10 cm 处，结扎肠管及系膜，切开乙状结肠系膜及两侧腹膜，长弯血管钳提起，电刀笔切开，出血点钳夹止血，递中弯钳夹 4# 丝线结扎，游离乙状结肠下段。

（4）分离肠系膜下动脉和静脉：切断肠系膜下动脉和静脉，7# 丝线和 4# 丝线双重结扎。

（5）钝性分离直肠前、后壁：钝性分离直至尾骨尖切断直肠侧韧带，递长弯血管钳夹住侧韧带，长弯组织剪切断，中弯钳夹 4# 丝线结扎。

（6）切断乙状结肠：癌肿上缘 10 cm 处，2 把库克钳夹住肠管，两钳间切断，断端碘伏消毒。

（7）切断直肠：2 把大直角钳距癌肿下缘 3 ～ 5 cm 处夹住直肠，递刀切断，除去肠管及病变组织，断端同样用碘伏纱布块消毒。

（8）乙状结肠与直肠端吻合（含 2 种术式：传统吻合法或吻合器法）。

① 缝合乙状结肠、直肠后壁浆肌层：递长针持器用 1# 丝线、○ 6×14 间断缝合，或 3-0# 可吸收缝线。

② 修整乙状结肠、直肠断端：递长弯组织剪剪除断端。

③ 乙状结肠、直肠全层缝合：用 1# 丝线、○ 6×14 间断缝合。（吻合器法：近端结肠递荷包钳，2-0# 不可吸收缝线做荷包缝合，放入管形吻合器的抵钉座后，还纳腹腔内，肛门处

皮肤用碘伏消毒，医用润滑液扩肛后放入管型吻合器吻切组件与抵钉座对接好进行吻合。）

④缝合乙状结肠直肠前壁浆肌层：用 1# 丝线、○ 6×14 或 3-0# 可吸收缝线间断缝合。

⑤缝合盆底腹膜：用 1# 丝线、○ 6×14 间断缝合。

（9）冲洗腹腔、放置引流管：用温灭菌注射用水、温生理盐水冲洗腹腔，放置引流管装置，用 7# 丝线、△ 9×24 缝扎固定。

（10）核对敷料、器械及缝合针等数目，用 1# 可吸收缝线逐层缝合。

（11）覆盖切口：酒精纱布块擦拭切口皮肤，粘贴伤口敷料覆盖切口。

第四节　腹腔镜下直肠切除吻合手术
（Dixon 手术）配合

一、适应证

（1）根治性切除术，距离肛门 11 cm 以上的直肠癌。

（2）病变下缘距离肛门 8 cm 以上姑息切除术的直肠癌。

（3）巨大而广基的良性肿瘤或炎性狭窄，在切除后吻合在肛缘 3 cm 以上的直肠癌。

（4）距离肛门 7 cm 以上的早期直肠癌。

二、麻醉方式

全身麻醉。

三、手术体位

截石位。

四、器械、敷料、用物准备

（1）器械：直肠包、肛肠腔镜器械。

（2）敷料：腹部敷料包（截石位）。

（3）用物。

①常规用物（腹部）：刀片、电刀笔、缝合针、丝线、吸引管、灭菌橡胶外科手套、手术衣、纱布块、纱布垫、引流管装置、医用润滑液、鞋带。

②特殊用物：保温杯、1# 可吸收缝线、3-0# 可吸收缝线、超声刀、切口保护器、一次性结扎夹或可吸收夹、钛夹、Trocar、60 mm 腔镜内直线型切割闭合器、管形吻合器。

五、手术配合

（1）常规清点器械、敷料、用物数目，消毒皮肤并铺巾，留置尿管。

（2）连接设备：器械护士协助手术医生将摄像头线、导光束、气腹管、吸引管、超声刀线整理好递予巡回护士连接设备，并用一把库克钳把操作端固定在手术台上。

（3）建立气腹：再次消毒脐孔，用 11[#] 刀片在脐孔内下缘切开皮肤约 1 cm，用布巾钳提起腹壁，插入气腹针连接气腹管，建立气腹。建立气腹时应从低流量开始。调节手术体位为头低脚高位。

（4）建立操作孔：在脐孔置入 10 mm Trocar，30° 镜头放入腹腔探查腹腔及盆腔，其他操作孔应在腹腔镜监视下依次完成。右髂前上棘水平靠前正中线 2～3 cm 置入 12 mm Trocar，右腹直肌旁脐旁 2～3 cm 置入 5 mm Trocar，左腹直肌旁脐旁 2～3 cm 置入 5 mm Trocar，左髂前上棘水平靠前正中线 2～3 cm 置入 5 mm Trocar。

（5）分离结肠、直肠：超声刀游离乙状结肠及降结肠，暴露输尿管，游离乙状结肠下段。

（6）处理肠系膜下血管：分离肠系膜下动脉和静脉，一次性结扎夹和钛夹夹闭后切断。

（7）切断直肠：距离肿瘤下缘 3 cm 处用腔镜内直线切割闭合器切断肠管，清点纱布块无误。

（8）腹部小切口，切除病变肠段：扩大左下腹操作孔至约 10 cm 小切口，安放切口保护器，递无齿卵圆钳将近端肠管及肿瘤取出体外，超声刀游离近端肠管至肿瘤 15 cm 处，切断肠管。近端结肠递荷包钳、2-0[#] 不可吸收缝线做荷包缝合，放入管形吻合器的抵钉座后还纳腹腔内，用 6.5[#] 手套套住切口保护套。

（9）肠道吻合：重新建立气腹，助手消毒肛门直肠，扩肛，将管形吻合器杆部经肛门置入，将吻合器的吻切组件与抵钉座对接好，在腹腔镜的监视下完成直肠吻合，用甘油注射器注入 100 mL 生理盐水入盆腔，用腔镜肠钳轻夹闭近端肠管，助手经肛门注入 50～100 mL 气体，检查吻合口是否漏或出血。

（10）冲洗腹腔、放置引流管：创面彻底止血，用温灭菌注射用水、温生理盐水冲洗腹腔，放置引流管装置，用 7[#] 丝线、△ 9×24 固定。

（11）核对敷料、器械及缝合针等数目，撤除腹腔镜器械，用 1[#] 可吸收缝线逐层缝合。

（12）覆盖切口：酒精纱布块擦拭切口皮肤，粘贴伤口敷料覆盖切口。

第五节　右半结肠切除手术配合

一、适应证

（1）盲肠或升结肠严重损伤。

（2）盲肠、升结肠、结肠肝曲恶性肿瘤，且无远处转移。

（3）回盲部结核伴有部分肠梗阻，经非手术治疗无效。

（4）回结肠型肠套叠不能复位伴有肠坏死；盲肠扭转、回盲部慢性炎症肉芽肿、慢性局限肠炎等。

二、麻醉方式

全身麻醉。

三、手术体位

仰卧位。

四、器械、敷料、用物准备

（1）器械：直肠包。

（2）敷料：腹部敷料包。

（3）用物。

①常规用物（腹部）：刀片、电刀笔、缝合针、丝线、吸引管、灭菌橡胶外科手套、手术衣、纱布块、纱布垫、引流管装置、医用润滑液、鞋带。

②特殊用物：剖宫产专用手术薄膜、可吸收缝线（1#、3-0#）、2-0#不可吸收缝线、荷包钳、超声刀或血管闭合系统、切口保护器、管型吻合器、切割闭合器。

五、手术配合

（1）常规清点器械、敷料、用物数目，消毒皮肤并铺巾，贴手术薄膜。

（2）常规开腹、探查：正中切口切开皮肤、皮下组织，开腹，探查腹腔。

（3）游离病变肠管：用湿盐水纱布垫保护小肠，并将其推向左侧，弯组织剪或电刀笔剪开侧腹膜，在距肿瘤上缘10 cm处结扎肠管，分离出回结肠静脉。

（4）游离结肠系膜及血管：递弯血管钳钳夹系膜，在钳间用弯组织剪剪开，4# 丝线结扎。结肠中动脉用7# 丝线和4# 丝线做双重结扎，右结肠动脉、静脉用4# 丝线结扎。

（5）切断肠管：在距回盲部10～15 cm的回肠上安置1把有齿直血管钳和1把肠钳，在2把钳中间用刀切断肠管，局部用碘伏消毒。同法切断横结肠右侧段，切除肠管。

（6）肠吻合：回肠末段与横结肠保留段端－侧吻合。回肠末端用荷包钳、2-0# 不可吸收缝线做荷包缝合，从荷包口置入管形吻合器的抵钉座，用3把皮钳提起结肠段，用碘伏消毒肠腔，置入管形吻合器杆部，做回肠－结肠端－侧吻合，横结肠残端用切割闭合器闭合切割。用1# 丝线、○ 6×14或3-0# 可吸收缝线间断缝合加固吻合口。

（7）缝合肠系膜裂孔，固定侧腹膜：递1# 丝线、○ 6×14间断缝合。

（8）冲洗腹腔、放置引流管：用温生理盐水或温灭菌注射用水（恶性肿瘤者）冲洗腹腔，检查吻合口及结扎之肠系膜有无出血，安置引流管装置，用7# 丝线、△ 9×24缝扎固定。

（9）核对敷料、器械及缝合针等数目，用1# 可吸收缝线逐层缝合。

（10）覆盖切口：酒精纱布块擦拭切口皮肤，粘贴伤口敷料覆盖切口。

第六节　腹腔镜下右半结肠切除手术配合

一、适应证

（1）盲肠或升结肠严重损伤。

（2）盲肠、升结肠、结肠肝曲恶性肿瘤，且无远处转移。

（3）回盲部结核伴有部分肠梗阻经非手术治疗无效。

（4）回结肠型肠套叠不能复位伴有肠坏死、盲肠扭转，回盲部慢性炎症肉芽肿、慢性局限肠炎等。

二、麻醉方式

全身麻醉。

三、手术体位

人字分腿仰卧位。

四、器械、敷料、用物准备

（1）器械：直肠包、肛肠腔镜器械。

（2）敷料：腹部敷料包（截石位）。

（3）用物。

①常规用物：腹部：刀片、电刀笔、缝合针、丝线、吸引管、灭菌橡胶外科手套、手术衣、纱布块、纱布垫、引流管装置、医用润滑液、鞋带。

②特殊用物：保温杯、可吸收缝线（1$^\#$、3-0$^\#$）、2-0$^\#$不可吸收缝线、超声刀、切口保护器、一次性结扎夹或可吸收夹、钛夹、Trocar、60 mm 腔镜内直线型切割闭合器、管形吻合器。

五、手术配合

（1）常规清点器械、敷料、用物数目，消毒皮肤并铺巾。

（2）连接设备：器械护士协助手术医生将摄像头线、导光束、气腹管、吸引管、超声刀线整理好递予巡回护士连接设备，并把操作端固定手术台上。

（3）建立气腹：再次消毒脐孔，用11$^\#$刀片在脐孔内下缘切开皮肤约1 cm，用2把布巾钳提起腹壁，插入气腹针连接气腹管，建立气腹。建立气腹时应从低流量开始。

（4）建立操作孔：在脐孔置入10 mm Trocar，用30°镜头放入腹腔探查腹腔及盆腔，其他操作孔应在腹腔镜监视下依次完成。左髂前上棘水平靠前正中线2～3 cm置入12 mm Trocar，左腹直肌旁脐旁2～3 cm置入5 mm Trocar，右腹直肌旁脐旁2～3 cm置入5 mm Trocar，右髂前上棘水平靠前正中线2～3 cm置入5 mm Trocar。

（5）游离结肠系膜及血管：用超声刀游离肠系膜，结肠中动脉、右结肠动脉、静脉用一次性结扎夹与钛夹夹闭，用超声刀切断。

（6）腹部小切口，切除病变肠段：扩大右腹直肌的操作孔至 10 cm，放入切口保护器，递无齿卵圆钳取出病变肠管。

（7）切断肠管：在距回盲部 10 ～ 15 cm 的回肠上安置 1 把有齿直血管钳和 1 把肠钳，在 2 把钳中间用刀切断肠管，局部用碘伏消毒。同法切断横结肠右侧段，切除肠管。

（8）肠吻合：回肠末段与横结肠保留段端 – 侧吻合。回肠末端用荷包钳、2-0# 不可吸收缝线做荷包缝合，从荷包口置入管形吻合器的"抵钉座"，用 3 把皮钳提起结肠段，用碘伏消毒肠腔置入管形吻合器杆部，做回肠 – 结肠端 – 侧吻合，横结肠残端用切割闭合器闭合切割，用 1# 丝线、○ 6×14 或 3-0# 可吸收缝线间断缝合加固吻合口。

（9）缝合肠系膜裂孔，固定侧腹膜：递 1# 丝线、○ 6×14 间断缝合。

（10）冲洗腹腔、放置引流管：用温生理盐水或温灭菌注射用水（恶性肿瘤者）冲洗腹腔，检查吻合口及结扎肠系膜有无出血，安置引流管装置，用 7# 丝线、△ 9×24 缝扎固定。

（11）核对敷料、器械及缝合针等数目，用 1# 可吸收缝线逐层缝合。

（12）覆盖切口：酒精纱布块擦拭切口皮肤，粘贴伤口敷料覆盖切口。

第七节　痔环切手术配合

一、适应证

内痔、外痔其他手段治疗无效者。

二、麻醉方式

椎管内麻醉、骶管麻醉。

三、手术体位

折刀位。

四、器械、敷料、用物准备

（1）器械：肛门器械包。

（2）敷料：腹部敷料包（3-6 敷料包）。

（3）用物：刀片、电刀笔、缝合针、丝线、吸引管、灭菌橡胶外科手套、手术衣、纱布块、纱布垫，3-0# 可吸收缝线。

五、手术配合

（1）常规清点器械、敷料、用物数目，消毒皮肤，铺巾。

（2）游离痔并切断：用中弯钳钳夹外痔部分，沿基底两侧用刀作"V"形切口，弯组织剪剥离外痔静脉丛，提起剥离的外痔，将相连的内痔拖出肛外，以中弯钳夹住内痔基底部，3-0#可吸收缝线贯穿结扎痔蒂，保留缝线，切除钳上痔体。

（3）缝合：用保留的缝线连续缝合至齿状线。

（4）指诊：指诊肛门无狭窄，肛内填塞太宁栓

（5）覆盖切口：用酒精纱布块擦拭切口皮肤，粘贴伤口敷料覆盖切口。

第八节　吻合器痔环切手术（PPH）配合

一、适应证

内痔、外痔、混合痔、严重痔脱垂、直肠黏膜脱垂。

二、麻醉方式

椎管内麻醉、骶管麻醉。

三、手术体位

折刀位。

四、器械、敷料、用物准备

（1）器械：肛门器械包。

（2）敷料：腹部敷料包（3-6敷料包）。

（3）用物：刀片、电刀笔、缝合针、丝线、吸引管、灭菌橡胶外科手套、手术衣、纱布块、纱布垫，3-0#可吸收缝线（备用）、PPH吻合器。

五、手术配合

（1）常规冲洗伤口。

（2）使用吻合器切除痔：放入环形肛管扩张器的内芯扩肛，递3把皮钳分别钳住最大痔疮处的肛缘皮肤，将扩张器配套内芯一起插入肛门，固定好扩张器，递4#丝线、○7×17在齿状线上方3～4 cm直肠黏膜下层做荷包缝合，将吻合器张开到最大限度，将缝线经吻合器的侧孔拉出打结，收紧吻合器并击发，保持闭合状态15秒后，将吻合器完全松开轻轻拔出。

（3）止血：检查吻合口是否有出血、肛门有无狭窄。

（4）核对器械、敷料、用物数目，肛内填塞太宁栓。

（5）覆盖切口：用酒精纱布块擦拭切口皮肤，粘贴伤口敷料覆盖切口。

第九节 经肛门镜直肠肿物切除手术配合

一、适应证

距离肛门 25 cm 以内宽基底的腺瘤性息肉，早期直肠癌直径小于 3 cm。

二、麻醉方式

全身麻醉、椎管内麻醉或鞍状麻醉。

三、手术体位

根据病灶选择手术体位：后壁肿物截石位、前壁肿物折刀位、左右壁肿物健侧卧位。

四、器械、敷料、用物准备

（1）器械：肛门器械包、肛门内镜器械。

（2）敷料：腹部敷料包（3-6 敷料包）。

（3）用物：刀片、电刀笔、缝合针、丝线、吸引管、灭菌橡胶外科手套、手术衣、纱布块、纱布垫，3-0# 可吸收缝线。

五、手术配合

（1）装好床边"U"形固定臂。常规清点器械、敷料、用物数目，消毒皮肤并铺巾。

（2）建立通道：按肛肠镜操作流程连接好系统及各管道，调节 CO_2 进气流量约 5 L/min 和气压约 5 mmHg。

（3）切除肿物：手术扩肛，置入直肠套管，直视下调整直肠镜并固定好，开始充气，根据手术需要递左右抓钳抓取肿物，电针切除肿物。

（4）止血：处理创面，电凝止血，用 3-0# 可吸收缝线缝合。

（5）核对敷料、器械及缝合针等数目。

（6）覆盖切口：擦拭切口皮肤，粘贴伤口敷料覆盖切口。

第十节　肛周脓肿切开引流手术配合

一、适应证

肛周直肠周围脓肿、会阴坏死性筋膜炎。

二、麻醉方式

椎管内麻醉、骶管麻醉。

三、手术体位

折刀位。

四、器械、敷料、用物准备

（1）器械：肛门器械包。

（2）敷料：腹部敷料包（3~6敷料包）。

（3）用物：刀片、电刀笔、缝合针、丝线、吸引管、灭菌橡胶外科手套、手术衣、纱布块、纱布垫，3-0$^#$可吸收缝线（备用）、碘仿纱条、注射器。

五、手术配合

（1）常规清点器械、敷料、用物数目，消毒皮肤并铺巾。

（2）留取标本：用10 mL注射器从脓肿最薄弱处抽取脓液备术后化验。

（3）切开、冲洗：脓肿直接切开冲洗（用过氧化氢溶液、生理盐水、碘伏溶液依次冲洗）脓腔。

（4）核对器械、敷料、用物数目，放置碘仿纱条，肛内填塞太宁栓。

（5）覆盖切口：用酒精纱布块擦拭切口皮肤，粘贴伤口敷料覆盖切口。

第六章　泌尿外科开放手术配合

第一节　输尿管切开取石手术配合

一、适应证

（1）输尿管结石经药物治疗或经尿道输尿管镜碎石无效。

（2）结石以上部位已有明显积水者，输尿管假性憩室、体外冲击波碎石术后引起输尿管结石。

二、麻醉方式

全身麻醉、椎管内麻醉。

三、手术体位

上段结石采取侧卧位，升高腰桥；下段结石采取仰卧位。

四、器械、敷料、用物准备

（1）器械：泌剖包。

（2）敷料：腹部敷料包。

（3）用物。

①常规用物：刀片、电刀笔、缝合针、丝线、吸引管、手术薄膜、灭菌橡胶外科手套、一次性注射器、纱布块、纱布垫、引流管装置、医用润滑液、血管悬吊带。

②特殊用物：4-0$^{\#}$可吸收缝线、F8一次性无菌导尿管、F5或F6双J管、导丝。

五、手术配合

（1）常规清点器械、敷料、用物数目，消毒皮肤并铺巾。

（2）切开皮肤、皮下组织及各肌层：切开皮肤沿第11肋间斜向腹侧切口（仰卧位时采取下腹部纵向切口），逐层切开皮下各肌层，游离输尿管。

（3）游离输尿管，检查结石部位并固定：分离输尿管，将周围软组织分离，用血管悬吊带将输尿管提起，找到结石后用输尿管钳或皮钳固定。

（4）切开局部输尿管，取出结石：用15$^{\#}$手术刀切开局部输尿管，取出结石。

（5）冲洗肾盂，检查远端输尿管腔通畅情况：用F8一次性无菌导尿管经输尿管切口插入肾盂，探查有无其他阻塞，用20 mL注射器盛盐水冲洗数次，随之向下插入输尿管，探查输尿管下段有无结石或梗阻并用盐水冲洗，安置双J管作引流支架。

（6）缝合输尿管：4-0#可吸收缝线缝合输尿管。

（7）检查创面出血情况，放置引流管装置，7#丝线、△9×24缝合固定。

（8）清点器械、敷料、用物数目，逐层缝合切口。

（9）覆盖切口：酒精纱布块擦拭切口皮肤，无菌敷料覆盖切口。

第二节　肾盂（肾窦内）、肾实质切开取石手术配合

一、适应证

肾内型肾盂结石，或较大的肾盂结石、较小的鹿角形结石和肾大盏结石。如果肾盏结石直径大于肾盏颈部，则不能经肾盂切开取石。嵌顿于肾盂、肾盏的鹿角形结石，不能经肾窦内肾盂切开取石者，则需行肾实质切开取石术。

二、麻醉方式

全身麻醉、椎管内麻醉。

三、手术体位

侧卧位，调节腰桥。

四、器械、敷料、用物准备

（1）器械：肾包。

（2）敷料：腹部敷料包。

（3）用物。

①常规用物：刀片、电刀笔、缝合针、丝线、吸引管、医用手术薄膜、灭菌橡胶外科手套、一次性注射器、纱布块、纱布垫、引流管装置、医用润滑液。

②特殊用物：可吸收缝线（2-0#、4-0#）、剥离子1个、导丝、双J管、血管悬吊带、F12或F14一次性无菌导尿管。肾实质切开取石，应另备锤冰器械、心耳钳或血管阻断夹各1个。

③特殊药品：无菌生理盐水冰屑。

五、手术配合

（1）常规清点器械、敷料、用物数目，消毒皮肤并铺巾。

（2）切开皮肤、皮下组织及各肌层：第11肋间切口、腰部切口或第12肋下切口，逐层切开皮肤、皮下、肌肉、筋膜。

（3）切开肾周筋膜，游离脂肪囊，显露肾及输尿管：用长备用镊、扁桃体剪分离肾周脂

肪囊，钝性推开腹膜，S型拉钩牵开，切开肾周脂肪囊后暴露肾脏。显露肾脏后，用中弯钳分离肾周围组织。用组织剪在肾后外侧剪开周围筋膜及脂肪组织，分离出输尿管上段、肾下半部及肾盂。

（4）切开肾盂：用15#小圆刀切开肾盂，结石较大时可采用"V"形或弧形切口。递不同角度的取石钳钳取石头；钳取结石困难时可向肾窦内延长切口，用取石钳伸入肾窦内探查结石位置，用肾盂拉钩牵开肾盂取出结石。

（5）冲洗肾盂及输尿管，放置双J管支架引流：用F12一次性无菌尿管注入生理盐水冲洗肾盂和远端输尿管，放置双J管。

（6）缝合肾盂切口及周围组织：用4-0#可吸收缝线缝合肾盂切口，4#丝线缝合肾盂周围结缔组织。

（7）肾实质切开取石，需显露肾蒂时，可以采用不阻断肾蒂或阻断肾蒂两种方法。

①肾实质切开取石（不阻断肾蒂）。

A. 缝扎法：于切口两侧用2-0#可吸收缝线贯穿肾实质全层间断缝合，切开取石。

B. 手指填塞止血法：手术医生手指固定结石，切开取石，手指压迫止血，用取石钳取出结石后，递2-0#可吸收缝线缝扎。

C. 结石处直接切开肾实质取石：递电刀笔切开，取石钳取石。

D. 缝合肾实质及肾包膜。递2-0#可吸收缝线间断缝合肾实质，4#丝线、〇8×20针间断缝合肾包膜及周围组织。

②肾实质切开取石（阻断肾蒂）。

A. 游离肾蒂血管，阻断肾蒂，肾局部降温：递S拉钩牵开显露肾蒂，血管阻断钳阻断，记录阻断时间，递4℃无菌盐水冰屑外敷降温。

B. 切开肾实质，取出结石：15#刀片切开肾实质，用取石钳或组织钳取石。

C. 缝合肾实质及肾包膜：递2-0#可吸收缝线间断缝合肾实质，4#丝线、〇8×20针间断缝合肾包膜及周围组织。

D. 开放肾蒂，松开肾蒂阻断钳，递湿纱布垫压迫止血。

（8）检查切口内无明显出血，用温盐水冲洗伤口，放置引流管装置，7#丝线、△9×24针缝合固定。

（9）清点器械、敷料、用物数目，逐层缝合切口。

（10）覆盖切口：酒精纱布块擦拭切口皮肤，无菌敷料覆盖切口。

第三节　膀胱切开取石手术配合

一、适应证

（1）直径＞3 cm 的膀胱结石、碎石术不能击碎的坚硬膀胱结石、异物形成的膀胱结石。

（2）膀胱结石伴有膀胱及尿道其他病变者，如膀胱憩室、前列腺增生症、膀胱颈挛缩及尿道狭窄等。

二、麻醉方式

全身麻醉。

三、手术体位

仰卧位。

四、器械、敷料、用物准备

（1）器械：泌剖包。

（2）敷料：腹部敷料包。

（3）用物。

①常规用物：刀片、电刀笔、缝合针、丝线、吸引管、手术薄膜、灭菌橡胶外科手套、一次性注射器、纱布块、纱布垫、引流管装置。

②特殊用物：2–0$^{\#}$可吸收缝线、F20 或 F22 三腔一次性无菌导尿管。

五、手术配合

（1）常规清点器械、敷料、用物数目，消毒皮肤并铺巾。

（2）显露膀胱：下腹部正中切口，切开皮肤、皮下组织、腹直肌前鞘，用盐水纱布垫将腹膜返折往上推，显露膀胱。

（3）提起膀胱穿刺并切开：缝扎膀胱前壁动静脉。用 10 mL 注射器穿刺证实膀胱后，用 2 把皮钳钳夹膀胱壁，15$^{\#}$刀片在两钳间切开小口，吸出尿液。弯组织剪扩大切口，皮钳夹住膀胱壁。S 拉钩将膀胱拉开。

（4）扩大膀胱切口，吸净膀胱内液体，取出结石：探查膀胱内结石的位置、膀胱颈部有无紧缩感及有无前列腺增生等其他病变，取石并检查结石是否完整、是否已取尽。

（5）经尿道插入三腔一次性无菌导尿管，缝合膀胱：用 2–0$^{\#}$可吸收缝线缝合膀胱，缝合后置入三腔一次性无菌导尿管，并由气囊导尿管注入生理盐水，观察缝合处有无渗漏，放置引流管装置，用 7$^{\#}$丝线、△ 9×24 缝合固定。

（6）核对敷料、器械及缝合针等数目，逐层缝合切口。

（7）覆盖切口：酒精纱布块擦拭切口皮肤，无菌敷料覆盖切口。

第四节　膀胱部分切除手术配合

一、适应证

（1）膀胱憩室；早期的脐尿管肿瘤；T_1 期膀胱肿瘤合并尿道狭窄，无法行经尿道膀胱肿瘤切除术者。

（2）$T_2 \sim T_4$ 期膀胱肿瘤，因患者身体情况不能耐受全膀胱切除术，或患者不同意行膀胱全切术者。

（3）肠癌或妇科肿瘤侵犯膀胱，需联合手术做膀胱部分切除者。

（4）各种原因引起膀胱肠瘘或膀胱阴道瘘，需做瘘的修补者。

二、麻醉方式

全身麻醉。

三、手术体位

仰卧位。

四、器械、敷料、用物准备

（1）器械：泌剖包。

（2）敷料：腹部敷料包。

（3）用物。

①常规用物：刀片、电刀笔、缝合针、丝线、吸引管、医用手术薄膜、灭菌橡胶外科手套、一次性注射器、纱布块、纱布垫、引流管装置、医用润滑液、血管悬吊带。

②特殊用物：膀胱肿瘤钳、可吸收缝线、F20 三腔一次性无菌导尿管、导丝、F6 双 J 管。

五、手术配合

（1）常规清点器械、敷料、用物数目，消毒皮肤并铺巾。

（2）切开皮肤、皮下组织及腹直肌前鞘，暴露膀胱：下腹部正中切口，切开皮肤、皮下组织、腹直肌前鞘，用盐水纱布垫把腹膜反折往上推，暴露膀胱。

（3）提起膀胱穿刺并切开膀胱：缝扎膀胱前壁动静脉。用 10 mL 注射器穿刺证实为膀胱后，用 2 把皮钳钳夹膀胱壁，15# 刀片在两钳间切开小口，吸出尿液。用弯组织剪扩大切口，皮钳夹住膀胱壁，S 拉钩将膀胱拉开。

（4）检查肿瘤部位及范围，切除膀胱肿瘤及部分膀胱壁：用膀胱肿瘤钳夹住肿瘤，手术刀或弯组织剪将病变部位切除。若病变累及输尿管口时，则应游离输尿管下段，将病变部分与输尿管末端一并切除，施行输尿管膀胱吻合术，放置 F6 双 J 管做支架，用 4-0# 可吸收缝线将输尿管重新于无病变部位与膀胱吻合。

（5）经尿道置入三腔一次性无菌导尿管，缝合膀胱壁：肿瘤切除后，从尿道口插入三腔一次性无菌导尿管，气囊注水适量，以备术后冲洗膀胱用。用 2-0# 可吸收缝线缝合膀胱切口，观察缝合处有无渗漏，放置引流管装置，用 7# 丝线、△ 9×24 缝合固定。

（6）清点器械、敷料、用物数目，逐层缝合切口。

（7）覆盖切口：酒精纱布块擦拭切口皮肤，无菌敷料覆盖切口。

第五节　耻骨上经膀胱前列腺切除手术配合

一、适应证

（1）前列腺增生引起明显膀胱颈梗阻症状。

（2）前列腺增生伴有膀胱内病变，如膀胱憩室、结石、肿瘤。

（3）有急性尿潴留，已行耻骨上膀胱造口。

（4）增生前列腺向膀胱内凸出明显，或巨大的中叶增生。

（5）髋关节僵直，不能放置膀胱截石位。

二、麻醉方式

椎管内麻醉、全身麻醉。

三、手术体位

仰卧位。

四、器械、敷料、用物准备

（1）器械：泌剖包。

（2）敷料：腹部敷料包。

（3）用物。

①常规用物：刀片、电刀笔、缝合针、丝线、吸引管、医用手术薄膜、灭菌橡胶外科手套、一次性注射器、纱布块、纱布垫、引流管装置。

②特殊用物：2-0# 可吸收缝线、F20 三腔一次性无菌导尿管、小纱球。

五、手术配合

（1）常规清点器械、敷料、用物数目，消毒皮肤并铺巾。

（2）在耻骨上脐下腹直肌作切口，切开皮肤、皮下组织及腹直肌前鞘，用盐水纱布垫把腹膜反折往上推，暴露膀胱。

（3）提起膀胱穿刺并切开膀胱：缝扎膀胱前壁动静脉，用 20 mL 注射器穿刺证实后，

2 把皮钳夹住膀胱壁。15# 刀片在两钳间切开小口，吸干尿液，用弯剪扩大切口。皮钳夹住膀胱壁。S 拉钩将膀胱拉开。

（4）切开膀胱黏膜与前列腺被膜，钝性剥离前列腺腺体：在前列腺突出最明显处用 15# 刀片做一横向切口，切开膀胱黏膜与前列腺被膜。弯组织剪稍做分离，右手食指伸入至前列腺表面，将其逐步剥离。剥离腺体时用皮钳夹住腺体，用长弯剪剪除。

（5）分离包膜与腺体间隙，捏断（或剪断）尿道，取出前列腺标本：徒手分离、捏断或长组织剪刀剪断尿道，取出标本。

（6）压迫止血 5 ~ 10 分钟：腺体全部剥离后，立即用弯头无齿消毒钳夹小纱球堵塞前列腺窝，压迫止血。

（7）检查腺窝有无残留腺体和出血：取出小纱球，详细检查腺窝，用 2-0# 可吸收缝线缝扎前列腺动脉。

（8）经尿道置入三腔一次性无菌导尿管，退缩尿道并束缚于尿道口，缝合前列腺前壁及膀胱颈。膀胱颈用 2-0# 可吸收缝线做荷包缝合，从尿道插入三腔一次性无菌导尿管气囊注适量水压迫腺窝。膀胱切口用 2-0# 可吸收缝线连续双层缝合，膀胱用生理盐水持续冲洗。

（9）观察缝合处有无渗漏，放置引流管，7# 丝线、△ 9×24 缝合固定。

（10）清点器械、敷料、用物数目，逐层缝合切口。

（11）覆盖切口：酒精纱布块擦拭切口皮肤，无菌敷料覆盖切口。

第六节　单纯肾脏切除手术配合

一、适应证

（1）大多数良性疾病所致的肾脏永久性、不可逆性功能丧失。

（2）肾囊性病变严重导致患侧肾功能丧失，肾移植后期高血压，肾实质硬化及多囊肾患者症状严重者。

二、麻醉方式

全身麻醉。

三、手术体位

侧卧位，升高腰桥。

四、器械、敷料、用物准备

（1）器械：肾包。

（2）敷料：腹部敷料包。

（3）用物。

①常规用物：刀片、电刀笔、缝合针、丝线、吸引管、医用手术薄膜、灭菌橡胶外科手套、一次性注射器、纱布块、纱布垫、引流管装置。

②特殊用物：血管悬吊带、2-0# 可吸收缝线。

五、手术配合

（1）常规清点器械、敷料、用物数目，消毒皮肤并铺巾，贴医用手术薄膜。

（2）切开：第 11 肋间切口、腰部切口或第 12 肋下切口，逐层切开皮肤、皮下、肌肉、筋膜。

（3）切开肾周筋膜，分离肾周脂肪囊，显露肾及输尿管上段：递腰部自动牵开器、S 形拉钩牵开显露术野，推开肾周筋膜用长备用镊、扁桃体剪分离肾周脂肪囊，暴露肾脏。用手指钝性剥离肾周脂肪、筋膜及粘连，将肾脏充分游离至肾蒂外，出血点可用 4# 丝线带线结扎。

（4）显露并提起输尿管：用血管悬吊带从输尿管下方牵过，蚊式钳夹住牵拉，待处理肾蒂后再行切断结扎。

（5）切断肾蒂血管：游离肾脏及输尿管上段后，2 把肾蒂钳、2 把大弯血管钳夹住肾蒂血管，然后切断肾蒂钳与大弯钳之间的血管。用盐水纱布垫包裹肾脏暂移向一侧，用 7# 或 4# 丝线结扎，用○ 7×17 或○ 8×20 贯穿缝扎。

（6）切断输尿管：向膀胱方向分离输尿管，2 把中弯钳夹住，周围用盐水纱布垫保护，剪断输尿管，将离体肾及污染器械移出，输尿管残端先后用 2% 碘酒、75% 酒精、生理盐水棉球处理，7# 丝线结扎。

（7）检查创面，出血点用 4# 丝线结扎或缝扎，在肾蒂近端处，放置引流管，用 7# 丝线、△ 9×24 缝合固定。

（8）清点器械、敷料、用物数目，逐层缝合切口。

（9）覆盖切口：酒精纱布块擦拭切口皮肤，无菌敷料覆盖切口。

第七节　经腰肾上腺切除手术配合

一、适应证

肾上腺皮质功能亢进症、原发性醛固酮增多症、肾上腺肿瘤等。

二、麻醉方式

全身麻醉、椎管内麻醉。

三、手术体位

侧卧位，升高腰桥。

四、器械、敷料、用物准备

（1）器械：泌剖包。

（2）敷料：腹部敷料包。

（3）用物。

①常规用物：刀片、电刀笔、缝合针、丝线、吸引管、医用手术薄膜、灭菌橡胶外科手套、一次性注射器、纱布块、纱布垫、引流管装置。

②特殊用物：小纱球、4-0$^{\#}$可吸收缝线。

五、手术配合

（1）常规清点器械、敷料、用物数目，消毒皮肤并铺巾。

（2）切开皮肤、皮下组织、各肌层及腰背筋膜及肋间组织，显露肾上腺：腰部斜切口，逐层切开至肾周筋膜。

（3）分离肾上腺：递腰部自动牵开器、S形拉钩牵开显露术野，长弯钳分离，游离肾上极及腹侧面，显露肾上腺。

（4）切断肾上腺下动脉、中心静脉：显露肾上腺后，钝性分离法将其与肾脏上极分开，游离肾上腺内下方及外侧缘，结扎并切断肾上腺下动脉、中心静脉。

（5）分离肾上腺肝面及下腔静脉表面：递长镊子、直角钳分离肾上腺肝面及下腔静脉表面，电凝止血或递长弯血管钳钳夹，用1$^{\#}$丝线结扎。

（6）切断肾上腺中动脉和静脉：用直角钳在肾上腺后侧，切断肾上腺中动脉和静脉，用4$^{\#}$丝线、○7×17缝合断面。

（7）切断肾上腺上动脉和静脉，取出肾上腺：继续分离肾上腺内侧及背侧，切断肾上腺上动、静脉后摘除肾上腺并取出标本，用4$^{\#}$丝线、○7×17缝合断面，递4$^{\#}$丝线、○8×20缝合肾周筋膜。

（8）检查切口内有无出血，温生理盐水冲洗伤口，用7$^{\#}$丝线、△9×24缝合固定。

（9）核对敷料、器械及缝合针等数目，逐层缝合切口。

（10）覆盖切口：酒精纱布块擦拭切口皮肤，无菌敷料覆盖切口。

第八节　肾肿瘤剜除手术配合

一、适应证

肿瘤直径＜ 3 cm，位置表浅、局限、未累及收集系统，有完整包膜的肾上极、下极的肾肿瘤。

二、麻醉方式

全身麻醉。

三、手术体位

侧卧位，调节腰桥。

四、器械、敷料、用物准备

（1）器械：泌剖包。

（2）敷料：腹部敷料包。

（3）用物。

①常规用物：刀片、电刀笔、缝合针、丝线、吸引管、医用手术薄膜、灭菌橡胶外科手套、一次性注射器、纱布块、纱布垫、引流管装置。

②特殊用物：锤冰器械、心耳钳或血管阻断夹、可吸收缝线（2-0#、3-0#）、剥离子。

③特殊药品：无菌生理盐水冰屑。

五、手术配合

（1）常规清点器械、敷料、用物数目，消毒皮肤并铺巾。

（2）切开皮肤、皮下组织、各肌层及腰背筋膜及肋间组织：第 12 肋下缘约 1 cm 至骶棘肌外缘，做平行切口，根据需要决定切口长度。依次切开各层肌层组织，切开腰背筋膜，暴露并切断腹内斜肌和腹横肌，递 2 块湿小纱布垫保护切口，自动牵开器撑开。

（3）切开肾周筋膜，分离脂肪囊，显露肾脏：递 S 拉钩牵开，长弯血管钳分离肾前脂肪组织，显露肾脏肿瘤。

（4）切开肾包膜和肾实质，剜除肿瘤：沿肿瘤周缘环形用 15# 刀片切开肾包膜和肾实质，分离肿瘤组织，移除标本后，用 3-0# 可吸收缝线缝扎创面止血或用止血纱布或生物胶压迫止血。

（5）缝合肾实质创面：用 2-0# 可吸收缝线缝合肾脏残面，缺损较大时可用带蒂脂肪组织填充。

（6）原位肾部分切除术，手术时可采用无菌生理盐水冰屑敷于肾周降温，减少缺血损伤，用心耳钳或血管阻断钳阻断肾动脉，切除肿瘤区域的血管及肿瘤实质，2-0# 可吸收缝线缝合肾脏残面，用止血纱布或生物胶压迫止血。

（7）缝合肾周筋膜，固定肾：递 4# 丝线、○ 8×20 缝合肾周筋膜并固定肾脏。

（8）检查出血情况，放引流管装置，7# 丝线、△ 9×24 缝合固定。

（9）核对敷料、器械及缝合针数目，逐层缝合切口。

（10）覆盖切口：酒精纱布块擦拭切口皮肤，无菌敷料覆盖切口。

第九节　肾移植手术配合

一、适应证

肾脏疾患引起不可逆性肾功能衰竭。

二、麻醉方式

椎管内麻醉或全身麻醉。

三、手术体位

仰卧位，术侧垫高 15°。

四、器械、敷料、用物准备

（1）器械：泌剖包、肾移植器械 1 包、锤冰器械 1 套。

（2）敷料：腹部敷料包。

（3）用物。

①常规用物：刀片、电刀笔、缝合针、丝线、吸引管、医用手术薄膜、灭菌橡胶外科手套、一次性注射器、纱布块、纱布垫、引流管装置、医用润滑液、血管悬吊带。

②特殊用物：4-0# 可吸收缝线、血管缝线（5-0#、6-0#、7-0#）、F18 或 F20 三腔一次性无菌导尿管、血管悬吊带、肾移植专用双 J 管、导丝、肾袋、无菌生理盐水冰屑。

③特殊药品：肝素、呋塞米、多巴胺、葡萄糖酸钙、抗免疫抑制剂。

五、手术配合

（1）术前常规准备，置入 F18 三腔一次性无菌导尿管，连接膀胱冲洗装置并暂时关闭冲洗开关。

（2）常规清点器械、敷料、用物数目，消毒皮肤并铺巾。

（3）切开皮肤、皮下组织及各肌层，推开腹膜，暴露髂外静脉和髂内动脉：在腹股沟韧带内两横指做弧形切口，切开皮肤、皮下组织，用 1# 丝线结扎或电凝止血。切开腹外斜肌及筋腹、腹内斜肌，递中弯钳、组织剪分离，4# 丝线结扎。向内侧用刀柄推开腹膜，暴露髂外静脉、髂内动脉，分别用血管悬吊带作牵引。

（4）游离髂外静脉：直角钳、分离钳分离髂外静脉，1#丝线结扎静脉分支及淋巴管。

（5）游离髂内动脉：游离髂内动脉，至髂外动脉分支处，1#丝线结扎血管小分支。近分叉处用无损伤血管钳阻断血流，并于远端断之。用肝素钠生理盐水冲净近端管腔内的血，远端用7#丝线结扎。

（6）将供肾放入肾袋中：准备好无菌生理盐水冰屑，肾袋用盐水湿好备用。将供肾取出，放入肾袋中层，上下夹层放无菌盐水冰屑，将动脉、静脉及输尿管拉出便于做血管吻合，将肾袋夹层用7#丝线、△8×20缝合。

（7）供肾的肾静脉和受者的髂外静脉做端侧吻合：递血管镊协助，静脉血管阻断钳夹约2/3静脉壁，血管剪剪去部分管壁。递注射器抽吸肝素钠生理盐水连接弯平针头冲洗管腔。将供肾的肾静脉和受者的髂外静脉做端侧吻合，5-0#血管缝合线连续缝合。缝合完毕松开血管阻断钳，观察吻合口有无漏血。

（8）受者的髂内动脉和供肾的肾动脉做端端吻合：找到受者的髂内动脉，递血管镊协助，血管阻断钳、长弯血管钳分别钳夹动脉，11#刀片切断，递7#丝线结扎远端，4#丝线、○7×17再次缝扎；递注射器抽吸肝素钠生理盐水接弯平针头冲洗血管腔。受者的髂内动脉和供肾的肾动脉做端端吻合，递精细镊子协助，血管剪修剪血管口径，5-0#血管缝线间断吻合，缝合过程中采用肝素钠生理盐水冲洗管腔。

（9）开放血液循环，用热生理盐水纱布垫覆盖供肾表面，使供肾复温，观察尿量：吻合完毕，递线剪剪去包裹肾脏的纱布，松开夹闭血管的阻断钳，分别开放静脉、动脉，开放血液循环，用热生理盐水纱布垫覆盖供肾表面，使供肾复温，观察供肾颜色及供血情况，检查吻合口有无渗漏，如吻合口出血，用6-0#血管缝线修补。观察输尿管是否有蠕动及排尿，一般1～3分钟后有尿液流出，并测量供肾体积，记录数据。

（10）将供肾放入髂窝：用S拉钩暴露术野，将供肾放入髂窝的适当位置。注意动脉和静脉不要打折。

（11）植入输尿管：暴露膀胱，开放膀胱冲洗，膀胱充盈后关闭，用10 mL注射器穿刺以证实为膀胱，用皮钳夹住膀胱壁，电刀笔切开约1.5 cm，蚊式钳穿过肌层做隧道；用1#刀片切开膀胱黏膜，于膀胱和输尿管内置入肾移植双J管，用4-0#可吸收缝线将输尿管和膀胱吻合。

（12）检查有无出血后放置引流管装置，用7#丝线、△9×24缝合固定。撤下膀胱冲洗，开放尿引流。

（13）核对敷料、器械及缝合针等数目，逐层缝合切口。

（14）覆盖切口：酒精纱布块擦拭切口皮肤，无菌敷料覆盖切口。

第十节　膀胱（尿道）阴道瘘修复（经膀胱途径）手术配合

一、适应证

（1）因分娩、手术损伤产生膀胱阴道瘘，通常为高位膀胱阴道瘘或膀胱子宫阴道瘘，瘘孔较小。

（2）继发于宫颈癌及膀胱癌的膀胱阴道瘘。

二、麻醉方式

椎管内麻醉、全身麻醉。

三、手术体位

仰卧位，头端稍降低。

四、器械、敷料、用物准备

（1）器械：泌剖包。

（2）敷料：腹部敷料包（截石位）。

（3）用物。

①常规用物：刀片、电刀笔、缝合针、丝线、吸引器、医用手术薄膜、灭菌橡胶外科手套、一次性注射器、纱布块、纱布垫、引流管装置、医用润滑液。

②特殊用物：尿道扩张器、F18 三腔一次性无菌导尿管、F5 一次性输尿管导管、可吸收缝线（2-0#、3-0#）。

五、手术配合

（1）常规清点器械、敷料、用物数目，消毒皮肤并铺巾。

（2）切开皮肤、皮下组织及腹直肌前鞘，显露膀胱：下腹部正中或弧形切口，递自动拉钩牵开，用 2 把皮钳提夹膀胱壁，尖头刀切开膀胱，吸引器吸净膀胱内液体。

（3）沿膀胱瘘孔边缘切开膀胱壁，潜行剥离与阴道或子宫颈间隙：递 S 拉钩牵开膀胱，无齿卵圆钳夹持阴道垫从阴道内置入并引至膀胱内扩大显露瘘孔，如无法查找，用亚甲蓝稀释液加生理盐水进行膀胱灌注。

（4）置入三腔一次性无菌导尿管，分离瘘口，切开阴道壁、膀胱壁，切除瘢痕组织，必要时插入一次性输尿管导管。

（5）纵向缝合阴道壁全层：用 3-0# 可吸收缝线间断纵向缝合阴道壁全层。

（6）横向褥式黏膜下缝合膀胱壁：递长镊，用 1# 丝线、○ 7×17 褥式间断缝合。

（7）缝合膀胱：用 2-0# 可吸收缝线缝合膀胱切口，必要时放置膀胱造瘘管。

（8）核对敷料、器械及缝合针等数目，逐层缝合切口。

（9）覆盖切口：酒精纱布块擦拭切口皮肤，无菌敷料覆盖切口。

第十一节　尿道损伤修复（以尿道球部损伤为例）手术配合

一、适应证

（1）伤后排尿困难，导尿管不能插入膀胱。

（2）伤后有尿外渗及较大血肿。

二、麻醉方式

椎管内麻醉、全身麻醉。

三、手术体位

截石位。

四、器械、敷料、用物准备

（1）器械：泌剖包。

（2）敷料：腹部敷料包（截石位）。

（3）用物。

①常规用物：刀片、电刀笔、缝合针、丝线、吸引管、医用手术薄膜、灭菌橡胶外科手套、一次性注射器、纱布块、纱布垫、引流管装置。

②特殊用物：尿道扩张器、小纱球、F18 三腔一次性无菌导尿管、F5 或 F6 一次性输尿管导管、可吸收缝线（2-0#、3-0#、4-0#）。

③特殊用药：亚甲蓝。

五、手术配合

（1）常规清点器械、敷料、用物数目，消毒皮肤并铺巾。

（2）纵形或会阴部倒"U"形切开会阴部皮肤、皮下组织、尿道海绵体肌，显露尿道球部，有齿镊、7# 丝线、△ 8×20 缝扎牵开，整形镊、15# 刀片切开，弯蚊式钳协助，电凝止血。

（3）切开球海绵体肌，显露尿道损伤部位：递甲状腺拉钩牵开创缘，组织剪剪开，弯蚊式协助，1# 丝线、○ 6×14 缝扎止血。

（4）清除血肿，经尿道置入一次性无菌导尿管，查找尿道远端：切开球海绵体肌，显露尿道损伤部位，查找尿道远端，置入导尿管，如尿道未全层断裂，即可显露两断端；如尿道全层断裂，用亚甲蓝稀释液加生理盐水注入膀胱，显露近端。

（5）显露膀胱：腹部正中切口，逐层切开皮肤、皮下组织及腹直肌前鞘，显露膀胱。

（6）切开膀胱，用金属尿道扩张器寻找尿道近端：递组织钳2把钳夹膀胱，中弯钳撑开或组织剪剪开膀胱，膀胱拉钩牵开膀胱，用金属尿道扩张器找尿道近端。

（7）沿阴茎白膜游离尿道断端，并劈成斜形开口：递整形镊、整形弯剪游离、剪开，弯蚊式钳协助。

（8）经尿道置入一次性无菌导尿管作支架，尿道断端间断褥式吻合：用4-0# 可吸收缝线间断缝合两断端，注水检查有无渗漏。

（9）将尿道远端固定于三角韧带上，缝合球海绵体肌：4# 丝线、○ 7×17 缝合间断缝合，冲洗创口，放置引流条，必要时做耻骨上膀胱穿刺造口。

（10）核对敷料、器械及缝合针等数目，用2-0# 可吸收缝线缝合会阴部切口及膀胱切口。

（11）覆盖切口：酒精纱布块擦拭切口皮肤，无菌敷料覆盖切口。

第七章　泌尿外科内镜下手术配合

第一节　经尿道前列腺电切手术（TURP）配合

一、适应证

（1）前列腺增生引起膀胱出口梗阻，导致排尿困难，规范药物治疗无效，综合评分达中、重度。

（2）前列腺增生引起梗阻，导致反复尿路潴留、肾功能损害。

（3）前列腺增生梗阻引起反复尿路感染、反复肉眼血尿、继发性膀胱结石、腹股沟疝等。

（4）前列腺增生患者自觉症状明显，规范的药物治疗无效而严重影响生活。

二、麻醉方式

椎管内麻醉或全身麻醉。

三、手术体位

截石位。

四、器械、敷料、用物准备

（1）器械：电切包。

（2）敷料：腹部敷料包（截石位）。

（3）用物。

①常规用物：颅脑医用手术薄膜、灭菌橡胶外科手套、一次性注射器、纱布块、纱布垫、一次性体外引流袋，必要时刀片、缝合针、丝线、吸引管、"Y"形冲洗管、医用无菌防护套2个（200 cm×20 cm）、医用润滑液。

②特殊用物：电切镜1套（12°观察镜、电切镜镜鞘、闭孔器、操作把手、高频电发生器及连接线、冷光源及导光纤维）、艾力克冲洗器、膀胱穿刺套针、F16双腔一次性无菌导尿管、F20或F22三腔一次性无菌导尿管。

③冲洗液：电切冲洗液（5%甘露醇）、灭菌注射用水。

五、手术配合

（1）将患者安置截石位，消毒皮肤并铺巾。

（2）用生理盐水将电切镜冲洗后放置于器械台上，并逐一清点。

（3）检查器械：检查电切镜和配件的性能，连接光导纤维束，调节冷光源亮度，输出功率设置为 12 ～ 20 W，打开显示器接好摄像头，调节白平衡。

（4）调节高频电发生器功率，连接膀胱灌洗管：将电切镜连接线连接于高频电发生器上并调节电凝电切的输出功率，电凝输出功率设置为 60 ～ 80 W，电切输出功率设置为 100 ～ 130 W。连接膀胱灌洗管，高压冲洗灌洗袋内液面距离患者 80 cm，低压冲洗灌洗袋内液面距患者 40 cm。电切镜与摄像系统、高频电刀主机相连，电切灌洗液连接 "Y" 形冲洗管并接入电切镜入水口。

（5）插入电切镜：润滑电切镜镜鞘后，直视下沿尿道走行方向缓慢置入电切镜。

（6）检查膀胱与后尿道：观察膀胱内前列腺组织增生情况及后尿道情况，并摄取图像。

（7）必要时行膀胱穿刺造瘘：根据患者情况，行耻骨上膀胱穿刺造瘘，连接吸引管，引流电切冲洗液。

（8）切除前列腺增生组织：保持冲洗液通畅，在显示屏直视下用电切镜切除前列腺增生组织，电凝止血。

（9）TURP 止血：电切完毕，检查电切面，对出血点做彻底电凝止血，用艾力克冲洗器清除残留在膀胱内的组织碎块和血块，电切镜观察证实无出血点后，退出电切镜。

（10）经尿道留置导尿管：经尿道留置 F20 或 F22 三腔一次性无菌导尿管、气囊内注入生理盐水固定，牵拉一次性无菌导尿管使其压迫膀胱颈，防止前列腺窝渗血；于耻骨上留置 F16 双腔一次性无菌导尿管，持续膀胱冲洗，切口用 7# 丝线、△ 9×24 缝合固定。

（11）关闭仪器设备：将电切和电凝输出功率减至 0，关闭高频电刀主机开关，分离摄像镜头和光导纤维束，逐一关闭机器。

（12）核对镜类数目及完整性，酒精纱布块擦拭膀胱造瘘处切口皮肤，无菌敷料覆盖切口，棉垫覆盖尿道外口。

第二节　经尿道前列腺等离子双极气化手术（TUBVP）配合

一、适应证

（1）前列腺增生引起膀胱出口梗阻，导致排尿困难，规范药物治疗无效，综合评分达中、重度。

（2）前列腺增生引起梗阻，导致反复尿路潴留、肾功能损害。

（3）前列腺增生梗阻引起反复尿路感染、反复肉眼血尿、继发性膀胱结石、腹股沟疝等。

（4）前列腺增生患者自觉症状明显，规范的药物治疗无效而严重影响生活。

二、麻醉方式

椎管内麻醉或全身麻醉。

三、手术体位

截石位。

四、器械、敷料、用物准备

（1）器械：电切包。

（2）敷料：腹部敷料包（截石位）。

（3）用物。

①常规用物：颅脑医用手术薄膜、灭菌橡胶外科手套、一次性注射器、纱布块、纱布垫、一次性体外引流袋，必要时刀片、缝合针、丝线、吸引管、"Y"形冲洗管、医用无菌防护套2个（200 cm×20 cm）、医用润滑液。

②特殊用物：等离子电切镜1套（12°观察镜、电切镜镜鞘、内鞘、闭孔器、操作把手、高频电发生器及连接线、冷光源及导光纤维）、艾力克冲洗器、膀胱穿刺套针、F16双腔一次性无菌导尿管、F20或F22三腔一次性无菌导尿管。

③冲洗液：3000 mL等渗冲洗液、500 mL生理盐水。

五、手术配合

（1）将患者安置截石位，消毒皮肤并铺巾。

（2）用生理盐水将等离子电切镜冲洗后放置于器械台上，逐一清点。

（3）检查器械：检查等离子电切镜和配件的性能，连接光导纤维束，调节冷光源亮度，输出功率设置为12～20 W，打开显示器接好摄像头，调节白平衡。

（4）调节高频电发生器功率，连接膀胱冲洗管：将等离子电切镜连接线连接于高频电发生器上并调节电凝电切的输出功率，电凝输出功率设置为80～120 W，电切输出功率设置为280～320 W。连接膀胱灌洗管，高压冲洗，冲洗袋内液面距离患者80 cm处，低压冲洗冲洗袋内液面距患者40 cm处。将电切镜与摄像系统、高频电刀主机相连，等渗冲洗液连接"Y"形冲洗管并接入等离子电切镜入水口。

（5）插入电切镜：润滑等离子电切镜镜鞘后，直视下沿尿道走行方向缓慢置入电切镜。

（6）检查膀胱与后尿道：观察膀胱内前列腺组织增生情况及后尿道情况，并摄取图像。

（7）根据患者情况，行耻骨上膀胱穿刺造瘘，连接吸引管，引流冲洗液。

（8）必要时行膀胱穿刺造瘘，保持冲洗液通畅，在显示屏直视下用环形电极切除前列腺增生组织，并电凝止血。

（9）术中止血：电切完毕，检查电切面，对出血点做彻底电凝止血，用艾力克冲洗器清除残留在膀胱内的组织碎块和血块，电切镜观察证实无出血点后，退出电切镜。

（10）经尿道留置导尿道：经尿道留置 F20 或 F22 三腔一次性无菌导尿管、气囊内注入生理盐水固定，牵拉气囊导尿管使其压迫膀胱颈防止前列腺窝渗血；于耻骨上留置 F16 双腔一次性无菌导尿管，持续膀胱冲洗，用 7# 丝线、△ 9×24 缝合固定。

（11）关闭仪器设备：电切和电凝输出功率减至 0，关闭高频电刀主机开关，分离摄像镜头和光导纤维束，逐一关闭机器。

（12）核对镜类数目及完整性，用酒精纱布块擦拭膀胱造瘘处切口皮肤，无菌敷料覆盖切口。棉垫覆盖尿道外口。

第三节　经尿道膀胱肿瘤电切手术（TURBT）配合

一、适应证

（1）低分级、低分期的膀胱移行细胞癌。

（2）膀胱内非上皮肿瘤，如单发且体积较小也可采用 TURBT，但应严密随访。

（3）对于部分侵袭性膀胱癌，癌细胞已侵犯膀胱浆膜层或有远处转移，TURBT 可用于姑息治疗，以减轻血尿等症状。

二、麻醉方式

椎管内麻醉、全身麻醉。

三、手术体位

截石位。

四、器械、敷料、用物准备

（1）器械：电切镜包。

（2）敷料：腹部敷料包（截石位）。

（3）用物。

① 常规用物：颅脑医用手术薄膜、灭菌橡胶外科手套、一次性注射器、纱布块、纱布垫、一次性体外引流袋，必要时刀片、缝合针、丝线、吸引管、冲洗管、医用无菌防护套 2 个（200 cm×20 cm）、医用润滑液。

② 特殊用物：等离子电切镜 1 套（12° 观察镜、电切镜镜鞘、内鞘、闭孔器、操作把手、高频电发生器及连接线、冷光源及导光纤维）、艾力克冲洗器、F20 或 F22 三腔一次性无菌导尿管。

③ 冲洗液：3000 mL 等渗冲洗液、500 mL 生理盐水。

五、手术配合

（1）将患者安置截石位，消毒皮肤并铺巾。

（2）用生理盐水将电切镜冲洗后放置于器械台上，逐一清点。

（3）检查手术器械：检查电切镜和配件的性能，连接光导纤维束调节冷光源亮度，输出功率设置为 12～20 W，打开显示器接好摄像头，调节白平衡。

（4）调节高频电发生器功率，连接膀胱灌洗管：将等离子电切镜连接线连接于高频电发生器上并调节电凝、电切的输出功率，电凝输出功率设置为 80～120 W，电切输出功率设置为 280～320 W。连接膀胱灌洗管，高压冲洗膀胱冲洗液内液面距离患者 80 cm，低压冲洗膀胱冲洗液内液面距患者 40 cm。

（5）插入电切镜：润滑电切镜镜鞘后，直视下沿尿道走行方向缓慢置入电切镜。

（6）全面检查膀胱：注意观察肿瘤的大小、部位、形态、是否多发，以及肿瘤与膀胱颈和输尿管口之间的关系，并摄取图像。

（7）保持冲洗液通畅，在显示屏直视下用环形电极切除膀胱肿瘤，并用电凝止血。

（8）冲洗残留膀胱内的肿瘤组织和血块，收集肿瘤标本：电切完毕，检查电切面，对出血点做彻底电凝止血，用艾力克冲洗器清除残留在膀胱内的肿瘤组织和血块，电切镜观察证实无出血点后退出电切镜，收集冲洗出的肿瘤标本。

（9）必要时取组织活检。

（10）经尿道留置导尿道：经尿道留置 F20 或 F2F 三腔一次性无菌导尿管，气囊内注入生理盐水固定，牵拉气囊导尿管使其压迫膀胱颈防止前列腺窝渗血，持续膀胱冲洗。

（11）关闭仪器设备：将电切和电凝输出功率减至 0，关闭高频电刀主机开关，分离摄像镜头和光导纤维束，逐一关闭机器。

（12）核对镜类数目及完整性，棉垫覆盖尿道外口。

第四节　经尿道绿激光前列腺切除手术（PVP）配合

一、适应证

（1）前列腺增生引起膀胱出口梗阻，导致排尿困难，规范药物治疗无效，综合评分达中、重度。

（2）前列腺增生引起梗阻，导致反复尿潴留、反复肉眼血路尿、肾功能损害、继发性膀胱结石、腹股沟疝等。

二、麻醉方式

椎管内麻醉、全身麻醉。

三、手术体位

截石位。

四、器械、敷料、用物准备

（1）器械：电切包。

（2）敷料：腹部敷料包（截石位）。

（3）用物。

①常规用物：颅脑医用手术薄膜、灭菌橡胶外科手套、一次性注射器、纱布块、纱布垫、一次性体外引流袋，必要时刀片、缝合针、丝线、吸引管、冲洗管、医用无菌防护套2个（200 cm×20 cm）、医用润滑液。

②特殊用物：含绿激光机（AMS）、ACMI膀胱镜1套、艾力克冲洗器、F20或F22三腔一次性无菌导尿管。

③冲洗液：3000 mL等渗冲洗液、500 mL生理盐水、500 mL灭菌注射用水。

五、手术配合

（1）将患者安置截石位，消毒皮肤并铺巾。

（2）检查降温水瓶的水面情况，水面需保持达到水瓶的2/3，如未达到请加入灭菌注射用水。

（3）开机，系统自检：连接并打开绿激光治疗系统电源开关，将脚踏开关置于适当位置，打开激光仪器，系统开始自检。

（4）安装冷光源线和摄像头线，分别连接2袋3000 mL等渗冲洗液。

（5）放置摄像头滤光片时，组装膀胱镜，于摄像头内放置滤光片与其连接，连接冷光源及膀胱冲洗管。打开冷光源及监视系统，置入膀胱镜。

（6）插入光纤卡片，插卡后连接光纤：机器自检完毕，面板即提示插入光纤卡片，插卡后提示连接光纤。将光纤末端插入激光输出端口，机器处于备用状态（Standby）。

（7）将ACMI膀胱镜（F23，30°）导入至前列腺部位，调节激光功率：遵医嘱按下Standby下方按钮即显示准备状态（Ready）。直视屏幕，以精阜为标志，对组织进行气化。气化时光纤距离组织0.5 mm，始终保持光纤运动，尽量减少光纤与组织直接接触。可根据前列腺大小调节激光功率。止血时加大距离至2～3 mm或调整激光功率至30 W进行光凝止血。

（8）遵照医嘱调整激光功率，前列腺≥20 g，功率为80 W；前列腺＜20 g，功率为40～60 W；前列腺较大，术中需止血者，功率应调至30 W。

（9）严密观察膀胱冲洗情况：冲洗不畅可使热量积聚，影响光纤工作效率或导致毁坏。正常情况下冲洗液距患者耻骨联合100 cm以上。

（10）经尿道留置导尿管：术毕，将ACMI膀胱镜退至精阜，停止冲洗，可见一圆形开放的、没有出血的尿液通道，最后向膀胱注入冲洗液，取出膀胱镜，试排尿观察手术效果，留置F18或F20三腔一次性无菌导尿管。

（11）关闭仪器设备：术毕，按使用流程关闭设备。

（12）核对镜类数目及完整性，棉垫覆盖尿道外口。

第五节　尿道狭窄冷刀切开手术配合

一、适应证

局限性、非闭锁性尿道狭窄，经尿道扩张失败或疗效不佳。

二、麻醉方式

椎管内麻醉、全身麻醉。

三、手术体位

截石位。

四、器械、敷料、用物准备

（1）器械：电切镜包。

（2）敷料：腹部敷料包（截石位）。

（3）用物。

①常规用物：颅脑医用手术薄膜、灭菌橡胶外科手套、一次性注射器、纱布块、纱布垫、一次性体外引流袋，必要时刀片、缝合针、丝线、吸引管、医用无菌防护套2个（200 cm×20 cm）、医用润滑液。

②特殊用物：高频电刀、腹腔镜显示系统、摄像镜头1套、导光束1根、尿道镜、镜头（0°、30°）、冷刀（镜鞘、闭孔器、操作把手、内切开刀）、艾力克冲洗器、尿道扩张器、F4或F5一次性输尿管导管、F18或F20三腔一次性无菌导尿管。

③冲洗液：3000 mL等渗冲洗液、500 mL生理盐水、500 mL灭菌注射用水。

五、手术配合

（1）将患者安置截石位，常规消毒会阴部皮肤。

（2）检查器械，连接仪器设备：递镜头，连接显像系统、冷光源；连接膀胱冲洗装置，直视下置入冷刀镜鞘，观察尿道。

（3）看到狭窄部，直视下插入导丝或F3～F5的一次性使用输尿管导管，使用条状、锯齿状及弧状冷刀放射状切开狭窄部位。

（4）检查膀胱、狭窄环、狭窄段：尿道内切开器进入膀胱，检查膀胱、狭窄环、狭窄段。

（5）换30°镜，尿道内切开器进入膀胱，检查膀胱、狭窄环、狭窄段。术毕，置入导引槽或导丝，退出尿道内切开镜。

（6）循导引槽或导丝导尿，递 F18 或 F20 三腔一次性无菌导尿管置入，与无菌一次性体外引流袋相接必要时需进行膀胱持续冲洗。关闭所有机器电源，检查镜子部件完好性。

（7）核对镜类数目及完整性，棉垫覆盖尿道外口。

（8）关闭所有设备电源。

第六节　经尿道输尿管镜下钬激光碎石手术配合

一、适应证

广义上讲输尿管结石都可采用输尿管镜钬激光碎石术，但通常认为输尿管镜碎石取石是输尿管中下段结石治疗的最佳选择。对于输尿管上段结石合并肾积水者，也可优先选用输尿管镜碎石治疗。体外冲击波碎石机定位困难、体外冲击波碎石治疗失败、碎石后形成石街以及结石嵌顿或其周围有息肉样组织包裹者，也是应用输尿管镜治疗的适应证。

二、麻醉方式

椎管内麻醉或全身麻醉。

三、手术体位

截石位。

四、器械、敷料、用物准备

（1）器械：经皮肾镜包。

（2）敷料：腹部敷料包（截石位）。

（3）用物。

①常规用物：颅脑医用手术薄膜、一次性注射器、纱布块、纱布垫、一次性体外引流袋，必要时刀片、缝合针、丝线、吸引管、医用无菌防护套 2 个、医用润滑液。

②特殊用物：钬激光碎石机、灌注泵、输尿管硬镜、输尿管取石钳、导丝、一次性输尿管导管（F4 ～ F5）、F5 双 J 管。

注意事项：钬激光光纤使用前需将光纤检测镜对光检查光纤端面，检查光纤镜面是否明亮、无黑点；若有灰尘，用酒精（浓度＞ 95%）擦拭干净，若痕迹或斑痕无法擦拭，请勿使用。选用型号对应的切割器切割光纤，使光纤内芯露出 1 cm，按要求盘旋放置光纤专用盒内送灭菌。

五、手术配合

（1）将患者安置截石位，消毒皮肤并铺巾，输尿管镜与摄像系统、灌注泵连接。

（2）连接钬激光碎石机电源，连接光纤。

（3）开机：将钥匙插入开关，并旋至"Ⅱ"（开始）位置后释放，钥匙会自动弹回"Ⅰ"（开）位置，激光系统开始自检和预热，约需一分钟完成。自检成功后，进入治疗界面。

（4）瞄准光检查。

①确认光纤已正确连接在激光机上，控制屏中未显示"连接光纤"的提示。

②打开瞄准光，并将其设置到最高亮度。

③手持一个不反光物体，如压舌板，放在激光光纤前面。该物体表面将出现一个红色圆点，为瞄准光。若瞄准光很微弱，首先检查瞄准光亮度是否设置在最高值，如果已设置最高值，但瞄准光仍很微弱，则检查激光保护镜及光纤接口端面是否损坏。

（5）设置治疗参数：根据结石情况设置控制屏上的"能量（Energy）""频率（Rate）"观察所使用的功率（Power），按"Standby"键，机器在待机状态。

（6）置入光纤，对准石头击碎：经尿道输尿管镜进入膀胱后，向患侧输尿管口插入一次性输尿管导管，调节灌注泵压力，输尿管镜沿一次性输尿管导管进入输尿管，观察到结石位置，适当降低灌注泵压力，通过输尿管镜工作通道，将激光光纤送达结石处，按下控制屏上的"Ready"键，机器进入准备发射状态，通过脚控开关触及激光进行碎石。取结石，输尿管上段较大不能往下取出的结石推入肾内，改用纤维或电子输尿管软镜进行钬激光碎石。输尿管内放置双J管，膀胱留置双腔一次性无菌导尿管连接一次性体外引流袋。

（7）关机：先确认机器处于"Standby"状态，将钥匙开关旋至"关"状态即可关掉激光系统，关上主机后面的主电源开关，关掉钬激光电源总闸。

（8）核对镜类数目及完整性，棉垫覆盖尿道外口。

第七节　输尿管镜直视下碎石手术配合

一、适应证

输尿管结石。

二、麻醉方式

椎管内麻醉、全身麻醉。

三、手术体位

截石位。

四、器械、敷料、用物准备

（1）器械：经皮肾镜包。

（2）敷料：腹部敷料包（截石位）。

（3）用物。

①常规用物：医用手术薄膜、灭菌橡胶外科手套、一次性注射器、纱布块、纱布垫、一次性体外引流袋，必要时刀片、缝合针、丝线、吸引管、医用无菌防护套（200 cm×20 cm）、医用润滑液、双腔一次性无菌导尿管（F14 ～ F16）。

②特殊用物：含钬激光碎石机或腔内气压弹道碎石机、灌注泵、输尿管硬镜、输尿管取石钳、导丝、弹道碎石探针（F1.0 ～ F1.6）、超声探针（F2.0）、F4 ～ F5 一次性输尿管导管、F5 双 J 管。

③冲洗液：3000 mL 等渗冲洗液、500 mL 生理盐水。

五、手术配合

（1）将患者安置截石位，消毒皮肤并铺巾。

（2）检查器械，连接仪器设备：连接光源线、显像系统和灌注泵管，递输尿管镜置入膀胱，将输尿管导管经输尿管镜鞘置入患侧输尿管并逆行向上，通过结石至输尿管近侧。

（3）寻找结石，碎石。

①弹道碎石：置入弹道碎石探杆直接接触结石，连接好弹道式腔内碎石装置并调整碎石模式，通过探针机械作用将结石击碎，用取石钳钳取碎石。

②超声碎石：递超声碎石探条经 F4 ～ F5 一次性输尿导管靠近结石部位，连接好超声碎石装置，调节好频率和功率，通过探针超声作用将结石击碎。

③钬激光碎石：钬激光光纤经输尿管镜置入，正确连接光纤与钬激发生器，启动并调节功率与频率，击打结石裂成碎片，保持持续冲洗。

（4）置入双 J 管支架引流：退出碎石探针，将双 J 管置入输尿管，导丝经镜鞘置入输尿管，并用推管推双 J 管到达肾盂部后缓慢退出导丝，退出输尿管镜，留置一次性无菌导尿管。

（5）核对镜类数目及完整性，棉垫覆盖尿道外口。

（6）关闭所有设备电源。

第八节　经皮肾镜穿刺取石手术（PCNL）配合

一、适应证

（1）巨大结石，直径在 2 cm 以上的肾结石。

（2）鹿角形结石、肾下盏结石，结石伴有尿路梗阻。

（3）纯草酸钙结石、胱氨酸结石，其他治疗方法失败。

（4）移植肾、孤立肾、马蹄肾、旋转异常的肾结石及既往曾行开放手术者。

二、麻醉方式

局部麻醉、椎管内麻醉或全身麻醉。

三、手术体位

先截石位后俯卧位。

四、器械、敷料、用物准备

（1）器械：经皮肾镜包。

（2）敷料：腹部敷料包（截石位）。

（3）用物。

①常规用物：灭菌橡胶外科手套、一次性注射器、纱布块、纱布垫、一次性体外引流袋、刀片、缝合针、丝线、吸引管、医用无菌防护套2个（200 cm×20 cm）、医用润滑液、双腔一次性无菌导尿管（F14～F16）。

②特殊用物：含钬激光碎石机或腔内气压弹道碎石机、碎石杆、微电脑液压灌注泵、B超机、输尿管硬镜、输尿管取石钳、一次性无菌导管鞘1套、导丝、一次性输尿管导管（F4～5F）、F5号双J管、30×25 cm颅脑手术薄膜、肾造瘘管（F14～F16）、钬激光光纤、超声碎石探针。

③特殊药物：复方泛影葡胺造影剂、5%葡萄糖酸钙、10%氯化钾。

五、手术配合

（1）将患者安置截石位，消毒皮肤并铺巾。

（2）将尿道输尿管镜插入膀胱，探查输尿管开口。

（3）将F5一次性输尿管导管插入膀胱探查输尿管开口：将F5一次性输尿管导管插入患侧输尿管膀胱开口至输尿管上段或肾盂，退出输尿管镜，留置输尿管导管，经尿道插入F6一次性无菌导尿管并与留置的一次性输尿管导管一起固定，尿管接一次性体外引流袋，并用双层无菌手术单包裹输尿管导管。

（4）从截石位变更为俯卧位，患侧腰部垫方腰垫，使腰部隆起成坡状。

（5）安装好仪器和设备：常规消毒、铺巾，贴颅脑手术薄膜，电视摄像系统置于患者对侧上方，微电脑灌注泵置于患者对侧下方，碎石机置于手术医生右后方。一次性体外引流袋固定夹需打开并保持引流通畅。

（6）B超直视下定位穿刺并放置安全导丝：从输尿管导管注入复方泛影葡胺造影剂，在B超直视下行经皮肾穿刺，穿刺针刺入肾脏后取出针芯，见液体流出显示穿刺成功；从穿刺针鞘插入斑马导丝，使之进入输尿管上段或盘曲在肾盂内。

（7）导丝引导下扩张穿刺通道：用 11# 刀片切开穿刺点皮肤、皮下及肌肉后，退出穿刺针鞘，导丝引导一次性无菌导管鞘扩张穿刺道。由 F8 逐级扩张至 F20，留置入 Peel-away 外鞘工作通道。

（8）留置工作鞘，置入输尿管镜或经皮肾镜，寻找结石及导丝位置，开始碎石。连接光导纤维、光缆线和显像系统，递输尿管镜（经皮肾镜）通过 Peel-away 鞘进入肾内观察，寻找结石及导丝位置。碎石方式有气压弹道碎石、EMS 超声碎石或钬激光碎石。

①气压弹道碎石：置入碎石探杆直接接触结石，连接好弹道式腔内碎石装置并调整碎石模式，通过探针机械作用将结石击碎，用取石钳钳取碎石。

②EMS 超声碎石：递超声碎石探条，经输尿管镜或经皮肾镜工作通道置入超声碎石探针直接触及结石中点，连接好超声碎石装置，调节好频率和功率，通过探针超声作用将结石击碎。

③钬激光碎石：递钬激光光纤纤维，经输尿管镜置入，正确连接导光纤维与钬激光发生器，启动并调节功率与频率，使结石裂成碎片，保持连续冲洗。

（9）钳夹取净肾内结石：结石被击碎后，退出弹道碎石或超声碎石探针，或是钬激光光纤，插入取石钳，钳夹取净肾内结石。

（10）置入双 J 管：将双 J 管套在导丝外，插入输尿管内做支架引流，退出导丝、输尿管镜。

（11）留置肾造瘘管：从 Peel-away 外鞘放置肾造瘘管于肾盂，退出外鞘，用 7# 丝线、△9×24 缝合固定肾造瘘管旁皮肤，固定肾造瘘管连接一次性体外引流袋。

（12）核对镜类数目及完整性，棉垫覆盖尿道外口。

（13）关闭所有设备电源。

第九节　逆行输尿管软镜钬激光碎石取石手术配合

一、适应证

（1）输尿管结石，尤其是输尿管上段结石。

（2）直径 1 ~ 2 cm 的肾盂、肾上盏、肾中盏、肾下盏结石。

（3）输尿管结石伴有输尿管迂曲、输尿管硬镜不能到达结石部位。

（4）极度肥胖，伴有出血倾向；不适合行体外冲击波碎石术，或体外冲击波碎石术后有残余的肾脏结石。

二、麻醉方式

椎管内麻醉或全身麻醉。

三、手术体位

截石位。

四、器械、敷料、用物准备

（1）器械：经皮肾镜包。

（2）敷料：腹部敷料包（截石位）。

（3）用物。

①常规用物：颅脑医用手术薄膜、灭菌橡胶外科手套、一次性注射器、纱布块、纱布垫、一次性体外引流袋，必要时刀片、缝合针、丝线、吸引管、医用无菌防护套2个（200 cm×20 cm）。

②特殊用物：含钬激光碎石机＋200 μm钬激光光纤、微电脑液压灌注泵＋灌注泵管（或人工注水：一次性输血器＋50 mL一次性注射器）、输尿管硬镜、输尿管软镜（纤维软镜、电子软镜、一次性软镜）、输尿管导管鞘（F10～F14）、套石篮、导丝、一次性使用输尿管导管（F4～F5）、一次性无菌导尿管、双J管（F4、F6～F8）、输尿管取石钳、软镜检测仪、光纤检测仪。

③冲洗液：3000 mL等渗冲洗液、500 mL生理盐水。

五、手术配合

（1）将患者安置截石位，消毒皮肤并铺巾。

（2）检查器械，连接仪器设备：连接光源线、显像系统和灌注泵管，先用输尿管硬镜（F8.5～F9.5）经尿道进入膀胱，手术医生窥察输尿管开口并明确提前留置的用于扩张输尿管的双J管所在部位后，用输尿管异物钳拔出双J管（如术前未提前留置输尿管内支架管可省略该步骤）。在输尿管硬镜直视下，沿输尿管上段，置入斑马导丝后退出输尿管硬镜。在斑马导丝引导下将F10～F14输尿管导管鞘置入肾盂输尿管连接部。

（3）将F10～F14输尿管导管鞘内芯退出，保留扩张鞘。输尿管软镜沿扩张鞘插入至预定目标，调整扩张鞘位置。

（4）开启钬激光，调节好钬激光参数（一般将脉冲能量设置在0.3～1.0 J、频率在10～45 Hz，功率≤36 W）。连接激光光纤，经输尿管软镜操作通道置入200 μm钬激光光纤激光碎石。较大结石碎片可使用套石篮取石。2～3 mm大小的碎石，可以自行排出。

（5）碎石完毕，保留导丝，退出输尿管软镜和扩张鞘，沿导丝留置双J管，留置一次性无菌导尿管连接一次性体外引流袋。

（6）输尿管软镜利用软镜测漏仪进行检测软镜，确定软镜正常后置于专用软镜盒内，接上ETO帽。

（7）核对镜类数目及完整性，棉垫覆盖尿道外口。

（8）关闭所有设备电源。

第八章 泌尿外科腹腔镜手术配合

第一节 腹腔镜下膀胱全切除 – 原位回肠新膀胱手术配合

一、适应证

（1）尿道断端2 cm内无肿瘤，即男性膀胱颈以下无肿瘤，女性膀胱三角区以下无肿瘤。

（2）术前腹内压测定大于60 cmH$_2$O，无膈肌裂孔疝、腹壁疝、腹壁肌松弛、盆底肌松弛等影响腹压的病变；无前尿道狭窄。

（3）尿道括约肌功能、肾代偿功能良好。

（4）无明显肠道病变，无肠切除史。

（5）术中做病理冰冻切片检查，证实尿道远侧断端无肿瘤。

二、麻醉方式

全身麻醉。

三、手术体位

头低脚高仰卧位，臀部垫高，肩部放置肩托固定。

四、器械、敷料、用物准备

（1）器械：泌剖包、泌尿腹腔镜器械。

（2）敷料：腹部敷料包。

（3）用物。

①常规用物：刀片、电刀笔、缝合针、丝线、吸引管、医用手术薄膜、灭菌橡胶外科手套、一次性注射器、纱布块、纱布垫、引流管装置、医用润滑液、一次性体外引流袋、医用无菌防护套（200 cm×20 cm）。

②特殊用物：钛夹、组织夹、标本袋、可吸收缝线（2-0$^{\#}$、3-0$^{\#}$、4-0$^{\#}$）数根、血管悬吊带、F8一次性硅胶引流管、F18一次性红色导尿管、F16双腔一次性无菌导尿管、三腔一次性无菌导尿管（F20～F22）、止血纱布或生物蛋白胶、超声刀（或血管闭合切割刀）、血管闭合系统、Trocar、倒刺线、双极电凝、肠钳。

五、手术配合

（1）常规清点器械、敷料、用物数目，消毒皮肤并铺巾。

（2）连接并调节腹腔镜摄像系统、CO_2 气腹系统及电切割系统。

（3）建立气腹：脐窝下缘切开皮肤，用 2 把布巾钳提起脐孔周围腹壁组织，于脐孔切口插入气腹针，确认气腹针进入腹腔后，连接 CO_2 气腹机，建立气腹。

（4）置入 Trocar，一般采用五点穿刺法：第一穿刺点为脐下或脐上边缘，用 11# 刀片切开皮肤、皮下组织，用 2 把布巾钳将腹壁提起，插入直径 10 mm Trocar，放置 30° 腹腔镜头。在腹腔镜直视下用 11# 刀片分别在左右腹直肌旁、左右髂前上棘上内 2～3 cm 处切开 5 mm 切口，放置其他 4 个 Trocar。

（5）游离输尿管中下段：腹腔镜下探查腹腔，检查有无损伤，有无腹腔内转移。用抓钳将回肠及乙状结肠向左上方牵开后可见搏动的右侧髂外动脉，在髂内动脉和髂外动脉分叉附近找到右侧输尿管；在乙状结肠系膜根部找到左侧输尿管，用剪刀沿输尿管行程向下剪开腹膜，用无创抓钳将输尿管提起并向下游离至膀胱壁外，暂不切断以减少尿路梗阻时间。

（6）清扫盆腔淋巴结：用剪刀沿髂外动脉表面剪开腹膜及髂血管鞘，超声刀切断跨过髂外动脉位置的输精管，自远端至近端清除髂外动脉前面及上、外、后方的淋巴组织，同时沿髂外静脉内下缘游离找到骨盆内侧壁，用吸引管找到闭孔神经及闭孔动脉、静脉。切断闭孔动静脉、脐动脉。超声刀分离髂内外血管分叉处及闭孔神经周围淋巴脂肪组织，清除右髂总血管周围及分叉下方的淋巴组织。以相同的方法清扫左侧盆腔淋巴结。

（7）游离输精管、精囊及前列腺后面：用抓钳将直肠向上牵引，显露膀胱后面的上下两道弓状隆起。第二道弓状隆起为输精管壶腹部及精囊位置标志，用电凝钩横向切开弓状隆起处腹膜，游离输精管后用超声刀切断。抓钳、电凝钩游离精囊及其血管，用超声刀或血管闭合切割刀凝固后切断。用电凝钩钝性分离前列腺后方至直肠尿道肌。

（8）游离膀胱前壁：用超声刀切断脐正中韧带、旁正中韧带及腹膜反折，用电凝钩向下钝性分离膀胱前间隙，显露耻骨前列腺韧带及盆筋膜反折。

（9）缝扎阴茎背深静脉复合体：用电凝钩切开两侧盆筋膜反折和耻骨前列腺韧带，暴露前列腺尖部两侧，用 2-0# 可吸收缝线由右向左缝扎阴茎背深静脉复合体。

（10）游离膀胱侧韧带及前列腺侧韧带：将输尿管下段提起，在膀胱壁外位置用钛夹夹闭或用血管闭合切割刀电凝后切断。提起膀胱颈部，用超声刀或血管闭合切割刀分离膀胱侧韧带，紧贴前列腺外侧分离前列腺侧韧带。

（11）离断尿道，切除膀胱前列腺：超声刀或血管闭合切割刀切断阴茎背深静脉复合体，电凝钩向下分离至前列腺尖部。剪刀剪开尿道前壁，用钳夹紧导尿管，剪断后向上牵引，剪断尿道后壁。用剪刀将前列腺剪断，将膀胱前列腺完全游离。创面彻底止血，经尿道重新插入 F20～F22 三腔一次性无菌导尿管，气囊注水 20 mL，用纱布压迫创面，中弯钳向外牵拉导尿管，以减少创面渗血。

（12）女性切除子宫及附件：女性患者首先分离子宫及附件，保留一侧卵巢，行子宫全切除（手术步骤见腹腔镜下辅助阴式全子宫切除手术配合），然后分离膀胱后壁至膀胱颈，用 2-0# 可吸收缝线缝合阴道残端，其余步骤与男性相似。

（13）形成贮尿囊：直视下用 23# 刀片在下腹正中线上做 5 ～ 6 cm 切口，取出标本。将左右输尿管下段从切口引出，置入 F8 一次性硅胶引流管引流尿液。将回肠拉至切口外，在距回盲肠交界 15 cm 的近侧，隔离 50 cm 回肠段，用肠钳钳夹，电刀笔纵向剖开后以"M"形折叠，3-0# 可吸收缝线做连续内翻缝合，形成贮尿囊。

（14）输尿管再植：在贮尿囊后项部两侧用电刀笔各开一小口，用剪刀将输尿管断端修剪成斜口，用小弯钳将输尿管末段插入贮尿囊内 1 cm，4-0# 可吸收缝线缝合 5 ～ 6 针固定输尿管外膜肌层及贮尿囊开口全层。输尿管支架引流由贮尿囊前壁穿出，接上一次性体外引流袋。

（15）贮尿囊 – 尿道吻合：于贮尿囊底部切开直径约 0.8 cm 的小孔，将 F20 ～ F22 三腔一次性无菌导尿管拉出切口。用 7# 丝线、○ 7×20 在导尿管头端与贮尿囊开口处下方缝一条牵引线，牵拉导尿管将贮尿囊放入腹腔，逐层缝合腹壁切口。再次建立气腹，腹腔镜下用 2-0# 可吸收缝线缝合贮尿囊 – 尿道，逐针缝合。

（16）查无渗漏后，盆腔放置并固定引流管装置。

（17）核对器械、敷料、用物数目，排尽腹腔内 CO_2 气体，退出 Trocar。逐层缝合切口。

（18）覆盖切口：酒精纱布块擦拭切口皮肤，无菌敷料覆盖切口。

第二节　腹膜后间隙腹腔镜下肾上腺嗜铬细胞瘤切除手术配合

一、适应证

边界清楚、无恶性生长倾向、周围无明显粘连，直径小于 7 cm 的嗜铬细胞瘤。

二、麻醉方式

全身麻醉。

三、手术体位

侧卧位，患侧在上，脐部正对手术床的背板与腿板折叠处，背板与腿板各降低 15° ～ 20°。

四、器械、敷料、用物准备

（1）器械：泌剖包、泌尿腹腔镜器械。

（2）敷料：腹部敷料包。

（3）用物。

①常规用物：刀片、电刀笔、缝合针、丝线、吸引管、医用手术薄膜、灭菌橡胶外科手套、一次性注射器、纱布块、纱布垫、引流管装置、医用无菌防护套（200 cm×20 cm）、医用润滑液。

②特殊用物：钛夹、组织夹、标本袋、F18 一次性红色导尿管、止血纱布或生物蛋白胶、超声刀、Trocar、倒刺线、双极电凝、血管闭合切割刀。

五、手术配合

（1）常规清点器械、敷料、用物数目，消毒皮肤并铺巾。

（2）连接、调节腹腔镜摄像系统、CO_2 气腹系统及电切割系统。

（3）在腋中线髂嵴上方 2 cm 处，用 11$^\#$ 刀片做第一个 Trocar 定位切口。

（4）建立腹膜后工作间隙：在切口处用钝性分离肌层至腹膜后间隙，置入扩张水囊，注生理盐水 300 ～ 500 mL，停留 3 ～ 5 分钟，压迫止血及建立腹膜后空间。

（5）置入 Trocar 操作：排水拔出水囊，置入 10 mm Trocar 并注入 CO_2 气体，充气压力达 12 ～ 15 mmHg。在腹腔镜监视下于腋前线上第 12 肋缘下、腋后线上第 12 肋缘下处各开一切口，分别置入 5 mm 及 10 mm Trocar，准备腹腔镜操作器械。

（6）内镜下切除肿瘤：用超声刀或血管闭合切割刀、钝性电凝钩、抓钳、剪刀分离肾周脂肪及肾周筋膜，显露肾上腺，依次分离并切断肾上腺动静脉、瘤体周围组织及血管，用钛夹将血管夹闭。切除肾上腺肿瘤，放进标本袋，将其取出。

（7）检查术野及肿瘤床部位有无出血，充分止血。置入止血纱布压迫肾上腺窝，放置并固定引流管装置。

（8）核对器械、敷料、用物数目，排尽 CO_2，退出 Trocar。逐层缝合切口。

（9）覆盖切口：酒精纱布块擦拭切口皮肤，无菌敷料覆盖切口。

第三节　腹腔镜下精索静脉高位结扎手术配合

一、适应证

（1）精索静脉曲张伴反流，特别是双侧的精索静脉曲张。

（2）行开放手术后复发的精索静脉曲张，腹腔镜下手术可避开原手术疤痕粘连。

（3）估计腹腔内存在严重粘连时，应选择经腹膜外入路手术。

二、麻醉方式

全身麻醉。

三、手术体位

头低脚高仰卧位。

四、器械、敷料、用物准备

（1）器械：甲小包、泌尿腹腔镜器械。

（2）敷料：腹部敷料包（3-6敷料包）。

（3）用物。

① 常规用物：刀片、电刀笔、缝合针、丝线、吸引管、灭菌橡胶外科手套、一次性注射器、纱布块、纱布垫、医用无菌防护套（200 cm×20 cm）、F16双腔一次性无菌导尿管、医用润滑液。

② 特殊用物：钛夹、Trocar。

五、手术配合

（1）常规清点器械、敷料、用物数目，消毒皮肤并铺巾。

（2）连接并调节腹腔镜摄像系统、CO_2 气腹系统及电切割系统。

（3）置入Trocar时，建立 CO_2 气腹：取A、B、C三点，A点位于脐或脐下，做1 cm弧形切口，用11$^\#$刀片切开皮肤、皮下组织及腹直肌前鞘，用2把布巾钳提起切缘，将气腹针穿刺入腹腔，接气腹机注入 CO_2，造成人工气腹后，拔除气腹针。用10 mm Trocar穿入腹腔，置入腹腔镜。在腹腔镜监视下，在左右腹直肌外缘、脐水平下3 cm处做B、C点切口，分别置入5 mm Trocar。

（4）切开后腹膜并分离曲张的精索静脉：用抓钳牵拉患侧睾丸，观察腹股沟内环，可见到腹股沟内环处曲张的精索静脉。腹股沟内环上方1.5 cm处可见到输精管及其伴随血管呈人字形分叉向内下方走行。在此分叉上方 $1.5 \sim 2.0$ cm处用弯剪或电凝钩切开后腹膜并分离曲张的精索静脉。

（5）结扎精索内静脉：用长抓钳提起分离的静脉，用4$^\#$丝线结扎，并将切开的腹膜牵引覆盖于上方。用剪刀剪断精索内静脉或结扎。

（6）检查确认无出血后核对器械、敷料、用物数目，排出腹内的 CO_2，撤除腹腔镜及Trocar。

（7）逐层缝合切口。

（8）覆盖切口：酒精纱布块擦拭切口皮肤，无菌敷料覆盖切口。

第四节　腹腔镜下根治性前列腺切除手术配合

一、适应证

（1）癌细胞局限在前列腺包膜内的癌症患者，即 PT1b ～ PT2 期，前列腺特异性抗原＜ 20 ng/mL，Gleason 评分＜ 7 分，年龄小于 70 岁；前列腺体积在 20 ～ 130 mL 者。

（2）以前做过经膀胱前列腺摘除、经尿道前列腺气化切除，病理证实为前列腺癌，或确诊前列腺癌接受去势或雄激素阻断治疗者。

二、麻醉方式

全身麻醉。

三、手术体位

头低脚高仰卧位，双手放于躯干两侧，肩部置软垫、肩托固定，臀部垫高。

四、器械、敷料、用物准备

（1）器械：泌剖包、泌尿腹腔镜器械。

（2）敷料：腹部敷料包。

（3）用物。

①常规用物：刀片、电刀笔、缝合针、丝线、吸引管、医用手术薄膜、灭菌橡胶外科手套、一次性注射器、纱布块、纱布垫、引流管装置、一次性体外引流袋、医用无菌防护套（200 cm×20 cm）、医用润滑液。

②特殊用物：钛夹、组织夹、F18 金属尿道扩张器、标本袋、可吸收缝线（2-0#、3-0#、4-0#）、血管悬吊带，F8 一次性硅胶引流管，F18 一次性红色导尿管，F16 双腔一次性无菌导尿管，F20 或 F22 三腔一次性无菌导尿管，止血纱布或生物蛋白胶、超声刀或血管闭合切割刀、血管闭合系统、Trocar、倒刺线、双极电凝。

五、手术配合

（1）常规清点器械、敷料、用物数目，消毒皮肤并铺巾。

（2）连接腹腔镜显像系统、CO_2 气腹系统及超声刀系统。

（3）建立 CO_2 气腹。

（4）置入 Trocar 操作：即脐部、左侧髂前上棘与脐连线中点、右侧麦氏点、右侧脐平面腹直肌外缘和脐与耻骨联合中点。

（5）递分离抓钳、电凝剪刀、电凝钩等，置入各操作系统。

（6）必要时行盆腔淋巴结清扫。

（7）后方入路。

①递分离抓钳提夹，用电凝剪刀、电凝钩或双极电凝分离输精管并切断，游离精囊腺。

②切开迪氏筋膜。

（8）前方入路。

①分离膀胱：经导尿管向膀胱内注入生理盐水充盈膀胱，递分离抓钳提夹，用电凝剪刀、电凝钩将膀胱外侧、中线及侧壁依次分离，直至耻骨联合下方；切断脐正中韧带，再与膀胱侧壁分离；必要时可用超声刀分离，完毕后排空膀胱。

②进入盆内筋膜，切断耻骨前列腺韧带，暴露尿道。

③游离并切断阴茎背深静脉：递持针器，用 2–0# 可吸收缝线 "8" 字缝合静脉，电凝剪刀剪断，止血纱布止血。

④递分离抓钳及抓钳提夹：放空气囊，用电凝剪刀、电凝钩或超声刀分离、切开前列腺尿道前壁，暴露尿道后侧和外侧壁。拔出导尿管，暴露膀胱颈的后面，直视下分离。小的出血点递双极电凝止血。

⑤切断前列腺蒂，分离前列腺后外侧的神经血管束：递分离抓钳提夹，用电凝剪刀、电凝钩游离前列腺的外侧面，切断前列腺蒂，包括蒂内血管；双极电凝处理血管蒂内动静脉，动脉必须全部电凝；用电凝剪刀、电凝钩继续仔细分离前列腺后外侧的神经血管束，必要时递钛夹夹闭。

⑥在尿道内置入金属导尿管，分离前列腺尖部，切断背静脉。

⑦在金属导尿管的支撑下，递分离抓钳及抓钳提夹，电凝剪刀分别切开尿道尖部及后壁。

⑧切开尿道直肠肌。

（9）尿道膀胱吻合：递持针器 2 把，用 3–0# 可吸收缝线缝合，50 mL 一次性注射器抽吸生理盐水注入膀胱，检查有无吻合口瘘。

（10）取出标本：递标本袋置入标本，如不能取出，可递短血管钳协助，23# 刀片将切口延长 4～5 cm。

（11）检查术野有无出血，充分止血。置入止血纱布压迫创面，放置并固定引流管装置。

（12）核对敷料、器械、缝合针等用具数目，排出 CO_2，退出 Trocar，逐层缝合切口。

（13）覆盖切口：酒精纱布块擦拭切口皮肤，无菌敷料覆盖切口。

第五节　经腹膜后入路腹腔镜下肾癌根治手术配合

一、适应证

局限性肾癌，对侧肾功能可代偿。

二、麻醉方式

全身麻醉。

三、手术体位

侧卧位。

四、器械、敷料、用物准备

（1）器械：泌剖包。

（2）敷料：腹部敷料包。

（3）用物。

①常规用物：刀片、电刀笔、缝合针、丝线、吸引管、医用手术薄膜、灭菌橡胶外科手套、一次性注射器、纱布块、纱布垫、引流管装置、一次性体外引流袋、医用无菌防护套（200 cm×20 cm）、医用润滑液。

②特殊用物：泌尿腹腔镜器械、钛夹、组织夹、标本袋、F18一次性红色导尿管、止血纱布或生物蛋白胶、超声刀、Trocar、倒刺线、双极电凝。

五、手术配合

（1）常规清点器械、敷料、用物数目，消毒皮肤并铺巾。

（2）连接并调节腹腔镜摄像系统、CO_2气腹系统及电切割系统。

（3）切开皮肤、皮下组织，切口长1 cm，钝性分离肌层至腹膜后间隙，建立腹膜后空间：选择腋后线，在第12肋缘下做1个2 cm穿刺点并用11#刀片切开，手术医生示指包裹纱布垫钝性分离，递带气囊导管置入，生理盐水注入气囊约500 mL。

（4）置入Trocar操作：排水取出水囊，置入10 mm Trocar并注入CO_2气体，充气压力达12～15 mmHg。在内镜监视下腋中线髂嵴上2横指、腋前线与肋缘交界及腋后线和腋中线之间，分别置入12 mm、10 mm、5 mm Trocar，准备内镜操作器械。

（5）剪开腰背筋膜，进入后腹腔：递分离抓钳夹持，用电凝刀或超声刀剪开腰背筋膜，进入后腹腔。

（6）游离肾脏：沿腹壁背侧Gerota筋膜外向上分离，显露肾脏背侧、肾上极、肾腹侧、肾下极、肾动静脉及输尿管上段，完整切除肾周脂肪囊。递分离抓钳协助，超声刀分离，遇出血递钛夹或递组织夹夹闭止血。

（7）处理肾蒂：充分游离肾动静脉 2 ～ 3 cm，递组织夹分别钳夹后切断。在游离输尿管时，递组织夹夹闭，剪刀剪断，超声烧灼残端。

（8）取出手术标本：递标本袋置入，抓钳抓取整个手术标本，包括肾脂肪囊、输尿管，放入标本袋内，移至切口处，扩大腋后线穿刺点切口为 5 ～ 6 cm，取出标本。

（9）检查术野有无出血，充分止血。置入止血纱布压迫创面，放置并固定引流管装置。

（10）核对器械、敷料、用物数目，排尽 CO_2，退出 Trocar，逐层缝合切口。

（11）覆盖切口：用酒精纱布块擦拭切口皮肤，无菌敷料覆盖切口。

第九章 小儿外科手术配合

第一节 小儿腹股沟斜疝修补手术配合

一、适应证

（1）有症状的腹股沟疝，一般应施行疝修补术，以防发生嵌顿或狭窄。

（2）无症状的婴幼儿腹股沟疝可等到 1 ～ 2 岁以后再手术。

二、麻醉方式

全身麻醉＋骶管麻醉。

三、手术体位

仰卧位，臀腰部垫高。

四、器械、敷料、用物准备

（1）器械：甲小包。

（2）敷料：腹部敷料包（3-6 敷料包）。

（3）用物：15$^{\#}$ 刀片、缝合针（○ 5×12、○ 6×14）、丝线（0$^{\#}$、1$^{\#}$）、电刀笔、可吸收缝线（4-0$^{\#}$、6-0$^{\#}$）、灭菌橡胶外科手套、纱布块、纱布垫。

五、手术配合

（1）常规清点器械、敷料、用物数目，消毒皮肤并铺巾。

（2）切开皮肤、皮下组织：用酒精消毒皮肤，下腹横纹切口，1.5 ～ 2.0 cm，15$^{\#}$ 刀片切开皮肤，电刀笔切开皮下组织，蚊氏钳游离组织，电刀笔止血，气管拉钩牵开，显露术野。

（3）切开浅筋膜：用电刀笔暴露并切开腹外斜肌腱膜，暴露外环、提睾肌。

（4）暴露腹股沟韧带：将髂腹下神经及髂腹股沟神经提至外环并暴露精索，电刀笔或剪刀切开疝囊，钝性分离疝囊，电刀笔切断疝囊。

（5）疝囊高位结扎：递 4-0$^{\#}$ 可吸收缝线结扎，剪除多余疝囊，1$^{\#}$ 丝线、○ 6×14 或 4-0$^{\#}$ 可吸收缝线缝扎。

（6）缝合腹外斜肌腱膜：递 4-0$^{\#}$ 可吸收缝线缝合提睾肌。

（7）冲洗伤口，清点器械、敷料等用具数目。

（8）缝合切口：1$^{\#}$ 丝线、○ 6×14 或 4-0$^{\#}$ 可吸收缝线逐层缝合筋膜、肌肉、皮下组织。

（9）缝合皮肤：6-0#可吸收缝线缝合皮肤。

（10）覆盖切口：酒精纱布块消毒切口皮肤，无菌敷料覆盖切口。

第二节　小儿尿道下裂尿道成形手术配合

一、适应证

各种类型尿道下裂。

二、麻醉方式

全身麻醉＋骶管麻醉。

三、手术体位

仰卧位，臀部垫高。

四、器械、敷料、用物准备

（1）器械：甲小包、小儿尿裂器械。

（2）敷料：腹部敷料包（3-6敷料包）。

（3）用物：缝合针、15#刀片、可吸收缝线（5-0#、6-0#）、6-0#单乔可吸收外科缝线、5-0#血管缝线、0#丝线、灭菌橡胶外科手套、纱布块、纱布垫、8#或10#一次性硅胶引流管、医用润滑液、一次性硅胶球囊导尿管、一次性体外引流袋、双极电凝、自粘性弹力绷带、软聚硅酮伤口接触层敷料（美皮贴）、肾上腺素、金霉素软膏、一次性注射器（1 mL、5 mL、10 mL）、皮肤记号笔、丝绸布胶带。

五、手术配合

（1）常规清点器械、敷料、用物数目，用碘伏消毒皮肤并铺巾。

（2）牵引阴茎头：用酒精消毒皮肤，用5-0#可吸收缝线作阴茎头牵引线，用蚊氏钳固定牵引线。

（3）肾上腺素生理盐水（遵手术医生医嘱配置）注入阴茎皮下。

（4）15#刀片切开皮肤、皮下组织，无齿镊提拉皮肤组织，电凝止血。

（5）游离皮瓣：用15#刀片、剪刀游离皮瓣，切口深达冠状沟处海绵体白膜。两平行切口向任一侧横向延长。环形切开包皮，游离阴茎皮肤呈脱套状并将其退至阴茎根。

（6）尿道置入支架。

①制支架：一次性硅胶引流管置于尿道中作为支架。

②建立尿道管腔：将横向延长的腹侧皮条远端游离并用6-0#单乔可吸收缝线连续缝合

成管。

③打隧道：将支架管（一次性硅胶引流管）从阴茎头腹侧隧道戳出，连接双腔导尿管，顺着隧道插入尿道口，缝合舟状窝顶，形成新的正位尿道口。

（7）游离背侧包皮：用15#刀片中央纵切，向腹侧包线覆盖中央皮条。

（8）用6-0#可吸收缝线间断缝合皮下组织及皮肤。

（9）冲洗伤口，清点器械、敷料等用具数目。

（10）覆盖切口：用美皮贴覆盖切口并用6-0#可吸收缝线固定，纱布块加压，弹力绷带或丝绸布胶带加压包扎阴茎，阴茎头涂金霉素软膏。

第三节　小儿经肛门先天性巨结肠根治手术配合

一、适应证

先天性巨结肠，病变继发引起乙状结肠部扩张。

二、麻醉方式

全身麻醉＋骶管麻醉。

三、手术体位

截石位＋平卧位。

四、器械、敷料、用物准备

（1）器械：小儿剖腹包、小儿腹部特殊器械。

（2）敷料：腹部敷料包。

（3）用物：15#刀片、可吸收缝线（4-0#、6-0#）、缝合针（〇4×10、〇5×12、〇6×14）、丝线（0#、1#、4#）、灭菌橡胶外科手套、纱布块、纱布垫、电刀笔、吸引管、血管闭合切割刀、引流管装置、一次性硅胶球囊导尿管、无菌绷带、一次性注射器（1 mL、5 mL、20 mL、甘油注射器）、医用润滑液、肾上腺素、凡士林纱布。

五、手术配合

（1）常规清点器械、敷料、用物数目，用碘伏消毒皮肤并铺巾。

（2）将患儿双腿用纱布垫或小方巾包裹，并用布巾钳固定于麻醉架上。留置导尿管，用手指涂医用润滑液扩张肛门。

（3）暴露切口：用0#丝线、〇5×12或1#丝线、〇6×14缝合4针牵拉肛门。

（4）切开黏膜：由齿状线向肛管黏膜下注入肾上腺素生理盐水（遵手术医生医嘱使用）

使黏膜与肌层分离，减少出血。在齿状线处用电刀笔切开黏膜，用 0# 丝线、○ 4×10 缝合肛周黏膜做牵引。

（5）切开直肠后壁黏膜：电刀笔切开直肠后壁黏膜，与肌层分开，向两侧壁扩展，达直肠前壁，将直肠黏膜游离。用 0# 丝线、○ 5×12 缝合直肠黏膜管，作为牵引线，用刀柄钝性分离近端，必要时使用血管闭合切割刀切割黏膜下血管。

（6）进入腹腔：用酒精消毒腹部皮肤，15# 刀片切开皮肤，递湿纱布垫，用电刀笔横断肌鞘周围，向外翻出，切除腹膜外的直肠肌鞘达肛提肌水平至直肠全层游离周围，肛门切口与腹腔相通，游离扩张直肠近端和乙状结肠，肠系膜用 1# 丝线结扎或缝扎。

（7）游离肠管：游离至结肠管径、肠壁厚度接近正常，将病变结肠拖出肛门外，用 4# 丝线结扎病变肠管，并用剪刀切除病变结肠。

（8）肛门成形：用生理盐水稀释的碘伏冲洗肠管，在肛门处与拖出的结肠以 4-0# 或 5-0# 可吸收缝线全层间断缝合，完成肛门吻合。

（9）冲洗伤口，肛门置引流管：用凡士林纱布包裹引流管，1# 丝线、○ 6×14 缝合针固定引流管，另一端接手套。

（10）清点器械、敷料等用具数目。

（11）缝合腹腔切口：用 4-0# 可吸收缝线缝合肌肉和皮下组织，6-0# 可吸收缝线缝合皮肤。

（12）覆盖切口：酒精纱布块擦拭切口皮肤，无菌敷料覆盖切口。

第四节　小儿离断式肾盂成形手术配合

一、适应证

肾盂输尿管处狭窄引起肾积水，肾功能可代偿，未出现肾功能完全丧失。

二、麻醉方式

全身麻醉。

三、手术体位

侧卧位或仰卧位，患侧垫高。

四、器械、敷料、用物准备

（1）器械：小儿剖腹包、小儿腹部特殊器械。

（2）敷料：腹部敷料包。

（3）用物：15# 刀片、缝合针（○ 5×12、○ 6×14）、丝线（4#、1#、0#）、可吸收缝线

（4-0#、5-0#、6-0#）、6-0# 单乔可吸收外科缝线、电刀笔、吸引管、一次性硅胶球囊导尿管、血管悬吊带、引流管装置、一次性双J型导管、导丝、一次性注射器（5 mL、20 mL）、医用润滑液、无菌敷料、自动撑开器、灭菌橡胶外科手套、纱布块、纱布垫。

五、手术配合

（1）常规清点器械、敷料、用物数目，用碘伏消毒皮肤并铺巾。

（2）切开皮肤、皮下组织：右上或左腹横切口，起自右或左腹直肌外缘，递刀切开皮肤，电刀笔切开皮下组织、腹外斜肌，钝性拉开腹横肌。

（3）用 S 拉钩牵开显露术野。

（4）电刀笔或 15# 刀片切开肾周围筋膜：递电刀笔游离暴露肾下极及肾盂输尿管连接处，递悬吊带提起输尿管。

（5）切除多余的肾盂及狭窄输尿管段：用 0# 丝线、○ 5×12 缝合针在肾盂头侧及狭窄输尿管之下各缝牵引线，切除多余的肾盂及狭窄输尿管段。

（6）置入双J管：一次性双J型导管置入断开的输尿管内，作支架用。

（7）输尿管成形：用 6-0#、5-0# 可吸收缝线先从剪开的输尿管最下端与肾盂最下缘吻合，从下往上连续缝合，用 6-0# 可吸收缝线连续缝合肾盂输尿管，相接于前壁形成新的输尿管。

（8）冲洗伤口并清点器械、敷料等用具数目。

（9）放引流管：将引流管装置置于肾周引流。

（10）缝合切口：用 4-0#、3-0# 可吸收缝线或 4#、1#、0# 丝线及 ○ 6×14 缝合针逐层缝合切口。

（11）覆盖切口：酒精纱布块擦拭切口皮肤，无菌敷料覆盖切口。

第五节　小儿腹腔镜下离断式肾盂成形手术配合

一、适应证

肾盂输尿管处狭窄引起肾积水，肾功能可代偿，未出现肾功能完全丧失。

二、麻醉方式

全身麻醉。

三、手术体位

侧卧位。

四、器械、敷料、用物准备

（1）器械：小儿剖腹包、腹腔镜器械、5 mm 或 10 mm 腹腔镜镜头。

（2）敷料：腹部敷料包。

（3）用物：11$^#$ 刀片、可吸收缝线（4-0$^#$、5-0$^#$、6-0$^#$）、6-0$^#$ 单乔可吸收外科缝线、电刀笔、吸引管、一次性硅胶球囊导尿管、医用润滑液、一次性注射器（5 mL、20 mL）、Trocar（10 mm、5 mm）、医用无菌防护套、一次性双 J 型导管、灭菌橡胶外科手套、纱布块、纱布垫、双极电凝。

五、手术配合

（1）常规清点器械、敷料、用物数目，消毒皮肤并铺巾。

（2）置入 Trocar：递 11$^#$ 刀片、2 把蚊式钳，在脐缘处切开皮肤，置 10 mm 或 5 mm Trocar 并建立气腹，CO_2 压力为 6 ～ 9 mmHg，继续置入 2 个 5 mm Trocar。

（3）探查：探查患肾情况、位置、大小，显露扩张肾盂与输尿管连接部。

（4）显露患侧肾：用电凝钩切开侧腹膜，向内侧剥离结肠，显露患肾。

（5）分离肾周筋膜：用电凝钩游离、显露患肾下极、肾盂、输尿管上端。

（6）修整瓣膜：用 5-0$^#$ 可吸收缝线在输尿管远侧内侧缝一针标记牵引线，剪刀剪开肾盂，将输尿管外侧纵向剪开 1.0 ～ 1.5 cm。

（7）置入双 J 管：从 Trocar 置入一次性双 J 型导管，用抓钳或分离钳夹住一次性双 J 管并插入断开的输尿管内作支架。

（8）输尿管成形：用 5-0$^#$ 可吸收缝线将肾盂最低点与剪开输尿管最低点间断外翻缝合，连续缝合后壁，置入一次性双 J 型导管，连续吻合肾盂输尿管。

（9）冲洗伤口后，于腹部 Trocar 穿刺孔内放置肾周引流管，用 4-0$^#$ 可吸收缝线固定引流管。

（10）清点器械、敷料等用具数目后，用 4-0$^#$ 可吸收缝线缝合皮下组织、6-0$^#$ 可吸收缝线缝合皮肤。

（11）覆盖切口：酒精纱布块擦拭切口皮肤，无菌敷料覆盖切口。

第六节　小儿先天性肌性斜颈手术配合

一、适应证

肌性斜颈。

二、麻醉方式

全身麻醉。

三、手术体位

仰卧位，头偏向一侧，肩部垫高。

四、器械、敷料、用物准备

（1）器械：甲小包。

（2）敷料：腹部敷料包（3–6 敷料包）。

（3）一次性用物：15# 刀片、可吸收缝线（4-0#、6-0#）、○ 6×14 缝合针、丝线（1#、4#）、电刀笔、吸引管、灭菌橡胶外科手套、纱布块、纱布垫。

五、手术配合

（1）常规清点器械、敷料、用物数目，消毒皮肤并铺巾。

（2）锁骨上横切口：用 15# 刀片切开皮肤，电刀笔切开皮下组织，至胸锁乳突肌下端、两头、前缘及后缘。

（3）暴露胸锁乳突肌：用刀柄钝性分离胸锁乳突肌前缘及胸骨后缘，分离肌肉后侧，气管拉钩牵开暴露胸锁乳突肌。

（4）切断胸锁乳突肌：用电刀笔逐层切开肌纤维，分离胸锁乳突肌后缘，逐层切断胸锁乳突肌，4# 丝线或 1# 丝线结扎，1# 丝线、○ 6×14 缝合针缝扎或 4-0# 可吸收缝线缝扎。

（5）冲洗伤口，清点器械、敷料等用具数目。

（6）放胶片引流，用 4-0# 可吸收缝线逐层缝合颈阔肌、皮下组织，用 6-0# 可吸收缝线缝合皮肤。

（7）覆盖切口：酒精纱布块擦拭切口皮肤，无菌敷料覆盖切口。

第七节 小儿脊髓栓系综合征根治手术配合

一、适应证

小儿脊髓栓系综合征。

二、麻醉方式

全身麻醉。

三、手术体位

俯卧位，使骶尾部抬高、头部略低。

四、器械、敷料、用物准备

（1）器械：甲小包、脊髓栓系特殊器械。

（2）敷料：腹部敷料包（3-6 敷料包）。

（3）一次性用物：15# 刀片、可吸收缝线（4-0#、6-0#）、缝合针（○ 4×10、○ 5×12、△ 6×14、○ 6×14）、丝线（0#、1#、4#）、电刀笔、双极电凝、CUSA 超声吸引、吸引管、骨蜡、棉片、一次性注射器（1 mL、5 mL、20 mL）、地塞米松、无菌敷料、S 拉钩、灭菌橡胶外科手套、纱布块、纱布垫。

五、手术配合

（1）常规清点器械、敷料、用物数目，消毒皮肤并铺巾。

（2）切开皮肤、皮下组织、肌肉：用 15# 刀切开皮肤，骶尾部纵切口或横梭形切口，1# 丝线、△ 6×14 缝合针牵引切口皮肤。

（3）显露椎板：用骨膜剥离器沿棘突和椎板剥开两侧椎旁肌，用自动撑开器显露棘突和椎板的缺损处。

（4）椎板切除：用咬骨钳将脊柱裂病变区及上下 1～2 节椎板切除，同时切除病变区的异常软骨、增生骨质。用骨蜡、双极电凝止血。

（5）切除病理组织：用显微剥离子及显微剪刀分离椎管狭窄和脊髓受压的病理性组织，如增厚的黄韧带、瘢痕纤维带等。

（6）探查腰骶神经：将硬脊膜囊充分游离至正常脊髓，用显微剥离子、显微剪刀分离，切断牵引脊髓圆锥的终丝，用显微剥离子、神经钩在脊髓圆锥两侧探查腰骶神经并将其游离和松解。

（7）探查脊髓和马尾神经：用剪刀切开硬脊膜囊，显微剥离子探查脊髓与马尾神经，显微剪刀将粘连与瘢痕锐性分离。

（8）切除椎管内硬脊膜下存在的上皮样囊肿或畸胎瘤：用棉片保护肿瘤四周，0# 丝线、

○ 4×10 缝合针牵引肿瘤囊壁。将囊内容物彻底刮除，尽可能将肿瘤包膜完全切除，松解脊髓。脂肪瘤患者可用 CUSA 超声吸引切除肿瘤。

（9）缝合硬脊膜：递细长镊子，6–0# 可吸收缝线缝合硬脊膜，脊髓内注射稀释地塞米松。

（10）冲洗伤口并清点器械、敷料等用具数目。

（11）放胶片引流，用 4–0# 可吸收缝线或 4#、1#、0# 丝线与 ○ 6×14 缝合针逐层缝合切口。6–0# 可吸收缝线缝合皮肤。

（12）覆盖切口：酒精纱布块擦拭切口皮肤，无菌敷料覆盖切口。

第八节　小儿膀胱输尿管反流手术配合

一、适应证

（1）反流程度达Ⅳ度以上，有肾内反流。

（2）输尿管口呈洞穴状，或输尿管旁囊性病变。

（3）经长期药物治疗感染不能控制，Ⅲ度反流经一段时间非手术治疗无效，程度加重。

二、麻醉方式

全身麻醉。

三、手术体位

仰卧位。

四、器械、敷料、用物准备

（1）器械：小儿剖腹包、小儿特殊器械、盘状拉钩、输尿管钳。

（2）敷料：腹部敷料包。

（3）用物：15# 刀片、缝合针（○ 4×10、○ 6×14）、丝线（4#、1#、0#）、可吸收缝线（4–0#、5–0#、6–0#）、6–0# 单乔可吸收外科缝线、电刀笔、吸引管、一次性硅胶引流管、一次性硅胶球囊导尿管、血管悬吊带、一次性双 J 型导管、导丝、一次性注射器（5 mL、20 mL、甘油注射器）、医用润滑液、灭菌橡胶外科手套、纱布块、纱布垫。

五、手术配合

（1）常规清点器械、敷料、用物数目，消毒皮肤并铺巾。

（2）充盈膀胱：留置大小适合的一次性硅胶球囊导尿管，用甘油注射器向膀胱内注水，使其适当充盈。

（3）切开皮肤、皮下组织：15# 刀片在脐下正中切口或耻骨上弧形横切口，电刀笔切开皮下组织，将膀胱前壁腹膜反折推开。

（4）显露输尿管：电刀笔切开膀胱前壁，盘状拉钩将膀胱壁拉开，显露输尿管口及膀胱后壁，经输尿管口插入适当大小的一次性硅胶引流管，并用 0# 丝线、○ 4×10 缝合针固定在输尿管口。

（5）缝合输尿管：沿输尿管口做环形黏膜切口，游离输尿管末端 4～6 cm，修整游离的输尿管，6-0# 单乔可吸收外科缝线或 6-0# 可吸收缝线缝合。

（6）隧道形成。

① 直角分离钳向对侧的输尿管口上方做黏膜下潜行分离，以形成隧道，至对侧输尿管口上方靠外侧做黏膜切口。

② 将已修整好的输尿管牵入黏膜下隧道，输尿管口与对侧膀胱黏膜切口用 6-0# 单乔可吸收缝线进行间断缝合，置入一次性硅胶引流管，探查输尿管是否扭转，并固定在新形成的输尿管口。

（7）缝合膀胱黏膜和膀胱肌层：4-0# 可吸收缝线间断缝合原输尿管部位的膀胱壁肌层及膀胱黏膜，4-0# 可吸收缝线缝合膀胱黏膜和膀胱肌层。

（8）冲洗伤口并清点器械、敷料等用具的数目。4-0# 可吸收缝线或 1# 丝线、○ 6×14 缝合针逐层缝合切口，6-0# 可吸收缝线缝合皮肤。

（9）无菌敷料覆盖切口。

第九节　小儿胆道闭锁 Kasai 手术配合

一、适应证

胆道闭锁的肝门部闭锁类型。

二、麻醉方式

全身麻醉。

三、手术体位

仰卧位，上腹部垫高。

四、器械、敷料、用物准备

（1）器械：小儿剖腹包、小儿外特殊器械。

（2）敷料：腹部敷料包。

（3）用物：15# 刀片、可吸收缝线（4-0#、5-0#、6-0#）、0# 丝线、6-0# PDS 可吸收缝线、电刀笔、双极电凝、吸引管、F6 一次性硅胶球囊引流管、一次性注射器（5 mL、20 mL、甘油注射器）、切割闭合器、钉仓、医用润滑液、肾上腺素、灭菌橡胶外科手套、纱布块、纱布垫，造影剂（备用）。

五、手术配合

（1）常规清点器械、敷料、用物数目，消毒皮肤并铺巾。

（2）切开皮肤、皮下组织：用 15# 刀片切开皮肤，电刀笔逐层切开，将支撑肝脏两侧的三角韧带、镰状韧带切断，把肝脏拖出到腹腔外，在直视下进行肝门部解剖。

（3）探查：探查肝脏大小、硬度、胆道、胆囊，如发现胆囊极小、空虚、深藏在胆囊窝内，用 5 mL 一次性注射器穿刺胆囊；如有胆汁，将 F6 一次性硅胶球囊引流管置入胆囊内，注射造影剂进行胆道造影。

（4）游离胆管、肝门部：电刀笔和双极电凝剥离肝外胆管胆囊床至胆囊管、肝总管及肝管汇合处，显露肝动脉及门静脉。

（5）止血：小直角钳、双极电凝剥离及切除肝门部结缔组织及淋巴结，用含肾上腺素盐水纱布垫压迫肝门部止血。

（6）Roux-Y 吻合：距 Treitz 韧带远端 15 ～ 20 cm 处用切割闭合器将空肠切断，用 5-0# 可吸收缝线缝合远端，在肠管远端 45 cm 处，用 5-0# 可吸收缝线行空肠端侧吻合，经结肠后将空肠提至肝门附近，用 5-0# 可吸收缝线缝合闭锁结肠系膜裂孔。

（7）肝肠吻合：肝门部检查如无出血，Roux-Y 吻合的远端空肠断端 1 cm 处用电刀笔切开 0.3 cm 的吻合口，用 6-0# PDS 可吸收缝线将肝门部的肝脏切断面与空肠断端进行全层间断或连续缝合。

（8）肝活检：用组织剪取肝组织送检，双极电凝止血或 4-0# 可吸收缝线缝扎止血。

（9）冲洗伤口并清点器械、敷料等用具数目。

（10）根据情况置引流管，用 4-0# 可吸收缝线逐层缝合切口、6-0# 可吸收缝线缝合皮肤。

（11）无菌敷料覆盖切口。

第十节　小儿腹腔镜胆道闭锁 Kasai 手术配合

一、适应证

胆道闭锁的肝门部闭锁类型。

二、麻醉方式

全身麻醉。

三、手术体位

仰卧位，上腹部垫高，头高脚低，左侧倾斜。

四、器械、敷料、用物准备

（1）器械：小儿剖腹包、小儿外特殊器械、3 mm 腹腔镜器械 1 套、10 mm 腹腔镜镜头、腔镜双极电凝钳。

（2）敷料：腹部敷料包。

（3）用物：刀片（15#、11#）、可吸收缝线（4-0#、6-0#）、3-0# 血管缝线、5-0# 或 6-0# PDS 可吸收缝线、0# 丝线、电刀笔、吸引管、一次性硅胶球囊导尿管、Trocar（12 mm、3 mm）、医用无菌防护套 2 个、一次性注射器（5 mL、20 mL、甘油注射器）、切割闭合器、钉仓 3 枚、单极电凝钩、医用润滑液、肾上腺素、灭菌橡胶外科手套、纱布块、纱布垫，造影剂（备用）。

五、手术配合

（1）常规清点器械、敷料、用物数目，消毒皮肤并铺巾。

（2）切开皮肤、建立通道：11# 刀片切开皮肤，2 把蚊式钳在脐缘处提拉，切开皮肤 1 cm，电刀笔止血，置入 12 mm Trocar，建立气腹，CO_2 压力 8～9 mmHg。置入 3 mm Trocar，用 4-0# 可吸收缝线固定 Trocar。

（3）悬吊肝圆韧带及肝段：经腹壁穿刺置入 3-0# 血管缝线悬吊肝圆韧带及第 IV 肝段，暴露第一肝门区。

（4）切除胆囊：递抓钳夹住胆囊，暴露肝门，单极电凝钩解剖 Calot 三角，切除胆囊。

（5）解剖肝门：单极电凝钩剥离及切除肝门结缔组织，分离闭锁胆管下段、肝总管闭锁段，游离门静脉左右支及肝左右动脉。断面用肾上腺素盐水冲洗止血。

（6）空肠 Roux-Y 吻合：无损伤钳抓持空肠，暂时解除气腹，拔除脐部 Trocar。抓钳抓住空肠将其从 Trocar 孔处拖至体外进行操作。距离 Treitz 韧带 15～20 cm 处，切割闭合器闭合切断空肠，切割闭合器在空肠远端 45 cm 处端侧吻合。用 6-0# PDS 可吸收缝线间断缝合系膜缺损处，0# 丝线结扎系膜血管。

（7）肝肠吻合：置入 Trocar，远端空肠拉至肝门部，距空肠断端 2 cm 处肠管纵向切开 0.5 cm，检查肝门部有无出血，如有出血用肾上腺素盐水冲洗止血，5-0# 或 6-0# PDS 可吸收缝线弯曲成雪橇状，线长约 12 cm，用腔镜持针器和抓钳，将空肠与肝门部连续缝合。

（8）肝活检：用电凝钩取肝活检组织。

（9）取出标本：将肝活检组织、胆囊装入标本袋取出。

（10）冲洗伤口，清点器械、敷料等用具数目。

（11）根据情况置引流管，解除气腹，拔除 Trocar，用 4-0#、6-0# 可吸收缝线逐层缝合切口。

（12）无菌敷料覆盖切口。

第十一节　小儿漏斗胸微创矫正手术（Nuss 手术）配合

一、适应证

漏斗胸指数＞ 3.25，漏斗胸凹陷深度 2 cm 以上，有心肺受压体征及症状者。

二、麻醉方式

全身麻醉。

三、手术体位

仰卧位，双上肢外展位。

四、器械、敷料、用物准备

（1）器械：小儿剖腹包、小儿外特殊器械、漏斗胸支撑架 1 套。

（2）敷料：腹部敷料包。

（3）用物：刀片（15#、11#）、可吸收缝线（4-0#、6-0#）、电刀笔、吸引管、一次性硅胶引流管、一次性硅胶球囊导尿管、20 mL 一次性注射器、灭菌橡胶外科手套、纱布块、纱布垫。

五、手术配合

（1）常规清点器械、敷料、用物数目，消毒皮肤并铺巾。

（2）选择支撑架：选择合适长度的支撑架，调整漏斗胸支撑架的弯曲度。

（3）切开皮肤、皮下组织：15# 刀片在两侧胸壁腋前和腋后线之间各行约 2 cm 的横切口，充分游离皮下组织及肌层。

（4）打隧道：中弯钳沿预先选定的肋间隙缓慢向前通过胸骨下陷处，在胸骨后越过纵隔至对侧切口穿出。

（5）胸廓成形。

①支撑架用线连到钳上，引导支撑架凸面朝后拖过胸骨后方。

②支撑架到位后，将其翻转，使胸骨和前胸壁凸起呈现期望的形状。

③支撑架右侧套入固定器，将固定器缝合在肋骨骨膜上，再把固定器与胸壁及支撑架缝在一起。

④最后将支撑架左侧缝在肋骨骨膜上。

（6）冲洗伤口并清点器械、敷料等用具数目。

（7）必要时放置引流管，用 4-0#、6-0# 可吸收缝线逐层缝合切口。

（8）无菌敷料覆盖切口。

第十二节　小儿活体肝移植手术配合

一、适应证

终末期肝硬化、急性肝功能衰竭、肝脏肿瘤、肝实质疾病、胆汁淤滞性疾病、先天代谢障碍性疾病。

二、麻醉方式

全身麻醉。

三、手术体位

仰卧位，肝区垫高。

四、器械、敷料、用物准备

（1）器械：小儿剖腹包、肝显微器械、小儿肝移植特殊器械。

（2）敷料：腹部敷料包。

（3）用物：刀片、血管缝线（3-0# ～ 10-0#）、PDS 可吸收缝线（5-0#、6-0#）、可吸收缝线（2-0#、4-0#、6-0#）、氩气刀、电刀笔、血管悬吊带、滴水双极、F8 一次性红色导尿管、15# 刀片、吸引管、纱布块、小纱布垫、大纱布垫、丝线（0#、1#、4#）、一次性注射器（20 mL、50 mL、甘油注射器）、黄色留置针针头、F16 一次性硅胶引流管、一次性体外引流袋、医用无菌防护套、显微套、电刀笔清洁擦、输血器、白色绷带、胶圈、产科保护膜、保护膜（50 cm×30 cm）、切割闭合器、皮肤缝合器、肝素钠、无菌碎冰。

五、手术配合

（一）切除病肝

（1）常规清点器械、敷料、用物数目，消毒范围：从乳头平齐消毒至大腿中部，双侧要达腋中线下，常规铺巾。

（2）用电刀笔切开皮肤：取双肋缘下弧形切口，用 15# 刀片切开皮肤，皮下组织、肌肉逐层使用电刀笔切口，湿纱布垫拭血，电凝止血。

（3）探查腹腔，游离肝脏膈面、脏面、肝裸区、韧带：

①进入腹腔后，递 1# 丝线结扎肝圆韧带，用电刀笔游离解剖镰状韧带，将左右三角韧带游离至肝上下腔静脉，递电刀笔和长镊、直角钳游离肝脏膈面、脏面、肝裸区。用电凝镊清理出下腔静脉、肝右静脉和肝中静脉的轮廓。

②断空肠：如患儿已进行 Kasai 手术，将原肝肠吻合口离断，GIA 闭合并切断空肠，用稀释碘伏消毒空肠残端，游离周围组织。

（4）解剖第一肝门：用拉钩将肝脏前向上牵拉，显露第一肝门，显露肝十二指肠，确认胆囊管，0#或1#丝线结扎胆囊动脉。显露左右肝动脉，0#丝线结扎侧支静脉，在肝动脉处放置红色血管悬吊带，向左牵开动脉，显露门静脉，游离出2～3 cm，门静脉用蓝色血管悬吊带标记。

（5）游离第二、第三肝门。

①游离第二肝门，用电凝镊清理出下腔静脉、肝右静脉和肝中静脉的轮廓，递直角钳游离出肝左、右、中静脉及共同汇合处，用蓝色血管悬吊带标记肝左、右静脉。

②游离第三肝门，显露肝右后方肝短静脉，并用0#丝线逐一结扎，然后用7-0#血管缝线逐一缝扎，遇到较粗的静脉，用血管阻断钳和蚊式钳分别夹住血管，用15#刀片切开，递执笔式持针器和镊子，用7-0#血管缝线双针连续缝合血管，打结时给手术医生手指蘸水湿润。

（6）切除病肝。

①解剖分离出肝左、中、右动脉和门静脉：门静脉、肝动脉分离到肝左、右门静脉分叉处，用哈巴狗无创血管钳暂时阻断血管，在病肝处用0#和1#丝线结扎后用动脉剪刀切断肝动脉、门静脉。

②递直角钳游离下腔静脉与后腹膜间隙，完全分离肝上、下腔静脉以备完全阻断时应用，如有出血，用7-0#血管缝线缝合止血。

③用血管阻断钳阻断肝左、中、右静脉，用组织剪离断血管切除病肝，给予37 ℃生理盐水冲洗腹腔。

（二）供肝移植

（1）肝静脉吻合。

①腔静脉成形：用阻断钳完全阻断下腔静脉，将肝左、右、中静脉膈开口剪开形成一个更大的吻合口应用为静脉流出道，如流出道直径大于供肝静脉直径，则用7-0#血管缝线双针连续缝合缩小肝静脉吻合口，然后用7-0#血管缝线悬吊肝静脉左、右侧方便吻合。

②腔静脉吻合：将已经修整好的供肝从保存液中取出，修剪供肝左静脉开口与受体腔静脉吻合口相对应，递长持针器和长镊，用5-0#或6-0#PDS进行全层连续外翻端端吻合，吻合过程中需保持供肝低温状态，使用0～4 ℃生理盐水灌洗供肝，吻合完毕前，用肝素钠生理盐水冲洗吻合口，防止发生凝血，排出吻合口内空气，吻合完毕后关闭灌注液，用血管阻断钳阻断肝静脉后，松开肝上腔静脉和肝下腔静脉阻断钳，立即开放下腔静脉。

（2）门静脉吻合。

①使用血管阻断夹夹闭门静脉，并用精细组织剪修整门静脉口。

②用7-0#血管缝线端端连续吻合，门静脉吻合后，用肝素钠生理盐水冲洗，开放门静脉血流。

③准备45 ℃生理盐水冲洗，恢复血液灌注。

（3）肝动脉吻合。

①肝动脉吻合在显微镜放大5～10倍下进行，吻合前用无创血管夹夹闭两侧动脉，使

用显微组织剪修剪动脉，肝素钠生理盐水冲洗动脉。

②用 9-0$^{\#}$ 血管缝线或 10-0$^{\#}$ 血管缝线吻合肝动脉后，观察有无漏血，此时需进行血管多普勒检查了解动脉血流情况。

（4）胆道重建。

①空肠 Roux-Y 吻合：距 Treitz 韧带远端 15 ～ 20 cm 处用 GIA 将空肠切断，用 7-0$^{\#}$ 血管缝线缝合远端，在肠管远端 45 cm 处，使用切割闭合器 4-25（T）钉仓切割闭合行空肠端侧吻合，经结肠后将空肠提至肝门附近，7-0$^{\#}$ 血管缝线缝合闭锁结肠系膜裂孔。

②胆肠吻合：远端空肠拉至肝门部，距空肠断端 1 cm 处肠管用电刀笔纵向切开 0.5 cm 的切口，检查胆道周围有无出血，递弯镊和执笔式持针器，用 7-0$^{\#}$ 血管缝线进行胆肠吻合。

（5）关闭腹腔前后行彩色多普勒检查肝静脉、门静脉、肝动脉血流情况。

（6）关闭腹腔：冲洗伤口，止血，放置引流管装置，用 4-0$^{\#}$ 可吸收缝线固定引流管，清点器械、敷料等用具数目。

（7）缝合切口：用 2-0$^{\#}$ 可吸收缝线逐层缝合组织、肌肉、筋膜，4-0$^{\#}$ 可吸收缝线缝合皮下组织，2 把有齿镊和皮肤缝合器钉皮。

（8）覆盖切口：酒精纱布块擦拭切口，无菌敷料覆盖切口。

第十三节　小儿活体肝移植供肝切取手术配合

一、适应证

18 ～ 60 岁的健康成年人，了解活体肝移植的基本情况并自愿捐献部分肝脏者。

二、麻醉方式

全身麻醉。

三、手术体位

仰卧位。

四、器械、敷料、用物准备

（1）器械：肝切包、肝移植特殊器械、悬吊拉钩。

（2）敷料：腹部敷料包。

（3）用物：23$^{\#}$ 刀片、血管缝线（3-0$^{\#}$、5-0$^{\#}$、6-0$^{\#}$、7-0$^{\#}$）、可吸收缝线（1$^{\#}$、4-0$^{\#}$）、缝合针（○ 9×24、△ 11×34）、丝线（0$^{\#}$、1$^{\#}$）、连发钛夹、小纱布垫、蓝色留置针、电刀笔、滴水双极电凝、超声刀、CUSA、灌注塔、HTK 液、0 ～ 4 ℃乳酸钠林格注射液、造影剂、输血器、血管悬吊带、引流管。

五、手术配合

（1）常规清点器械、敷料、用物数目，消毒皮肤并铺巾。

（2）切开皮肤、皮下组织：上腹部正中切口，23#刀片切开皮肤，干纱布垫拭血，中弯钳止血，电刀笔止血。

（3）切断镰状韧带、左三角韧带和冠状韧带：递电刀笔或超声刀游离出肝左静脉或肝左静脉与中静脉主干。

（4）胆管造影：递电刀笔切除胆囊，并经胆囊管打入造影剂，C型臂X射线机辅助胆管造影，观察肝内胆管结构，以确定肝切割断面，游离出左胆管，锐性切断，术中B超可帮助确定肝中静脉的位置，避免损伤。

（5）切割肝脏。

①用血管夹临时阻断左肝门静脉观察肝组织缺血情况，递电刀笔在肝脏画出切割线，用3-0#血管缝线悬吊肝脏切割点两侧，用CUSA和滴水双极电凝切割肝脏，较大的管道用0#或1#丝线结扎并夹上钛夹，肝实质切割完后，肝断面都要充分止血并确保没有胆汁漏出，先夹闭切断左肝动脉和左肝门静脉。

②切取供肝：准备肝静脉钳阻断肝左静脉，门静脉钳阻断左肝门静脉，肝动脉阻断夹阻断肝左动脉，组织剪切除供肝，要注意保护左肝动脉的血管内皮不受损伤。虽然获取足够长的左肝门静脉是移植成功的关键，但要确保不要损伤右侧门静脉结构。

③修整 供肝血管：夹闭切断左肝静脉，5-0#血管缝线连续缝合血管断面，6-0#血管缝线连续缝合门静脉断面，7-0#血管缝线连续缝合胆管，最后检查供肝断面是否有渗血并确保无胆瘘。

（6）修整供肝：切取供肝后快速移到有冰块的无菌修肝台上，使用0～4℃器官保存液灌注供肝，降低肝脏热缺血时间，使供肝热缺血时间不超过30分钟。为使移植肝尽快降温，修肝台内凹槽内应放足够的碎冰，盆内放有一定量的无菌碎冰确保保存液温度在4℃左右。修剪肝左静脉，注意结扎或缝合小静脉开口，否则供肝植入后会发生出血，术野暴露困难，不易止血。修剪肝左动脉，肝动脉的修剪是供肝过程中比较关键的步骤，肝动脉常常有解剖上的变异，应根据分支走向，结扎分支，使用显微外科技术进行肝动脉整形，以便吻合用。修剪门静脉，尽量保留门静脉有足够的长度，修剪完在门静脉内放置一条硅胶管，结扎固定，供肝移植时注入4℃乳酸钠林格注射液，以冲洗肝内含高钾的器官保存液。修整胆管，应在修剪前用灌注液反复低压冲洗胆道，并避免对周围组织的过度分离，影响胆管血供。做好各个管道直径的测量和供肝的称重，将修整完毕的供肝在4℃的器官保存液中保存备用。

（7）关闭腹腔：腹腔冲洗、止血，核对敷料、器械及缝合针的数目，用1#可吸收缝线逐层缝合筋膜、皮下组织，用4-0#可吸收缝线缝合皮肤。

（8）覆盖切口：酒精纱布块擦拭切口皮肤，无菌敷料覆盖切口。

第十章 神经外科手术配合

第一节 脊髓肿瘤切除减压手术配合

一、适应证

各种原因引起的脊髓压迫症。

二、麻醉方式

全身麻醉。

三、手术体位

俯卧位或侧卧位。

四、器械、敷料、用物准备

（1）器械：后开颅包。

（2）敷料：腹部敷料包。

（3）用物。

① 常规用物：刀片（11#、23#）、电刀笔、缝合针（○ 5×12、△ 8×20）、丝线（0#、1#、7#）、吸引管、骨蜡、脑棉片、明胶海绵、头皮夹、胶圈、医用手术薄膜（20 cm×30 cm、45 cm×30 cm）、医用无菌保护套（200 cm×100 cm）、灭菌橡胶外科手套、脑气钻或脑电钻、头架、神经外科显微器械、头钉、医用螺丝批、一次性注射器（20 mL、50 mL）、小纱布垫、大纱布垫、纱布块、神外器械台 1 套、输液器 1 副。

② 特殊用物：枪状咬骨钳，必要时备脊柱骨科钉棒内固定、防粘双极电凝镊、脑用红色双极电凝镊、止血材料。

五、手术配合

（1）常规清点器械、敷料、用物数目，消毒皮肤（碘酊消毒，酒精脱碘）并铺巾，医用手术薄膜（45 cm×30 cm）粘贴保护切口暴露部分。

（2）切开皮肤及皮下组织：取后正中切口（包括病灶上、下各 1～2 个椎体，长度依据病变范围而定），以大纱布垫 2 块紧压切口两侧，23# 刀片切开皮肤及皮下组织，小椎板撑钩撑开软组织，暴露棘上韧带，电凝止血，11# 刀片沿中线切开直达棘突，沿棘突两旁切开。

（3）暴露、切除棘突及椎板：骨膜剥离器沿棘突及椎板骨面剥离肌肉，椎板撑开器牵开椎旁肌肉，暴露椎板，电凝止血，11# 刀片切断棘间韧带。枪状咬骨钳咬除棘突及椎板，小纱布垫填塞压迫止血。若骨骼出血用骨蜡止血，硬脊膜外小血管电凝止血，静脉丛出血用明胶海绵止血。

（4）探查肿瘤：检查硬脊膜颜色、张力、硬度，判断肿瘤部位。生理盐水冲洗伤口，硬脊膜四周覆盖棉片。手术医生冲洗手套，更换细吸引器头，医用无菌保护套（200 cm×100 cm）套好显微镜，把显微镜移至术野。0#丝线、○ 5×12悬吊硬脊膜，手术钳夹住线端向两旁牵引，在两线之间用11#刀片将硬脊膜切纵向小口，显微剥离子及脑膜剪扩大切口。

（5）切除肿瘤：显微剥离子将肿瘤与脊膜轻轻分开，肿瘤钳夹住瘤壁慢慢取出。若脊髓出血不可用电凝止血，可用生理盐水棉片、明胶海绵止血，较大的用银夹止血或强生止血纱填塞，彻底止血，无菌生理盐水冲洗伤口，放置引流管，7#丝线、△ 8×20缝扎固定。

（6）关闭、缝合切口：核对器械、敷料、用物数目，用0#丝线、○ 5×12连续缝合硬脊膜，7#丝线、△ 8×20间断缝合肌肉，1#丝线缝合皮下组织。

（7）覆盖伤口：酒精纱布块擦拭切口皮肤，无菌敷料覆盖切口。

第二节　经鼻蝶窦入路垂体瘤切除手术配合

一、适应证

（1）垂体微腺瘤，突向蝶窦或由鞍内向鞍上生长。

（2）蝶窦内肿瘤、向蝶窦内发展的斜坡肿瘤等。

二、麻醉方式

全身麻醉，气管插管固定于口角一侧，以免阻挡手术入路。

三、手术体位

仰卧位，肩下置入软枕，将背部抬高45°，头向上抬高15°～20°，将口鼻部仰起。

四、器械、敷料、用物准备

（1）器械：经鼻垂体瘤器械包、经鼻特殊器械包。

（2）敷料：腹部敷料包。

（3）用物。

①常规用物：刀片（11#、23#）、电刀笔、缝合针（○ 5×12、△ 8×20）、丝线（0#、4#、7#）、吸引管、骨蜡、脑棉片、明胶海绵、头皮夹、胶圈、医用手术薄膜（20 cm×30 cm、45 cm×30 cm）、医用无菌保护套（200 cm×100 cm）、灭菌橡胶外科手套、脑气钻或脑电钻、头架、神经外科显微器械、头钉、医用螺丝批、一次性注射器（20 mL、50 mL）、小纱布垫、大纱布垫、纱布块、神外器械台1套、输液器1副，必要时备防粘双极电凝镊。

②特殊用物：枪状咬骨钳、C 型臂 X 射线机或导航仪、7[#]长针头、一次性注射器（1 mL、5 mL、20 mL）、刮圈、钩刀、标本瓶、抗生素药膏、长单极电刀笔、长双极电凝镊、6 支10 mL 的 2% 盐酸利多卡因加 6 支 1 mg 的盐酸肾上腺素配 30 mL 生理盐水，必要时备耳脑胶、碘仿纱条、取大腿脂肪用物。使用内镜时备 0° 镜、固定臂、颅底内镜器械、医用无菌防护套（200 cm×20 cm）、长磨钻手柄。

五、手术配合

（1）常规清点器械、敷料、用物数目，消毒皮肤（面部皮肤用 0.5% 碘伏消毒，鼻腔用稀释碘伏消毒）并铺巾，医用手术薄膜（45 cm×30 cm）粘贴保护切口暴露部分。

（2）暴露鼻腔：血管钳和剪刀剪去鼻孔周围薄膜，暴露鼻腔，置入鼻窥并使用稀释碘伏清洗鼻腔，填塞肾上腺素脑棉片收缩鼻甲，移去手术灯。医用无菌保护套套好显微镜，把显微镜移至术野，并连接显示器。

（3）切开黏膜，暴露蝶窦：鼻腔牵开器置入鼻腔，打开。电刀笔或 11[#]刀片 "U" 形切开鼻中隔黏膜，电凝止血。沿鼻中隔两侧重新调整鼻腔牵开器位置，鼻中隔咬骨钳咬除鼻中隔骨部，直至蝶窦腹侧壁。枪状咬骨钳咬除或用骨凿凿开蝶窦腹侧壁骨板进入蝶窦，尽量清除蝶窦黏膜。

（4）暴露鞍底：C 型臂 X 射线机或导航仪确定鞍底位置，去除鞍底骨窗，骨凿凿开鞍底，上颌窦咬骨钳扩大骨窗，显露鞍底硬脑膜。

（5）切除肿瘤：7[#]长针头穿刺见无血液或脑脊液后，吸除瘤内可能存在的囊液。清除陈旧血液或坏死液化组织，钩刀 "×" 形切开鞍底硬脑膜，暴露出质地细软的灰白色肿瘤组织。垂体瘤钳、垂体刮匙、刮圈取出肿瘤组织，放入标本瓶内，送病理检查。

（6）止血、填塞：彻底止血，核对器械、敷料、用物数目，检查有无脑脊液漏，使用明胶海绵填塞。如有脑脊液漏，取大腿外侧的皮下脂肪及筋膜，先用生理盐水洗涤，纱布块拭干，置入鼻腔，加用耳脑胶填塞，封闭脑脊液漏口，妥善止血，撤出鼻腔牵开器，必要时鼻腔用碘仿纱条＋四环素眼膏填塞或膨胀海绵填塞。

第三节　立体定向手术配合

一、适应证

（1）各种脑内病变活检。

（2）脑内各种囊肿抽吸、切除，脑内血肿排空、引流，脑脓肿排空及注入抗生素，脑内异物摘除。

（3）各种功能性神经外科疾病的治疗等。

二、麻醉方式

局部麻醉、全身麻醉。

三、手术体位

平卧位、侧卧位或俯卧位（根据不同病变及位置选择）。

四、器械、敷料、用物准备

（1）器械：前开颅器械包、立体定向器械、导航工具。

（2）敷料：腹部敷料包。

（3）用物：刀片（11#、23#）、电刀笔、双极电凝镊、缝合针（○ 5×12、△ 8×20）、丝线（0#、4#）、吸引管、骨蜡、脑棉片、明胶海绵、头皮夹、胶圈、医用手术薄膜（20 cm×30 cm、45 cm×30 cm）、医用无菌保护套（200 cm×100 cm）、灭菌橡胶外科手套、脑气钻或脑电钻、头架、神经外科显微器械、头钉、医用螺丝批、一次性注射器（20 mL、50 mL）、纱布垫、纱布块、神外器械台、输液器，必要时备防粘双极电凝镊、脑用红色双极电凝镊。

五、手术配合

（1）常规清点器械、敷料、用物数目，消毒皮肤（碘酊消毒，酒精脱碘）并铺巾，医用手术薄膜（45 cm×30 cm）粘贴保护切口暴露部分。

（2）定位：在实验室里计算出靶点坐标，依据靶点坐标数据，安装定向仪，调整导向臂，在导向针指示下（或使用导航仪进行定位），决定手术入路部位。

（3）切开皮肤：在定位点上，23# 刀片切开皮肤，颅骨钻钻孔。调整导向臂，装上活检针，按照靶点坐标重新调整导向臂，进行手术操作。

（4）关闭、缝合切口：核对敷料、器械、缝合针等用具数目，拆下定向仪，用 0# 丝线、○ 5×12 缝合硬脑膜，4# 丝线、△ 8×20 缝合头皮。

（5）覆盖伤口：酒精纱布块擦拭切口皮肤，无菌敷料覆盖切口。

第四节　颅骨修补手术配合

一、适应证

（1）骨缺损直径在 3 cm 以上，颅内组织的保护受到影响。

（2）大型骨缺损有碍外观。

（3）颅骨切除减压术后。

（4）颅骨骨髓炎截除术者。

（5）缺损区存在癫痫灶及神经功能损害。

二、麻醉方式

全身麻醉。

三、手术体位

平卧位或侧卧位（根据颅骨缺损的部位选择）。

四、器械、敷料、用物准备

（1）器械：前开颅包。

（2）敷料：腹部敷料包。

（3）用物。

①常规用物：刀片（11#、23#）、电刀笔、双极电凝镊、缝合针（○5×12、△8×20）、丝线（0#、4#）、吸引管、骨蜡、脑棉片、明胶海绵、头皮夹、胶圈、医用手术薄膜（20 cm×30 cm、45 cm×30 cm）、医用无菌保护套（200 cm×100 cm）、灭菌橡胶外科手套（酌情）、脑气钻或脑电钻、头架、神经外科显微器械、头钉、医用螺丝批、一次性注射器（20 mL、50 mL）、小纱布垫、大纱布垫、纱布块，必要时备防粘双极电凝镊、脑用红色双极电凝镊、神外器械台各1套，输液器1副。

②特殊用物：枪状咬骨钳、颅骨修补材料。

五、手术配合

（1）常规清点器械、敷料、用物数目，消毒皮肤（碘酊消毒，酒精脱碘）并铺巾，医用手术薄膜（45 cm×30 cm）粘贴保护切口暴露部分。

（2）切开头皮及皮下组织：沿骨缺损周围做皮瓣切口，切开皮肤、皮下组织达帽状腱膜，用头皮夹及电凝止血，于帽状腱膜下层分离皮瓣与硬脑膜，翻开皮瓣，皮瓣上覆盖湿纱布垫。

（3）骨缘剥离：沿骨缺损的边缘切开骨膜及纤维组织，骨膜剥离器推开骨缘的骨膜约1 cm，剥离子将骨缺损边缘分离。颅骨缺损边缘使用咬骨钳咬平，骨蜡止血。如硬脑膜有破损时用0#丝线、○5×12修补，缺损大者使用进口脑膜补片覆盖缝合。

（4）固定颅骨材料：将修补材料按颅骨缺损的大小、形态进行修剪，使修补材料外形适合颅骨的凸度，放入缺损处，使之十分稳妥，不易移动。螺丝刀把颅骨材料固定在颅骨上，固定稳妥。

（5）关闭、缝合切口：核对器械、敷料、用物数目，将骨缘分离的骨膜和纤维组织盖在颅骨的边缘上，用4#丝线、△8×20缝合帽状腱膜、皮下组织，缝合皮肤。

（6）覆盖伤口：酒精纱布块擦拭切口皮肤，无菌敷料覆盖切口。

第五节　幕上开颅（前开颅）手术配合

一、适应证

大脑半球肿瘤、蝶鞍区肿瘤、第三脑室及侧脑室肿瘤、颅内动脉瘤、脑脓肿，局限性及颞叶癫痫适应手术者。

二、麻醉方式

全身麻醉。

三、手术体位

仰卧位或侧卧位。

四、器械、敷料、用物准备

（1）器械：前开颅包。

（2）敷料：腹部敷料包。

（3）用物。

①常规用物：刀片（11#、23#）、电刀笔、双极电凝镊、缝合针（○ 5×12、△ 8×20）、丝线（0#、4#、7#）、吸引管、骨蜡、脑棉片、明胶海绵、头皮夹、胶圈、医用手术薄膜（20 cm×30 cm、45 cm×30 cm）、医用无菌保护套（200 cm×100 cm）、灭菌橡胶外科手套、脑气钻或脑电钻、头架、神经外科显微器械、头钉、医用螺丝批、一次性注射器（20 mL、50 mL）、小纱布垫、大纱布垫、纱布块，必要时备防粘双极电凝镊、脑用红色双极电凝镊、神外器械台各 1 套，输液器 1 副。

②特殊用物：颅内牵开器，必要时备超声吸引器、神外枪状咬骨钳、可吸收缝线（2-0#、4-0#）、可吸收止血棉、颅骨固定片（钉）、人工硬脑膜、白云胶。

五、手术配合

（1）常规清点器械、敷料、用物数目，消毒皮肤（碘酊消毒，酒精脱碘）并铺巾，医用手术薄膜（45 cm×30 cm）粘贴保护切口暴露部分。

（2）切开头皮及皮下组织：大纱布垫紧压切口两侧，以减少切口出血。切开皮肤、皮下组织、帽状腱膜达骨膜层，头皮夹止血及电凝止血。分离皮肤及帽状腱膜瓣，并将其翻转，皮瓣以湿的纱布垫覆盖。

（3）骨窗成形：颅钻或气钻将颅骨钻孔，铣刀铣开骨瓣（或是在孔间插入线锯导板，线锯将颅骨锯开，形成骨瓣），以骨膜剥离器撬开颅骨，骨创面使用骨蜡止血，骨瓣用湿的纱布垫包裹进行保护。显微镜套好显微镜套备用。

（4）悬吊硬脑膜：脑膜镊提起脑膜，11# 刀片切一小口，脑膜剪刀剪开脑膜，出血点使用电凝止血，0# 丝线、○ 5×12 将脑膜悬吊在周围组织上，生理盐水棉片保护脑组织。脑组织表面的血管以双极电凝或银夹止血，若硬脑膜静脉和静脉窦出血，则选用明胶海绵覆盖再加盖脑膜片止血。根据肿瘤部位、性质、范围大小及边界是否清晰等情况，决定切除肿瘤方式。

（5）切除肿瘤：双极电凝分离脑皮质，牵开器牵开，暴露肿瘤，沿肿瘤外界进行分离，吸引器、双极电凝及显微肿瘤镊将肿瘤整块或分块切除。肿瘤放入有生理盐水的杯内妥善保管，及时送病理检查。亦可用超声吸引器将肿瘤粉碎、冲洗、吸除。

（6）止血，冲洗伤口：肿瘤切除后，检查伤口，取出生理盐水棉片，渗血处用双极电凝或用明胶海绵止血，或用可吸收止血棉彻底止血，生理盐水冲洗伤口。

（7）关闭、缝合切口：核对器械、敷料、用物数目无误，0#丝线、○ 5×12 连续缝合硬脑膜（缺损脑膜用 0# 丝线或 4-0# 可吸收缝线连续缝合进行修补）。将骨瓣复位，必要时在骨瓣下放置引流管，用 7# 丝线、△ 8×20 固定。用 4# 丝线、△ 8×20 缝合帽状腱膜，缝合肌肉及筋膜层，缝合皮肤。

（8）覆盖伤口：酒精纱布块擦拭切口皮肤，无菌敷料覆盖切口。

第六节　幕下开颅（后颅窝开颅肿瘤切除）手术配合

一、适应证

各类小脑肿瘤，脑干区、小脑桥脑角肿瘤，四脑室肿瘤。

二、麻醉方式

全身麻醉。

三、手术体位

侧卧位，患侧在上，头稍抬高，向对侧倾斜 20°。

四、器械、敷料、用物准备

（1）器械：后开颅器械包。

（2）敷料：腹部敷料包。

（3）用物。

① 常规用物：刀片（11#、23#）、电刀笔、双极电凝镊、缝合针（○ 5×12、△ 8×20）、丝线（0#、4#、7#）、吸引管、骨蜡、脑棉片、明胶海绵、头皮夹、胶圈、医用手术薄膜（20 cm×30 cm、45 cm×30 cm）、医用无菌保护套（200 cm×100 cm）、灭菌橡胶外科手套（酌情）、脑气钻或脑电钻、头架、神经外科显微器械、头钉、医用螺丝批、一次性注射器（20 mL、50 mL）、小纱布垫、大纱布垫、纱布块，必要时备防粘双极电凝镊、脑用红色双极

电凝镊、神外器械台各 1 套，输液器 1 副。

②特殊用物：颅内牵开器、可吸收缝线（4-0#、2-0#）、枪状咬骨钳、超声吸引器、可吸收止血棉、颅骨固定片（钉）、人工硬脑膜、白云胶、F12 引流管 1 根、引流袋。

五、手术配合

（1）常规清点器械、敷料、用物数目，消毒皮肤（碘酊消毒，酒精脱碘）并铺巾，医用手术薄膜（45 cm×30 cm）粘贴保护切口暴露部分。

（2）切开头皮及皮下组织：沿切口依次切开皮肤、皮下组织，头皮夹止血及电凝电刀止血，切开筋膜及肌肉，切开深层组织直至枕骨大孔边缘、寰锥，骨膜剥离器向两侧将附着于枕骨的肌肉剥离推开。切开骨膜，骨膜剥离器剥开，后颅窝撑开器将切口撑开。

（3）骨窗成形：颅骨钻在一侧枕骨处钻孔，铣刀铣开骨瓣，枪状咬骨钳逐步咬除枕骨，咬除范围尽量向病变外侧扩大，增加病变范围的显露范围，骨缘使用骨蜡止血。创面使用生理盐水棉片进行保护，骨瓣用湿的纱布垫包裹进行保护。

（4）硬脑膜切开前准备：将颅内牵开器安装好备用，准备好显微剪、显微剥离子、显微肿瘤镊、小棉片。生理盐水冲洗伤口，清除骨屑。更换合适吸引头、双极电凝镊。显微镜套好显微镜套。

（5）悬吊硬脑膜：脑膜镊提起脑膜，11# 刀片切开硬脑膜，脑膜剪剪开硬脑膜，0# 丝线、○ 5×12 缝硬脑膜边缘作牵引，并用蚊式钳夹固定，或悬吊在周围组织，以利暴露肿瘤。

（6）探查肿瘤：根据不同的情况，用脑压板由肿瘤的周边探查其性质及位置，或用脑室穿刺针进行穿刺，抽吸少量组织做活检。

（7）切除肿瘤：双极电凝分离脑皮质，牵开器牵开，暴露肿瘤，沿肿瘤外界进行分离，吸引器、双极电凝及显微肿瘤镊将肿瘤整块或分块切除。肿瘤组织放入有生理盐水的容器内，妥善保管，及时送病理检查。亦可用超声吸引器将肿瘤粉碎、冲洗、吸除。

（8）止血、冲洗伤口：生理盐水冲洗伤口，彻底止血，止血可视出血情况给予双极电凝、明胶海绵或止血纱。

（9）关闭、缝合切口：核对器械、敷料、用物数目无误，0# 丝线、○ 5×12 缝合硬脑膜（缺损脑膜用 0# 丝线、○ 5×12 或 4-0# 可吸收缝线连续缝合脑膜补片进行修补）。将骨瓣复位，必要时在骨瓣下放置引流管，7# 丝线、△ 8×20 缝扎固定，4# 丝线、△ 8×20 缝合帽状腱膜，缝合肌肉及筋膜层，缝合皮肤。

（10）覆盖伤口：酒精纱布块擦拭切口皮肤，无菌敷料覆盖切口。

第七节 脑室－腹腔分流手术配合

一、适应证

（1）交通性或非交通性先天性脑积水。

（2）正常颅压脑积水，无智能障碍，大脑皮层厚度在 2 cm 以上。

二、麻醉方式

全身麻醉。

三、手术体位

仰卧位，头侧向健侧，患侧肩下垫小软枕。

四、器械、敷料、用物准备

（1）器械：前开颅器械包。

（2）敷料：腹部敷料包。

（3）用物。

① 常规用物：刀片（11#、15#、23#）、电刀笔、双极电凝镊、缝合针（○ 5×12、△ 8×20）、丝线（0#、4#）、吸引管、骨蜡、脑棉片、明胶海绵、头皮夹、胶圈、医用手术薄膜（20 cm×30 cm、45 cm×30 cm）、医用无菌保护套（200 cm×100 cm）、灭菌橡胶外科手套、脑气钻或脑电钻、一次性注射器（20 mL、50 mL）、小纱布垫、大纱布垫、纱布块，必要时备防粘双极电凝镊、神外器械台各 1 套，气管拉钩 2 个、输液器 1 副。

② 特殊用物：脑室－腹腔分流通条、脑室腹腔分流装置。

五、手术配合

（1）常规清点器械、敷料、用物数目，消毒皮肤（碘酊消毒，酒精脱碘）并铺巾，医用手术薄膜（45 cm×30 cm）粘贴保护切口暴露部分。

（2）切开皮肤：23# 刀片沿切口依次切开皮肤、皮下组织，乳突牵开器牵开，骨膜剥离器剥离骨膜。颅骨切口中央用颅骨钻进行钻孔，显微剥离子清除骨屑，咬骨钳扩大骨窗，骨蜡止血。

（3）准备分流装置：将脑室腹腔分流装置拆封，将其浸泡于含有庆大霉素的生理盐水中。安装分流管前要先检查分流管是否通畅及阀门是否充满液体。

（4）放置分流管脑室端："十"字或"丁"字形切开硬脑膜，取分流管脑室端，在导丝支持下穿刺侧脑室前角，退出导丝见脑脊液流出。分流管固定于支架内，0# 丝线、○ 5×12 固定于骨膜上。

（5）放置分流管压力泵：23# 刀片于耳后 4～5 cm 切开皮肤，双极电凝镊止血，骨膜剥离器剥离骨膜，放置压力泵，压力泵一端连接脑室端引流管，另一端连接腹腔端引流管。

（6）建立皮肤隧道：脑室腹腔通条自额部切口沿皮下深层经耳后、颈部向剑突下切口处剥离。脑室腹腔通条在穿过胸锁关节处皮下时，其末端应向上挑起，以免损伤深部血管；通过胸部皮下组织时不要太浅，以免局部皮肤坏死或感染。

（7）打开腹膜：15# 刀片在剑突下 3 cm 做正中切口，并逐层分离，暴露腹膜。脑室腹腔通条于剑突下穿出，退出针芯，脑室腹腔分流管穿过通条后退出通条。将一端分流管与压力阀门连接，一端放入肝膈面并固定在肝圆韧带上。

（8）核对器械、敷料、用物数目，0# 丝线、○ 5×12 缝合硬脑膜，4# 丝线、△ 8×20 缝合筋膜层和皮下组织、皮肤。

（9）覆盖伤口：酒精纱布块擦拭切口皮肤，无菌敷料覆盖切口。

第八节　神经导航手术配合

神经导航技术全称为无框架立体定向系统，是多领域高技术的结合，它以强大的计算机技术和图像处理软件为核心，利用卫星定位技术的理论，通过红外线遥控技术获取术中患者头部和手术进程的位置信息，对比 CT、MRI 等清晰的图像资料，计算并显示手术的实时进程、病变位置和周围结构的关系。它的精确定位功能不仅有助于设计手术入路，还可以实时客观地指导手术操作，有助于达到最准确的手术目的。

一、适应证

（1）血管瘤、海绵状血管瘤、AVM、动静脉瘘、动脉瘤。
（2）颅内肿瘤、脑胶质瘤、转移癌、脑膜瘤、垂体瘤。
（3）穿刺活组织检查。
（4）功能神经外科手术和脊髓、脊柱手术。

二、麻醉方式

全身麻醉。

三、手术体位

仰卧位（额、颞、顶部肿瘤取仰卧位，头处正中或偏向健侧），侧卧位（枕部和后颅窝肿瘤取侧卧位）。

四、器械、敷料、用物准备

（1）器械：前开颅器械包、后开颅器械包或经鼻蝶器械包、经鼻蝶附加器械。
（2）敷料：腹部敷料包。

（3）用物。

① 常规用物：刀片（11#、23#）、电刀笔、双极电凝镊、缝合针（○ 5×12、△ 8×20）、丝线（0#、4#、7#）、吸引管、骨蜡、脑棉片、明胶海绵、头皮夹、胶圈、医用手术薄膜（20 cm×30 cm、45 cm×30 cm）、医用无菌保护套（200 cm×100 cm）、灭菌橡胶外科手套（酌情）、脑气钻或脑电钻、头架、神经外科显微器械、头钉、医用螺丝批、一次性注射器（20 mL、50 mL）、小纱布垫、大纱布垫、纱布块，必要时备防粘双极电凝镊、脑用红色双极电凝镊、神外器械台各 1 套，输液器 1 副。

② 特殊用物：按前开颅准备或后开颅准备或经鼻手术准备。

五、手术配合

（1）导航物品准备：准备 2 组（A 组和 B 组）相同的参考头环，红外线信号反射球和探针，B 组用环氧乙烷消毒。

（2）安装头架：患者全身麻醉后，协助手术医生安装头架，术中不能有丝毫移动和偏差，安装导航参考环，调整红外线接收器。使用探针对患者定标志进行配准注册，即将患者头皮上的皮肤坐标与术前影像资料上显示的皮肤坐标准确地联系起来，注册成功后进行预导航，无误后取下 A 组头环及头皮上标志物。

（3）常规清点器械、敷料、用物数目，消毒皮肤（碘酊、酒精消毒，如是经鼻蝶手术，面部用 0.5% 碘伏消毒皮肤，鼻腔用稀释碘伏消毒），铺巾。医用手术薄膜（45 cm×30 cm）粘贴保护切口暴露部分。

（4）更换 B 组头环：B 组头环及红外线反射球，实施导航手术。协助手术医生连接导航追踪器及计算机工作站间的电缆线，确保导航追踪器与参考环间的距离为有效工作距离 2～3 m，且无光线阻隔。安装调整红外线信号发射和接收装置时，应使信号源和接收器之间相对位置处于最佳状态，其相对空间内尽量避免人员走动及物品摆放而影响信号的接受。红外线发射器、参考头环上的红外线反射球及导航探针之间不能有任何遮挡，避免遮挡造成信号中断而影响导航。

（5）切除肿瘤。

① 开颅手术。

A. 切开皮肤，皮下组织：多采用肿瘤部位切口。沿切口依次切开皮肤、皮下组织，用头皮夹及电刀笔止血，切开筋膜及肌肉，切开骨膜，以骨膜剥离器剥开。台上导航器械、显微器械及常规开颅器械分开摆放。导航及神经外科显微器械是精密器械，需轻拿轻放，尤其注意保护装置上的红外线发射球。

B. 开骨窗：颅骨钻在一侧颅骨处钻孔，铣刀铣开骨瓣，咬骨钳咬除颅骨，骨缘用骨蜡止血，创面用生理盐水棉片保护，骨瓣用生理盐水纱布垫保护。

C. 备好显微镜：将颅内牵开器安装好备用，准备好显微剪、显微剥离子、显微肿瘤镊、小棉片。用盐水冲洗伤口，清除骨屑。换上细吸引头，备显微双极电凝镊，显微镜套好显微镜套。

D. 切开硬脑膜：用脑膜镊提起脑膜，11#刀片切开硬脑膜，脑膜剪剪开硬脑膜，0#丝线、○5×12缝硬脑膜边缘作牵引，并用蚊式钳夹固定，或悬吊在周围组织，以利暴露肿瘤。

E. 切除肿瘤：用双极电凝切开小脑皮质，牵开器牵开进入肿瘤，沿肿瘤外界进行分离，用吸引器、双极电凝及显微肿瘤镊将肿瘤整块或分块切除。把肿瘤放入有生理盐水的杯内，妥善保管，及时送病理检查。亦可用超声吸引器将肿瘤粉碎、冲洗、吸除。

②经鼻蝶手术。

A. 收缩鼻甲：用血管钳和剪刀剪去薄膜，暴露鼻腔，置入鼻窥并使用稀释碘伏清洗鼻腔，塞入肾上腺素脑棉片收缩鼻甲，移去手术灯，显微镜套好显微镜套，将手术显微镜推至适当的位置，并连接显示器。

B. 进入蝶窦：沿鼻中隔两侧放置鼻腔牵开器，咬骨钳咬除鼻中隔骨部，直至蝶窦腹侧壁。在导航仪引导下咬开或凿开蝶窦腹侧壁骨板后进入蝶窦，尽量清除蝶窦黏膜。

C. 暴露蝶鞍底部：导航仪确定鞍底位置，咬除鞍底骨窗，小骨凿凿开鞍底，上颌窦咬骨钳扩大骨窗，显露鞍底硬脑膜。

D. 切除肿瘤：7#长针头穿刺见无血液或脑脊液后，吸除瘤内可能存在的囊液。清除陈旧血液或坏死液化组织，呈"×"形切开鞍底硬脑膜，即可见质地细软的灰白色肿瘤组织。垂体瘤钳及垂体刮匙取出肿瘤组织，放入标本瓶内，送病理检查。

（6）止血、冲洗伤口：生理盐水冲洗伤口，彻底止血，可视出血情况给予双极电凝、明胶海绵或止血纱布止血。必要时放置引流管，7#丝线、△8×20固定。蝶窦手术后检查有无脑脊液漏，并用明胶海绵填塞。如有脑脊液漏，取大腿外侧的皮下脂肪，用生理盐水冲洗，纱布拭干，封闭脑脊液漏口，耳脑胶填塞，妥善止血。

（7）关闭、缝合切口：核对器械、敷料、用物数目，0#丝线、○5×12缝合硬脑膜，7#丝线、△8×20缝合肌层、结缔组织、筋膜层，4#丝线、△8×20缝合皮下组织、皮肤。撤出鼻腔牵开器，鼻腔用碘仿纱条和四环素眼膏填塞或膨胀海绵填塞。

（8）覆盖伤口：酒精纱布块擦拭切口皮肤，无菌敷料覆盖切口。

（9）处理导航器械：选用湿纱布（忌用油剂、化学剂及腐蚀剂擦拭导航仪部件）擦拭，清洁参考头环、红外线反射球及探针后，B组用环氧乙烷消毒，A组清洁后放入导航物品专用箱内保存，切记将导航仪支持显示器及红外线反射器的折叠臂收缩到原位后再移动到保管室，防碰撞损坏。防止参考头环上的红外线反射球受血迹污染，以保证其功能不受影响。

第九节　开颅血肿清除手术配合

一、适应证

（1）血肿量＞30 mL，并引起脑组织受压或伴有中线结构移位。

（2）头颅 CT 显示硬脑膜外血肿，血肿量＜30 mL，但血肿位于功能区，已有神经功能损伤。

（3）头血肿厚度＞5 mm，占位效应和中线移位明显。

二、麻醉方式

全身麻醉。

三、手术体位

仰卧位（额、颞、顶部硬脑膜外血肿者，头处正中或偏向健侧）、侧卧位（枕部和后颅窝硬膜外血肿者）。

四、器械、敷料、用物准备

（1）器械：前开颅器械包、后开颅器械包。

（2）敷料：腹部敷料包。

（3）用物。

①常规用物：刀片（11#、23#）、电刀笔、双极电凝镊、缝合针（○ 5×12、△ 8×20）、丝线（0#、4#、7#）、吸引管、骨蜡、脑棉片、明胶海绵、头皮夹、胶圈、医用手术薄膜（20 cm×30 cm、45 cm×30 cm）、医用无菌保护套（200 cm×100 cm）、灭菌橡胶外科手套、脑气钻或脑电钻、头架、神经外科显微器械、头钉、医用螺丝批、一次性注射器（20 mL、50 mL）、小纱布垫、大纱布垫、纱布块，必要时备防粘双极电凝镊、脑用红色双极电凝镊、神外器械台各 1 套，输液器 1 副。

②特殊用物：颅内牵开器、可吸收缝线（4-0#、2-0#）、枪状咬骨钳、超声吸引器、颅骨固定片（钉）、人工硬脑膜、白云胶、F12 引流管、引流袋。

五、手术配合

（1）常规清点器械、敷料、用物数目，消毒皮肤（碘酊消毒，酒精脱碘）并铺巾。用医用手术薄膜（45 cm×30 cm）将切口暴露部分粘贴保护。

（2）切开头皮及皮下组织：沿术前设计手术切口切开皮肤，递给手术医生和助手大纱布垫各 1 块，紧压切口两侧，以减少切口出血。依次切开皮肤、皮下组织、帽状腱膜达骨膜层，头皮夹止血及电凝止血。分离皮肤及帽状腱膜瓣，并将其翻转。皮瓣以湿润大纱布垫覆盖。切开骨膜，骨膜剥离器剥离。

（3）开骨窗：颅钻将颅骨钻孔，铣刀铣开骨瓣（或是在孔间插入线锯导板，线锯将颅骨锯开，形成骨瓣），用骨膜剥离器撬开颅骨，骨创面用骨蜡止血，骨瓣用湿大纱布垫保护好。

（4）备好显微镜：准备好显微剪、显微剥离子、显微肿瘤镊、小棉片。用生理盐水冲洗伤口，清除骨屑。更换细吸引头，备显微双极电凝镊。显微镜套好显微镜套。

（5）清除血肿。

①硬膜外血肿。

A. 暴露硬脑膜：脑压板、显微剥离子、吸引器等由颅顶侧向颅底侧逐步清除硬膜外血肿，直至显露脑膜，寻找出血点，用双极电凝镊、脑棉片止血。

B. 打开硬脑膜：11# 刀片在硬脑膜上开小口，生理盐水冲洗硬膜下。

C. 清除血肿：如无血性液体流出，脑压不高，则用小圆针、细线严密缝合；如有血性液体流出，用脑膜剪呈"U"形剪开硬脑膜寻找出血点，吸引器吸除脑皮质表面的血肿止血。

②硬膜下血肿。

A. 打开硬脑膜：11# 刀片在硬脑膜上开小口，放出部分血肿，待颅内压降低后用脑膜剪剪开硬脑膜，以防迅速切开硬脑膜引起大块脑组织膨出及急速移位造成损伤。

B. 清除血肿：翻开硬脑膜，吸引器吸除脑皮质表面的血肿，双极电凝止血，吸除挫伤坏死的脑组织。

（6）关闭、缝合切口：核对器械、敷料、用物数目，0# 丝线、○ 5×12 缝合硬脑膜，若脑压较高或脑组织搏动不良，可取筋膜或人工硬脑膜进行减张缝合。必要时放置引流管，7# 丝线、△ 8×20 固定。如果关完硬脑膜，脑压很高，无法放回骨瓣，可以去骨瓣减压，等待再次手术。7# 丝线、△ 8×20 缝合肌层、结缔组织、筋膜层，用 4# 丝线、△ 8×20 缝合皮下组织、皮肤。

（7）覆盖伤口：酒精纱布块擦拭切口皮肤，无菌敷料覆盖切口。

第十节　脑室镜下第三脑室底及中板造瘘手术配合

一、适应证

脑积水等。

二、麻醉方式

全身麻醉。

三、手术体位

仰卧位。

四、器械、敷料、用物准备

（1）器械：脑钻孔包。

（2）敷料：腹部敷料包。

（3）用物。

① 常规用物：刀片（11#、23#）、电刀笔、双极电凝镊、缝合针（○ 5×12、△ 8×20）、丝线（0#、4#、7#）、吸引管、骨蜡、脑棉片、明胶海绵、头皮夹、胶圈、医用手术薄膜（20 cm×30 cm、45 cm×30 cm）、医用无菌保护套（200 cm×100 cm）、灭菌橡胶外科手套、脑气钻或脑电钻、头架、神经外科显微器械、头钉、医用螺丝批、一次性注射器（20 mL、50 mL）、小纱布垫 5 块、大纱布垫 5 块、纱布块 10 块，必要时备防粘双极电凝镊、脑用红色双极电凝镊、神外器械台各 1 套，输液器 1 副。

② 特殊用物：枪状咬骨钳、脑室镜器械、内镜系统 1 套、37 ℃生理盐水、输血器 1 套。

五、手术配合

（1）常规清点器械、敷料、用物数目，消毒皮肤（碘酊消毒，酒精脱碘）并铺巾。医用手术薄膜（45 cm×30 cm）粘贴保护切口暴露部分。

（2）备脑室镜：安置好双极电凝及吸引管，正确连接导线、纤维导光束，确认无误后开机，调节内镜摄像机的白平衡和光源亮度。安装妥当冲洗装置，连接 37 ℃生理盐水供冲洗使用。

（3）切开皮肤：23# 刀片沿切口依次切开皮肤、皮下组织，乳突牵开器牵开，骨膜剥离器剥离骨膜。在颅骨切口中央用手摇钻或颅骨钻进行钻孔，剥离子清除骨屑，咬骨钳扩大骨窗，骨蜡止血。

（4）打开硬膜：11# 尖刀将硬脑膜作"十"字形切口，双极电凝止血，0# 丝线、○ 5×12 固定硬脑膜。

（5）脑室镜置入：将脑室镜置入工作鞘内，插入脑室。连接冲洗通道上的 37 ℃生理盐水。

（6）造瘘：脑室镜插入右侧脑室内，沿右脑室间孔进入第三脑室，在脑室底部，于双侧乳头体前的第三脑室底部行电凝，并用球囊穿过，进入环池，逐渐反复地用膨胀球囊扩大造瘘口，或直接用脑室镜显微剪刀剪开脑室底部。备脑棉片及明胶海绵止血，或电凝止血。

（7）脑室镜收检：手术完毕后退出脑室镜，妥善收拾脑室镜，整齐归位，切忌扭伤光纤，损坏镜头。

（8）关闭、缝合切口：核对器械、敷料、用物数目，0# 丝线、○ 5×12 缝合硬脑膜，4# 丝线、△ 8×20 缝合皮下组织和皮肤。

（9）覆盖伤口：酒精纱布块擦拭切口皮肤，无菌敷料覆盖切口。

第十一节　神经微血管减压手术配合

一、适应证

原发性三叉神经痛或炎性粘连引起的继发性三叉神经痛，面肌抽搐；舌咽神经痛。

二、麻醉方式

全身麻醉。

三、手术体位

侧卧位，患侧在上，上半身抬高 10°，头向前倾 10° 左右。

四、器械、敷料、用物准备

（1）器械：后开颅器械包。

（2）敷料：腹部敷料包。

（3）用物。

①常规用物：刀片（11#、23#）、电刀笔、双极电凝镊、缝合针（○ 5×12、△ 8×20）、丝线（0#、4#、7#）、吸引管、骨蜡、脑棉片、明胶海绵、头皮夹、胶圈、医用手术薄膜（20 cm×30 cm、45 cm×30 cm）、医用无菌保护套（200 cm×100 cm）、灭菌橡胶外科手套（酌情）、脑气钻或脑电钻、头架、神经外科显微器械、头钉、医用螺丝批、一次性注射器（20 mL、50 mL）、小纱布垫、大纱布垫、纱布块，必要时备防粘双极电凝镊、脑用红色双极电凝镊、神外器械台各 1 套，输液器 1 副。

②特殊用物：颅内牵开器、可吸收缝线（4-0#、2-0#）、枪状咬骨钳、引流袋、颅骨固定片（钉）、人工硬脑膜、白云胶、F12 引流管、涤纶织片、显微剥离器械、显微脑压板，必要时备 8-0# 和 9-0# 血管缝线各 1 包、血管持针器及血管镊各 1 套。

五、手术配合

（1）常规清点器械、敷料、用物数目，消毒皮肤（碘酊消毒，酒精脱碘）并铺巾。医用手术薄膜（45 cm×30 cm）粘贴保护切口暴露部分。

（2）切开头皮及皮下组织：沿切口依次切开皮肤、皮下组织，头皮夹止血及电刀笔或电凝止血，切开筋膜及肌肉，切开骨膜，以骨膜剥离器剥离，后颅窝撑开器撑开切口。

（3）骨窗成形：颅骨钻紧贴乙状窦在枕骨钻孔，铣刀铣开骨瓣或咬骨钳扩大骨窗直径至 2.0～2.5 cm，骨缘用骨蜡止血，骨瓣用生理盐水纱布包裹，创面用生理盐水棉片覆盖。

（4）硬脑膜切开前准备：将颅内牵开器安装完毕备用，准备显微剪、显微剥离子，用生理盐水冲洗伤口，清除骨屑。更换细吸引头，备显微双极电凝镊，显微镜套上显微镜套。

（5）悬吊硬脑膜：脑膜镊提起脑膜，11# 刀片切开硬脑膜，脑膜剪剪开硬脑膜，0# 丝线、

○ 5×12 缝硬脑膜边缘作牵引，蚊式钳固定，或悬吊在周围组织，以利暴露术野。

（6）显露神经及减压：硬脑膜切开显露小脑半球，在手术显微镜下显露三叉神经后根，分离蛛网膜及第 V 颅神经，将涤纶织片放颅神经与血管间隙，分隔血管和神经。

（7）止血、冲洗伤口：用含庆大霉素的生理盐水冲洗伤口，彻底止血。双极电凝止血，明胶海绵或止血纱止血。

（8）关闭、缝合切口：核对器械、敷料、用物数目，用 0# 丝线、○ 5×12 缝合硬脑膜，固定骨瓣，7# 丝线、△ 8×20 或可吸收缝线缝合肌层、结缔组织和筋膜层，4# 丝线、△ 8×20 缝合皮下组织和皮肤。

（9）覆盖伤口：酒精纱布块擦拭切口皮肤，无菌敷料覆盖切口。

第十二节　颈动脉内膜剥脱手术配合

一、适应证

（1）颈总动脉狭窄＞50%。

（2）短暂性脑缺血发作或小卒中（局灶，进展性症状，梗死不伴出血，CT 或 MR 梗死最大直径≤ 2 cm）。

（3）无症状者：颈总动脉狭窄＞60%，年龄小于 60 岁，对侧闭塞，MR 或 CT 发现无症状性脑梗死。

二、麻醉方式

全身麻醉。

三、手术体位

仰卧位，肩部垫高，头部和上身稍抬高约 15°，头部后仰并转向对侧。

四、器械、敷料、用物准备

（1）器械：前开颅器械包。

（2）敷料：腹部敷料包。

（3）用物。

① 常规用物：刀片（11#、23#）、电刀笔、双极电凝镊、缝合针（○ 5×12、△ 8×20）、丝线（0#、4#、7#）、吸引管、骨蜡、脑棉片、明胶海绵、头皮夹、胶圈、医用手术薄膜（20 cm×30 cm、45 cm×30 cm）、医用无菌保护套（200 cm×100 cm）、灭菌橡胶外科手套、脑气钻或脑电钻、头架、神经外科显微器械、头钉、医用螺丝批、一次性注射器（20 mL、50 mL）、小纱布垫、大纱布垫、纱布块，必要时备防粘双极电凝镊、脑用红色双极电凝镊、

神外器械台各 1 套，输液器 1 副。

②特殊用物：颈动脉内膜剥脱器械、神外显微器械各 1 套，动脉瘤钳，临时夹，永久夹（酌情），气管拉钩 1 套，血管缝线（6-0#、7-0#），2% 利多卡因，肝素钠，2-0# 可吸收缝线血管悬吊带，20# 留置针（取出针芯后与 20 mL 注射器相连接）或 5 mL 血管冲洗针头。

五、手术配合

（1）常规清点器械、敷料、用物数目，消毒皮肤（碘酊消毒，酒精脱碘）并铺巾。医用手术薄膜（45 cm×30 cm）粘贴保护切口暴露部分。

（2）取胸锁乳突肌前缘纵切口：大纱布垫 2 块置于切口两侧，沿胸锁乳突肌前缘纵向切开，电刀笔依次分离皮下组织、颈阔肌，显露胸锁乳突肌。

（3）显露颈内、颈外、颈总动脉：撑开器撑开胸锁乳突肌前缘，沿胸锁乳突肌前缘向深部锐性分离暴露颈内静脉，在颈内静脉内侧面剪开颈动脉鞘，先后游离颈总动脉、颈内动脉及颈外动脉，备血管悬吊带或动脉瘤夹以备阻断血流。

（4）显微镜及其他准备：巡回护士协助手术医生套显微镜套，器械护士更换小号吸引头，备好显微器械及 CEA 器械、各种大小的吸引器头、脑棉片和止血明胶海绵。

（5）颈内动脉残端测压：血管悬吊带阻断颈总动脉和颈外动脉的血流，经穿刺针测颈内动脉残端压，若末端压 > 35 mmHg，提示颅内侧支循环良好，不必采取颈内动脉分流措施；若末端压 ≤ 35 mmHg，则备转流管先行颈内动脉分流。

（6）内膜切除：全身肝素化后，递阻断钳分别阻断粥样斑块近端的颈总动脉和远端的颈内动脉，血管夹夹闭颈外动脉及其分支。递 11# 刀片切开动脉壁，神经剥离器分离粥样硬化斑块。内膜切除全程用 20 mL 一次性注射器抽肝素钠生理盐水连接 20# 留置针持续冲洗，以保证无游离内膜残片。

（7）缝合动脉切口：6-0# 血管缝线连续或间断缝合血管壁，在结扎最后一针缝线时，备肝素钠生理盐水反复冲洗管腔。

（8）止血、冲洗伤口：充分止血，冲洗干净伤口，确认无活动性出血后，放置引流管，7# 丝线、△ 8×20 固定。

（9）关闭、缝合切口：核对器械、敷料、用物数目无误，4# 丝线、△ 8×20 或 2-0# 可吸收缝线逐层缝合切口。

（10）覆盖伤口：酒精纱布块擦拭切口皮肤，无菌敷料覆盖切口。

第十三节 颞浅动脉 - 大脑中动脉吻合（搭桥）手术配合

一、适应证

（1）颅内巨大动脉瘤、脑瘤等估计手术有阻断或损伤颈动脉及其主要分支的可能。

（2）外伤后颈动脉损伤不可恢复，导致脑供血不足。

（3）颈部手术不可及的颈内动脉狭窄或闭塞，伴侧支供血不良。

（4）一部分烟雾病。

（5）颈部或脑部手术需阻断脑部主要供血动脉。

二、麻醉方式

全身麻醉。

三、手术体位

仰卧位，头稍抬高，向对侧倾斜20°。

四、器械、敷料、用物准备

（1）器械：前开颅器械包。

（2）敷料：腹部敷料包。

（3）用物。

①常规用物：刀片（11#、23#）、电刀笔、双极电凝镊、缝合针（○5×12、△8×20）、丝线（0#、4#、7#）、吸引管、骨蜡、脑棉片、明胶海绵、头皮夹、胶圈、医用手术薄膜（20 cm×30 cm、45 cm×30 cm）、医用无菌保护套（200 cm×100 cm）、灭菌橡胶外科手套、脑气钻或脑电钻、头架、神经外科显微器械、头钉、医用螺丝批、一次性注射器（20 mL、50 mL）、小纱布垫、大纱布垫、纱布块，必要时备防粘双极电凝镊、脑用红色双极电凝镊、神外器械台各1套，输液器1副。

②特殊用物：颈动脉内膜剥脱器械、神外显微器械各1套，枪状咬骨钳、动脉瘤钳、临时夹、永久夹、气管拉钩、血管缝线（8-0#、9-0#）、肝素钠针剂、利多卡因、血管悬吊带、20#留置针（取出针芯后与20 mL一次性注射器相连接）或5 mL血管冲洗针头、一次性注射器（1 mL、5 mL、10 mL）。

五、手术配合

（1）常规清点器械、敷料、用物数目，消毒皮肤（碘酊消毒，酒精脱碘）并铺巾，医用手术薄膜（45 cm×30 cm）粘贴保护切口暴露部分。

（2）沿颞浅动脉前支或颞后动脉后支做弧形切口：大纱布垫2张置于切口两侧，23#刀片切开头皮，头皮夹钳夹止血。递蚊式钳和小组织剪游离颞浅动脉，并于远心端离断，肝素钠生理盐水冲洗管腔。

（3）骨窗成形时，用颅钻钻孔，咬骨钳开窗，骨蜡止血。

（4）备显微镜：脑棉片保护脑组织，11#刀片切开硬膜，0#丝线、○5×12悬吊硬脑膜，在显微镜下游离大脑中动脉分支。

（5）游离皮质动脉：2个微型血管夹阻断两端，显微剪剪开大脑中动脉分支，肝素钠生理盐水冲洗管腔。

（6）动脉吻合：8-0#或9-0#血管缝线吻合颞浅动脉和大脑中动脉分支，肝素钠生理盐水冲洗管腔。

（7）止血：用双极电凝、明胶海绵、脑棉片止血。

（8）关闭、缝合切口：核对器械、敷料、用物数目无误，0#丝线、○5×12缝合硬脑膜，骨瓣复位，放置引流管，7#丝线、△8×20固定，4#丝线、△8×20缝合肌肉、筋膜层、皮肤。

（9）覆盖伤口：酒精纱布块擦拭切口皮肤，无菌敷料覆盖切口。

第十四节　颅内动脉瘤夹闭手术配合

一、适应证

各种类型的颅内动脉瘤。

二、麻醉方式

全身麻醉。

三、手术体位

仰卧位或侧卧位。

四、器械、敷料、用物准备

（1）器械：前开颅器械包。

（2）敷料：腹部敷料包。

（3）用物。

①常规用物：刀片（11#、23#）、电刀笔、双极电凝镊、缝合针（○5×12、△8×20）、丝线（0#、4#、7#）、吸引管、骨蜡、脑棉片、明胶海绵、头皮夹、胶圈、医用手术薄膜（20 cm×30 cm、45 cm×30 cm）、医用无菌保护套（200 cm×100 cm）、灭菌橡胶外科手套、脑

气钻或脑电钻、头架、神经外科显微器械、头钉、医用螺丝批、一次性注射器（20 mL、50 mL）、小纱布垫、大纱布垫、纱布块、记号笔，必要时备防粘双极电凝镊、脑用红色双极电凝镊、神外器械台各 1 套，输液器 1 副。

②特殊用物：神外枪状咬骨钳、动脉瘤钳、临时夹、永久夹，显微剥离子、显微脑压板各 1 套，37 ℃的生理盐水、1 mL 一次性注射器、7# 长针头、30 mg 罂粟碱、吲哚菁绿造影剂。

五、手术配合

（1）记号笔做头皮记号，根据不同部位的动脉瘤，决定手术方式。

（2）协作麻醉医生做好术中动脉压的监测，控制性低血压，以减少术中出血和预防术中动脉瘤破裂。在分离动脉瘤时使平均动脉压降至 8.0 ～ 9.3 kPa，持续时间不能超过 30 分钟。必要时行腰大池引流，目的是在术中使脑压进一步降低以利显露动脉瘤。

（3）常规清点器械、敷料、用物数目，消毒皮肤（碘酊消毒，酒精脱碘）并铺巾。用医用手术薄膜（45 cm×30 cm）粘贴保护切口暴露部分。

（4）在额颞部做弧形切口，切开头皮、皮下组织及帽状腱膜：给手术医生和助手大纱布垫各 1 块，紧压切口两侧，以减少切口出血。切开皮肤、皮下组织、帽状腱膜达骨膜层，头皮夹及电凝止血。电刀笔切开颞肌筋膜、肌肉直达颅骨，骨膜剥离器剥离骨膜，头皮、颞肌和其筋膜及骨膜作一层向前翻起，头皮拉钩把颞肌向前外侧牵开，暴露蝶骨大翼外侧部。皮瓣以湿生理盐水纱布垫覆盖。

（5）骨瓣成形：以翼点为中心游离骨瓣，用颅钻或气钻将颅骨钻孔，铣刀铣开骨瓣（或是在孔间插入线锯导板，用线锯将颅骨锯开，形成骨瓣），骨膜剥离器撬开颅骨，咬骨钳或电钻咬去或磨去蝶骨嵴 1/3 到 1/2 达眶上裂边缘，骨创面用骨蜡止血，骨瓣用生理盐水纱布垫进行保护。骨窗缘填塞吸收性明胶海绵，0# 丝线、○ 5×12 悬吊硬脑膜于骨窗周围软组织上，生理盐水冲洗术野。显微镜套好显微镜套备用。备动脉瘤的特殊器械，检查动脉瘤器械性能，确保良好。

（6）切开硬脑膜：用脑膜镊提起脑膜，以 11# 刀片切小口，脑膜剪刀剪开脑膜，电凝止血，0# 丝线、○ 5×12 将脑膜悬吊在周围组织上，生理盐水棉片保护脑组织。脑组织表面的血管以双极电凝止血，若硬脑膜静脉和静脉窦出血，则用明胶海绵覆盖再加盖脑棉片止血。

（7）分离暴露动脉瘤及夹闭动脉瘤：吸引器导引，颅内牵开器牵开脑组织，暴露动脉瘤，根据动脉瘤的位置和形状提前准备好合适的动脉瘤钳。同时打开另一套吸引器，如果在分离动脉瘤的时候出现动脉瘤破裂，另一套吸引装置迅速吸引术野的血，及时夹闭动脉瘤或载瘤动脉；如果动脉瘤未破裂，可试用临时动脉瘤钳夹闭相关动脉，直到位置合适再用永久夹夹闭动脉瘤。使用临时夹时开始计时，夹闭时间控制在 15 分钟内，夹闭时间每隔 3 分钟提醒 1次。若动脉瘤颈窄和有适当长度者用圆头钩游离瘤颈后直接用动脉瘤钳夹闭；若动脉瘤颈宽和短时，可用双极电凝间断地夹住瘤颈，在弱电流下形成合适的瘤颈后再夹闭。调节显微镜到显影模式并使用造影剂确认夹毕效果，根据显影调整动脉瘤钳。

（8）解除血管痉挛：动脉瘤夹闭后，罂粟碱棉片或纯罂粟碱轻敷载瘤动脉和已夹闭的动脉瘤，防止血管痉挛。必要时用 1 mL 一次性注射器长针头穿刺已夹闭的动脉瘤，如果动脉瘤瘤体变小则说明夹闭完全。

（9）止血：检查伤口，取出脑棉片，渗血处用双极电凝或用明胶海绵止血，或用纤丝速即纱彻底止血，生理盐水冲洗伤口。放置引流管，7#丝线、△8×20 固定。

（10）关闭切口：核对器械、敷料、用物数目，4#丝线、△8×20 缝合肌肉及筋膜层，酒精纱布块擦拭切口，缝合皮肤。

（11）覆盖伤口：酒精纱布块擦拭切口皮肤，无菌敷料覆盖切口。

第十五节　颅内血管畸形切除手术配合

一、适应证

颅内血管畸形。

二、麻醉方式

全身麻醉。

三、手术体位

仰卧位。

四、器械、敷料、用物准备

（1）器械：前开颅器械包。

（2）敷料：腹部敷料包。

（3）用物。

①常规用物：刀片（11#、23#）、电刀笔、双极电凝镊、缝合针（○5×12、△8×20）、丝线（0#、4#、7#）、吸引管、骨蜡、脑棉片、明胶海绵、头皮夹、胶圈、医用手术薄膜（20 cm×30 cm、45 cm×30 cm）、医用无菌保护套（200 cm×100 cm）、灭菌橡胶外科手套、脑气钻或脑电钻、头架、神经外科显微器械、头钉、医用螺丝批、一次性注射器（20 mL、50 mL）、小纱布垫、大纱布垫、纱布块，必要时备防粘双极电凝镊、脑用红色双极电凝镊、神外器械台各 1 套，输液器 1 副。

②特殊用物：颅内牵开器、枪状咬骨钳、动脉瘤钳、临时夹、永久夹、37 ℃的生理盐水、1 mL 一次性注射器、7#长针头、30 mg 罂粟碱。

五、手术配合

（1）用记号笔做头皮记号，根据肿瘤部位、性质、范围大小及边界是否清晰等情况，决定切除手术方式。

（2）常规清点器械、敷料、用物数目，消毒皮肤（碘酊消毒，酒精脱碘）并铺巾。用医用手术薄膜（45 cm×30 cm）粘贴保护切口暴露部分。

（3）切开皮肤及帽状腱膜层：给手术医生和助手大纱布垫各1块，用于紧压切口两侧，以减少切口出血。切开皮肤、皮下组织、帽状腱膜达骨膜层，大纱布擦拭，压迫止血，头皮夹及电凝止血。电刀笔切开颞肌筋膜、肌肉直达颅骨，骨膜剥离器剥离骨膜头皮、颞肌和其筋膜及骨膜作一层向前翻起，头皮拉钩把颞肌向前外侧牵开，暴露蝶骨大翼外侧部。皮瓣以湿生理盐水纱布垫覆盖。

（4）骨瓣成形：以翼点为中心游离骨瓣，颅钻或气钻将颅骨钻孔，铣刀铣开骨瓣（或是在孔间插入线锯导板，用线锯将颅骨锯开，形成骨瓣），以骨膜剥离器撬开颅骨，枪状咬骨钳咬去或电钻磨去蝶骨嵴1/3至1/2达眶上裂边缘，骨创面用骨蜡止血，骨瓣用生理盐水纱布垫进行保护。骨窗缘填塞吸收性明胶海绵，0# 丝线、○ 5×12悬吊硬脑膜于骨窗周围软组织上，生理盐水冲洗术野。显微镜套好显微镜套备用。

（5）切开硬脑膜脑：脑膜镊提起脑膜，11# 刀片切小口，脑膜剪刀剪开脑膜，出血点用电凝止血，0# 丝线、○ 5×12将脑膜悬吊在周围组织上，生理盐水棉片保护脑组织。脑组织表面的血管以双极电凝止血，若硬脑膜静脉和静脉窦出血，则用明胶海绵填塞再加盖脑棉片止血。

（6）暴露畸形血管：吸引器导引，颅内牵开器牵开脑组织，暴露畸形血管，逐步分离逐步离断。对于很小的病变特别是位于皮层表面的动静脉畸形可电凝使之完全闭塞；局限于额极或颞极的大的动静脉畸形可在距动静脉畸形病灶约几毫米处切除；精确地沿着动静脉畸形边缘切除，这是最主要且又常用的方法。先阻断皮层到畸形血管团的供血动脉，双极电凝和细的吸引器在动静脉畸形和正常脑组织之间轻柔地牵开和吸引，遇到较深的输入动脉分离清楚后切断，至少保留1条主要引流静脉直至大多数动脉供应被切断。若供血动脉直径大于1 mm，应先用特别小的动脉夹夹闭后再电凝切断。微细动脉使用尖端直径为0.2 mm的双极电凝，如为较大血管，太细的电凝易使动脉破裂穿孔，故应用尖端为2 mm的电凝。

（7）止血：清理生理盐水棉片，检查伤口并彻底止血，生理盐水冲洗伤口。

（8）关闭、缝合切口：核对器械、敷料、用物数目，0# 丝线、○ 5×12连续缝合硬脑膜，将骨瓣复位，在骨瓣下放置引流管，7# 丝线、△ 8×20固定。4# 丝线、△ 8×20缝合肌肉及筋膜层，酒精纱布块擦拭切口，缝合皮肤。

（9）覆盖伤口：酒精纱布块擦拭切口皮肤，无菌敷料覆盖切口。

第十六节 脑深部电极植入手术配合

一、适应证

帕金森病、震颤、癫痫、肌张力障碍等疾病，治疗帕金森病的首选手术方式。

二、麻醉方式

先局部麻醉，再全身麻醉；或全程全身麻醉。

三、手术体位

平卧位。

四、器械、敷料、用物准备

（一）电极植入部分

（1）器械：脑钻孔包。

（2）敷料：腹部敷料包（3-6 敷料包）。

（3）用物：刀片（11#、23#）、电刀笔、双极电凝镊、缝合针（○ 5×12、△ 8×20）、丝线（0#、4#、7#）、吸引管、骨蜡、脑棉片、明胶海绵、头皮夹、胶圈、医用手术薄膜（20 cm×30 cm、45 cm×30 cm）、皮肤记号笔、皮肤缝合器、灭菌橡胶外科手套、20 mL 一次性注射器、大纱布垫、小纱布块、8# 导尿管、医用润滑液。

（二）电池植入部分

（1）器械：脑钻孔包（原器械应保持无菌）。

（2）敷料：腹部敷料包。

（3）用物：23# 刀片、电刀笔、双极电凝镊、○ 8×20 缝合针、7# 丝线、2-0# 可吸收缝线、吸引管、胶圈、医用手术薄膜（30 cm×50 cm、45 cm×30 cm）、灭菌橡胶外科手套、20 mL 一次性注射器、大纱布垫、小纱布块、气管拉钩、磨钻。

五、手术配合

（一）电极植入部分

（1）常规清点器械、敷料、用物数目，消毒皮肤（碘酊消毒，酒精脱碘）并铺巾。医用手术薄膜（45 cm×30 cm）粘贴保护切口暴露部分。

（2）装测量头架：根据术前靶向定位坐标位置调节 DBS 系统，确定打靶和破皮位置，设计手术切口。一般取额叶弧形双切口。

（3）切开头皮及皮下组织：大纱布垫紧压切口两侧，切开皮肤、皮下组织、帽状腱膜达骨膜层，头皮夹止血及电凝止血。分离皮肤及帽状腱膜瓣，并将其翻转，手摇钻或颅骨钻经颅骨钻孔，剥离子清除骨屑，骨蜡止血，单极电凝烧灼硬脑膜，直尺测量好进入颅骨内的长度，经双人核对无误，电极螺钉固定，引导针穿刺形成针道，将预先设计相应长度的脑深部电极植入至靶点，做好相应的标记并固定，电极逐一植入，五通导线连接刺激器。

（4）切断电刀笔、手术床、麻醉泵等电外科设备电源进行核团探测，测试通过后将左电极线牵到右侧，双侧电极线盘好埋在右切口皮下，核对器械、敷料、用物数目，暂时用皮肤缝合器关闭切口。

（二）电池植入部分

（1）常规清点器械、敷料、用物数目，消毒皮肤（碘酊消毒，酒精脱碘）并铺巾。医用手术薄膜（30 cm×50 cm）长条形对半剪开粘贴保护切口暴露部分。

（2）切开皮肤：23# 刀片在锁骨下切开一个植入电池大小的切口，弯钳分离皮下脂肪与肌肉间隙至能放入电池，填塞大纱布垫压迫止血。在耳后切开一小切口，撑开器撑开，磨钻根据连接保护套管大小磨出骨槽，生理盐水冲洗骨槽及术野。

（3）专用大通条打通与锁骨下切口之间的通道，大纱布垫将电池包裹保护，电池线由锁骨下切口拉上耳后。打开头顶切口，耳后到头顶位置打通隧道，将电极线由隧道通道引到耳后，电极连接端要冲洗干净，确保连接部分不能沾有血迹，以免影响测量数据的准确性。连接后，7# 丝线分别固定连接处，颅骨连接片分别固定两侧电极线槽，再次测量电池和电极信号，确保一切无误可使用。确保所有线路通畅，多余的线需盘好和电池一起埋在锁骨下。

（4）核对器械、敷料、用物数目，2-0# 可吸收缝线缝合各切口皮下组织，4# 丝线、△ 8×20 缝合皮肤。

（5）覆盖伤口：酒精纱布块擦拭切口皮肤，无菌敷料覆盖切口。

第十一章　整形美容外科手术配合

第一节　唇裂修复手术配合

一、适应证

先天性唇裂。

二、麻醉方式

口腔气管内插管全身麻醉。

三、手术体位

仰卧位。

四、器械、敷料、用物准备

（1）器械：唇腭裂包、唇裂特殊器械。

（2）敷料：腹部敷料包（3-6敷料包）。

（3）用物。

①常规用物：刀片、缝合针、丝线、吸引管、灭菌橡胶外科手套、一次性注射器、纱布块、纱布垫、电刀笔或双极电凝。

②特殊用物：5-0$^{\#}$可吸收缝线、6-0$^{\#}$尼龙线、双极电凝、皮肤记号笔、金霉素眼膏。

五、手术配合

（1）常规清点器械、敷料、用物数目，消毒皮肤并铺巾。

（2）消毒口腔、鼻腔，设计切口，注射肿胀液，用皮肤记号笔设计皮瓣。

（3）切开皮肤、皮下组织：递11$^{\#}$刀片按设计的手术切口切开前唇及两侧上唇组织，单齿拉钩拉开，充分暴露术野。

（4）游离皮瓣、解剖双侧口轮匝肌：递整形镊及小组织剪将前唇的上唇组织，从切牙骨上分离，形成前唇组织瓣，将切开的双侧上唇组织向外侧分离，形成双侧上唇组织瓣并解剖双侧口轮匝肌。

（5）双极电凝彻底止血，核对敷料、器械、缝合针等用具数目，用5-0$^{\#}$可吸收缝线将口轮匝肌对位缝合。

（6）设计、修整红唇：递15$^{\#}$刀片修整红唇，双极电凝彻底止血，再次核对器械、敷料、用物数目，红唇切口用5-0$^{\#}$可吸收缝线、6-0$^{\#}$尼龙线缝合。

（7）覆盖切口：湿生理盐水纱布块擦拭切口周围血迹，切口涂抹金霉素眼膏并以无菌敷料覆盖切口。

第二节　腭裂修复手术配合

一、适应证

先天性腭裂，一般主张在年龄 2 岁以后修复。

二、麻醉方式

全身麻醉。

三、手术体位

仰卧位，肩部垫高 30°，头部后仰。

四、器械、敷料、用物准备

（1）器械：唇腭裂包、腭裂特殊器械。

（2）敷料：腹部敷料包（3–6 敷料包）。

（3）用物。

①常规用物：刀片、缝合针、丝线、吸引管、灭菌橡胶外科手套、一次性注射器、纱布块、纱布垫、电刀笔或双极电凝。

②特殊用物：可吸收缝线（4-0$^#$、5-0$^#$）、双极电凝、碘仿纱条、纱条、凡士林纱布。

五、手术配合

（1）常规清点器械、敷料、用物数目，消毒皮肤并铺巾。

（2）消毒鼻腔、口腔：用 0$^#$ 丝线、△6×14 将全麻气管导管固定于下唇处，消毒鼻腔、口腔。

（3）用上开口器打开口腔，递长无损伤镊，开口器撑开口腔，使用压舌板将舌体拉开，充分暴露术野，生理盐水纱条填塞于气管导管周围。

（4）注射肿胀液：递 5 mL 一次性注射器配 1 mL 一次性注射器针头在腭部周围注射 0.25% ～ 0.50% 利多卡因肾上腺素盐水行局部浸润麻醉。

（5）切开黏膜、黏膜下组织：递 15$^#$ 刀片在腭部两侧牙齿缘内侧 2 mm 处及硬腭裂隙两侧边缘作切口，深达骨面。

（6）剥离骨膜瓣：递腭剥离器将硬腭的黏骨膜组织全层剥离，向内直达裂隙边缘。切口使用蘸有肾上腺素盐水的纱条或纱布块压迫止血。

（7）游离肌瓣、组织瓣：递12#刀片切开裂隙边缘，直达肌层，用小骨凿凿断翼钩，用组织剪剪断腭腱膜使组织瓣松弛，术中注意勿损伤腭大孔血管神经束。

（8）同法游离对侧组织瓣。

（9）双极电凝彻底止血，核对器械、敷料、用物数目，用4-0#或5-0#可吸收缝线将两侧腭黏骨膜瓣和软腭分3层缝合，取出填塞于气管导管周围的纱条。

（10）缝合完毕，碘仿纱条填塞于两侧松弛的切口内，0#丝线、△6×14在皮瓣周围缝合4～6针进行打包加压包扎，再次核对器械、敷料、用物数目。

第三节　耳郭再造一期手术（皮肤扩张法）配合

一、适应证

先天、外伤、感染、肿瘤术后等原因造成的耳郭缺损，其中以先天性小耳为多。

二、麻醉方式

全身麻醉。

三、手术体位

仰卧位，头偏向一侧。

四、器械、敷料、用物准备

（1）器械：整形包、取肋骨特殊器械、雕刻耳郭用的消毒木板。

（2）敷料：腹部敷料包。

（3）用物。

①常规用物：刀片（11#、15#）、缝合针、丝线、吸引管、灭菌橡胶外科手套、一次性注射器、纱布块、纱布垫、电刀笔或双极电凝、蚊式钳、线剪。

②特殊用物：皮肤记号笔、细钢丝、可吸收缝线（3-0#、5-0#、6-0#）、5-0#尼龙线、注药三通管、凡士林纱布、灭菌耳膜模型胶片、头皮针（8#、9#）、一次性硅胶引流管（F8、F10，备用）、氯霉素眼膏。

五、手术配合

手术分2组同时进行。

（一）取肋软骨及取全厚皮组

（1）常规清点器械、敷料、用物数目，消毒皮肤并铺巾。

（2）设计切口、注射肿胀液：皮肤记号笔设计切口，递2 mL或5 mL一次性注射器在供皮区及供肋软骨区（第6～8肋缘）注射0.25%～0.50%盐酸利多卡因（内含盐酸肾上腺素1/40 U）以减少出血利于剥离。

（3）切开皮肤、皮下组织：15#刀片按术前设计标记在肋缘近胸骨处做皮肤切口。

（4）游离、切除肋软骨：逐层切开肌肉、软骨膜，显露第6、第7、第8肋软骨，骨膜剥离器把软骨膜完全剥离，按设计切取适量的肋软骨，骨锉锉平骨断面，电凝充分止血。

（5）检查胸膜完整性：切口倾注适量生理盐水，进行过度透气，检查确认胸膜有无破损。

（6）双极电凝彻底止血，核对器械、敷料、用物数目，3-0#可吸收缝线缝合肋软骨膜及肌肉，皮下放置引流胶片，5-0#可吸收缝线、5-0#尼龙线分别缝合皮下组织及皮肤。

（7）覆盖切口：湿盐水纱布块彻底擦拭切口周围血迹，无菌敷料覆盖切口。

（二）耳郭再造组

（1）常规清点器械、敷料、用物数目，消毒皮肤并铺巾。

（2）设计切口、注射肿胀液：皮肤记号笔设计切口，递2 mL或5 mL一次性注射器在耳后注射0.25%～0.50%盐酸利多卡因（内含盐酸肾上腺素1/40 U）以减少出血利于剥离。

（3）切开皮肤、皮下组织：用11#刀片按设计标记做皮肤切口，逐层切开皮肤、皮下组织，气管拉钩拉开充分暴露耳后扩张器，双极电凝充分止血。

（4）做"Z"形切口，将残留的耳垂转至需要位置，保留一小块带蒂软骨作为耳屏，切除残余耳软骨。

（5）雕刻耳郭支架：根据术前制备的耳郭模型、皮肤记号笔、11#刀片、细钢丝、2 mL一次性注射器针头、蚊式钳、线剪将肋软骨雕刻成耳郭的支架，罗哌卡因注射液＋0.9%生理盐水10 mL按1∶1配置在耳郭处进行皮下注射。

（6）置入耳郭支架：将雕刻好的耳郭软骨支架放置于耳区的皮下囊袋内，用5-0#、6-0#可吸收缝线逐层缝合固定，游离好的颞肌筋膜表面放置引流管，接上三通管及20 mL一次性注射器针筒进行负压引流。

（7）覆盖切口：用湿生理盐水纱布块擦拭切口周围血迹，耳郭切口周围皮肤涂抹氯霉素眼膏，固定耳郭，无菌敷料覆盖切口并进行加压包扎。

第四节　耳郭再造二期手术（Brent–Nagata 法）配合

一、适应证

耳郭再造一期手术后 6 个月进行。

二、麻醉方式

口腔气管内插管全身麻醉。

三、手术体位

仰卧位，头偏向一侧。

四、器械、敷料、用物准备

（1）器械：整形包、三齿小拉钩。

（2）敷料：腹部敷料包。

（3）用物。

①常规用物：刀片（11#、15#）、缝合针、丝线、吸引管、灭菌橡胶外科手套、一次性注射器、纱布块、纱布垫、电刀笔或双极电凝、医用润滑液。

②特殊用物：凡士林纱布、可吸收缝线（3-0#、5-0#）、5-0# 尼龙线、皮肤记号笔、钢丝、双极电凝、电刀笔、绷带、无菌脱脂纱布块、一次性引流管（F10、F12，备用）、一次性负压引流袋、缝合针（△5×12、△6×14）、0# 丝线、金霉素眼膏。

五、手术配合

（1）常规清点器械、敷料、用物数目，消毒皮肤，铺巾。

（2）设计切口、注射肿胀液：皮肤记号笔设计切口，递 2 mL 或 5 mL 一次性注射器在耳后手术区注射 0.25% ～ 0.50% 盐酸利多卡因（内含盐酸肾上腺素 1/40 U）以减少出血利于分离。

（3）切开皮肤、皮下组织：递 15# 刀片，沿耳轮外侧约 1 cm 逐层切开皮肤及皮下组织，双极电凝彻底止血。

（4）游离皮瓣：将植入的耳支架连同部分软组织一同掀起，充分游离颞肌筋膜瓣，在耳后形成的创面用湿生理盐水纱布覆盖。

（5）胸部供皮区处理：设计切口，尺子测量，根据创面大小定位后，皮肤记号笔做好标记。注射肿胀液，按标记在胸部原切口处用 5 mL 一次性注射器注射 0.25% ～ 0.50% 盐酸利多卡因（内含盐酸肾上腺素 1/40 U）以减少出血利于分离。递 15# 刀片逐层切开皮肤及皮下组织，蚊式钳于创缘牵引皮肤，气管拉钩拉开充分暴露术野。组织剪锐性游离，将预留的肋软骨取出及取全厚皮并保管好。

（6）修整软骨：修整取出的肋软骨，钢丝固定于耳后并调整位置。

（7）缝合覆盖肌瓣：电凝止血，将颞肌筋膜瓣覆盖于耳后，用 5-0# 可吸收缝线缝合。

（8）游离植皮：耳后使用电凝止血，核对敷料、器械、缝合针等用具数目，放置引流管装置，用 3-0# 丝线、△ 5×12 缝合皮瓣移植至耳后创面。

（9）胸部切口用电凝止血，核对器械、敷料、用物数目，用 3-0# 可吸收缝线、5-0# 尼龙线分别缝合皮下组织及皮肤。

（10）覆盖切口：湿生理盐水纱布块擦拭切口周围血迹，切口涂抹金霉素眼膏，无菌敷料覆盖切口并进行加压包扎。

第五节　巨乳缩小整形手术配合（双环法）

一、适应证

脂肪及乳腺组织增生所致的乳房肥大、乳房下垂。

二、麻醉方式

全身麻醉。

三、手术体位

仰卧位，双上肢外展。

四、器械、敷料、用物准备

（1）器械：整形包、隆乳特殊器械。

（2）敷料：腹部敷料包。

（3）用物。

①常规用物：刀片（10#、15#）、缝合针、丝线、吸引管、灭菌橡胶外科手套、一次性注射器、纱布块、纱布垫、电刀笔或双极电凝。

②特殊用物：2-0# 血管缝线、尼龙线（5-0#、6-0#）、双极电凝、皮肤记号笔、无菌脱脂纱布块、弹力绷带。

五、手术配合

（1）常规清点器械、敷料、用物数目，消毒皮肤并铺巾。

（2）设计切口：递皮肤记号笔进行手术切口的设计。

（3）注射肿胀液：递 5 mL 或 10 mL 一次性注射器在胸前设计好的手术切口周围注射 0.25% ～ 0.50% 的利多卡因肾上腺素盐水行局部浸润麻醉。

（4）切开皮肤、皮下组织：递 10# 或 15# 刀片按术前设计的标记做皮肤切口，逐层切开皮肤及皮下组织，气管拉钩拉开充分暴露术野，双极电凝止血。

（5）设计修整乳晕：新设计的乳晕部切除表皮层，形成一个接受乳晕乳头的创面，将保留作为蒂的乳房部分剥除表皮组织，保留乳晕皮肤完整。

（6）切除多余的组织：电刀笔或手术刀切除按设计需要去除的乳房组织部分，包括皮肤、皮下组织及乳腺组织，甲状腺拉钩或小深部拉钩充分暴露术野，并将切下的组织分开放置，以便术中计算重量并记录。

（7）塑形乳晕乳房：双极电凝或单极电刀笔止血，核对器械、敷料、用物数目，将乳晕的真皮腺蒂上提，2-0# 血管缝线进行塑形缝合，5-0# 尼龙线缝合乳晕皮下组织，6-0# 尼龙线缝合皮肤。

（8）同法进行另一侧乳房手术。

（9）覆盖切口：用湿生理盐水纱布块擦拭切口周围血迹，酒精擦拭切口皮肤，无菌敷料覆盖切口并用胸带进行加压包扎。

第六节　隆乳手术配合（腋窝前皱襞切口）

一、适应证

各种原因引起的小乳症。

二、麻醉方式

全身麻醉。

三、手术体位

仰卧位，双上肢外展。

四、器械、敷料、用物准备

（1）器械：整形包、隆乳特殊器械、注射针头。

（2）敷料：腹部敷料包。

（3）用物。

①常规用物：15# 刀片、缝合针、丝线、吸引管、灭菌橡胶外科手套、一次性注射器、纱布块、纱布垫、棉垫、电刀笔或双极电凝。

②特殊用物：6-0# 尼龙线、4-0# 可吸收缝线、双极电凝、弹力绷带、皮肤记号笔、无菌脱脂纱布块、F14 一次性硅胶引流管、曲安奈德注射剂、金霉素眼膏、引流袋。

五、手术配合

（1）常规清点器械、敷料、用物数目，消毒皮肤并铺巾。

（2）设计切口，注射肿胀液：用皮肤记号笔设计切口，5 mL 一次性注射器于腋窝手术切口周围注射利多卡因肾上腺素盐水（配制方法：0.9% 氯化钠注射液 500 mL ＋ 2% 利多卡因 10 mL ＋ 5% 碳酸氢钠 5 mL ＋ 0.1% 肾上腺素 0.5 mg）行局部浸润麻醉，20 mL 一次性注射器在胸前设计好的手术切口剥离范围注射利多卡因肾上腺素生理盐水做局部浸润麻醉。

（3）切开皮肤、皮下组织：递 15# 刀片按术前设计标记，在腋前皱襞的内侧沿皮纹做皮肤切口，逐层切开皮肤及皮下组织，深达胸大肌筋膜表面。

（4）剥离胸前乳房腔隙：甲状腺拉钩牵开皮肤切口，显露胸大肌外缘的腋窝面，乳房剥离子紧贴胸大肌按胸前设计标记的范围剥离出容纳乳房假体的腔隙，双极电凝止血。

（5）小深钩提起胸大肌，根据需要备生理盐水冲洗腔隙。

（6）放置假体：在乳晕周围注射曲安奈德注射剂，与手术医生核对好假体型号，小深钩提起胸大肌将假体置入胸大肌后腔隙并调到最佳位置。

（7）同法进行另一侧手术。

（8）调整假体位置：两侧假体放置完毕后，注意观察两侧乳房的形态及是否对称，并调整到最佳位置。

（9）双极电凝止血，核对器械、敷料、用物数目，根据具体情况放置 F14 一次性硅胶引流管引流并接负压引流袋，递 1# 丝线、△ 6×14 固定引流管，4–0# 可吸收缝线分层缝合胸大肌及皮下组织，6–0# 尼龙线缝合皮肤。

（10）覆盖切口：湿生理盐水纱布块擦拭切口周围血迹，酒精擦拭切口皮肤，切口涂抹金霉素眼膏，无菌敷料覆盖切口，棉垫、无菌脱脂纱布块、弹力绷带进行加压包扎。

第七节　瘢痕切除、中厚皮片移植手术配合

一、适应证

各种烧伤后引起的瘢痕挛缩畸形，以致外貌受损及功能障碍。

二、麻醉方式

根据瘢痕大小及患者配合情况选择麻醉方式（局部麻醉、臂丛神经阻滞麻醉、椎管内麻醉和全身麻醉）。

三、手术体位

根据手术部位采用不同手术体位，如仰卧位、俯卧位、侧卧位等。

四、器械、敷料、用物准备

（1）器械：整形包、取皮鼓或滚轴刀。

（2）敷料：腹部敷料包。

（3）用物。

①常规用物：刀片（10#、15#）、缝合针（△5×12、△6×14）、丝线、吸引管、灭菌橡胶外科手套、一次性注射器、纱布块、纱布垫、棉垫、电刀笔或双极电凝。

②特殊用物：5-0#尼龙线、双极电凝、绷带、无菌脱脂纱布块、凡士林纱布、取皮刀片、皮肤记号笔、庆大霉素注射液，四肢瘢痕根据需要备好止血仪、止血带、驱血带等、石膏托。

五、手术配合

（1）常规清点器械、敷料、用物数目，消毒皮肤并铺巾。肢体手术需要上止血带者，准确记录止血带的使用时间。局部麻醉患者，应密切观察病情及生命体征的变化，及时发现局部麻药过敏，保持呼吸道的通畅。

（2）设计切口、注射肿胀液：皮肤记号笔进行手术范围设计，递5 mL或10 mL一次性注射器在设计好的手术切口周围注射0.25%～0.50%的利多卡因肾上腺素生理盐水行局部浸润麻醉。

（3）切除瘢痕组织：递10#或15#刀片按术前设计的标记做皮肤切口，递整形镊、组织剪逐层分离皮肤及皮下组织，完全切除瘢痕组织，双极电凝止血，5-0#尼龙线缝合张力较小的组织，张力较大不能直接缝合者，生理盐水纱布垫覆盖其创面，待游离植皮。

（4）设计供皮区：递尺子给手术医生测量创面的缺损范围大小以便设计供皮区取皮范围。

（5）取皮：手术医生更换手套后，用酒精再次消毒供皮区的皮肤，按创面缺损大小设计取皮范围并标记，取皮鼓或滚轴刀取皮，供皮区创面覆盖凡士林纱布，外加无菌脱脂纱布块、绷带加压包扎。

（6）植皮：修整取下皮片并植于创面，使用整形镊、小持针钳、△5×12或△6×14缝合针、1#或0#丝线间断缝合，留线尾10 cm或15 cm作加压包扎用。

（7）冲洗皮瓣伤口：缝合完毕，核对器械、敷料、用物数目，蚊式钳将缝合线尾端分组并摆放整齐，10 mL一次性注射器抽吸庆大霉素生理盐水（庆大霉素8 U加生理盐水至40 mL）冲洗皮瓣下伤口。

（8）包扎覆盖伤口：移植皮片上盖以凡士林纱布，再覆盖棉垫，将缝线尾端做对应结扎，加压固定，切口周围覆盖酒精纱布块，无菌脱脂纱布块覆盖外面，绷带加压包扎。松开止血带，必要时协助医生按功能位外加石膏托固定。

第八节　乳房注射隆乳注射物取出手术配合

一、适应证

注射隆乳后出现各种并发症需要取出植入物者。

二、麻醉方式

全身麻醉。

三、手术体位

仰卧位，双上肢外展。

四、器械、敷料、用物准备

（1）器械：整形包、小深部拉钩、刮匙、多侧孔吸引头。

（2）敷料：腹部敷料包。

（3）用物。

① 常规用物：15# 刀片、缝合针、丝线、吸引管、灭菌橡胶外科手套、一次性注射器、纱布块、纱布垫、棉垫。

② 特殊用物：5-0# 尼龙线、4-0# 可吸收缝线、双极电凝、弹力绷带、皮肤记号笔、无菌脱脂纱布块、一次性硅胶引流管（F14，备用）、冲洗用"Y"形管、一次性负压引流袋（备用）、生理盐水、金霉素眼膏。

五、手术配合

（1）常规清点器械、敷料、用物数目，消毒皮肤并铺巾。

（2）设计切口、注射肿胀液：皮肤记号笔设计切口，递 5 mL 或 10 mL 一次性注射器在胸前设计的手术切口周围注射 0.25% ～ 0.50% 的利多卡因肾上腺素盐水行局部浸润麻醉。

（3）切开皮肤、皮下组织：递 15# 刀片按术前设计标记，在乳晕外侧缘皮肤处做弧形切口，逐层切开皮肤、皮下组织，深达胸大肌筋膜表面。

（4）取出植入物：甲状腺拉钩拉开充分暴露术野，组织剪剪开植入物的包膜，备吸引器及时吸出植入物，如植入物黏稠应同时用生理盐水冲洗稀释再吸出。

（5）切除包膜组织：小深部拉钩提拉充分暴露术野，尽量切除包膜组织，刮匙刮除乳房周围分散的植入物，检查乳房周围是否残留植入物，双极电凝止血，放置引流管装置。

（6）同法进行另一侧手术。

（7）缝合：核对器械、敷料、用物数目，4-0# 可吸收缝线缝合皮下组织，5-0# 尼龙线缝合皮肤。

（8）覆盖伤口：用湿生理盐水纱布块擦拭切口周围血迹，酒精纱布块擦拭切口皮肤，切口涂抹金霉素眼膏，无菌敷料覆盖切口并用棉垫、无菌脱脂纱布块、弹力绷带进行加压包扎。

第九节　皮肤扩张器植入手术配合

一、适应证

皮肤烧伤、感染、瘢痕组织缺损等。

二、麻醉方式

全身麻醉。

三、手术体位

根据手术部位采用不同手术体位，如仰卧位、俯卧位、侧卧位等。

四、器械、敷料、用物准备

（1）器械：整形包。

（2）敷料：腹部敷料包。

（3）用物。

①常规用物：刀片（10#、15#）、缝合针、丝线、吸引管、灭菌橡胶外科手套、一次性注射器、纱布块、纱布垫、电刀笔或双极电凝。

②特殊用物：3-0# 可吸收缝线、5-0# 尼龙线、皮肤扩张器、头皮针（4#、5#）、一次性硅胶引流管（F8、F10）、一次性负压引流袋。

五、手术配合

（1）常规清点器械、敷料、用物数目，消毒皮肤并铺巾。

（2）设计切口、注射肿胀液：用皮肤记号笔设计切口，5 mL 一次性注射器在术前设计好的手术切口周围皮肤注射 0.25% ～ 0.50% 盐酸利多卡因、肾上腺素盐水（内含肾上腺素 1/40 U）以减少出血利于分离。

（3）切开皮肤、皮下组织：递 10# 或 15# 刀片按术前设计标记逐层切开皮肤、皮下组织，用组织剪钝性分离，双极电凝止血。

（4）游离皮瓣：递拉钩拉开充分暴露术野，组织剪锐性分离皮瓣至足够的手术范围后，用湿生理盐水纱布块压迫止血，双极电凝止血。

（5）检查扩张器的完整性：将皮肤扩张器完全浸没在盛有生理盐水的容器内，检查皮肤扩张器的完整性。

（6）植入扩张器：递双极电凝止血后，放置引流管并置入皮肤扩张器，核对器械、敷料、用物数目，3-0#可吸收缝线、5-0#尼龙线分别缝合皮下组织及皮肤。

（7）覆盖伤口：湿生理盐水纱布块擦拭切口周围血迹，酒精纱布块擦拭切口皮肤，无菌敷料覆盖切口。

第十二章　脊柱骨病外科手术配合

第一节　前路颈椎椎体次全切除、椎管减压、钛笼植骨融合钛板内固定手术配合

一、适应证

颈椎病、颈椎骨折、颈椎肿瘤、颈椎体畸形引起的脊髓神经根持续存在的损伤或神经根受压。

二、麻醉方式

全身麻醉。

三、手术体位

颈仰卧位，肩部垫高，颈后垫小布卷防止颈部悬空，头偏向左侧，两侧放置小沙袋以防术中颈部旋转。

四、器械、敷料、用物准备

（1）器械：颈椎包、颈椎前路内固定器械、钛笼及植入器械。

（2）敷料：腹部敷料包。

（3）用物。

①常规用物：刀片、电刀笔、双极电凝、缝合针、丝线、吸引管、骨蜡、脑棉片、明胶海绵、医用手术薄膜、灭菌橡胶外科手套、一次性注射器、纱布块、纱布垫。

②特殊用物：可吸收缝线（2-0$^{\#}$、4-0$^{\#}$），必要时备动力系统（磨钻）、C 型臂 X 射线机。

五、手术配合

（1）常规清点器械、敷料、用物数目，消毒皮肤并铺巾，粘贴医用手术薄膜。

（2）手术切口：沿右胸锁乳突肌内侧缘做横切口或纵切口，切开皮肤、皮下组织，钝性分离颈阔肌，纱布垫拭血，电凝止血。

（3）显露椎体：松解并分离浅、深筋膜，出血时用电凝止血，必要时结扎或缝扎。颈椎拉钩牵开，电刀笔切开椎前筋膜，骨膜剥离器剥离椎体骨膜，显露椎体及椎间盘。

（4）定位：定位针插入颈椎椎间隙后，C 型臂 X 射线机透视，确定手术椎体。

（5）切除半椎体：确定手术椎体后，11$^{\#}$刀片沿边缘环形切开椎体上缘和下缘颈椎间盘，

刮匙、髓核钳清除颈椎间盘，枪状咬骨钳咬除部分椎体，保留骨质用于填塞钛笼或 Cage 融合器。

（6）椎管减压：将椎体后缘骨赘及椎间盘组织清除干净，彻底减压，根据手术医生的需要传递枪状咬骨钳、刮匙、髓核钳、神经剥离子、骨蜡、脑棉片，必要时用明胶海绵压迫止血。

（7）钛笼植入：安装前路椎体撑开器，测量椎间缺损长度。选择合适的钛笼，将松质骨植入钛笼内，将植好骨的钛笼放置于减压后椎间缺损处。

（8）钛板固定：选择合适长度的钛板安置在合适的椎体上，专用钻头钻孔，螺丝批拧入螺钉，以同样的方法拧入余下的螺钉。

（9）X 线透视：C 型臂 X 射线机透视，若效果满意，用锁钉螺丝批拧紧锁钉。冲洗伤口，彻底止血，放置硅胶引流管，用 7# 丝线、△ 8×20 固定。

（10）缝合切口：清点器械、敷料及缝合针等用具数目，用 2-0# 可吸收缝线逐层缝合，用 4-0# 可吸收缝线皮内缝合。

（11）覆盖切口：酒精纱布块擦拭切口皮肤，用棉垫或粘贴伤口敷料覆盖切口。

第二节 后路颈椎侧块螺钉内固定术、髂骨植骨融合手术配合

一、适应证

寰枢椎脱位、颈椎骨折（压迫脊髓）、颈椎后纵韧带骨化症、脊髓型颈椎病、颈椎管狭窄症。

二、麻醉方式

全身麻醉。

三、手术体位

俯卧位，屈颈，头高脚低位。

四、器械、敷料、用物准备

（1）器械：颈椎包或椎板包、颈椎侧块螺钉器械包。

（2）敷料：腹部敷料包。

（3）用物。

①常规用物：刀片、电刀笔、双极电凝、缝合针、丝线、吸引管、骨蜡、脑棉片、明胶

海绵、医用手术薄膜、灭菌橡胶外科手套、一次性注射器、纱布块、纱布垫、引流管。

②特殊用物：可吸收缝线（1#、2-0#、4-0#）、颈椎单钩、小号深部拉钩、动力系统（磨钻）、C型臂X射线机。

五、手术配合

（一）巡回护士配合

（1）建立静脉通路：选择上肢大静脉，加长输液连接管。

（2）在转运车上进行全身麻醉插管，留置导尿管，粘贴眼膜。

（3）体位安置：协助安置体位，手术医生牵引头颈部，麻醉医生保护气管导管，巡回护士及多人协助，步调一致，保持脊柱在同一轴线转动，安置在脊柱俯卧支撑架上，取屈颈位，确保眼部无受压，取头高脚低位。

（4）连接动力系统，使之处于备用状态。术中（椎管减压时）遵医嘱静脉滴注0.9%氯化钠100 mL＋甲基强的松龙1000 mg。

（二）器械护士配合

（1）常规清点器械、敷料、用物数目，消毒皮肤并铺巾，粘贴医用手术薄膜。

（2）颈椎后路正中入路，切开皮肤、皮下组织及深筋膜、颈韧带，用长条纱布块压迫止血。

（3）颈椎单钩撑开两侧组织，将棘旁肌剥离至关节突外侧，暴露颈椎两侧椎板、两侧小关节及侧块。

（4）侧块螺钉固定：用神经剥离子剥开椎体两侧侧块周围组织，磨钻磨开骨皮质，颈椎后路器械专用锥子锥入颈椎侧块或椎弓根上，C3-C6固定侧块，C2、C7固定椎弓根，探针测量螺钉钉道深度，选择合适的侧块螺钉分别植入椎体，C型臂X射线机透视下见螺钉位置满意。

（5）减压：用高速磨钻打磨椎体，枪状咬骨钳咬除病变全椎板，切除压迫的软组织及骨赘，脑棉片或明胶海绵压迫止血，解除硬脊膜受压。

（6）植骨：椎管扩大减压时咬下的骨质，在小关节间及椎板间进行植骨（必要时取髂骨植骨）。安装钛板或纵向连接杆，锁紧螺帽，C型臂X射线机透视证实内固定植入物位置至效果满意。

（7）冲洗伤口，止血，放置引流管，用7#丝线、△8×20固定。清点用具数目，逐层缝合。

（8）覆盖切口：酒精纱布块擦拭切口皮肤，棉垫或粘贴伤口敷料覆盖切口。

第三节　侧前入路胸椎及腰椎骨折、结核清除、肿瘤切除、椎管减压、植骨融合内固定手术配合

一、适应证

胸椎、腰椎椎体骨折，椎体肿瘤，椎体及附属组织结核。

二、麻醉方式

全身麻醉。

三、手术体位

Th_4–Th_8 采用左侧卧位；Th_9–L_5 采用右侧卧位；Th_1–Th_3 采用平卧位。

四、器械、敷料、用物准备

（1）器械：椎板包、胸椎或腰椎侧方入路器械包、胸腰椎前路钛板装置（器械公司）。

（2）敷料：腹部敷料包。

（3）用物。

①常规用物：刀片、电刀笔、双极电凝、缝合针、丝线、吸引管、骨蜡、脑棉片、明胶海绵、医用手术薄膜、灭菌橡胶外科手套、一次性注射器、纱布块、纱布垫。

②特殊用物：可吸收缝线（$1^{\#}$、2-$0^{\#}$）、C 型臂 X 射线机，胸椎手术准备胸腔引流管和水封瓶。

五、手术配合

以腰椎骨折为例，该手术为右侧卧位。

（1）常规清点器械、敷料、用物数目，消毒皮肤并铺巾，粘贴医用手术薄膜。

（2）建立静脉通路，留置导尿管，根据病变部位取右侧卧位，抬高腰部，充分暴露术野。

（3）经左腰部侧前方入路，切开皮肤、皮下组织、腹外斜肌、腹内肌、腹横肌到腹膜外，撑开器撑开后用纱布垫卷，将后腹膜向前推开，显露腰大肌，分离腰大肌并用深部拉钩牵开，暴露骨折椎体。

（4）切除椎体：处理病椎周围血管，交替使用大弯钳、直角钳、剪刀，$7^{\#}$ 或 $4^{\#}$ 丝线缝扎或结扎止血，剥离器剥离病变椎体周围软组织后，交替使用骨刀、咬骨钳、髓核钳、刮匙、神经剥离子等，清除压迫脊髓的骨折块，冲洗切口。

（5）取髂骨：取相应长度髂骨，骨蜡止血，明胶海绵填塞。

（6）髂骨植骨及内固定：在需植骨的上下椎体分别用锥子钻孔后，拧入螺栓钉，用椎体撑开器进行矫正，植骨棒加压嵌入植骨块，根据植骨块的松紧度使用加压器加压在 2 个螺栓

上。安装钛板，内六角扳手拧入螺栓上的螺帽，U 形扳手拧套筒上方的六角螺帽。锥子钻孔拧入余下固定螺钉。

（7）C 型臂 X 射线机透视证实内固定植入物位置良好，冲洗切口，放置 F18 硅胶引流管，用 7# 丝线、△ 8×20 固定。清点器械、敷料及缝合针等用具数目，用 1# 可吸收缝线逐层缝合。

（8）覆盖切口：酒精纱布块擦拭皮肤，棉垫或粘贴伤口敷料覆盖伤口。

第四节　后路腰椎椎板开窗、髓核摘除手术配合

一、适应证

腰椎间盘突出经保守治疗无效影响生活和工作。

二、麻醉方式

全身麻醉。

三、手术体位

俯卧位。

四、器械、敷料、用物准备

（1）器械：椎板包。

（2）敷料：腹部敷料包。

（3）用物。

①常规用物：刀片、电刀笔、双极电凝、缝合针、丝线、吸引管、骨蜡、脑棉片、明胶海绵、医用手术薄膜、灭菌橡胶外科手套、一次性注射器、纱布块、纱布垫。

②特殊用物：可吸收缝线（1#、2-0#、4-0#）、神经拉钩、C 型臂 X 射线机。

五、手术配合

（1）患者俯卧于脊柱俯卧支撑架上。常规清点器械、敷料、用物数目，消毒皮肤并铺巾，粘贴医用手术薄膜。

（2）切开皮肤、皮下组织：在背部中线病变部位做后正中切口，长度以暴露椎间盘上下椎板为度，切开皮肤，电刀笔切开皮下组织至深筋膜，骨膜剥离器沿患侧棘突骨面和骶棘肌之间做钝性剥离，用小纱布垫填塞压迫止血。需做全椎板切除减压时，以同样的方法剥离对侧。

（3）切除半椎板：半椎板拉钩拉开骶棘肌，显露椎板和黄韧带，双关节咬骨钳、椎板咬

骨钳自下而上将椎板咬除，切除黄韧带，进入椎管，显露硬脊膜，生理盐水棉片加以保护。

（4）摘除髓核：神经剥离子和神经拉钩拉开硬脊膜和神经根，显露凸出的椎间盘组织（髓核），11# 刀片沿凸出的髓核边缘环形切开，髓核钳咬除髓核。

（5）止血，冲洗伤口，放置引流管，用 7# 丝线、△ 8×20 固定。清点器械、敷料及缝合针等用具数目，用 1#、2-0# 可吸收缝线逐层缝合伤口，用 4-0# 可吸收缝线皮内缝合。

（6）覆盖切口：酒精纱布块擦拭皮肤，纱布块、棉垫或粘贴伤口敷料覆盖伤口。

第五节　脊柱侧弯矫形手术配合

一、适应证

脊柱侧弯畸形。

二、麻醉方式

全身麻醉，术中唤醒。

三、手术体位

俯卧位。

四、器械、敷料、用物准备

（1）器械：椎板包、椎板自动撑钩、内固定器械及植入物。

（2）敷料：腹部敷料包。

（3）用物。

①常规用物：刀片、电刀笔、双极电凝、缝合针、丝线、吸引管、骨蜡、脑棉片、明胶海绵、医用手术薄膜、灭菌橡胶外科手套、一次性注射器、纱布块、纱布垫。

②特殊用物：双极电凝、可吸收缝线（1#、2-0#）、C 型臂 X 射线机。

五、手术配合

（一）巡回护士配合

（1）常规安全核查，与患者共同确认四肢及脚趾的活动情况，指导患者术中唤醒时配合事项，消瘦患者受压的骨突部位粘贴规格适合的泡沫敷料。

（2）建立 2 条静脉通路：选择上肢大静脉、颈内静脉。

（3）在转运车上进行全身麻醉，留置导尿管，粘贴眼膜。

（4）体位安置：协助安置体位，麻醉医生保护气管导管和头部，巡回护士协助手术医生共同安置体位，步调一致，保持患者的脊柱在同一轴线转动。将患者安置在脊柱俯卧支撑架上，整理支撑架上的布单，确保眼部无受压，女患者确保乳房无受压，男患者确保生殖器无受压。

（二）器械护士配合

（1）常规清点器械、敷料、用物数目，消毒皮肤并铺巾，粘贴医用手术薄膜。

（2）切开皮肤、皮下组织：背部正中切口，切开皮肤，电刀笔切开皮下组织至深筋膜，剥离器沿患侧棘突骨面和骶棘肌之间做钝性剥离，小纱布垫填塞压迫止血。

（3）暴露椎体：用椎板自动撑钩撑开两侧骶棘肌暴露棘突、椎板及双侧小关节突。

（4）植入椎弓根螺钉：根据侧弯，确定需植入椎弓根螺钉的椎体，咬骨钳咬平椎弓处的小凸起，锥子锥入椎弓根，植入定位针，C型臂X射线机透视定位针的位置及深度效果满意时，测深尺测量椎弓根的深度，选择相应长度椎弓根螺钉，六角螺丝批将螺钉拧入椎弓根，同法植入其他螺钉。

（5）安装钛棒：选择长度合适的钛棒，预弯后安装钛棒及螺帽。

（6）矫形：使用矫形器械，去旋转矫形，凸侧加压，锁紧螺帽。同法完成另一根矫形棒。

（7）唤醒试验：唤醒患者，让其分别活动双侧下肢及足趾，活动正常，加深麻醉，继续手术。术中唤醒试验可以尽早发现由于矫形可能出现的脊髓损伤。

（8）安装横连装置：拧紧横连装置的螺帽，维持矫形棒的稳定。植骨时，用咬骨钳咬除棘突及椎板外侧皮质骨，将骨组织植入椎板横突间。C型臂X射线机透视证实内固定物位置效果满意。

（9）缝合伤口：冲洗伤口，放置引流管，用7#丝线、△8×20固定。清点器械、敷料、用物数目，可吸收缝线逐层缝合。

（10）覆盖切口：酒精纱布块擦拭皮肤，纱布、棉垫或粘贴伤口敷料覆盖伤口。

第六节　经皮椎体成形手术配合

一、适应证

骨质疏松症、椎体压缩性骨折。

二、麻醉方式

全身麻醉或局部麻醉，麻醉中监测血压和血氧饱和度。

三、手术体位

俯卧位。

四、用物准备

（1）器械：取髂骨包。

（2）敷料：腹部敷料包（3-6敷料包）。

（3）用物。

①常规用物：刀片、缝合针、丝线、医用手术薄膜、灭菌橡胶外科手套、一次性注射器、纱布块、纱布垫。

②特殊用物：椎体成形工具、骨水泥、可透视俯卧垫、可透视手术床、G型臂X射线机、医用无菌防护套。

五、手术配合（以腰椎骨折为例）

（1）常规清点器械、敷料、用物数目，消毒皮肤并铺巾。正侧位定位，在G型臂X射线机透视下确定病变椎体，并做皮肤记号，确定进针点。

（2）麻醉：局部浸润麻醉。

（3）椎体穿刺：在G型臂X射线机引导下，进行椎弓根穿刺。穿刺困难时，锤子轻敲，G型臂X射线机进行透视，确保正确的进针角度。

（4）椎体成形：理想位置位于椎体中后1/3处。当穿刺针到达最佳位置时，可用专用加压注射器向椎体内注射3～7 mL骨水泥，遇阻力较大或透视提示骨水泥有向椎管和椎间孔渗漏时，立即停止注射。

（5）骨水泥注射完毕，拔出穿刺针，局部按压至骨水泥质硬且稳定。

（6）清点器械、敷料、用物数目。

（7）覆盖切口：酒精纱布块擦拭皮肤，纱布、棉垫或粘贴伤口敷料覆盖伤口。

（8）该手术通常为局部麻醉，患者意识清醒且多数为高龄患者，因此，巡回护士术中应密切观察患者的生命体征、面色及其双下肢活动情况，防止意外发生。

第七节　导航引导下后路胸腰椎钉棒内固定手术配合

一、适应证

腰椎管狭窄，胸椎、腰椎骨折，脊柱侧弯，腰椎滑脱。

二、麻醉方式

全身麻醉。

三、手术体位

俯卧位。

四、器械、敷料、用物准备

（1）器械：椎板包、内固定器械及植入物。

（2）敷料：腹部敷料包。

（3）用物。

①常规用物：刀片、电刀笔、双极电凝、缝合针、丝线、吸引管、骨蜡、脑棉片、明胶海绵、医用手术薄膜、灭菌橡胶外科手套、一次性注射器、纱布块、纱布垫。

②特殊用物：导航仪、灭菌导航工具、患者 CT 扫描数据光盘、双极电凝、可吸收缝线（1#、2-0#、4-0#），必要时备 C 型臂 X 射线机。

五、手术配合

（1）常规清点器械、敷料、用物数目，消毒皮肤并铺巾，粘贴医用手术薄膜。

（2）于病变部位处做后路正中切口，切开皮肤、皮下组织及深筋膜。

（3）显露：用剥离器紧贴棘突两侧骨膜下剥离椎旁肌，半椎板拉钩牵开周围组织，显露预植入椎弓根钉椎体及上一椎体棘突。

（4）术中导航。

①导航参考架、导航定位针、导航有线 APT（锥、探针、开路器）工具接入主机，确认脚踏与主机连接。

②导航参考架夹于上一节段椎体的棘突上，方向对准主机红外线接收器，中间勿遮挡，使主机可以正常接收到参考架信号，显示绿色，在参考架上注册定位针。

③使用定位针对患者骨性标记点与三维图像进行匹配，误差值小于 4 mm 方可进行三维导航。

④注册导航有线 APT（锥、探针、开路器）工具，确认后显示屏即可进入实时显示状态。

⑤开始植入椎弓根螺钉：导航系统通过延长路径可以观察到进钉方向，测量椎弓根螺钉的长度、螺钉直径、进钉角度。整个植入过程中医生可以直观地判断进钉部位并及时调整进钉方向和深度。为了确保手术精度，每次使用前都须对导航仪进行精度测试和校正。完成钉棒系统内固定，用 C 型臂 X 射线机透视，验证效果。

（5）常规椎管、神经根减压松解或髓核摘除，行 Cage 植骨。

（6）清点用具数目，冲洗伤口、止血，放置引流管，逐层缝合。

（7）覆盖切口：酒精纱布块擦拭皮肤，纱布块、棉垫或粘贴伤口敷料覆盖伤口。

第八节 后路胸腰椎钉棒内固定、椎管减压、Cage 植骨融合手术配合

一、适应证

腰椎管狭窄，胸椎、腰椎骨折，腰椎滑脱。

二、麻醉方式

全身麻醉。

三、手术体位

俯卧位。

四、器械、敷料、用物准备

（1）器械：椎板包、内固定器械及植入物。

（2）敷料：腹部敷料包。

（3）用物。

①常规用物：刀片、电刀笔、双极电凝、缝合针、丝线、吸引管、骨蜡、脑棉片、明胶海绵、医用手术薄膜、灭菌橡胶外科手套、一次性注射器、纱布块、纱布垫、引流管。

②特殊用物：可吸收缝线（1#、2-0#）、C 型臂 X 射线机。

五、手术配合

（一）巡回护士配合

（1）常规安全核查，消瘦患者受压的骨突部位粘贴规格适合的泡沫敷料。

（2）建立静脉通路：选择上肢大静脉。

（3）在转运车上进行全身麻醉，留置导尿管。

（4）安置体位：协助安置体位，麻醉医生保护气管导管和头部，巡回护士协助手术医生共同摆放体位，步调一致，保持患者的脊柱在同一轴线上转动。将患者安置在脊柱俯卧支撑架上，整理支撑架上的布单，确保眼部无受压，女患者确保乳房无受压，男患者确保生殖器无受压。

（二）器械护士配合

（1）常规清点器械、敷料、用物数目，消毒皮肤并铺巾，粘贴医用手术薄膜。

（2）于病变部位后路正中切口切开皮肤、皮下组织，骨膜剥离器剥离椎旁肌肉，暴露脊椎节段，侧方显露到横突，半椎板拉钩牵开骶棘肌，或用椎板自动撑开器撑开，小纱布垫填塞压迫止血。

（3）植入椎弓根螺钉：刮除椎板软组织，咬骨钳咬除进针点骨皮质，尖锥→定位针→C型臂 X 射线机定位确认无误→扩孔器→探针→植入椎弓根螺钉，同法植入对侧椎弓根螺钉，C型臂 X 射线机透视确认椎弓根螺钉位置及长度。

（4）安装钛棒，并旋紧螺钉螺帽，必要时用撑开器或加压器。同法安装对侧钛棒。

（5）椎板咬骨钳咬除椎板，神经剥离子探查神经根，进行神经根减压，出血时用脑棉片、明胶海绵或双极电凝止血，松质骨剔除软组织用于填塞椎间 Cage 融合器。

（6）绞刀和环形刮匙刮除椎间盘，植入 Cage。放横连器，C型臂 X 射线机透视检查钉棒，查看 Cage 植入情况。清点用具数目，冲洗伤口，放置引流管，逐层缝合。

（7）覆盖切口：用酒精纱布块擦拭皮肤，纱布块、棉垫或粘贴伤口敷料覆盖伤口。

第九节　经皮内镜下椎间盘髓核摘除手术配合

一、适应证

椎间盘突出症。

二、麻醉方式

全身麻醉。

三、手术体位

俯卧位。

四、器械、敷料、用物准备

（1）器械：取髂骨包、椎间孔镜头、刨削手柄、椎间孔扩张器械、椎间孔镜常规器械。

（2）敷料：腹部敷料包。

（3）用物。

①常规用物：刀片、缝合针、丝线、吸引管、医用手术薄膜、灭菌橡胶外科手套、一次性注射器、纱布块、纱布垫。

②特殊用物：医用无菌防护套（200 cm×100 cm、200 cm×20 cm）、颅脑医用手术薄膜、剖宫产专用医用手术薄膜、医用手术薄膜（30 cm×20 cm）、PTC 穿刺针、一次性针头、亚甲蓝注射液、一次性双极射频电极、等渗冲洗液、俯卧位软垫、G 形臂 X 射线机、椎间孔镜系统。

五、手术配合

（1）常规清点器械、敷料、用物数目，消毒皮肤并铺巾，粘贴医用手术薄膜。椎间孔镜系统置于操作者对侧，G 型臂 X 射线机推至术野处，连接电源。

（2）手术采用经皮椎间孔或椎板间两种入路方式，手术操作前在 G 型臂 X 线机透视下精确定位病灶并做标记。

（3）G 型臂 X 射线机 2 个球管分别套上医用无菌防护套（200 cm×100 cm），铺大孔巾，粘贴剖宫产专用医用手术薄膜和颅脑医用手术薄膜，颅脑医用手术薄膜引流袋置于手术医生侧，医用无菌防护套（200 cm×20 cm）套好摄像线和光源线，镜头连接处做好防水保护，连接双频射频电极线，冲洗管路，排水管置于颅脑医用手术薄膜引流袋中，开主机，调节系统白平衡。

（4）建立工作通道。

① 椎间孔入路：在 G 型臂 X 射线机透视下，PTC 穿刺针定位，确定位置后抽出内芯，插入导丝，用尖刀片在导丝处皮肤切 7～8 mm 切口，然后取出穿刺针，扩张器、工作套管通过导丝插入（侧后方进入椎间孔，在安全工作三角区实施手术）手术部位，行手术区域正侧位透视，确定手术节段。

② 椎板间入路：G 型臂 X 射线机定位手术节段棘突，于相应节段后正中线旁 2.0～2.5 cm处插入一次性针头，确定手术节段。于定位节段棘突旁 5 mm 做长 7～8 mm 的纵向切口，切开深筋膜。置入扩张管逐级扩大至黄韧带浅面紧靠棘突根部。沿扩张管旋入工作导管，透视定位，效果满意，取出扩张管，从工作导管置入内镜。

（5）椎间盘染色（椎间孔入路常用）：用 PTC 穿刺针插入椎间盘，G 型臂 X 射线机确定椎间盘位置后，通过 PTC 注入亚甲蓝注射液 1 mL，进行椎间盘染色。

（6）取出椎间盘髓核组织：椎间孔镜椎板咬骨钳咬除黄韧带，带钩神经剥离子探查神经根，髓核钳咬除突出的髓核；双极射频电极消融剩余的髓核组织，充分止血。

（7）冲洗伤口，清点器械、敷料及缝合针等用具数目，用 1# 丝线、△ 8×20 缝合皮肤。

（8）覆盖切口：酒精纱布块擦拭皮肤，棉垫或粘贴伤口敷料覆盖伤口。

（9）按程序关闭椎间孔镜系统，撤离 G 形臂 X 射线机，和麻醉医生、手术医生一起将患者轴线翻身干接送患者的转运床上。

第十节　VISTA 微创通道下椎板开窗、神经松解、髓核摘除手术配合

一、适应证

腰椎间盘突出、椎管狭窄。

二、麻醉方式

全身麻醉。

三、手术体位

俯卧位。

四、器械、敷料、用物准备

（1）器械：椎板包、后路微通道镜头、美敦力脊柱骨科器械通用工具（自由臂、夹头）、VISTA 通用扩张管、VISTA 通用器械、VISTA 器械。

（2）敷料：腹部敷料包。

（3）用物。

①常规用物：刀片、电刀笔、双极电凝、缝合针、丝线、吸引管、骨蜡、脑棉片、明胶海绵、灭菌橡胶外科手套、一次性注射器、纱布块、纱布垫。

②特殊用物：医用无菌防护套（200 cm×100 cm、200 cm×20 cm）、医用手术薄膜（50 cm×30 cm）、可吸收缝线（1#、2-0#、4-0#）、双极电凝镊、G 型臂 X 射线机、俯卧位软垫、腔镜系统。

五、手术配合

（1）常规清点器械、敷料、用物数目，消毒皮肤并铺巾，粘贴医用手术薄膜（50 cm×30 cm）。将腔镜系统置于操作者对侧，G 型臂 X 射线机推至术野处，连接电源。

（2）手术操作前在 G 型臂 X 射线机透视下精确定位病灶并做标记。

（3）将 G 型臂 X 射线机的 2 个球管分别套上医用无菌防护套（200 cm×100 cm），铺大孔巾，将医用无菌防护套（200 cm×20 cm）套好腔镜系统摄像线和光源线并接好镜头，连接电刀笔、双极电凝，开主机，调节系统白平衡。

（4）定位手术节段，于相应节段后正中线旁 2.0～2.5 cm 处插入定位针，侧位透视确定手术节段。于定位节段棘突旁 5 mm 处切开长 7～8 mm 的纵向切口，切开深筋膜。沿定位针置入一级扩张管至关节突。用 G 型臂 X 射线机透视定位。

（5）逐级软组织扩张，确定扩张管号数，选择相应通道管并组装，安放 VISTA 通道，沿手术床边固定自由臂。

（6）VISTA 通用器械中的椎板咬骨钳咬开椎板，尖刀片切除黄韧带，进入椎管，显露硬脊膜，用生理盐水棉片加以保护。

（7）用神经剥离子和神经钩拉开硬脊膜和神经根，显露突出的髓核，用 11# 尖刀沿凸出的髓核边缘环形切开，髓核钳咬除并彻底清理髓核。

（8）缝合切口：止血，冲洗伤口，置引流管，清点器械、敷料及缝合针等用具，用可吸收缝线逐层缝合伤口。

（9）覆盖切口：酒精纱布块擦拭皮肤，纱布块、棉垫或粘贴伤口敷料覆盖伤口。

（10）按程序关闭腔镜系统，撤离 G 型臂 X 射线机，和麻醉医生、手术医生一起将患者轴线翻身于转运床上。

第十三章　创伤手外科手术配合

第一节　断指再植手术配合

一、适应证

手指完全性或不完全性离断；断肢被合理冷藏，手指离断夏季热缺血时间不宜超过 8 h，冬季热缺血时间不宜超过 12 h。

二、麻醉方式

臂丛神经阻滞麻醉或全身麻醉。

三、手术体位

仰卧位，患肢外展小于 90° 并置于手术操作台上。

四、器械、敷料、用物准备

（1）器械：手创包或再植包、显微器械。

（2）敷料：腹部敷料包。

（3）用物。

①常规用物：刀片、缝合针、丝线、吸引管、医用手术薄膜、灭菌橡胶外科手套、一次性注射器、纱布垫、纱布块、电刀笔或双极电凝。

②特殊用物：血管缝线（3-0# ～ 11-0#）、电钻、克氏针（⊙0.8 ～ 1.2 mm）、克氏剪、气压止血仪、气压止血带、手固定板、血管夹。

③特殊用药：肝素钠注射液、3% 过氧化氢溶液、分子右旋糖酐 L、罂粟碱。

五、手术配合

（1）清创：备好清创车，将患肢用无菌纱布块蘸洗手液擦洗 2 次，生理盐水冲洗，依次用 3% 过氧化氢溶液、生理盐水冲洗创面，无菌纱布垫擦干。如为完全性离断则另备一手术操作台，按以上方法处理断指。

（2）常规清点器械、敷料、用物数目，消毒皮肤并铺巾。分 2 组人员，一组处理断指残端，另一组处理离断的手指。

（3）再次清洗远端离断手指：寻找指动脉、指静脉。干纱布块拭血，配制肝素钠生理盐水（100 ～ 200 mL 生理盐水＋肝素钠 12500 U），小剪刀剪除失活的软组织，修整创缘。修残指，递蚊式钳、弯显微剪分离血管，找到动脉、静脉和神经。在显微镜下用显微镊、显微持针器夹持 9-0# 血管缝线缝吊血管壁做标记，递平头针注射器抽 12500 U/200 mL 肝素钠生理盐水冲洗血管腔。

（4）固定指骨：根据软组织情况，小咬骨钳对指骨做相应的缩短，残端咬平，直到两端能良好对合，电钻装细克氏针（⊙ 0.8 ～ 1.2 mm）固定指骨，克氏剪剪除过长的克氏针。

（5）缝合伸屈肌腱：血管缝线（3-0# ～ 5-0#）连续缝合。

（6）吻合血管：患肢手掌、手指固定在手固定板上，递显微镊、直显微剪、蚊氏钳显微镜下间断吻合血管。通常吻合 1 根动脉、2 根静脉，先吻合静脉。吻合血管时，维持静滴低分子右旋糖酐 500 mL ＋罂粟碱 60 mg。完成后，开放血管夹，恢复血液循环。

（7）缝合掌侧指神经：11-0# 血管缝线缝合神经外膜，一般缝合 3 ～ 4 针即可。

（8）观察手指血液循环恢复情况，如良好，则核对敷料、器械、缝合针等用具数目，缝合皮肤。

（9）覆盖切口：生理盐水纱布块清洁皮肤，无菌敷料覆盖切口。需要限制手部活动时，给予石膏固定。

第二节　肱骨骨折切开复位钢板内固定手术配合

一、适应证

肱骨骨折、骨不连。

二、麻醉方式

臂丛神经阻滞麻醉或全身麻醉。

三、手术体位

仰卧位，上肢外展或屈肘置于胸前。

四、器械、敷料、用物准备

（1）器械：手创包、上肢钢板器械包。

（2）敷料：腹部敷料包。

（3）用物。

①常规用物：刀片、缝合针、丝线、吸引管、医用手术薄膜、灭菌橡胶外科手套、一次性注射器、纱布垫、纱布块、电刀笔。

②特殊用物：可吸收缝线（2-0#、3-0#）、克氏针（⊙ 1.8 ～ 2.5 mm）、胶片、电钻、气压止血仪、气压止血带、驱血带、C 型臂 X 射线机。

五、手术配合

（1）常规清点器械、敷料、用物数目，消毒皮肤并铺巾。

（2）在上臂外侧、肱骨中心切开皮肤、皮下组织，用中弯钳止血或用电刀笔止血。电刀笔切开筋膜后，沿肱二头肌的外缘视手术需要向下游离，显露并保护正中神经、尺神经、肱神经、桡神经，用电刀笔将肱肌纵向切开，四齿拉钩向外牵开，暴露骨折区；用骨膜剥离器剥离骨膜，刮匙清除血块及骨片，暴露肱骨骨折端。

（3）牵拉复位：助手曲肘 90° 向外侧牵引，另一人拉住肩部做对抗牵引，手术医生用骨膜剥离器辅助复位，用咬骨钳、骨凿修整骨折对合处。

（4）复位后，用 C 型臂 X 射线机透视查看复位效果时，将术前准备好的钢板（骨折断端两侧的钢板延伸长度至少应为肱骨直径的 3 倍）放于骨折面上合适的位置。持骨器夹持固定，电钻装上 2.5 mm 钻头通过钢板孔钻透骨干皮质，测深尺测量深度，挑选合适的螺钉，螺丝批拧入。钢板螺钉上完后，用 C 型臂 X 射线机再次透视。效果满意后，彻底止血，清洗伤口。

（5）核对器械、敷料、用物数目。递 2-0# 可吸收缝线缝合肌肉、筋膜，用 3-0# 可吸收缝线缝合皮下；递 1# 丝线、△ 7×17 缝合针缝合皮肤。

（6）覆盖切口：酒精纱布块擦拭切口皮肤，无菌敷料覆盖切口。

第三节　胫骨骨折交锁髓内钉内固定手术配合

一、适应证

闭合性或开放性胫骨干骨折、单纯或复杂胫骨干骨折、胫骨干病理性骨折。

二、麻醉方式

全身麻醉。

三、手术体位

仰卧位。

四、器械、敷料、用物准备

（1）器械：骨小包、胫骨带锁髓内钉器械。

（2）敷料：腹部敷料包。

（3）用物。

①常规用物：刀片、缝合针、丝线、吸引管、医用手术薄膜、灭菌橡胶外科手套、一次性注射器、纱布垫、纱布块、电刀笔或双极电凝、引流管。

②特殊用物：2-0#可吸收缝线、克氏针（⊙2.0～2.5 mm）、电钻、气压止血仪、气压止血带、驱血带、C 型臂 X 射线机。

五、手术配合

（1）常规清点器械、敷料、用物数目，消毒皮肤并铺巾。

（2）沿胫前正中、髌骨韧带内侧纵向切开皮肤、皮下及深筋膜，切口长大约 3 cm。中弯钳分离组织，电刀笔切开髌韧带，用甲状腺拉钩显露胫骨平台。

（3）置入导针：选择进针点，C 型臂 X 射线机透视，确定打孔中心与髓腔方向是否一致。打孔器在胫骨平台下 1 cm 处打孔，并钻透骨皮质，7 mm 扩髓钻探查髓腔是否被打开。圆头导针位于髓腔的中央，插入髓腔，经骨折处到达骨折远端踝上 2 cm 处。

（4）扩髓：置入导针后，可曲性髓腔扩大器沿导针扩髓。一般先从 8 mm 直径钻头开始，由细至粗，直至扩大到比髓内钉直径大 1 mm 止。撤出扩髓钻，取出圆头导针，置入直导针。用大纱布垫擦去碎骨。

（5）置入髓内钉：选择适宜长度的髓内钉，插入手柄上的钉座，固定螺栓用 5 mm 内六角扳手锁紧。沿着直导针插入髓内钉达骨孔水平，滑动锤击打髓内钉末端，使钉陷入骨内合适的位置。

（6）置入锁钉。

①远端交锁：安装锁钉定位导杆，把锁钉定位导针、定位器、锁钉套管插入手柄上，装"T"形直径限位杆。于胫骨对应的皮肤上做一小切口，电钻装好钻头插入直径限位杆中钻孔，再用扩孔钻扩孔，中弯钳清除碎骨片。从孔处插入直径限位杆达髓内钉处，给"U"形直径塞尺固定。同法钻远端锁钉孔（第 2 个孔）。测量锁钉长度，递合适锁钉插入孔内，"T"形扳手协助推入。上完 2 个锁钉后，C 型臂 X 射线机透视，检查锁钉是否穿过髓内钉、骨折复位是否满意。撤出远端的锁钉定位器和手术限位杆。

②近端交锁：将锁钉定位导杆移向手术柄前缘，并锁紧。递近端锁钉定位器、锁钉套，于锁钉套下用 11# 刀片切一小口，大小约 0.5 cm，中弯钳分离组织，显露骨皮质，钻头钻孔，合适长度的锁钉固定，同法上第 2 颗近端锁钉。C 型臂 X 射线机再次透视，检查骨折固定情况。拆除支架，拧紧髓内钉的钉帽。生理盐水冲洗，放置引流管。

（7）核对器械、敷料、用物数目，逐层缝合。

（8）覆盖切口：酒精纱布块擦拭切口皮肤，无菌敷料覆盖切口。

第四节 锁骨骨折切开复位内固定手术配合

一、适应证

锁骨骨折。

二、麻醉方式

颈神经丛阻滞麻醉或全身麻醉。

三、手术体位

仰卧位。

四、器械、敷料、用物准备

（1）器械：手创包、上肢内固定器械。

（2）敷料：腹部敷料包。

（3）用物。

①常规用物：刀片、缝合针、丝线、吸引管、医用手术薄膜、灭菌橡胶外科手套、一次性注射器、纱布垫、纱布块、电刀笔或双极电凝。

②特殊用物：2-0$^#$可吸收缝线、4-0$^#$尼龙线（备用）、克氏针（⊙1.5～2.0 mm）、克氏剪、电钻、C型臂X射线机。

五、手术配合

（1）常规清点器械、敷料、用物数目，消毒皮肤并铺巾，粘贴医用手术薄膜。

（2）显露锁骨：在骨折处切开皮肤、皮下组织，剥离锁骨骨膜（若行锁骨钩钢板固定则须显露肩锁关节）。

（3）复位并固定。

①克氏针内固定：复位钳对合骨折两端并复位，持骨器固定，骨膜剥离器保护锁骨下组织，选直径、长度合适的克氏针安装于电钻，穿针固定，克氏剪剪除克氏针多余部分。

②钢板螺钉内固定：将骨折线对齐，选择型号合适的钢板、钻头，带钻套钻孔，测量钻孔深度，攻丝后植入螺钉，同法植入其余螺钉。C型臂X射线机透视，验证固定效果，生理盐水冲洗切口。

（4）核对器械、敷料、用物数目，用2-0$^#$可吸收缝线逐层缝合切口、1$^#$缝线或4-0$^#$尼龙线缝合皮肤。

（5）覆盖切口：酒精纱布块擦拭切口皮肤，无菌敷料覆盖切口。

第五节　股骨近端骨折切开复位内固定手术配合

一、适应证

股骨近端骨折。

二、麻醉方式

全身麻醉。

三、手术体位

仰卧位，患侧髋部垫高 30°。

四、器械、敷料、用物准备

（1）器械：骨大包、下肢内固定器械。

（2）敷料：腹部敷料包。

（3）用物。

①常规用物：刀片、缝合针、丝线、吸引管、医用手术薄膜、灭菌橡胶外科手套、一次性注射器、纱布垫、纱布块、电刀笔或双极电凝。

②特殊用物：可吸收缝线（1#、2-0#）、皮肤缝合器（备用）、裤套、F16 硅胶引流管、一次性体外引流袋、克氏针（⊙ 2.0 ～ 2.5 mm）、电钻、C 型臂 X 射线机。

五、手术配合

（1）常规清点器械、敷料、用物数目，消毒皮肤并铺巾，粘贴医用手术薄膜。

（2）复位并固定。

①空心螺钉固定术：取患侧大转子下方纵切口，长约 4 cm，在股骨颈前放一克氏针与股骨颈纵轴平行并确定前倾角，在大粗隆下方找到与此克氏针重叠的一点，用电钻钻入直径 2.0 ～ 2.5 mm 的导针 1 枚，达股骨头下约 0.5 cm 处后停止，在定位器的帮助下平行钻入其他 1 ～ 2 枚克氏针；借助 C 型臂 X 射线机透视确定导针位置正确，取下定位器，依次沿导针拧入直径空心螺钉，一般情况下 3 枚螺钉能维持较佳的稳定性。

②动力髋螺钉内固定术：取大腿上段外侧纵切口，暴露股骨转子部，用 1 枚克氏针暂将骨折固定，在大转子下 2 cm、股骨外侧中点处作为进针点，使用定位器，钻入导针，穿过骨折线达股骨头下 0.5 cm 处，借助 C 型臂 X 射线机透视确定导针位置正确，沿导针打入空心钻头，记录钻头上的刻度，即为所需加压螺钉的长度。攻丝后置入相应长度的加压螺钉，放置配套接骨板于股骨上段外侧，其套筒与螺钉尾部相连，常规螺钉固定。

③股骨近端髓内钉内固定术：在患侧大转子近端 5 cm 处做切口，在大转子顶端稍外侧与股骨髓腔曲线延伸部的交汇点钻入 1 枚克氏针至髓腔，观察位置满意后用空心钻头扩髓，

空心骨锥开孔，安装髓内钉在手柄上，插入髓腔，调整位置，依次通过瞄准杆钻入颈螺钉和髁螺钉的导引钢针，分别用对应的空心钻头钻孔后拧入髁螺钉和颈螺钉。在瞄准杆的帮助下根据需要进行远端 1 或 2 枚螺钉交锁，装上髓内钉近端尾帽。

（3）冲洗伤口，检查有无出血，放置 F16 硅胶引流管。

（4）核对器械、敷料、用物数目，用 1# 可吸收缝线缝合肌肉和筋膜，2-0# 可吸收缝线缝合皮下组织，1# 丝线、△ 8×20 缝合针或皮肤缝合器缝合皮肤。

（5）覆盖切口：酒精纱布块擦拭切口皮肤，无菌敷料覆盖切口。

第六节　髌骨骨折切开复位内固定手术配合

一、适应证

髌骨骨折。

二、麻醉方式

椎管内麻醉或全身麻醉。

三、手术体位

仰卧位。

四、器械、敷料、用物准备

（1）器械：骨大包、髌骨内固定器械。

（2）敷料：腹部敷料包。

（3）用物。

①常规用物：刀片、缝合针、丝线、吸引管、医用手术薄膜、灭菌橡胶外科手套、一次性注射器、纱布垫、纱布块、电刀笔或双极电凝。

②特殊用物：可吸收缝线（0#、1#、2-0#）、皮肤缝合器（备用）、驱血带、冰生理盐水、温生理盐水、克氏针（⊙ 2.0 ～ 2.5 mm）、钢丝或聚髌器、气压止血仪、气压止血带、C 型臂 X 射线机、电钻。

五、手术配合

（1）常规清点器械、敷料、用物数目，消毒皮肤并铺巾。粘贴医用手术薄膜。驱血带驱血后，巡回护士启动气压止血仪，并记录起始时间。

（2）于髌骨内侧正中做纵向切口，暴露骨折部位，两把点状复钳提夹骨折块，根据骨折的不同性质采取不同的缝合方式。

①纵向缝合固定法：适用于横断骨折，骨折线在中或中下 1/3，骨折块完整。在髌骨内外缘 1 cm 处，骨折断面前后缘中点平行钻 2 个孔，选择粗细适宜的钢丝穿过 2 孔，用钢丝钳拧紧固定，也可在骨折复位后使用聚髌器固定。

②周边缝合固定法：适用于髌骨粉碎性骨折或横断骨折伴一块粉碎，另一块有移位但整复后关节面尚光滑完整。用 0# 或 1# 可吸收缝线荷包式缝合髌骨边缘。

③张力带"8"字钢丝固定法：适用于髌骨粉碎性骨折或横断骨折伴一块粉碎，另一块复位效果不佳。先荷包式缝合髌骨边缘，在距髌骨内外缘各 1 cm 处经髌骨纵向穿过 2 根克氏针，钢丝"X"形缠绕克氏针加强固定。

（3）冲洗切口，缝合髌骨两旁撕裂的腱膜与关节囊，1# 可吸收缝线缝合肌肉和筋膜，2-0# 可吸收缝线缝皮下组织，皮肤缝合器缝合皮肤。

（4）覆盖切口：酒精纱布擦拭切口皮肤，无菌敷料覆盖切口。

第七节　内外踝骨折切开复位内固定手术配合

一、适应证

内外踝骨折。

二、麻醉方式

椎管内麻醉或全身麻醉。

三、手术体位

仰卧位。

四、器械、敷料、用物准备

（1）器械：手创包、下肢钢板器械包。

（2）敷料：腹部敷料包。

（3）用物。

①常规用物：刀片、缝合针、丝线、吸引管、医用手术薄膜、灭菌橡胶外科手套、一次性注射器、纱布垫、电刀笔或双极电凝。

②特殊用物：2-0# 可吸收缝线、克氏针（⊙ 1.5 ～ 2.5 mm）、胶片、可吸收螺钉（备用）、电钻、气压止血仪、气压止血带、驱血带、C 型臂 X 射线机。

五、手术配合

（1）常规清点器械、敷料、用物数目，消毒皮肤并铺巾。用驱血带驱血后，启动气压止血仪，并记录起始时间。

（2）在骨折处切开皮肤，皮下组织，显露骨折部位。

（3）复位与内固定。

①可吸收螺钉内固定：点状复位钳将骨折复位，或克氏针固定，保持复位状态。C型臂X射线机透视，验证复位效果。安装与可吸收螺钉相应的钻头，钻透踝骨折片，方向与骨折线垂直。测深尺测量骨孔深度，明确螺丝钉长度，拧入可吸收螺钉，达到骨折加压嵌插为止。C型臂X射线机再次透视验证。

②钢板螺钉内固定：同法复位后用C型臂X射线机透视，检查复位效果。选择型号合适的钢板、钻头，带钻套钻孔，测量钻孔深度，攻丝后植入螺钉，C型臂X射线机透视，检查固定效果。

（4）生理盐水冲洗伤口，2-0$^{\#}$可吸收缝线缝合至皮下，1$^{\#}$丝线、△7×17缝合针缝合皮肤，放置胶片引流。

（5）覆盖切口：酒精纱布块擦拭切口皮肤，无菌敷料覆盖切口。绷带包扎，放松气压止血带。

第八节　先天性马蹄内翻足矫形手术配合

一、适应证

3个月至5岁的先天性马蹄内翻足畸形未经矫治，或纠正不完全者。

二、麻醉方式

全身麻醉或全身麻醉＋骶丛麻醉。

三、手术体位

仰卧位。

四、器械、敷料、用物准备

（1）器械：手创包。

（2）敷料：腹部敷料包。

（3）用物。

①常规用物：刀片、缝合针、丝线、吸引管、医用手术薄膜、灭菌橡胶外科手套、一次性注射器、纱布垫、纱布块、电刀笔或双极电凝。

②特殊用物：可吸收缝线（1-0$^{\#}$、3-0$^{\#}$）、尼龙线（4-0$^{\#}$或5-0$^{\#}$）、直针或△11×34缝合针、纽扣、克氏针（⊙1.5～2.0 mm）、胶片、电钻、气压止血仪、气压止血带、驱血带。

五、手术配合

（1）束止血带：常规清点器械、敷料、用物数目，消毒皮肤并铺巾，驱血后止血带充气。

（2）纠正马蹄畸形：在跟腱内侧做切口，小拉钩暴露跟腱，小圆刀切断，1-0#可吸收缝线缝合，做跟腱延长。

（3）胫前肌外移：足背内侧第一楔状骨的背侧做纵形切口，递蚊氏钳、小剪刀或电刀笔游离胫前肌并在附丽处切断。切开跖跗关节囊，在小腿中下 1/3 交界处，沿胫骨嵴外侧做约 2.5 cm 的纵形切口，将胫前肌的远端由此口抽出。在足背外侧做约 2 cm 的纵形切口，显露第 3 楔状骨或骰骨内侧，由此口用长止血钳做一宽松皮下隧道，使胫前肌呈直线通过隧道抽出至此口。准备电钻和克氏针，根据内翻角度，在第 3 楔状骨或骰骨内侧钻一骨洞，用直针或 △ 11×34 缝合针、1-0#可吸收缝线将胫前肌固定于骨洞内，保持一定的张力，用多层纱布衬垫纽扣将可吸收缝线结扎于足底。

（4）跖筋膜切断术：从足跟结节内侧突开始，向前做约 3 cm 的切口，递蚊氏钳和小组织剪分离显露跖筋膜在足底的起端，将跖筋膜起端横向切断。

（5）电刀笔止血，冲洗伤口并用 3-0#可吸收缝线缝合至皮下，4-0#尼龙线缝合皮肤，放置胶片引流。

（6）覆盖切口：酒精纱布块擦拭切口皮肤，无菌敷料覆盖切口。

（7）石膏固定患肢。

第九节　发育性髋关节发育不良骨盆、股骨截骨内固定手术配合

一、适应证

发育性髋关节发育不良。

二、麻醉方式

全身麻醉。

三、手术体位

仰卧位，患侧臀部垫高使身体向健侧倾斜 30°。

四、器械、敷料、用物准备

（1）器械：骨小包、DDH 器械包、下肢内固定器械。

（2）敷料：腹部敷料包。

（3）用物。

①常规用物：刀片、缝合针、丝线、吸引管、医用手术薄膜、灭菌橡胶外科手套、一次性注射器、纱布垫、纱布块、电刀笔或双极电凝。

②特殊用物：可吸收缝线（1-0#、3-0#、4-0#）、尼龙线（4-0#、5-0#）、线锯、裤套、F14 一次性硅胶引流管、一次性负压引流袋、明胶海绵、克氏针（⊙ 2.0 ～ 2.5 mm）、脉冲冲洗器、3000 mL 等渗冲洗液、庆大霉素注射液、电钻、C 型臂 X 射线机。

五、手术配合

（1）常规清点器械、敷料、用物数目，消毒皮肤并铺巾。

（2）松解或切断髂腰肌、内收肌：患髋屈曲、外展、外旋位，递刀、有齿镊从内收肌附丽点开始向远端做一小切口，钝性分离内收肌、髂腰肌（递刀切断），准备 3-0# 可吸收缝线缝合至皮下，递一块纱布块覆盖伤口。

（3）酒精纱布对患侧髋、股骨处皮肤脱碘，用医用手术薄膜（50 cm×30 cm）剪成 2 块粘贴于皮肤上。

（4）股骨转子下旋转（缩短）截骨：递刀及有齿镊自股骨大转子基底向远侧做直切口，电刀笔切开皮下、阔筋膜、股外侧肌及骨膜，骨撬板（鞋拔子）牵开周围组织，显露股骨。备线锯或摆锯在小转子下横向截骨，截骨后将近端骨段内旋、远端骨段外旋，矫正前倾角。钢板、螺钉、内固定工具固定两骨段。C 型臂 X 射线机下观察固定效果。用 3000 mL 等渗冲洗液加入庆大霉素 16 万 U，连接脉冲冲洗器冲洗伤口，逐层缝合伤口，4-0# 可吸收缝线缝合皮肤。

（5）Salter 髂骨截骨：递刀及有齿镊自髂嵴中段做弧形切口，显露关节，电刀笔、弯钳清除关节内外妨碍复位的因素，检查髋关节复位后的稳定性。在髋关节脱位情况下，骨膜剥离器在骨膜下剥离髂骨内外板，2 个骨膜剥离器在坐骨大切迹处剥离直至彼此相触及。递长直角钳沿髂骨内侧骨膜下伸入坐骨大切迹，夹住从外侧放入的线锯，锯断髂骨。骨剪或骨刀从髂嵴的前侧部分或髂前上棘后取一个全厚骨块，摆锯或骨剪削成楔形。2 把布巾钳分别夹住截骨后的髂骨上下 2 个骨块，调整髋臼方向，使截骨处的间隙向外侧和前侧张开，递库克钳将削好的楔形骨块放入开口处，基底朝外，放松布巾钳。电钻上好⊙ 2.0 mm 克氏针 2 根，从上骨块钻入，贯穿固定楔形骨块。股骨头重新复位，C 型臂 X 射线机下检查固定效果，用脉冲冲洗器冲洗伤口，1-0# 可吸收缝线缝合关节囊。

（6）放置引流管，递 11# 刀片、F14 一次性硅胶引流管，用 7# 丝线、△ 7×17 缝合针固定引流管。逐层缝合伤口，用 4-0# 可吸收缝线缝合皮肤。

（7）覆盖切口：酒精纱布块擦拭切口皮肤，无菌敷料覆盖切口。

（8）用人类位石膏固定患者。

第十节　胫骨骨折外固定架固定
（半环槽式外固定架固定）手术配合

一、适应证

（1）伴有严重软组织损伤的开放性骨折、火器性骨折、重度烧伤伴骨折、多发骨折。

（2）伴有广泛软组织挤压伤的闭合性骨折。

（3）骨折伴有骨缺损或神经与血管损伤。

（4）感染性骨折和感染性骨不连。

（5）肢体延长与关节固定术。

二、麻醉方式

全身麻醉或椎管内麻醉。

三、手术体位

仰卧位。

四、器械、敷料、用物准备

（1）器械：骨小包、外固定架工具包。

（2）敷料：腹部敷料包。

（3）用物。

①常规用物：刀片、缝合针、丝线、吸引管、医用手术薄膜、灭菌橡胶外科手套、一次性注射器、纱布垫、纱布块、电刀笔或双极电凝。

②特殊用物：克氏针（⊙ 2.0 ～ 2.5 mm）、F12 一次性硅胶引流管、止血仪、止血带、电钻、C 型臂 X 射线机。

五、手术配合

（1）麻醉后束好止血带，初步清创后常规清点器械、敷料、用物数目，消毒皮肤并铺巾。

（2）彻底清创：清创盆置于患肢下，备清创液体。清创所用液体顺序为：生理盐水 - 过氧化氢 - 生理盐水。剪刀、中弯钳修整坏死组织，再次清洗创面。结束后在患肢下加铺一块巾单。

（3）选择穿针平面：通常选 3 个平面穿针，近心骨段 1 组，远心骨段 2 组。电钻克氏针递给手术医生。

（4）骨折复位固定：手法整复骨折，持骨钳暂时维持对位。用螺杆将 2 个弓环固定，再用预放在弓槽内的固定夹把克氏针固定于弓环。扳手拧紧固定夹和固定弓环的螺母。

（5）硅胶引流管剪成 1.5 cm 长的小段，作为保护套逐个套于克氏针的两端。

（6）彻底止血后缝合伤口。

（7）覆盖切口：酒精纱布块擦拭切口皮肤，无菌敷料覆盖切口。

第十一节　膈神经转位治疗臂丛神经损伤手术配合

一、适应证

臂丛神经根撕脱伤 2 年内，屈肘肌瘫痪，但肌肉萎缩不严重，仍可扪及肌腹，膈神经功能良好。

二、麻醉方式

全身麻醉或颈丛＋臂丛麻醉。

三、手术体位

侧卧位＋仰卧位。

四、器械、敷料、用物准备

（1）器械：手创包、胸腔镜取膈神经特殊器械包、腹腔镜器械包。

（2）敷料：腹部敷料包。

（3）用物。

①常规用物：刀片、缝合针、丝线、吸引管、医用手术薄膜、灭菌橡胶外科手套、一次性注射器、纱布垫、纱布块、电刀笔或双极电凝。

②特殊用物：2-0$^{\#}$ 可吸收缝线、胶片、血管缝线（7-0$^{\#}$ ～ 9-0$^{\#}$）、胸腔引流管、水封瓶、医用无菌防护套（200 cm×20 cm）、显微器械、手术放大镜、胸腔镜系统、利多卡因注射液。

五、手术配合

（1）常规清点器械、敷料、用物数目，消毒皮肤并铺巾。

（2）侧卧位取膈神经：连接胸腔镜系统，长直角钳、无齿圆圈钳、长组织剪辅助，直视下切断膈神经，注射利多卡因进行神经内封闭后切断。放置胸腔引流管，连接水封瓶。1$^{\#}$ 丝线、△ 7×17 缝合胸腔镜小切口。

（3）患者转仰卧位。切口从锁骨中段开始，沿三角肌前缘至腋前皱襞，再沿肱二头肌内侧缘至上臂内侧达所需长度。切开皮肤、皮下组织及深筋膜，递拉钩将皮瓣游离后向两侧牵开。

（4）显露肌皮神经，将膈神经与肌皮神经断端移位于锁骨上软组织内，递显微器械、血管缝线进行外膜束膜无张力缝合，如缺损应行神经移植。

（5）创面彻底止血后，用 2–0[#] 可吸收缝线逐层缝合至皮下，1[#] 丝线、△ 7×17 缝合针缝合皮肤，放置胶片引流。

（6）术后如神经无张力，仅做上臂贴胸曲肘位包扎固定 6 周，有张力者应行头胸石膏固定 6 周。

（7）覆盖切口：酒精纱布块擦拭切口皮肤，无菌敷料覆盖切口。

第十四章　骨关节外科手术配合

第一节　膝关节镜检查手术配合

一、适应证

膝关节损伤、膝关节炎、膝关节紊乱、膝关节疼痛。

二、麻醉方式

椎管内麻醉或全身麻醉。

三、手术体位

仰卧位，患肢可屈曲、伸直或旋转且不被床沿阻碍。

四、器械、敷料、用物准备

（1）器械：取髂骨包或关节镜基本器械包、关节镜特殊器械。

（2）敷料：腹部敷料包。

（3）用物。

①常规用物：刀片、△8×20缝合针、丝线、吸引管、医用手术薄膜、灭菌橡胶外科手套、一次性注射器、纱布垫、小纱布、大棉垫、弹力绷带、电刀笔。

②特殊用物：医用无菌防护套（200 cm×20 cm）、关节镜镜头、刨削动力手柄、刨削刀头、等离子刀头、止血带、止血仪、关节镜系统、助力冲洗塔，必要时备半月板缝合器、推结器。

五、手术配合

（1）常规清点器械、敷料、用物数目，消毒皮肤并铺巾。

（2）患肢上止血带。

（3）连接、检查、调节关节镜摄像系统及灌注系统。抬高患肢或使用驱血带驱血。

（4）膝关节镜常用手术入路。

①前内侧入路，于内侧关节线上1 cm与髌腱旁1 cm交界处做一个0.5 cm切口。

②外上入路，于股四头肌腱外侧及髌骨旁上方、上角各2.5 cm处做一个0.5 cm切口。

③前外侧入路，于外侧关节线上1 cm与髌腱旁1 cm交界处做一个0.5 cm切口。

（5）切开皮肤，直钳扩张组织，放入关节镜套针。置入关节镜镜头，打开灌注系统灌注充盈关节腔及冲洗关节腔，使术野清晰。

（6）在关节镜监视下根据手术需要另加切口。

（7）根据术中的需要用探针探查半月板、韧带及周围组织情况，活检钳或髓核钳取出病变组织，蓝钳修整半月板，刨削刀及等离子刀清理滑膜、止血，根据术中情况决定是否需要缝合半月板。

（8）关节镜检查结束，充分灌注冲洗关节腔，退出膝关节镜，检查手术创面，核对敷料、器械、缝合针等用具数目，缝合皮肤。

（9）覆盖切口：酒精纱布块擦拭切口皮肤，无菌敷料覆盖切口。大棉垫包裹患肢，弹力绷带加压包扎后松开止血带，注意露出脚趾，观察患肢血运情况。

第二节　人工全髋关节置换手术配合

一、适应证

（1）60 岁以上新鲜股骨颈头下型骨折，有明显移位。

（2）陈旧性股骨颈骨折，头臼均已被破坏，疼痛影响功能。

（3）股骨头缺血坏死第 IV 期，股骨头已塌陷变形，髋臼已破坏。

（4）退行性骨性关节炎，50 ～ 60 岁，髋臼已受累，存在疼痛及功能障碍。

（5）类风湿性关节炎及强直性脊柱炎患者。

（6）髋关节脱位，包括先天性髋关节脱位、髋臼发育不良，因创伤感染导致的陈旧性脱位。

二、麻醉方式

全身麻醉。

三、手术体位

侧卧位（患侧在上）或仰卧位。

四、器械、敷料、用物准备

（1）器械：骨大包。

（2）敷料：腹部敷料包。

（3）用物。

①常规用物：刀片、△8×20 缝合针、丝线、吸引管、医用手术薄膜（50 cm×30 cm）、灭菌橡胶外科手套、一次性注射器、纱布垫、小纱布、电刀笔。

②特殊用物：长电刀笔、电刀笔清洁片、可吸收缝线（1#、2-0#）、F18 白色硅胶引流管、

裤套、骨关节特殊器械、C 型臂 X 射线机、人工髋关节置换器械、电动摆据、电钻。

五、手术配合

（1）常规清点器械、敷料、用物数目，消毒皮肤并铺巾。医用手术薄膜（50 cm×30 cm）粘贴保护肢体暴露部分。

（2）切开皮肤、皮下组织：取外侧切口，切开皮肤，电刀笔切开皮下组织、筋膜、臀中肌；切开关节囊，用拉钩、小撬板将周围软组织牵开，充分暴露髋臼后上缘。

（3）股骨头脱位及股骨截骨：将术肢摆内收、内旋位，使股骨头脱出髋臼，递摆锯截股骨颈（距小粗隆上方 1.5 cm 处截骨），取出股骨头。如为陈旧性骨折，用股骨头取出器取出股骨头。

（4）修整髋臼及安装假体：库克钳、电刀笔、咬骨钳修整髋臼边缘的软组织及骨赘。髋臼锉削磨臼，从小号到大号依次更换髋臼锉，每更换一个号数均要报号给手术医生，直至髋臼壁周围露出健康骨松质为止（注意保留髋臼锉内的骨泥），根据髋臼锉的型号安装髋臼试模，安装合适后取出，生理盐水冲洗，球状纱布垫擦净髋臼，根据试模选择相同型号的假体，用髋臼定位器将髋臼假体送入臼窝。

（5）安装螺钉及内衬：装好电钻，套上导钻，递给手术医生钻孔，探针测钻孔深度，选择相同长度的螺钉，持钉钳钳夹将万向螺丝钉拧入。内衬固定器安装好匹配型号的内衬假体后，递给手术医生进行安装。

（6）股骨头及髓腔准备及安装：用髓腔开髓器开髓（开髓器内的松质骨留下），远端髓腔锉扩髓，再用股骨近端锉进一步扩髓，锉的型号均由小到大依次更换传递，直至髓腔锉与骨皮质完全接触。递股骨颈试模及球头试模，行关节复位，检查活动度、松紧度及左右肢长度，C 型臂 X 射线机透视确认各试模型号合适，生理盐水冲洗髓腔，吸净、擦干，选择相同型号的股骨柄假体，递股骨柄打入器，打入到合适位置后依情况填塞开髓留下的松质骨。选择合适的股骨头假体，递股骨头打入器、锤子，打入并复位。再次检查其活动度、松紧度，效果满意后，用生理盐水冲洗伤口，放置引流管，7# 丝线固定。

（7）缝合：核对器械、敷料、用物数目，用可吸收缝线（1#、2-0#）逐层缝合。

（8）覆盖切口：酒精纱布块擦拭切口皮肤，无菌敷料覆盖切口。

第三节　胫骨横向骨搬移手术配合

一、适应证

糖尿病足、血栓闭塞性脉管炎及动脉硬化性闭塞症等下肢慢性缺血性疾病。

二、麻醉方式

区域神经阻滞麻醉或全身麻醉。

三、手术体位

仰卧位。

四、器械、敷料、用物准备

（1）器械：手创包、清创包、取髂骨包或骨小包。

（2）敷料：腹部敷料包。

（3）用物。

①常规用物：刀片、△8×20缝合针、丝线、吸引管、医用手术薄膜、灭菌橡胶外科手套、一次性注射器、纱布垫、小纱布、棉垫、电刀笔。

②特殊用物：5/8弧 0# 可吸收缝线、灭菌皮肤记号笔、电钻、钻头、截骨器、外固定支架1套。

五、手术配合

（1）常规清点器械、敷料、用物数目，消毒皮肤并铺巾。

（2）切开皮肤、皮下组织：在胫骨中下段内侧做长约3 cm的弧形切口，切开皮肤、皮下组织至筋膜表面。

（3）胫骨截骨。

①确定胫骨的截骨范围，截骨长度4～5 cm、宽度约2.0 cm。

②在截骨范围中间纵向切开骨膜，并将其向两侧完整掀起，显露截骨区域。

③递截骨器和电钻（装2.5 mm钻头）按计划截骨（注意勿伤及骨髓），形成可活动骨瓣。

（4）安装外固定架。

①在可活动骨瓣上下部各置入1枚2 mm的Schanz骨牵引作搬移骨瓣。

②在胫骨近端和远端分别平行置入2根直径为4 mm的Schanz骨牵引固定外固定支架，安装支撑外固定架。

③在外固定支架上装2个可活动的横向牵引器，横向牵引器与Schanz骨牵引固定连接。

（5）清洗创面，清点物品，逐层缝合骨膜、皮下组织及皮肤，棉垫包扎。

第四节 膝关节置换手术配合

一、适应证

（1）膝关节各种炎症性关节炎，包括类风湿性关节炎、骨性关节炎、血友病性关节炎、charcot 关节炎等。

（2）少数创伤性关节炎，胫骨高位截骨术失败后的骨性关节炎，少数老年人的髌骨关节炎，静息的感染性关节炎（包括结核），少数原发性或继发性骨软骨坏死性疾病。

二、麻醉方式

全身麻醉。

三、手术体位

仰卧位。

四、器械、敷料、用物准备

（1）器械：骨大包。

（2）敷料：腹部敷料包。

（3）用物。

①常规用物：刀片、△8×20 缝合针、丝线、吸引管、医用手术薄膜、灭菌橡胶外科手套、一次性注射器、纱布垫、小纱布块、大棉垫、弹力绷带、电刀笔。

②特殊用物：电刀笔清洁片、可吸收缝线（1#、2-0#）、F18 引流管、灭菌弹力袜套、神经剥离子、膝关节置换器械、电钻、摆锯、脉冲加压冲洗器、3000 mL 等渗液、吸引器 2 套。

五、手术配合

（1）常规清点器械、敷料、用物数目，消毒皮肤并铺巾。

（2）切开皮肤、皮下组织：取纵向直切口从内侧髌旁入路，长约 15 cm，上至髌骨上 5 cm 处，下端至胫骨结节内侧，屈膝 90°。切开皮肤、皮下组织，暴露股四头肌腱，沿股四头肌腱与股四头肌内侧头间、髌骨内缘、髌韧带内侧至胫骨结节内缘切开关节囊，伸直膝关节，递湿纱布垫外翻髌骨。再次屈膝 90°，翘板拉开髌骨、髌韧带及关节囊，暴露膝关节。

（3）股骨定位：电刀笔切除前后交叉韧带，显露髁间窝，于后交叉韧带附着点上 1 cm 处，用电钻沿股骨髓腔纵轴方向钻入，深度为 3.5 ~ 5.0 cm，沿髓腔开孔方向插入髓内定位杆，放置远端截骨导向器（根据患者术前影像测量外翻角度组装股骨远端截骨定位器各部件，一般设定为外翻 6°），注意区别左右，经截骨模具插入测量尺，评估截骨厚度满意后，用定位钉固定远端截骨块，取下髓内导向器，根据截骨模具截取股骨远端骨面。

（4）清理术口：递库克钳、电刀笔及咬骨钳清理残存的前后交叉韧带、内外侧半月板，清理胫骨内侧边缘骨赘和游离体。

（5）胫骨端处理：膝关节屈曲 90°，放置抱髁杆，上钉定位放置在胫骨平台前交叉韧带附着点外侧，胫骨导向杆方向设定在内外髁中点、胫前肌内侧缘，确定胫骨纵轴力线方位位于足第 2 趾骨，将胫骨截骨模块从导向杆上移，放置测量尺于外侧胫骨平台，测量胫骨截骨厚度约 9 mm，确定截骨平面，用定位钉固定截骨模具，用电动摆锯截取胫骨平台，平台与胫骨力线相垂直，测量截取骨块厚度与设定一致。

（6）放置间隙测量块：测定伸膝间隙，能正常放置并测定内外侧松紧度，如紧则行内外侧软组织松解使得内外侧有 1～2 mm 松紧度。

（7）股骨前后髁及髁间处理：递股骨前后径测量器，紧贴截骨面，测量股骨假体型号，选择四合一截骨模块进行股骨髁前后、斜行、横向截骨，安置股骨髁间截骨导向器，髁间铰刀行股骨髁间截骨。测量屈膝间隙，能正常放置并测定内外侧松紧度，如紧则行后侧软组织松解使得后侧有 1～2 mm 松紧度。

（8）胫骨平台塑形、冲洗、术后疼痛管理及髌骨处理：安装股骨假体试模，根据之前截好的胫骨平台大小选择最大覆盖胫骨面的胫骨平台试模及衬垫，贴合满意后，测量伸膝力线，做好平台试模位置标记，屈膝，大头钉固定合适的试模，递力线定位杆，再次确定屈膝力线，递胫骨锉导向器，电钻安装胫骨扩孔钻头（注意调节至反向转动）钻孔，冲击手柄连接平台对应的胫骨开髓锉压实平台内骨松质。取出所有试模后，脉冲加压冲洗器连续冲洗股骨、胫骨截骨面及髓腔，再吸尽冲洗液，注射镇痛药液入后方关节囊及周围组织。如发现髌骨向外倾斜及半脱位，咬除外侧多余骨赘，松解外侧髌骨支持带，复位髌骨，使之回归正常髌骨关节轨迹。

（9）假体安装：将调和到合适黏度的骨水泥涂抹于股骨远端及前、后髁，胫骨平台面上，根据术中截骨的试模型号确定假体型号，依次安装胫骨、股骨假体。放置临时衬垫，伸直下肢，见力线良好，纵向加压膝关节，刮除假体四周缘溢出的多余骨水泥，待骨水泥发热、变硬后，持续冲洗关节，冷却，再次清理假体周围、后关节囊残存的骨水泥碎块，置入衬垫假体。

（10）检查有无活动性出血，清理、冲洗膝关节腔，放置引流管。核对敷料、器械、缝合针等用具数目，逐层关闭缝合术口，大棉垫和弹力绷带加压包扎。

第五节　肩关节镜手术配合

一、适应证

关节游离体摘除、痛性关节不稳定（习惯脱位或半脱位）、肱二头肌断裂、肩袖断裂、肩关节炎、肩化脓性关节炎、肩峰撞击综合征。

二、麻醉方式

全身麻醉。

三、手术体位

沙滩椅位或侧卧位。

四、器械、敷料、用物准备

（1）器械：骨小包或手创包。

（2）敷料：腹部敷料包。

（3）用物。

①常规用物：刀片、△8×20缝合针、丝线、吸引管、医用手术薄膜、灭菌橡胶外科手套、一次性注射器、纱布垫、小纱布块、大棉垫、电刀笔。

②特殊用物：关节镜特殊器械、刨削动力手柄、刨削刀头、等离子刀头、关节镜光纤和摄像系统、吸引器、助力冲洗塔、$2^\#$不可吸收缝线，必要时备$0^\#$可吸收缝线或$2-0^\#$血管缝线、自粘绷带。

五、手术配合

（1）常规清点器械、敷料、用物数目，消毒皮肤并铺巾。

（2）建立及检查关节镜通道：于肩峰后缘向下2 cm、再向内2 cm，$11^\#$刀片切开皮肤，直钳分离皮下组织，放入关节镜套针。找到肱二头肌腱作为解剖标志，按顺序进行关节镜检查。

（3）清理关节腔：刨削器削除关节腔内增生、肥厚的滑膜组织，用等离子刀头电凝滑膜组织创面止血。

（4）清除病灶：钝性穿刺锥从后方入路处向前上方喙突方向穿刺，进入肩峰下滑囊，在肩峰外侧1 cm处建立外侧入路，伸入刨削器削除肩峰下滑囊内的滑膜组织，显露肩袖，等离子刀切开部分肩袖，分离显露病灶后切除，并吸尽组织及碎屑，用$2^\#$不可吸收缝线缝合切开的肩袖。

（5）肩峰成形减压：用磨头打磨肩峰下骨面，磨除至外展时肱骨大结节不与肩峰撞击，并吸尽碎屑。

（6）冲洗关节腔，检查有无活动性出血，尽量吸尽关节腔内的液体。核对敷料、器械等用具数目，缝合切口，无菌大棉垫加压包扎伤口。

第六节　膝关节镜下前交叉韧带重建手术配合

一、适应证

交叉韧带损伤。

二、麻醉方式

椎管内麻醉或全身麻醉。

三、手术体位

仰卧位。

四、器械、敷料、用物准备

（1）器械：手创包或骨小包。

（2）敷料：腹部敷料包。

（3）用物。

①常规用物：刀片、△8×20缝合针、丝线、吸引管、医用手术薄膜、灭菌橡胶外科手套、一次性注射器、纱布垫、小纱布、大棉垫、电刀笔。

②特殊用物：可吸收缝线（2-0#、3-0#）、灭菌皮肤记号笔、关节镜系统、关节镜特殊器械、关节镜头、刨削动力手柄、刨削刀头、等离子刀头、助力冲洗塔、交叉韧带重建器械、不可吸收缝线（2#、5#）、2 mm骨圆针、△8×20缝合针、F16或F18硅胶引流管，必要时备半月板缝合器。

五、手术配合

（1）常规清点器械、敷料、用物数目，消毒皮肤并铺巾。

（2）手术入路：髌韧带两侧旁开1.5 cm处分别做膝前内侧、膝前外侧小切口，长约0.8 cm。插入关节镜头及器械，在持续关节腔冲洗状态下依次探查关节腔内各结构。游离体钳取出游离体。

（3）获取自体肌腱移植物：取胫骨结节内侧2 cm处做胫前弧形小切口，长约3 cm。切开皮肤、筋膜，可见斜形走向的缝匠肌腱膜。切开该腱膜，可见半腱肌及股薄肌。组织剪分离肌腱之间的膜性组织及筋膜。套入取腱器，沿肌腱上推至股腹处，取下肌腱。

（4）准备肌腱束：刮除肌腱表面的滑膜及肌肉，截取每条肌腱长度约20 cm，将肌腱对折形成4股的肌腱束，测量肌腱束长度、股骨端直径、胫骨端直径，2#不可吸收缝线分别编织缝合肌腱的两端，再次确定股骨端直径、胫骨端直径。湿纱布包裹备用。

（5）清理关节腔：刨削器削除髌上囊、髁间窝的纤维束带。

（6）切除滑膜：刨削器削除髌骨下、膝前方增生、肥厚的滑膜组织，等离子刀头电凝滑膜组织创面止血。

（7）半月板修整：蓝钳咬除撕裂的半月板游离缘，必要时用半月板缝合器稳定半月板形状，咬除交叉韧带的残端，清理髁间窝，吸尽关节腔的碎屑。

（8）准备前交叉韧带股骨隧道：屈膝120°，放入股骨端导向器。先用直径2 mm的骨圆针从内下方向外上方钻入，从股骨外侧髁穿出股外侧皮肤，更换空芯钻，沿定位针钻透股骨外侧髁骨皮质，用测量尺测量股骨隧道长度，选择合适长度的带袢钢板，更换与肌腱末股骨端直径匹配的同型号空心钻钻取股骨近端隧道。

（9）准备前交叉韧带胫骨隧道：屈膝90°，向关节腔内放置前交叉韧带胫骨端隧道定位器，常规调好45°。将胫骨隧道的中心点定位于原前叉韧带胫骨端附着点偏后偏内2 mm处，递2 mm骨圆针沿隧道导向器钻入，从定位点钻出，再更换与肌腱末股骨端直径匹配的同型号空心钻钻头沿骨圆针钻取胫骨隧道。

（10）移植肌腱束重建前交叉韧带：将肌腱束套入带袢钢板的袢内，通过牵引绳牵引，先将肌腱束拉入胫骨隧道，进入关节腔，再拉入股骨隧道，直至带袢钢板通过隧道，反扣在股骨隧道的外口处骨皮质表面。拉紧肌腱束，反复屈曲，伸直膝关节，观察肌腱束未受卡压、撞击。保持肌腱束的张力，从胫骨隧道外口插入导针，在导针指引下向隧道内拧入一枚挤压螺钉，加固股骨远端韧带。

（11）冲洗关节腔，检查韧带位置良好、张力良好，吸尽关节腔内的碎屑。核对器械、敷料及缝合针等物品数目，缝合各切口。大棉垫加压包扎术肢。

第七节　腕关节镜检手术配合

一、适应证

（1）慢性腕关节疼痛，关节内骨折。

（2）腱鞘囊肿，韧带撕裂以及三角纤维软骨复合体的损伤。

（3）腕管综合征。

二、麻醉方式

全身麻醉或臂丛麻醉。

三、手术体位

仰卧位，肩关节外展90°，患肢置于牵引架上。

四、器械、敷料、用物准备

（1）器械：甲小包。

（2）敷料：腹部敷料包。

（3）用物。

①常规用物：刀片、△8×20缝合针、丝线、吸引管、医用手术薄膜、灭菌橡胶外科手套、一次性注射器、纱布垫、小纱布、电刀笔。

②特殊用物：关节镜系统、腕关节镜特殊器械、小号刨削动力手柄、刨削刀头、止血仪、腕关节镜牵引架、灭菌牵引指套。

五、手术配合

（1）常规清点器械、敷料、用物数目，消毒皮肤并铺巾。

（2）手术入路：在右腕横纹上方约1 cm桡侧腕屈肌腱与掌长肌腱之间做长约0.5 cm切口，钝性分离皮下组织及前臂深筋膜，进入腕管，显露腕横韧带与尺侧滑囊间隙，背伸腕关节，带套管的剥离子进入间隙，向手掌方向轻轻推进，于手掌触及套管尖端处做一切口，将套管自切口处穿出。

（3）镜检并松解腕管：于套管近端插入关节镜头，观察腕管内结构，确定套管与腕横韧带间无其他组织，将镜头换至远端切口，从近端口插入反向刀，切断腕横韧带，完成松解，可见浅层脂肪自套管缺口陷入套管。

（4）检查无活动性出血，吸尽腔隙内的充盈液。核对物品的数目，缝合切口，无菌敷料覆盖切口。

第八节　关节镜下臀肌挛缩松解手术配合

一、适应证

臀肌挛缩症。

二、麻醉方式

全身麻醉。

三、手术体位

半侧卧位。

四、器械、敷料、用物准备

（1）器械：骨小包或关节镜基础器械包。

（2）敷料：腹部敷料包。

（3）用物。

①常规用物：刀片、△8×20缝合针、丝线、吸引管、医用手术薄膜（50 cm×30 cm）、

灭菌橡胶外科手套、一次性注射器、纱布垫、小纱布、电刀笔、引流管。

②特殊用物：小圆头 Cobb、关节镜系统、关节镜特殊器械、关节镜镜头、刨削动力手柄、刨削刀头、等离子刀头。

五、手术配合

（1）常规清点器械、敷料、用物数目，消毒皮肤并铺巾。

（2）手术入路：屈髋屈膝内收保持挛缩带处于紧张状态，于股骨大粗隆上方约 2 cm，距挛缩带前后缘 2 cm 处各做长约 8 mm 的切口，小号圆头 Cobb 潜行剥离挛缩带与皮肤之间的腔隙，形成操作空间，约 5 cm×8 cm 大小。

（3）镜下探查、松解挛缩带：插入关节镜镜头，探查挛缩带的宽度。刨削器削除挛缩带表面的脂肪及滑膜组织，使术野清晰。保持躯干垂直于术床，屈髋屈膝内收位，使挛缩带绷紧，用等离子刀探及挛缩带，逐层切断，松解挛缩带。操作时等离子刀头注意勿损伤坐骨神经。术中反复屈髋屈膝内收，伸直下肢检查挛缩带松解是否彻底。

（4）松解程度：活动范围达到内收和内旋约 10° 位，髋关节由伸直位屈曲到 120° 以上。或查 Ober 征（髂径束紧张试验）时屈髋 90° 位，髋内收大于 30°；伸髋位时髋内收大于10°，极度内收内旋位时做屈髋试验，无弹跳者可结束手术。

（5）术毕处理：等离子刀彻底止血，必要时置入硅胶管引流。核对物品数目，缝合伤口，术野用酒精纱布块小棉垫覆盖，再用医用手术薄膜（50 cm×30 cm）粘贴防水。

（6）同样方法，松解另一侧挛缩带。

第九节 股骨钻孔减压、游离腓骨移植手术配合

一、适应证

（1）早期股骨头缺血性坏死。

（2）股骨头缺血性坏死 I、II 期。

二、麻醉方式

全身麻醉。

三、手术体位

仰卧位，患侧髋部垫高 30°～40°。

四、器械、敷料、用物准备

（1）器械：骨大包。

（2）敷料：腹部敷料包。

（3）用物。

①常规用物：刀片、△8×20缝合针、丝线、吸引管、引流管、医用手术薄膜、灭菌橡胶外科手套、一次性注射器、纱布垫、小纱布、电刀笔。

②特殊用物：可吸收缝线（1#、2-0#）、灭菌皮肤记号笔、股骨隧道植骨10件套、2 mm或2.5 mm骨圆针、显微器械、血管夹、平针头、血管扩张子、肝素钠注射液、低分子右旋糖酐500 mL、罂粟碱60 mg、7-0#血管缝线、灭菌止血带、空心电钻、止血仪、C型臂X射线机。

五、手术配合

（1）常规清点器械、敷料、用物数目，消毒皮肤并铺巾。

（2）游离腓骨准备：取对侧小腿中上1/3处外侧切口，起自腓骨小头下3 cm，向远端延续长约10 cm。切开皮肤及浅筋膜，沿腓骨长肌、腓骨短肌与小腿三头肌间隙切开深筋膜，锐性分离此肌隙，向两侧牵开后暴露腓骨。自腓骨小头下5 cm、12 cm处分别用线锯紧贴骨膜将腓骨截断，将腓骨段向外侧牵拉，逐层解剖，直到显露胫后血管神经和腓血管，由远及近沿腓动脉和腓静脉内侧锐性分离、结扎肌支及与胫后血管的交通支。在腓骨远端保留2～3 cm的腓血管蒂，钳夹、切断作为受体血管备用。取下带血管蒂的游离腓骨后，立即用0.1%肝素钠生理盐水冲洗腓动脉，用生理盐水纱布包裹备用。将肢体腓动脉和腓静脉的远、近断端双重结扎。冲洗创面，松止血带，彻底止血，放置引流管，逐层缝合切口。

（3）游离腓骨的预处理：将取下的游离腓骨平放于生理盐水纱布上，分离出近端的动脉和伴行的2条静脉。肝素钠生理盐水灌注，观察有无明显的渗漏。视情况用7-0#血管缝线修补。选择动脉和一条静脉作为受体血管，结扎另外一条静脉。修整腓骨段上多余的肌肉组织，将腓骨修整至长约6 cm备用。

（4）股骨头病灶刮除：在股骨上段做LP状切口，长20 cm，依次切开皮肤、皮下组织至阔筋膜。通过阔筋膜张肌和缝匠肌之间的间隙钝性分离显露股直肌。游离股直肌上部，自髂前下棘股直肌附着点下1 cm处切断股直肌直头。分离辨认位于股直肌和股中间肌之间的旋股外侧动静脉及其分支，钝性分离后结扎切断，作为供体血管备用。"十"字切开髋关节囊前壁，显露股骨颈，在其前方钻孔开槽。于股骨大转子下约4 cm处设计一辅助切口，长2 cm，切开皮肤，止血钳钝性分离至大转子下方，电钻向股骨头坏死区钻孔，磨钻扩大骨隧道，清除股骨头内的坏死骨至关节软骨下3～4 mm。冲洗创面，将股骨颈开窗处和骨隧道处取下的良好松质骨植入关节软骨下并压实，腓骨置入骨隧道，可吸收加压螺钉固定。将腓动脉和腓静脉近端与旋骨外侧血管吻合。检查血管是否通畅，彻底冲洗伤口，缝合股直肌断端。

（5）核对物品的数目，放置引流管，逐层缝合切口并加压包扎。

第十五章　耳鼻咽喉头颈外科手术配合

第一节　先天性耳前瘘管切除手术配合

一、适应证

耳前瘘管反复感染。

二、麻醉方式

成人多为局部麻醉，小儿为全身麻醉。

三、手术体位

仰卧侧头位，术耳朝上。

四、器械、敷料、用物准备

（1）器械：甲小包。

（2）敷料：腹部敷料包。

（3）用物。

①常规用物：刀片、缝合针、丝线、吸引管、医用手术薄膜、灭菌橡胶外科手套、一次性注射器、纱布垫、纱布块、电刀笔和双极电凝。

②特殊用物：亚甲蓝注射液、4-0#可吸收缝线。

五、手术配合

（1）常规清点器械、敷料、用物数目，消毒皮肤并铺巾。

（2）局部浸润麻醉：1%利多卡因＋肾上腺素注射液按适宜比例配制局麻药做局部浸润麻醉。

（3）探查瘘管：用探条探入瘘管，了解瘘管的深度及广度，将亚甲蓝注射液注入瘘管内，为切除做标记。

（4）切开皮肤、皮下组织，切除瘘管：切开皮肤及皮下组织后，将瘘管及分支切除干净，用刮匙清除创口残留组织。

（5）用1#丝线、○6×14或4-0#可吸收缝线缝合皮下组织，用0#丝线、△5×12或4-0#可吸收缝线缝合皮肤。如手术腔较深，可放置胶片引流。

（6）覆盖切口：敷料覆盖切口。

第二节　外耳道成形手术配合

一、适应证

先天性外耳道闭锁畸形，或后天性因素引起的软骨部及骨部外耳道狭窄。

二、麻醉方式

全身麻醉。

三、手术体位

仰卧侧头位，术耳朝上。

四、器械、敷料、用物准备

（1）器械：乳突器械包。

（2）敷料：腹部敷料包。

（3）用物。

①常规用物：刀片、缝合针、丝线、吸引管、医用手术薄膜、灭菌橡胶外科手套、一次性注射器、纱布块、电刀笔或双极电凝。

②特殊用物：耳用电钻及钻头、中耳显微器械包、显微镜、4-0$^{\#}$可吸收缝线，必要时备滚轴取皮刀及凡士林纱布、碘仿纱布。

五、手术配合

（1）常规清点器械、敷料、用物数目，消毒皮肤并铺巾，沿耳后沟后1 cm处做弧形切口。分离外耳道后壁皮肤达乳突上方颞线处，将皮瓣削薄。若外耳道皮肤炎性病变，则切断外耳道皮肤，用乳突牵开器牵开外耳道皮肤。分离外耳道皮肤，将炎性病变部分行袖式切除。

（2）电钻磨削扩大骨性外耳道直至窥及全鼓膜，去除鼓膜外侧的鳞状上皮。

（3）椭圆形贯穿切除耳甲皮肤及软骨形成外耳道口，切除软骨性耳道前壁直至耳屏炎性病变皮肤。扩大耳道直至能使食指通过。

（4）取皮：取大腿内侧皮片，将其一分为二，袖筒状覆盖在已钻开的整个外耳道壁上，鼓膜部分亦应有皮肤覆盖，用碘仿纱条填塞耳道。

（5）缝合耳后皮肤切口：切除耳道口处皮片多余部分，使之与耳甲、耳屏处皮肤切口良好对合，用4-0$^{\#}$可吸收缝线将其缝合，再用碘仿纱条填塞耳道外方。

第三节　乳突根治手术配合

一、适应证

胆脂瘤型中耳炎、慢性化脓性中耳炎、中耳癌、乳突炎等。

二、麻醉方式

全身麻醉。

三、手术体位

仰卧侧头位，术耳朝上。

四、器械、敷料、用物准备

（1）器械：乳突器械包。

（2）敷料：腹部敷料包（3–6敷料包）。

（3）用物。

①常规用物：刀片、缝合针、丝线、吸引管、医用手术薄膜、灭菌橡胶外科手套、一次性注射器、纱布块、碘仿纱条、自粘弹力绷带、电刀笔或双极电凝。

②特殊用物：耳用电钻及钻头、中耳显微器械包、显微镜、4–0#可吸收缝线。

五、手术配合

（1）常规清点器械、敷料、用物数目，消毒皮肤并铺巾。

（2）切开皮肤、皮下组织：如做耳内切口，自外耳道口中央起沿耳腔前内缘向下至中点。如做耳后切口，距耳后约0.5 cm处做弧形切口，上至耳郭附着点，下至乳突尖，用刀切开至骨膜。

（3）暴露乳突：剥离器分离乳突骨膜，乳突撑开器充分显露乳突。

（4）开放鼓窦：骨凿或电钻自筛区向内除去骨壳直至骨窦，并扩大至上鼓室完全开放。亦可将外耳道皮肤剥离，自上鼓室外侧壁进入并开放鼓窦。

（5）清除病变组织：鼓窦及上鼓室开放后，可见锤骨、砧骨、水平半规管隆突等结构，根据病变范围除去乳突气房及病变的组织。

（6）掀开外耳道后壁皮肤，暴露鼓室，在手术显微镜下清除鼓室病变组织，保护面神经及镫骨底板。面神经暴露时，注意观察患者有无面肌抽动。

（7）去除外耳道后壁骨质，削低面神经嵴，使外耳道、乳突腔、鼓室相通，将外耳道皮瓣切开，覆盖乳突腔，不足部分取中厚皮片移植腔内。

（8）使用碘仿纱条压迫耳道皮瓣，填塞创口，4–0#可吸收缝线缝合皮下组织及皮肤。

（9）覆盖切口：伤口敷料覆盖伤口，自粘弹力绷带加压包扎伤口。

第四节 人工耳蜗植入手术配合

一、适应证

双耳感音神经性耳聋呈重度或极重度患者。语后聋患者，听力损失时间越短手术效果越好；语前聋患者，年龄越小手术效果越好。

二、麻醉方式

全身麻醉。

三、手术体位

头颈仰卧侧头位，术耳朝上。

四、器械、敷料、用物准备

（1）器械：乳突器械包。

（2）敷料：腹部敷料包（3-6敷料包）。

（3）用物：15#刀片、4-0#可吸收缝线、电刀笔、双极电凝、吸引管、5#针头、一次性注射器（1 mL、5 mL）、颅脑手术薄膜、胶圈、明胶海绵、耳用电钻及钻头、输血管、纱布块、自粘弹力绷带、人工耳蜗特殊器械、透明质酸钠、显微镜。

五、手术配合

（1）常规清点器械、敷料、用物数目，消毒皮肤并铺巾，并注意保护患者眼睛。

（2）将耳郭前翻并用颅脑手术薄膜固定。

（3）切开皮肤、皮下组织：沿耳后沟后方5 mm做耳后切口，切开皮肤及皮下组织，保护骨膜层完整，向后锐性分离皮瓣。

（4）暴露乳突及外耳道后壁：切开骨膜，电凝止血，分离骨膜瓣，显露乳突及骨性外耳道后壁。

（5）乳突轮廓化、开放面隐窝：显微镜下扩大鼓室通道，暴露砧骨短脚，将骨性外耳道后壁磨薄，开放面隐窝。

（6）暴露乳突区骨皮质和植入体骨槽：使用电钻暴露乳突区骨皮质，根据植入体模板磨出与植入体形状、大小相同的骨槽，骨槽前下方与乳突间磨出电极一通道。

（7）将接收器安装在已磨好的骨槽内，并在骨槽四周的骨皮质表面打孔，通过骨皮质表面的小孔，用线将接收器固定在骨槽内。

（8）植入电极：去除圆窗龛骨质，暴露圆窗膜，在其前下方钻孔行耳蜗开窗术，进入鼓阶，鼓阶内注入少量透明质酸钠，吸除鼓阶外多余的透明质酸钠，在显微镜下用电极镊或电极叉将接收器电极插入鼓阶。

（9）取小块筋膜组织封闭圆窗及面隐窝。

（10）将参考电极置于颞肌层下。

（11）4-0# 可吸收缝线缝合切口。

（12）自粘弹力绷带加压包扎。

（13）手术结束前进行听觉反应、电极阻抗、神经反应遥测试验。接收器电极植入耳蜗后，禁止使用单极电刀笔，以免电流损坏电极。如需止血，可用双极电凝。

第五节 耳硬化症手术配合
（术式：尾板切除，保留镫骨后弓）

一、适应证

耳硬化症病灶局限在前方足板。

二、麻醉方式

全身麻醉。

三、手术体位

头颈仰卧侧头位，术耳朝上。

四、器械、敷料、用物准备

（1）器械：乳突器械包。

（2）敷料：腹部敷料包（3-6 敷料包）。

（3）用物。

①常规用物：刀片、缝合针、丝线、吸引管、医用手术薄膜、灭菌橡胶外科手套、一次性注射器、纱布垫、纱布块、电刀笔或双极电凝。

②特殊用物：中耳显微器械包、显微镜，必要时备耳用电钻、人工听小骨。

五、手术配合

（1）常规清点器械、敷料、用物数目，消毒皮肤并铺巾，做耳内切口，距鼓环5～6 mm，耳道后壁做弧形或人字形切口，如为右耳，上起于12 点，环向9 点，再向下到7 点。

（2）暴露鼓室后半部：显微镜小剥离子轻轻将外耳道皮瓣和鼓膜后翻向前方，暴露出鼓室后半部。

（3）小圆凿或电钻将耳道后骨壁部分切除，暴露后鼓室，直至显露镫骨和砧骨长脚。

（4）去除硬化前足板：用手钻或电钻在足板中点钻孔，将硬化前足板的足弓切断，剪断镫骨肌，切断后足弓，将硬化前足板游离取出。

（5）钩针抬起砧骨和后弓，去除硬化足板，取小片软骨膜覆盖前庭窗上，将抬起的后弓复位，压在前庭窗的软骨膜上，形成新的传导系统。必要时可安装人工听小骨重建听力，然后逐层缝合。外耳道填以碘仿纱条。

第六节　内淋巴囊减压手术配合

一、适应证

早期梅尼埃病，听力呈波动性减退、甘油试验呈阳性。

二、麻醉方式

全身麻醉。

三、手术体位

头颈仰卧侧头位，术耳朝上。

四、用物准备

（1）器械：乳突器械包。

（2）敷料：腹部敷料包（3-6 敷料包）。

（3）用物。

①常规用物：刀片、缝合针、丝线、吸引管、医用手术薄膜、灭菌橡胶外科手套、一次性注射器、纱布垫、纱布块、电刀笔或双极电凝。

②特殊用物：耳用电钻及钻头、中耳显微器械包、显微镜。

五、手术配合

（1）常规清点器械、敷料、用物数目，消毒皮肤并铺巾。

（2）乳突轮廓化：作耳后常规弧形切口，分离暴露出乳突，扩创器分开，用电钻磨去乳突小房，使乳突轮廓化。

（3）暴露迷路后硬脑膜：将乙状窦前缘及后半规管间的骨板完全切除，暴露出迷路后硬脑膜。

（4）砧骨短头下水平半规管长轴之后 10 mm 即后半规管，于该管之后下可见尖向前方的三角形囊袋，即内淋巴囊，前尖部即前庭导水管。

（5）切开内淋巴囊：分辨清楚内淋巴囊界限后，用纤形镰刀做纵向切开，用银夹将一侧切口边缘夹持，勿使切口愈合，亦可用特制的硅胶片置入囊内，再以明胶海绵覆盖切口，然后逐层缝合。

第七节　颈静脉球体瘤切除手术
（颞下窝径路手术）配合

一、适应证

大型侵入颞骨及颅内的肿瘤。

二、麻醉方式

全身麻醉。

三、手术体位

仰卧侧头位，术耳朝上。

四、用物准备

（1）器械：乳突器械包、活检包（取腹部脂肪）。

（2）敷料：腹部敷料包（3-6敷料包）。

（3）用物。

①常规用物：刀片、缝合针、丝线、吸引管、医用手术薄膜、灭菌橡胶外科手套、一次性注射器、纱布垫、纱布块、电刀笔或双极电凝。

②特殊用物：耳用电钻及钻头、中耳显微器械包、骨蜡、头皮夹、中颅窝牵开器，备面神经监测仪、显微镜。

五、手术配合

（1）连接神经监测仪：麻醉后，连接好神经监测电极并妥善固定。

（2）做切口：常规清点器械、敷料、用物数目，消毒皮肤并铺巾（耳部、腹部均需消毒铺巾），作"C"形或"Y"形切口，将耳郭向前或向上翻，将外耳道骨与软骨交界处离断。

（3）同上法做鼓室乳突切除，结扎乙状窦及颈内静脉。

（4）分离肿瘤、颈内动脉和颅神经：分离肿瘤与前内的颈内动脉和第Ⅸ、第Ⅹ、第Ⅺ、第Ⅻ颅神经，分离肿瘤内与颈静脉球和岩下窦的粘连。

（5）分离与颈内动脉的粘连，尽量保留动脉的光整，如肿瘤已将动脉包埋深部，血流早已中断，与肿瘤无法分离时，可做动脉压迫或临时夹持试验，并观察心电图及脑电图有无不良反应。观察半小时，如患者无不良反应，即可考虑做颈内动脉结扎切断。

（6）切除肿瘤：沿肿瘤内侵入颅内部分切开脑膜，将颅内部分肿瘤游离切除。慎勿损伤小脑后下动脉及第Ⅸ、第Ⅹ、第Ⅺ、第Ⅻ颅神经。

（7）修补脑膜、缝合切口：取颞筋膜修补脑膜缺损部分，取腹部脂肪填充术腔，填充前应将咽鼓管口刮除黏膜，以骨片和肌肉填塞封闭，以免发生脑脊液耳鼻漏。逐层缝合切口，将外耳道口缝合封闭，避免与外界相通，杜绝感染。

第八节　功能性鼻窦镜手术配合

一、适应证

鼻窦道复合体息肉、鼻窦囊肿或因息肉等引起的单个鼻窦或全鼻窦炎等。

二、麻醉方式

局部麻醉或全身麻醉。

三、手术体位

仰卧位。

四、器械、敷料、用物准备

（1）器械：鼻窦镜包。

（2）敷料：腹部敷料包。

（3）用物。

①常规用物：缝合针、丝线、吸引管、医用手术薄膜、灭菌橡胶外科手套、一次性注射器、纱布垫、纱布块、等离子电极。

②特殊用物：鼻窦镜特殊器械、4 mm 鼻窦镜头（0°、30°、70°）、鼻内窥镜系统、等离子系统，必要时备切割器、电钻及电凝系统、止血材料、碘仿纱条。

五、手术配合

（1）常规清点器械、敷料、用物数目，消毒鼻腔及皮肤、铺巾。

（2）连接鼻窦镜系统：将鼻窦镜镜头连线分别与冷光源监视系统连接，打开电源，屏幕显示，将鼻窦镜头插入鼻腔。

（3）局部麻醉：镜头引导下，枪状镊夹持 1% 的利多卡因 40 mL ＋肾上腺素 4 mg 浸湿的棉片，分别置于鼻腔顶、底及中鼻道行黏膜表面麻醉。2% 利多卡因 5 mL ＋肾上腺素 0.05 mg，行中鼻道前端、鼻丘、钩突黏膜下浸润麻醉。

（4）咬除钩突：黏膜刀于钩突前缘弧形向后切开黏膜并剥离，筛窦咬骨钳将钩突咬除，棉片压迫止血。

（5）咬除鼻息肉：息肉钳、等离子电极或切割刀头清除鼻道内息肉，等离子电极止血。

（6）开放筛窦：用合适角度的筛窦咬骨钳咬除筛泡，开放前组筛窦，标本钳将病变囊肿组织咬除，脓液用吸引器吸出。若后组筛窦有息肉，筛窦咬骨钳咬除基板，使后组筛窦开放，息肉钳将病变组织取出，棉片压迫止血。

（7）探查上颌窦：探查上颌窦自然开口，如狭窄，用反张咬骨钳咬除上颌窦口的骨质，使上颌窦开口达到适宜直径 0.5 ～ 0.7 cm。探查上颌窦，将病变组织咬除，尽可能保留窦内黏膜，如有脓液用吸引器吸出。用同样方法清除另一侧鼻腔内病变。

（8）检查鼻腔：检查鼻腔创面，用棉片压迫止血。

（9）手术完毕，用碘仿纱条或止血材料填塞双侧鼻腔，防止出血。

第九节　鼻侧切开肿瘤切除手术配合

一、适应证

鼻腔内较大的良性肿瘤、血管瘤等，早期鼻腔内恶性肿瘤及筛窦、上颌窦、蝶窦内较大的良性肿瘤经鼻腔不能彻底切除者。

二、麻醉方式

全身麻醉。

三、手术体位

仰卧位。

四、器械、敷料、用物准备

（1）器械：鼻侧切开器械包。

（2）敷料：腹部敷料包。

（3）用物。

①常规用物：刀片、缝合针、丝线、吸引管、医用手术薄膜、灭菌橡胶外科手套、一次性注射器、纱布垫、纱布块、电刀笔或双极电凝。

②特殊用物：电钻或电锯、碘仿纱条、骨蜡、凡士林纱布、明胶海绵、弹力绷带。

五、手术配合

（1）沿鼻侧做切口：常规清点器械、敷料、用物数目，消毒皮肤并铺巾。口腔内用长纱条填塞，以患侧内眦为标记，沿鼻侧并绕过鼻翼切至鼻小柱，电凝止血。

（2）暴露肿瘤：分离皮下组织、骨膜，暴露鼻骨、上颌骨额突及梨状孔周围骨质。骨膜剥离器沿鼻骨下缘分离鼻腔对侧壁软组织，咬骨钳沿两侧内眦连线水平咬去鼻骨，扩大梨状孔边缘，切开黏膜显露鼻腔肿瘤。

（3）切除肿瘤：视病变范围大小，将肿瘤及其邻近鼻甲一并切除，刮匙清除残留组织。

（4）缝合伤口：清理术野，止血后填塞明胶海绵。用凡士林纱布包裹碘仿纱条填塞伤口，逐层缝合伤口，弹力绷带加压包扎。

第十节　扁桃体摘除手术配合

一、适应证

反复发作的慢性扁桃体炎，或因此引起其他器官病症。

二、麻醉方式

全身麻醉。

三、手术体位

仰卧位，垫肩。

四、用物准备

（1）器械：扁桃体包。

（2）敷料：腹部敷料包。

（3）用物。

①常规用物：吸引管、医用手术薄膜、灭菌橡胶外科手套、一次性注射器、纱布块、电刀笔或双极电凝。

②特殊用物：等离子电极或切割器手柄、刀头及切割系统。如同时行腺样体切除时备 4 mm 70° 鼻窦镜、导光纤维、鼻窦镜系统。

五、手术配合

（1）常规清点器械、敷料、用物数目，消毒皮肤并铺巾，放置 Devis 开口器开口。

（2）切开腭弓：在距离游离缘 1 ～ 2 mm 处，用电刀笔或等离子电极沿腭弓自腺体上极向下切至腭舌弓根部，再绕过上极，将切口延长，切开腭弓。

（3）剥离扁桃体：扁桃体剥离器将腭舌弓与腺体剥离，扁桃体把持钳夹住上部，等离子电极或电刀笔将扁桃体腺体分开，直至下极留一蒂，出血时可用等离子电极或双极电凝止血。

（4）切除扁桃体：沿着扁桃体包膜边缘 1 ~ 2 mm 从上往下直接切除，吸引器吸净唾液或血液，海绵钳钳夹棉球压住腺体窝，同时检查扁桃体是否完整，并检查扁桃体窝内是否有明显出血和残留组织。如有出血点用双极电凝止血或用 0# 丝线结扎或 0# 丝线、○ 5×12 或 3-0# 可吸收缝线缝扎。同样方法摘除另一侧。

（5）切除双侧扁桃体后，再行腺样体切除。

第十一节　全喉切除手术配合

一、适应证

喉癌使一侧声带运动受限并侵及对侧声带。

二、麻醉方式

全身麻醉。

三、手术体位

头颈仰卧位。

四、器械、敷料、用物准备

（1）器械：甲状腺器械包。

（2）敷料：腹部敷料包。

（3）用物。

①常规用物：刀片、缝合针、丝线、吸引管、手术薄膜、灭菌橡胶外科手套、一次性注射器、纱布垫、纱布块、绷带、电刀笔或双极电凝。

②特殊用物：喉特殊器械、可吸收缝线（3-0#、4-0#）、全喉气管套管。

五、手术配合

（1）常规清点器械、敷料、用物数目，消毒面、颈、胸部皮肤并铺巾，行气管换管术，术毕由麻醉医生管理气管导管。

（2）切开皮肤、皮下组织：取颈部正中切口，自舌骨上缘至胸骨上窝切开皮肤及皮下组织，双极电凝止血。如同时行颈部淋巴结清扫术，则取颈部"U"形切口。

（3）切开颈阔肌，剪断舌骨中段：切开颈阔肌，甲状腺拉钩将胸骨舌骨拉向外侧。在喉上方摸到舌骨，分离舌骨表面肌肉，显露舌骨体，骨剪剪断舌骨中段，出血点用双极电凝止血。

（4）分离肌肉：中弯钳分离胸骨甲状肌，甲状舌骨肌 1# 丝线结扎，显露甲状软骨翼板，同样方法分离切断咽缩肌，1# 丝线结扎。

（5）分离喉上动脉、甲状腺峡部：中弯钳在甲状软骨上缘分离喉上动脉、切断，4# 丝线结扎，然后紧贴气管正中前壁分离甲状腺峡部，4# 丝线结扎切断，4# 丝线贯穿缝扎。

（6）做气管造口：于环状软骨下缘分出气管、食管间隙，提拉气管向前切断，将气管断端缝于颈部切口处做气管造口。

（7）切除喉体：分离喉体两侧肌肉、韧带和软组织，剪开喉咽黏膜，进入喉咽腔，沿会厌边缘将喉体完全游离截断，将喉体取出。

（8）彻底止血，吸净黏液分泌物，保持呼吸道通畅。

（9）缝合喉咽黏膜、颈前肌筋膜全层：清点用具数目后，用 0# 丝线、○ 5×12 或 4-0# 可吸收缝线缝合喉咽黏膜，再将颈前肌筋膜全层缝合。

（10）缝合气管造瘘口：更换全喉气管套管或用 3-0# 可吸收缝线行气管造瘘口花瓣式缝合（不用全喉气管套管），纱布块及绷带包扎伤口。

第十二节　环状软骨上或经环状软骨的喉次全切除手术配合

一、适应证

声门上区癌向上累及两侧声带，声门上区癌累及声门上、下区不超过 1 cm 者。

二、麻醉方式

全身麻醉。

三、手术体位

头颈仰卧位。

四、器械、敷料用物准备

（1）器械：甲状腺器械包。

（2）敷料：腹部敷料包。

（3）用物。

①常规用物：刀片、缝合针、丝线、吸引管、医用手术薄膜、灭菌橡胶外科手套、一次性注射器、纱布垫、纱布块、电刀笔或双极电凝。

②特殊用物：喉特殊器械、可吸收缝线（1#、3-0#、4-0#）。

五、手术配合

（1）常规清点器械、敷料、用物数目，消毒面、颈、胸部皮肤并铺巾。

（2）切开皮肤、皮下组织：平环状软骨下缘沿皮肤皱褶做横切口，深达颈阔肌，沿颈阔肌深面向上掀起皮瓣并固定之。

（3）切断肌肉、甲状腺峡部：沿白线分开两侧带状肌，在带状肌深面向两侧分离，在舌骨下方切断胸骨舌骨肌、肩胛舌骨肌及甲状舌骨肌，将肌肉拉向两侧，分离并切断甲状腺峡部，暴露甲状软骨、环状软骨。

（4）切断甲状软骨上角：沿甲状软骨后缘将咽下缩肌及甲状软骨膜切开，分离甲状软骨后缘，暴露甲状软骨上角并切断。沿甲状软骨后缘以剥离器于内侧软骨膜下将梨状窝黏膜与甲状软骨分开。

（5）喉次全切除：根据肿瘤向下扩展的范围，可分为环状软骨上和经环状软骨的喉次全切除。

①环状软骨上喉次全切除：癌瘤向声门下扩展前部不超过 1 cm 者，可紧贴环状软骨弓切开环甲膜，向后上沿环状软骨上缘将喉的环状软骨上部全部切除。以缝线或钩提起甲状软骨将喉部向上翻转，分开梨状窝内侧黏膜，在杓状软骨与环状软骨间或稍上横向切开喉后壁进入咽腔。以丝线牵开切口，直视下于距肿瘤 1.5 cm 处梨状窝内侧壁黏膜切开，而后折转向前沿会厌谷底切断，喉体及会厌前间隙即一并切除。

②经环状软骨喉次全切除：癌瘤向声门下扩展不超过 1.5 cm 者，可经环状软骨弓或包括环状软骨弓切除，斜向后上切除喉头，环状软骨板呈舌形保留，保留的舌形软骨板可起到后位会厌的作用，以利术后舌咽保护功能的恢复。

（6）环舌骨固定：喉切除后察看切缘无肿瘤残留后，将咽口两侧咽壁缘对称、对位间断内翻缝合，缩小咽口至相当于环气管上口大小，用 3-0# 与 4-0# 可吸收缝线将咽口下壁黏膜断缘与环状软骨喉侧黏膜断缘间断缝合，舌根及两侧咽黏膜与环状软骨两侧及前部黏 - 软骨膜依次预置缝线，1# 可吸收缝线、〇 11×34 自环状软骨下线，撤除垫肩使头前倾位，头下可垫一小枕。将 3 针粗预置线打结使环状软骨与舌骨固定。依次再将预置的黏 - 软骨膜线打结，关闭喉咽腔。缝合上方的肌肉，缝合皮下组织及皮肤，旋转引流，拔除麻醉插管，更换气管套管，加压包扎切口。

（7）术后注意要点：要保持头前倾位，不应使头后仰，以免颈部过紧使缝线开脱。

第十三节　功能性颈廓清手术配合

一、适应证

（1）高分化恶性肿瘤粘连轻者。

（2）颈部转移癌活动较好，与周围粘连轻者。

（3）曾行过颈廓清术者。

（4）为了减少创伤或并发症产生，双侧同期行颈廓清术者。

二、麻醉方式

全身麻醉。

三、手术体位

仰卧位，头偏向一侧，患侧在上，肩下垫枕。

四、器械、敷料、用物准备

（1）器械：甲状腺器械包。

（2）敷料：腹部敷料包。

（3）用物。

①常规用物：刀片、缝合针、丝线、吸引管、医用手术薄膜、灭菌橡胶外科手套、一次性注射器、纱布垫、纱布块、电刀笔或双极电凝、引流管。

②特殊用物：喉特殊器械。

五、手术配合

（1）常规清点器械、敷料、用物数目，消毒皮肤并铺巾。单侧颈廓清术做"L"形切口，双侧颈廓清术做"U"形切口。

（2）暴露颈廓清范围：分离、掀起颈阔肌并向四周缝合固定，范围为自甲状软骨至斜方肌前缘，锁骨上至下颌骨下缘至乳突的连线。

（3）切断胸锁乳突肌锁骨头，保留胸骨头和乳突附着点，使术野清晰，较好地暴露颈内静脉及颈深淋巴结。

（4）解剖颈外侧区：廓清锁骨上三角区，结扎颈外静脉下端，切断肩胛舌骨肌，结扎颈横动、静脉，自椎前筋膜向上钝性分离，注意勿损伤膈神经。廓清枕三角，分离出斜方肌前缘、副神经及臂丛神经。在斜方肌中下 1/3 处分离副神经斜方肌支。

（5）解剖颈前区：廓清颈动脉三角，将胸锁乳突肌向后牵拉，仔细剖开颈动脉鞘，廓清颈深淋巴结中组，勿损伤舌下神经，切断颈 2～4 神经根。廓清颏下三角及颌下三角，根据术中情况，决定是否切除下颌下腺，切除时应双重结扎面动脉；向上牵拉下颌二腹肌，结扎颈内静脉各分支。廓清颈深淋巴结上组，保护好舌下神经及副神经。

（6）清除转移性颈淋巴结：功能性颈廓清术毕，清除转移性颈淋巴结，保留胸锁乳突肌、颈内静脉和副神经。

（7）充分止血，用生理盐水冲洗术腔，放置带有负压引流的引流管，逐层缝合关闭术腔，适当加压包扎。

第十四节　气管切开手术配合

一、适应证

（1）喉阻塞。

（2）下呼吸道分泌物潴留；下呼吸道异物引起急性喉梗阻或特殊性异物经口腔途径取出有困难时，可先行气管切开手术取出异物。

（3）预防性切开，如部分头颈部大手术等。

（4）各种原因造成的呼吸功能减退。

（5）检查及治疗某些疾病，如气管肿瘤活检。

二、麻醉方式

一般采用局部麻醉，病情危急者可不用麻醉。

三、手术体位

仰卧位，垫肩。呼吸极度困难者可采用半坐位或坐位，肩下垫枕使头向后仰伸。

四、器械、敷料、用物准备

（1）器械：气管切开包。

（2）敷料：腹部敷料包（3-6敷料包）。

（3）用物。

①常规用物：刀片、缝合针、丝线、吸引管、医用手术薄膜、灭菌橡胶外科手套、一次性注射器、纱布垫、纱布块、电刀笔或双极电凝。

②特殊用物：合适的气管套管、吸引装置。

五、手术配合

（1）常规清点器械、敷料、用物数目，消毒皮肤并铺巾。

（2）切口：分直切口和横切口。多数用直切口，于颈前正中环状软骨下缘1 cm至胸骨上窝处，切开皮肤及皮下组织，用拉钩将皮肤向两侧牵开，暴露颈白线。横切口自环状软骨下 3 cm 处，沿颈前做 3 ～ 4 cm 长的横切口。

（3）分离颈前肌层：钝性分离颈前肌层，用拉钩将胸骨舌骨肌、胸骨甲状肌向两侧拉开。若甲状腺峡部肿大，影响气管前壁暴露，则可将其缝扎切断。

（4）暴露并切开气管：暴露气管并切开，可透过气管前筋膜隐约看到气管环，确认为气管后于第三、四气管环用 11# 刀片纵向切开，不宜过深，以防损伤气管后壁。

（5）插入气管套管：切开气管后，迅速用扩张器或刀柄撑开气管切口，吸出分泌物及血液，插入合适的气管套管。

（6）固定气管套管：用系带将气管套管板的两缘固定于颈部，以防松脱。如皮肤切口较长，套管上方的创口可用线缝合，套管下方创口不予缝合。

第十五节　腮腺肿物切除手术配合

一、适应证

腮腺混合瘤、黏液上皮瘤、腺癌。

二、麻醉方式

全身麻醉。

三、手术体位

头颈仰卧位。

四、器械、敷料、用物准备

（1）器械：甲小包。

（2）敷料：腹部敷料包（3-6 敷料包）。

（3）用物。

①常规用物：刀片、缝合针、丝线、吸引管、医用手术薄膜、灭菌橡胶外科手套、一次性注射器、纱布垫、纱布块、绷带、电刀笔或双极电凝。

②特殊用物：单极电刀笔（针式）、一次性硅胶引流管（F12 或 F14）、一次性负压引流袋，必要时备超声刀。

五、手术配合

（1）常规清点器械、敷料、用物数目，消毒皮肤并铺巾。

（2）切口：沿耳前皮肤向下绕耳垂向下颌做腮腺常规"S"形切口，切开皮肤、皮下组织及颈阔肌，纱布垫保护切口。

（3）暴露并切除腮腺肿瘤：掀开皮瓣，显露腮腺的上、前、下缘及面神经各分支。保护面神经的同时逐层切除腮腺组织，必要时结扎腮腺导管。

（4）清洗创面：生理盐水清洗创面，彻底止血，切口下角安置引流管装置。严格执行隔离技术。

（5）缝合切口：将皮瓣复位，逐层缝合关闭切口，绷带加压包扎伤口。

第十六节　经迷路入路听神经瘤切除手术配合

一、适应证

肿瘤任意大小、不考虑保留听力者。

二、麻醉方式

全身麻醉。

三、手术体位

头颈仰卧位，术耳朝上。

四、器械、敷料、用物准备

（1）器械：乳突器械包。

（2）敷料：腹部敷料包（3-6 敷料包）。

（3）用物。

①常规用物：刀片、缝合针、丝线、吸引管、医用手术薄膜、灭菌橡胶外科手套、一次性注射器、纱布垫、纱布块、电刀笔或双极电凝。

②特殊用物：耳颅窝器械、显微器械（弹簧剪、显微肿瘤钳）、开颅电钻及钻头、电生理刺激器探头、手术显微镜、电生理监测系统、4-0$^\#$可吸收缝线。

五、手术配合

（1）连接神经监测仪。

（2）常规清点器械、敷料、用物数目，消毒皮肤并铺巾。

（3）做切口，乳突"轮廓化"：于耳后做切口，切开皮肤，自动牵开器牵开皮瓣，切开骨膜，显露乳突，在显微镜下操作，用电钻去除乳突所有小房，使乳突"轮廓化"。

（4）保护乙状窦壁：电钻切除岩骨板，乙状窦板处可保留一小片以保护乙状窦壁。磨除迷路的3束半规管，向前磨至内听道底，使肿瘤边界基本暴露出来。

（5）剪开脑膜，切除肿瘤：脑膜剪将脑膜剪开，脑组织表面的血管以双极电凝止血，暴露肿瘤，保护脑组织，切除肿瘤，必要时送检。

（6）手术中分离面神经：在面神经监测仪观察下分离面神经，以便保全面神经，使其不受损伤。

（7）关闭脑膜、缝合切口：切除肿瘤后检查伤口，双极电凝止血，清点手术物品，关闭脑膜，取腹部脂肪块填塞乳突腔。4-0#可吸收缝线逐层缝合切口，加压包扎伤口。

第十六章 妇产科手术配合

第一节 剖宫产手术配合

一、适应证

（1）X线摄片或骨盆外测量示骨盆明显狭窄，或胎儿过大引起高度头盆不称。

（2）软产道异常，如盆腔内或阴道内肿瘤、卵巢囊肿、阴道横隔粘连等。

（3）经产道分娩不利于母体健康者，如合并心脏病、心功能不全、宫颈癌等。

（4）胎位异常，如初产横位、高龄初产臀位及颜面位等。

（5）前置胎盘，胎盘中期剥离，伴大出血者应立即行剖宫产手术。

（6）胎儿发育异常，如巨大儿、连体畸形儿、珍贵儿。

二、麻醉方式

椎管内麻醉。

三、手术体位

仰卧位，麻醉后为防止患者发生直立性低血压，可将体位调整至左侧倾斜10°～15°。

四、器械、敷料、用物准备

（1）器械：剖宫产包。

（2）敷料：腹部敷料包。

（3）用物。

①常规用物：刀片、电刀笔、缝合针、丝线、吸引管、手术薄膜、灭菌橡胶外科手套、纱布垫、纱布块。

②特殊用物：可吸收缝线（1#、2-0#、4-0#）。

五、手术配合

（1）常规清点器械、敷料、用物数目，消毒皮肤并铺巾。

（2）切开皮肤、皮下组织：耻骨联合上3～4横指处沿皮纹做一横形切口，切开皮肤、皮下组织、筋膜，皮钳钳住筋膜层，手指钝性分离腹直肌，收回皮钳，干纱布垫拭血。

（3）切开腹膜，显露子宫：中弯钳钳住腹膜，组织剪剪开腹膜，换上湿纱布垫。切开筋膜，子宫膀胱腹膜反折做小切口，腹壁拉钩拉开腹壁，组织剪再向两侧弧形延长，提起反折腹膜下缘，手指分离并下推膀胱，充分显露子宫。

（4）切开子宫：23#刀片在子宫下段中央横向切开肌层一小口（2～3 cm），注意勿切破胎膜。

（5）剪开子宫肌层：2个手指伸入切口内，向两侧剪开肌层约10 cm长。未破膜者，胎膜自然膨出切口之外；已破膜者，胎膜紧贴胎头。

（6）破胎膜：一手伸入胎头与子宫切口下缘之间，另一手推压子宫底，使胎头沿手掌娩出。

（7）清理术野周围的器械：在打开子宫时尽快把术野区域的金属硬物、锐器等撤离，避免误伤即将娩出的胎儿。

（8）胎儿娩出：胎儿娩出时，尽快用吸耳球吸出婴儿口中的羊水及分泌物，立即用两把中弯钳钳住脐带，组织剪剪断脐带，皮钳夹住子宫壁，宫体注射缩宫素20 U。铺治疗巾保持术野干燥、无菌。

（9）清理宫腔：皮钳夹切口上下缘及左右角并钳住，吸净羊水及血液。擦净宫腔，清除残留的胎盘组织和胎膜，手术医生检查完后，接触到的宫腔器械、纱布垫分开放置。防止胎盘植入，引起子宫内膜异位症。

（10）缝合子宫：核对敷料、缝合针等数目后，用1#可吸收缝线按层次将子宫下段深、浅肌层及膀胱腹膜反折缝合。

（11）冲洗腹腔，彻底止血，检查子宫附件有无异常。

（12）核对器械、敷料及缝合针等数目，2-0#可吸收缝线缝合腹膜及腹直肌前鞘。冲洗切口，再次核对器械、敷料、缝合针等数目。

（13）缝合皮肤：酒精纱布块擦拭切口周围皮肤，7#丝线、△11×34缝合皮肤或4-0#可吸收缝线皮内缝合皮肤。

（14）再次核对器械、敷料及缝合针等数目。

（15）覆盖切口：酒精纱布块擦拭切口皮肤，无菌敷料覆盖切口。

第二节　凶险性前置胎盘剖宫产手术配合

一、适应证

胎盘植入，穿透子宫肌层或侵犯邻近器官的剖宫产。

二、麻醉方式

椎管内麻醉或全身麻醉。

三、手术体位

仰卧位。

四、器械、敷料、用物准备

（1）器械：大剖腹包、电切镜包、活检包、大刮匙、皮钳 10 把。

（2）敷料：腹部敷料包（3-6 敷料包）。

（3）用物。

① 常规用物：刀片、电刀笔、缝合针、丝线、吸引管、手术薄膜、灭菌橡胶外科手套、纱布垫、纱布块、医用润滑液、F18 三腔一次性无菌导尿管、一次性体外引流袋、手术切口膜、子宫填塞纱条、可吸收缝线（1#、2-0#、4-0#）、吸引器、引流管（F22、F28）、缩宫素 10 U。

② 特殊用物：输尿管插管需要输尿管镜显示系统、输尿管镜、无菌防护套（200 cm×20 cm）、输尿管导管 F4 或 F5、亚甲蓝注射液；经股动脉置球囊阻断管需要肝素钠、手术切口膜、球囊扩张管、C 型臂 X 射线机、等渗冲洗液、输血管、头皮针。

五、手术配合

（1）术前评估准备：根据产妇胎盘粘连及植入的程度、与邻近脏器的关系、产妇年龄、对生育的要求等进行综合判断，酌情准备输尿管支架。

（2）输尿管镜检查，安置输尿管导管：安置患者膀胱截石位，常规消毒并铺巾，连接输尿管镜显示系统及输尿管镜，连接等渗冲洗液。检查膀胱有无胎盘植入，双侧输尿管安置导管，留置 F18 三腔一次性无菌导尿管。生理盐水 500 mL ＋亚甲蓝注射液 2 mL，接好输血管，头皮针插入导尿管，以备术中充盈膀胱。

（3）腹主动脉球囊扩张管使用指征。

① 凶险性前置胎盘，胎盘主要附着于子宫前壁下段，术前彩超和（或）MRI 提示胎盘植入。

② 彩超、MRI、膀胱镜检查为 Ⅱ 度或 Ⅲ 度胎盘植入和（或）膀胱侵犯。

（4）经股动脉安置腹主动脉球囊扩张管：患者取仰卧位，常规消毒并铺巾。配制肝素钠生理盐水（肝素钠 12500 U ＋生理盐水 500 mL）。通过影像学设备确定球囊位置后固定导管，医生与巡回护士交接清楚三通管开关方向及阻断气囊容量。切口予无菌敷料及手术切口膜覆盖防止消毒液浸入。

（5）常规清点器械、敷料、用物数目，消毒皮肤并铺巾。

（6）常规剖宫产手术配合，娩出胎儿，取出胎盘，清理宫腔。

（7）根据胎盘植入的程度进行手术。

① 胎盘植入少量子宫肌层，可行保留子宫手术，行宫腔填塞，关腹。

② 胎盘穿透子宫肌层，范围较大，无法止血时，行全子宫切除手术，手术配合参考子宫全切术配合。

③ 胎盘穿透子宫全肌层，侵犯膀胱，行膀胱部分切除术。胎盘侵犯直肠，行直肠部分切

除术。

（8）核对器械、敷料、缝合针等数目，2-0#可吸收缝线缝合腹膜及腹直肌前鞘。

（9）冲洗切口，再次核对器械、敷料、缝合针等数目。

（10）缝合皮肤：酒精纱布块擦拭切口周围皮肤，4-0#可吸收缝线缝合皮肤。

（11）再次核对器械、敷料及缝合针等数目。

（12）覆盖切口：酒精纱布块擦拭切口皮肤，无菌敷料覆盖切口。手术结束后，拔除股动球囊扩张管。

第三节　广泛全子宫切除手术配合

一、适应证

子宫癌 Ⅰb～Ⅱa 期、Ⅰa 期有脉管浸润及融合性浸润者。

二、麻醉方式

全身麻醉。

三、手术体位

仰卧位。

四、器械、敷料、用物准备

（1）器械：全宫包、盆扫器械。

（2）敷料：腹部敷料包。

（3）用物。

①常规用物：刀片、电刀笔、缝合针、丝线、吸引管、手术薄膜、灭菌橡胶外科手套、纱布垫。

②特殊用物：可吸收缝线（1#、2-0#）、皮肤缝合器、眼睑拉钩、血管悬吊带、长电刀头。

五、手术配合

（1）常规清点器械、敷料、用物数目，消毒皮肤并铺巾。

（2）切开皮肤、皮下组织：腹部正中切口，由耻骨联合上沿向上延长，绕过脐部达脐上 3～4 cm 处。切开皮肤、皮下组织、筋膜、腹膜，干纱布拭血，中弯钳钳住止血，电凝止血，中弯钳提起腹膜，用 7# 丝线、△ 11×34 悬吊腹膜至皮肤（7～9 针），保护切口，暴露盆腔术野。

（3）探查腹腔：医生洗手后自上而下探查腹腔及盆腔情况，了解病变部位、范围以及子宫大小、周围粘连情况，湿生理盐水纱布 2～4 块卷成长条，保护切口及肠管，用腹部自动撑钩、S 拉钩拉开腹腔挡住肠管。

（4）断开阔韧带：用 2 把中弯钳或大弯钳钳住子宫角，组织剪剪开阔韧带，达膀胱侧窝与子宫膀胱腹膜反折处，推下膀胱，7# 丝线、○ 12×20 缝扎阔韧带断端。

（5）分离、切开卵巢动脉、静脉：用中弯钳分离并钳住卵巢动脉、静脉，组织剪剪断，7# 或 4# 线双重结扎，近端用 7# 丝线、○ 12×20 缝扎。

（6）断开圆韧带：中弯钳钳夹圆韧带，组织剪剪断，用 7# 丝线、○ 12×20 缝扎。

（7）断开阔韧带，固定腹膜：剪开阔韧带前叶，长镊提腹膜反折，下推膀胱，7# 丝线、○ 12×20 缝扎，1# 丝线、○ 6×14 固定腹膜。

（8）暴露髂总动脉：剪开阔韧带后叶，组织剪剪开后腹膜，4# 丝线、○ 6×14 悬吊腹膜，中弯钳夹线提起，充分暴露髂总动脉及其分叉部分。

（9）髂内淋巴结：清除髂总、髂外、腹股沟深部及髂内淋巴结，用长镊或弯头索蚊钳及长电刀笔电凝切除，必要时用 4# 丝线、○ 6×14 缝扎。

（10）游离输尿管：分离输尿管及后腹膜，眼睑拉钩或血管悬吊带将输尿管提起，弯头索蚊钳或电凝将其分开。

（11）切断子宫动脉：用中弯钳及电刀笔依次分离切断子宫动脉、双侧宫骶韧带、双侧主韧带，7# 丝线、○ 12×20 双重结扎或缝扎，电刀笔切断膀胱宫颈韧带前叶。

（12）断开子宫：切断阴道旁组织，皮钳提拉阴道残端。电刀笔沿着宫颈切除子宫，用碘酊、酒精、生理盐水纱球消毒阴道残端。

（13）缝合阴道残端：2 把直钳夹住韧带，7# 丝线、○ 12×20 缝扎，1# 可吸收缝线缝合。

（14）腹腔冲洗：清除盆腔、闭孔周围淋巴结，温灭菌注射用水冲洗腹腔，在盆腔放置引流管，用 7# 丝线、△ 11×34 固定引流管，中弯钳止血，4# 丝线、○ 6×14 缝扎。

（15）核对器械、敷料、用物数目，2–0# 可吸收缝线分层缝合腹膜及腹直肌前鞘。

（16）冲洗切口，核对器械、敷料、用物数目。

（17）缝合皮肤：酒精纱布擦拭切口周围皮肤，7# 丝线、△ 11×34 间断缝合或使用皮肤缝合器。

（18）再次核对器械、敷料及缝合针数目。

（19）覆盖切口：酒精纱布块擦拭切口皮肤，无菌敷料覆盖切口。

第四节　全子宫及双侧附件切除手术配合

一、适应证

（1）子宫恶性肿瘤（包括宫颈原位癌）。

（2）子宫肌瘤、子宫腺肌瘤、子宫功能性出血病。

（3）子宫附件病变需要切除子宫。

二、麻醉方式

全身麻醉。

三、手术体位

仰卧位。

四、器械、敷料、用物准备

（1）器械：全宫包或大剖腹包。

（2）敷料：腹部敷料包。

（3）用物。

①常规用物：刀片、电刀笔、缝合针、丝线、吸引管、手术薄膜、灭菌橡胶外科手套、纱布垫。

②特殊用物：可吸收缝线（1#、2-0#、4-0#）。

五、手术配合

（1）常规清点器械、敷料、用物数目，消毒皮肤并铺巾。

（2）切开皮肤、皮下组织：耻骨联合上2～3横指处沿皮纹做横形切口，切开皮肤、皮下组织、筋膜，用皮钳提拉筋膜层，钝性分离腹直肌，收回皮钳，干纱布拭血，2把中弯钳提起腹膜，用电刀笔切开腹膜，注意避免伤及肠管。

（3）探查腹腔：医生洗手后探查腹腔，湿生理盐水纱布2～4块卷成长条，保护切口及肠管，腹部自动撑钩、S拉钩拉开腹腔挡住肠管。

（4）牵拉宫角：2把大弯钳向上提起两侧子宫角做牵引。

（5）断开圆韧带：2把中弯钳钳住圆韧带，组织剪剪断，7#丝线、○12×20缝扎或7#丝线结扎。

（6）断开骨盆漏斗韧带：皮钳提起附件，中弯钳夹住骨盆漏斗韧带，剪断，7#丝线、○12×20缝扎。

（7）固定后腹膜：分离腹膜，1#丝线、○6×14将腹膜固定于腹壁。

（8）断子宫动脉：切开阔韧带后叶，皮钳固定，剪开阔韧带后叶，中弯钳夹住动脉，剪断，7[#] 丝线、○ 12×20 缝扎。

（9）断开子宫底韧带：2 把中弯钳夹住子宫底韧带，切断，7[#] 丝线、○ 12×20 缝扎。分离双侧主韧带并切断，7[#] 丝线、○ 12×20 缝扎。

（10）摘除子宫及附件：23[#] 刀片切开阴道壁，组织剪剪开阴道前穹窿组织，皮钳夹住阴道壁，中弯钳夹干纱布塞入阴道，组织剪沿宫颈剪开阴道壁，碘酊、酒精、生理盐水纱布消毒阴道壁断端，切除子宫及附件放于标本盆内。

（11）闭合宫颈：1[#] 可吸收缝线连续缝合宫颈，7[#] 丝线、○ 12×20 连续缝合阴道壁，7[#] 丝线、○ 12×20 缝合主韧带。

（12）冲洗：冲洗腹腔，检查有无出血，如出血，电凝止血。

（13）核对器械、敷料、用物数目，2-0[#] 可吸收缝线缝合腹膜及腹直肌前鞘。

（14）冲洗切口，再次核对器械、敷料、用物数目，2-0[#] 可吸收缝线缝合皮下组织。

（15）缝合皮肤：酒精纱布块擦拭切口周围皮肤，7[#] 丝线、△ 11×34 缝合皮肤或 4-0[#] 可吸收缝线行皮内缝合皮肤。

（16）再次核对器械、敷料、用物数目。

（17）覆盖切口：用酒精纱布块擦拭切口皮肤，无菌敷料覆盖切口。术毕，2 人核对塞入阴道的纱布数量，从阴道取出。

第五节　阴式子宫切除手术配合

一、适应证
Ⅱ～Ⅲ度子宫脱垂、功能性子宫出血。

二、麻醉方式
全身麻醉。

三、手术体位
膀胱截石位。

四、器械、敷料、用物准备
（1）器械：大剖腹包。
（2）敷料：腹部敷料包（截石位）。
（3）用物。
①常规用物：刀片、电刀笔、缝合针、丝线、吸引管、手术薄膜、灭菌橡胶外科手套、纱布垫。

②特殊用物：阴式子宫器械、肾上腺素生理盐水、凡士林纱布、F14 双腔气囊导尿管、7[#] 长针头、2-0[#] 可吸收缝线。

五、手术配合

（1）常规清点器械、敷料、用物数目，消毒会阴部皮肤并铺巾。

（2）固定牵拉暴露术野：用 4[#] 丝线、△ 7×17 缝合固定小阴唇。

（3）探查膀胱：用长组织钳夹住宫颈，金属导尿管探查膀胱底。

（4）注射肿胀液：递 23[#] 刀片在距膀胱底 0.5 cm 处做一横切口，1[#] 丝线△ 7×17 将黏膜固定于外侧皮肤上，长针头注射肾上腺素生理盐水。

（5）中弯钳钳住阴道壁，电刀笔切断阴道壁，4[#] 丝线、○ 6×14 缝扎。

（6）游离腹膜：中弯钳、血管钳钳住腹膜、剪开，4[#] 丝线、○ 6×14 牵引线，蚊式钳夹线。

（7）分离子宫直肠窝：电刀笔环形切开分离宫颈后方的黏膜，打开后腹膜，分离至子宫直肠窝，4[#] 丝线、○ 6×14 缝扎牵引。

（8）断开韧带：电刀笔切断骶韧带、主韧带，7[#] 丝线、○ 12×20 缝扎。

（9）断开子宫动脉：中弯钳阻断、电刀笔或剪刀切断子宫动脉，7[#] 丝线、○ 12×20 缝扎。

（10）切除子宫：组织钳拉出子宫体，切除圆韧带，7[#] 丝线、○ 12×20 缝扎，标本放于标本盆内。

（11）核对器械、敷料、用物数目，将两侧附件、子宫动脉及骶韧带用 7[#] 丝线、○ 12×20 缝扎，2-0[#] 可吸收缝线荷包缝合腹膜。2-0[#] 可吸收缝线修补膀胱膨出、直肠膨出。

（12）再次核对器械、敷料、用物数目，凡士林纱布包裹纱布块，7[#] 丝线捆扎，长弯血管钳夹持放入阴道，压迫阴道止血。

（13）留置导尿管，包扎伤口。

第六节　腹腔镜辅助阴式全子宫切除手术配合

一、适应证

（1）子宫肌瘤，宫体大小未超过孕 12 周左右的子宫大小。

（2）子宫颈黏膜下肌瘤、赘生物。

（3）位于子宫体部的子宫肌瘤、腺肌瘤及子宫内膜病灶。

（4）子宫脱垂，异常子宫出血。

二、麻醉方式

全身麻醉。

三、手术体位

膀胱截石位＋头低臀高位 15°～30°，双侧肩部以肩托固定。

四、器械、敷料、用物准备

（1）器械：开腹腹腔镜包或腹腔镜包、妇科腹腔镜器械、举宫器械。

（2）敷料：腹部敷料包（截石位）。

（3）用物。

①常规用物：刀片、电刀笔、缝合针、丝线、吸引管、医用手术薄膜、灭菌橡胶外科手套、纱布垫、引流管。

②特殊用物：可吸收缝线（1#、4-0#）、超声刀或血管闭合切割刀血管闭合系统。

五、手术配合

（1）常规清点器械、敷料、用物数目，消毒会阴部皮肤，铺巾后留置双腔气囊导尿管，连接一次性体外引流袋，再次消毒阴道，上好举宫器（分两个器械台）。

（2）连接、调节腹腔镜摄像系统、CO_2 气腹系统及电外科系统。

（3）建立气腹：脐窝下缘（有下腹部手术史者选用脐窝上缘）切开皮肤 10 mm。2 把布巾钳提起脐孔周围腹壁组织，于脐孔切口插入气腹针，确认气腹针插入腹腔后，连接 CO_2 气腹机，建立气腹。

（4）插入套管针：取出气腹针，经切口旋转插入 10 mm 套管针，在内镜监视下，于左侧腹直肌外缘、耻骨联合上方 8～10 cm 处穿刺置入 12 mm 套管，于髂前上棘上方 3～4 横指处穿刺置入 5 mm 套管，于右侧髂前上棘上方 3～4 横指处穿刺置入 5 mm 套管，于麦氏点处穿刺置入 5 mm 套管，供操作用。取头低脚高位。

（5）探查腹腔和盆腔：腹腔镜下探查腹腔和盆腔，识别解剖标志。查看异常子宫、输卵管、卵巢情况，查看与膀胱、输尿管、结肠、直肠及主要血管有无粘连。

（6）切断韧带：依次用电凝或超声刀切断圆韧带、输卵管峡段和卵巢固有韧带、阔韧带。

（7）暴露子宫与前穹窿交界：于膀胱子宫交界下方黏膜上做一横切口，下推膀胱，在前穹颈托标志处剪开与子宫交界部。

（8）切断子宫动脉：助手从阴道内用举宫器顶起前穹窿，便于在腹腔镜下用剪刀、电凝钩切开分离，显露膀胱颈；吸引器沿膀胱、宫颈界面向下推，使膀胱与子宫分离，直到前隐窝完全暴露，方可在腹腔镜直视下切断子宫动脉。必要时，经阴道结扎子宫动脉。

（9）切开阴道：辨认膀胱后壁及子宫颈前唇的附着点，在其下 0.3 cm 之前的阴道壁上做一横切口，切开阴道全层黏膜。后唇同法切开。

（10）分离膀胱：经腹腔镜及经阴道配合分离，显露两侧膀胱宫颈韧带，靠近宫颈分离切断，并切开膀胱子宫反折腹膜。

（11）切除子宫及附件：切开子宫直肠窝腹膜，剪刀或电凝钩剥离阴道后壁与宫颈，然后于宫颈两侧后方分离切断子宫骶韧带，缝扎。进一步处理宫旁组织，将切除的子宫及附件从阴道内取出，塞入装有纱布垫的手套，以免漏气。

（12）清洗腹腔：在内镜下检查盆腔内有无脏器损伤或出血。持针钳夹持 $1^{\#}$ 可吸收缝线缝合盆腹膜，关闭盆腔，取出塞阴道的手套及纱布垫，检查是否有破损。经腹腔镜放置引流管，$1^{\#}$ 丝线、$\triangle 7 \times 17$ 固定，核对器械、敷料、用物数目。退出腹腔镜及手术器械，放出腹腔内 CO_2 气体，退出穿刺套管。

（13）核对器械、敷料、用物数目。

（14）缝合皮肤：酒精纱布块擦拭切口周围皮肤，$1^{\#}$ 丝线、$\triangle 8 \times 20$ 缝合皮肤或 $4\text{-}0^{\#}$ 可吸收缝线皮内缝合。

（15）再次核对器械、敷料及缝合针数目。

（16）覆盖切口：酒精纱布块擦拭切口皮肤，无菌敷料覆盖切口。

第七节　腹腔镜下卵巢良性肿瘤切除手术配合

一、适应证

卵巢良性肿瘤（包括实质性及囊性肿瘤）；卵巢非赘生性囊肿发生扭转、破裂不能保留卵巢者。

二、麻醉方式

全身麻醉。

三、手术体位

仰卧位。

四、器械、敷料、用物准备

（1）器械：开腹腹腔镜包或腹腔镜包、妇科腹腔镜器械。

（2）敷料：腹部敷料包。

（3）用物。

①常规用物：刀片、缝合针、丝线、吸引管、灭菌橡胶外科手套、纱布垫、纱布块、单极电凝、双极电凝。

②特殊用物：超声刀或血管闭合切割刀血管闭合系统、标本袋。

五、手术配合

（1）常规清点器械、敷料、用物数目，消毒腹部皮肤并铺巾。

（2）连接、调节腹腔镜摄像系统、CO_2 气腹系统和电切割系统。

（3）建立气腹：脐窝下缘切开约 10 mm 小口，用 2 把布巾钳提起脐孔周围腹壁组织，于脐孔切口插入气腹针，确认气腹针进入腹腔后，连接 CO_2 气腹连接管，建立气腹。

（4）插入套管针：取出气腹针，经切口旋转插入 10 mm 套管针。取头低脚高位。在内镜直视下分别于两侧下腹相当于麦氏点处做穿刺孔，放入 10 mm 及 5 mm 套管，插入器械操作。

（5）探查腹腔：详细探查盆腔、腹腔内情况，探查肿瘤大小、形态、性质，探查对侧卵巢情况。

（6）切除卵巢囊肿或卵巢。

①剥除卵巢囊肿：肿瘤直径＜10 cm、年龄＜35 岁者，可行卵巢囊肿剥除术。用电凝钩于肿瘤表面卵巢组织较薄弱、血管较少区电灼一小孔，分离钳伸入此孔分离卵巢与肿瘤间隙，用电凝钩钩开表面的卵巢组织，将肿物剥离，修剪剩余卵巢组织后，创缘用电凝止血，卵巢皮质自然翻转，无需缝合。

②切除卵巢：肿瘤直径＞10 cm、年龄＞35 岁，无再生育要求，且探查或剖视对侧卵巢正常，可行病侧卵巢及附件切除术。先穿刺抽吸囊内物，缩小肿瘤体积，再提起骨盆漏斗韧带近端，用双极电凝钳分次钳夹、电凝、剪断，断端重复电凝。同法离断卵巢固有韧带、输卵管峡部及系膜，将一侧附件切除。

（7）取出标本：将切下的肿物或附件放置标本袋中，钳夹收紧袋口，牵拉至下腹部穿刺孔处，用同套管拉出腹壁。

（8）冲洗腹腔：生理盐水冲洗腹腔，检查创面，确定无出血后，清点器械、物品等数目，放出腹腔内 CO_2 气体，拔除穿刺套管，取回内镜及器械。

（9）缝合切口，缝合皮肤：用酒精纱布块擦拭切口周围皮肤，1# 丝线、△ 8×20 缝合皮肤或 4–0# 可吸收缝线皮内缝合皮肤。

（10）再次清点器械、敷料、用物数目，用酒精纱布块擦拭切口皮肤，纱布、棉垫覆盖伤口。

第八节　宫腹腔镜手术配合

一、适应证

（1）输卵管阻塞、扭曲、粘连、矫治术，输卵管吻合术。

（2）不孕症、子宫穿孔及绝育环外游、嵌顿。

（3）宫腔粘连，子宫黏膜下肌瘤切除术，子宫肌瘤穿透宫腔。

（4）宫腔镜手术，腹腔监测。

二、麻醉方式

全身麻醉。

三、手术体位

膀胱截石位。

四、用物准备

（1）器械：宫腔镜包、腹腔镜包、妇科腹腔镜器械包、宫腔镜。

（2）敷料：腹部敷料包（截石位）。

（3）用物。

①腹腔镜手术用物：腹腔镜系统、单极电凝线、双极电凝线、腹腔镜镜头、一次性吸引管、"Y"形管、11#刀片、△8×20缝合针、1#丝线、无菌防护套（200 cm×20 cm）、3000 mL等渗生理盐水袋、纱布垫、纱布块。

②宫腔镜手术用物：宫腔镜水管、3000 mL等渗生理盐水、医用无菌防护套（20 cm×20 cm）、纱布块、宫腔系统（或腹腔镜系统＋宫腔镜水泵）、一次性导尿管F14、一次性体外引流袋、20 mL一次性注射器。

③不孕症用物：F12宫腔通水管、一次性输尿管导管或硬膜外导管、宫腔镜导丝、1 mL一次性注射器、2 mL亚甲蓝注射液；输卵管吻合用物：细腔镜分离钳、4-0#或5-0#可吸收缝线、垂体后叶素、5 mL注射器。

五、手术配合

（1）为患者安置膀胱截石位，常规消毒并铺巾。

（2）腹腔镜系统连接摄像线、光源线、气腹管、单极电凝线、双极电凝线、腹腔镜镜头、吸引器、冲水管（"Y"形管），连接好后，打开腹腔镜系统，进行白平衡。

（3）进行腹腔穿刺器穿刺：在脐水平左右两侧用2把布巾钳提起皮肤于脐水平切1 cm切口，放入穿刺器，腹腔镜镜头进入穿刺器，确认进入腹腔，建立气腹。腹腔镜头进入腹腔探查，再决定安置穿刺器数量。

（4）左腹平麦氏点处，避开腹壁血管切0.5 cm切口，安置穿刺器，无损伤钳探查腹腔，在麦氏点再安置穿刺器。

（5）连接腹腔镜系统：由医生消毒会阴，留置导尿管，再次消毒阴道，选择性放置宫腔通水管。连接宫腔镜系统，开机，校准白平衡，排空灌注泵水管内空气。

（6）宫腔手术配合。

①输卵管通水：不孕症患者通过宫腔通水管注入亚甲蓝盐水，查看输卵管是否畅通。

②输卵管畅通，冲洗腹腔，关腹。撤宫腔通水管进行宫腔镜检，手术结束。

③输卵管积水，行输卵管伞端造口，备4-0#可吸收缝线缝合输卵管伞端。

④若输卵管不通，行输卵管逆行插管，取输尿管导管或硬膜外导管，用1 mL注射器针

头通过导管注入亚甲蓝盐水，明确其是否通畅。撤除导管，进行宫腔镜检查。若盆腔粘连，则进行分离，保证输卵管能拾卵。

（7）子宫肌瘤同常规子宫肌瘤剔除，宫腔镜检测其是否通宫腔及缝合时是否缝合输卵管。

（8）输卵管吻合术：将硬膜外导管剪成 11 cm 的长度，通过宫腔通水管注入亚甲蓝盐水，查看输卵管断端，剪去断端；腹腔镜用 10 cm 长的硬膜外导管逆行插管作为支撑架；4–0# 可吸收缝线缝合输卵管两端。缝合后，宫腔通水管注入亚甲蓝液，查看输卵管吻合口是否有漏口，有漏口则加补缝合，无漏口则取出硬膜外导管，术毕。

（9）清点器械、敷料及缝合针等数目，冲洗腹腔，关腹。

第九节　孕期宫颈环扎手术配合

一、适应证

（1）3 次或 3 次以上不明原因中孕期流产及早产史。

（2）孕前经宫颈检查确诊宫颈功能不全。

（3）孕期体检时发现宫颈口开大，胎囊突出宫颈口外。

（4）妊娠中期阴道超声发现宫颈长度变短。

二、麻醉方式

椎管内麻醉。

三、手术体位

膀胱截石位。

四、器械、敷料、用物准备

（1）器械：活检包、子宫扩条。

（2）敷料：腹部敷料包（截石位）。

（3）用物：宫颈环扎线或 10# 丝线、○ 9×24 或 ○ 11×20、F10 红色导尿管、F14 一次性双腔气囊导尿管、一次性体外引流袋、20 mL 一次性注射器、医用润滑液。

五、手术配合

（1）为患者安置臀高头低位，常规消毒并铺巾。

（2）将红色导尿管剪成 2 cm 左右长度的 4 段。

（3）暴露术野：再次消毒阴道，检查阴道，了解宫颈长度及内口的部位，金属导尿管探查膀胱底，暴露宫颈，皮钳夹宫颈上唇向下牵拉，以阴道上叶拉钩将阴道黏膜及膀胱推开。

（4）缝扎宫颈：进行宫颈环扎术，○ 9×24 或○ 11×20 穿 10# 丝线或宫颈环扎线，子宫颈周围近内口处自宫颈前壁相当于 10 ～ 11 点位置，穿入宫颈肌层出针后，穿 1 段红色导尿管，继续于宫颈 9 ～ 8 点、5 ～ 4 点、2 ～ 1 点处做环形缝合，即绕宫颈 1 周缝 4 针，由宫颈 1 点出针，拉紧缝线两端，缩紧缝线两端，缩置后于前穹窿打结，线尾保留 3 cm，便于拆线。

（5）留置导尿管，连接一次性体外引流袋。再次消毒。

第十节　宫腔镜手术配合

一、适应证

（1）子宫出血的检查及治疗，子宫内膜息肉的手术治疗，子宫内膜下肌瘤的切除。

（2）宫腔异物或宫腔粘连的手术治疗，输卵管疏通术，原发性或继发性不孕不育的检查，内生殖器异常的诊断，内分泌疾病的诊断，子宫腔内操作的监视。

（3）女性节育环嵌顿、异位、断裂等取出。

二、麻醉方式

全身麻醉。

三、手术体位

膀胱截石位。

四、器械、敷料、用物准备

（1）器械：宫腔镜包、宫腔镜（根据手术类型选择镜子）。

（2）敷料：腹部敷料包（3-6 敷料包）。

（3）用物：宫腔镜水管、3000 mL 等渗生理盐水、医用无菌防护套（200 cm×200 cm）、纱布垫、纱布块、一次性体外引流袋、一次性注射器、宫腔镜系统（或腹腔镜系统＋水泵机）、缩宫素，根据手术备用宫腔镜剪刀，宫腔镜活检钳、取环钳，透明质酸钠，宫腔镜垫片、导尿管。

五、手术配合

（1）为患者安置膀胱截石位，常规消毒并铺巾。

（2）连接系统：连接显示系统，灌注泵水，必要时连接双极电凝电切系统。

（3）再次消毒阴道，检查阴道。

（4）开启泵水机：启动灌注水泵使子宫膨开，保证子宫内活力并降温。

（5）检查宫腔内：宫腔镜进入宫腔检查宫腔内情况，包括组织情况、内膜及输卵管开口情况。

（6）根据病情进行相应手术（取环、放环、分离粘连、刮宫术）。

（7）出血多时，10 U缩宫素1支宫颈注射，10 U缩宫素2支静脉滴注。

（8）放1支透明质酸钠预防粘连。

（9）必要时安置导尿管。

（10）再次消毒阴道，术毕。

第十七章　血管外科手术配合

第一节　腹主动脉瘤切除并人工血管移植手术配合

一、适应证

（1）动脉瘤直径 ≥ 5.0 cm。

（2）动脉瘤直径 < 5.0 cm，但有破裂危险。

（3）动脉瘤已破裂，症状较重者。

二、麻醉方式

全身麻醉。

三、手术体位

仰卧位。

四、器械、敷料、用物准备

（1）器械：大剖腹包、悬吊拉钩、血管特殊器械。

（2）敷料：腹部敷料包。

（3）用物。

①常规用物：刀片、缝合针、丝线、吸引管、医用手术薄膜、灭菌橡胶外科手套、纱布块、纱布垫、电刀笔、引流管。

②特殊用物：1#可吸收缝线、长电刀笔头、血管缝线（3-0#、5-0#）、一次性红色导尿管（F12、F14、F16）、血管悬吊带、肝素钠注射液、一次性注射器（5 mL、10 mL、20 mL）、人工血管（型号遵医嘱）。

五、手术配合

（1）常规清点器械、敷料、用物数目，消毒皮肤并铺巾。

（2）切开皮肤、皮下组织：由剑突下至耻骨联合绕脐切口，依次切开皮肤、皮下组织，打开腹膜进入腹腔，探查肝、胆、胰、脾、小肠。

（3）切开后腹膜分离腹主动脉：探查后，用湿大纱布块保护肠管，切开后腹膜，暴露腹主动脉，游离肠系膜下动脉及双侧髂总动脉。

（4）阻断腹主动脉：用阻断钳依次阻断腹主动脉及双侧髂总动脉。

（5）暴露并切除动脉瘤：充分显露动脉瘤的远端和近端，切除动脉瘤。

（6）切断双侧髂总动脉：探查双侧髂总动脉管壁，切断双侧髂总动脉，遵医嘱予全身肝素化。

（7）血管重建：取"Y"形血管体部和腹主动脉，用3-0#血管缝线行端端吻合，远端与髂总动脉用5-0#血管缝线行端端吻合。

（8）检查吻合口：开放血管检查吻合口有无漏血。止血，冲洗伤口，放置并固定引流管装置。

（9）清点器械、敷料、用物数目，1#可吸收缝线逐层缝合。

（10）覆盖切口：酒精纱布块擦拭切口皮肤，无菌敷料覆盖切口。

第二节 大隐静脉高位结扎并剥脱手术配合

一、适应证

（1）下肢浅静脉曲张明显，伴有小腿胀痛和肿胀、色素沉着、慢性复发性溃疡。

（2）大隐静脉及交通支瓣膜功能不全。既往无深静脉血栓形成病史，且深静脉瓣膜功能良好者。

二、麻醉方式

椎管内麻醉或全身麻醉。

三、手术体位

仰卧位。

四、器械、敷料、用物准备

（1）器械：取栓包。

（2）敷料：腹部敷料包。

（3）用物。

①常规用物：刀片、缝合针、丝线、吸引管、灭菌橡胶外科手套、纱布块、纱布垫、电刀笔。

②特殊用物：直角钳、4-0#可吸收缝线、气管拉钩、自粘性弹力绷带、无菌脱脂纱布块、静脉抽剥器型号遵医嘱。

五、手术配合

（1）常规清点器械、敷料、用物数目、消毒皮肤并铺巾。

（2）切开皮肤、皮下组织：在腹股沟韧带下方，以卵圆窝为中点做一长5～7 cm的斜切口，使之与腹股沟韧带平行，依次切开皮肤、皮下组织、筋膜，暴露出卵圆窝，解剖出大隐静脉与股静脉，分出旋髂浅静脉、腹壁浅静脉、阴部外静脉及股内外侧静脉，用 1$^{#}$ 丝线或 4$^{#}$ 丝线结扎切断。

（3）切断大隐静脉：游离大隐静脉至股静脉交界处，在距股静脉 0.5～1.0 cm 处用 7$^{#}$ 丝线结扎并钳夹大隐静脉近端，用 4$^{#}$ 丝线、〇 6×14 缝扎，远端用 7$^{#}$ 丝线结扎。

（4）插入剥脱导管：将大隐静脉远端用蚊式钳钳夹并牵开，插入剥脱导管，用丝线结扎控制出血，将剥脱导管向远端推进。

（5）抽剥大隐静脉：剥脱导管推至内踝上方后，于该处切一小口，分离并离断大隐静脉，远端双重结扎，近端则结扎于剥脱导管上。然后向上拉出剥脱导管，将大隐静脉彻底抽出。

（6）碰到严重曲张的大隐静脉分支要切开皮肤，将分支分离、结扎并切断。

（7）清点器械、敷料、用物数目，用 4-0$^{#}$ 可吸收缝线关闭切口。

（8）覆盖切口：用酒精纱布块擦拭切口皮肤，无菌敷料覆盖切口，用无菌脱脂纱布块及自粘性弹力绷带加压包扎剥离区域。

第三节　大隐静脉高位结扎并主干激光灼闭并泡沫硬化剂治疗手术配合

一、适应证

（1）符合手术治疗的下肢静脉曲张，深静脉通畅、反流 1～2 级以下，有美观需要。

（2）大隐静脉宽度 ≤ 8 mm、部分浅静脉曲张不明显。

（3）隐股静脉瓣膜功能尚可而且美观要求强烈者。

二、麻醉方式

椎管内麻醉或全身麻醉。

三、手术体位

仰卧位。

四、器械、敷料、用物准备

（1）器械：取栓包。

（2）敷料：腹部敷料包。

（3）用物。

①常规用物：刀片、缝合针、丝线、吸引管、手术薄膜、灭菌橡胶外科手套、纱布块、纱布垫、电刀笔。

②特殊用物：可吸收缝线、硬化剂、一次性注射器、三通连接器、一次性头皮针、止血带、驱血带、自粘性弹力绷带、无菌脱脂纱布块、输血管、CO_2气体、导丝、动脉鞘、激光光纤。

五、手术配合

（1）常规清点器械、敷料、用物数目，消毒皮肤并铺巾。

（2）穿刺大隐静脉：在患肢内踝上方或小腿内侧胫骨粗隆下方用穿刺针穿刺大隐静脉，见回血后，置入导丝，沿导丝置入动脉鞘。

（3）置入激光导丝：将激光导丝转入一次性导管内，向后推出部分一次性导管，以免其遮盖激光导丝头。

（4）激发激光：在激光导丝头端的红外光引导下定位激光导丝头，缓慢推出激光导丝，沿大隐静脉血管走向压迫，促使静脉闭合。

（5）打入硬化剂：用 5 mL 注射器抽硬化剂与 CO_2 气体混合成泡沫状，用一次性头皮针注入大隐静脉曲张分支，使曲张分支血管纤维性闭塞。

（6）清点器械、敷料、用物数目，4–0# 可吸收缝线关闭切口。

（7）覆盖切口：用酒精纱布块擦拭切口皮肤，无菌敷料覆盖切口，用无菌脱脂纱布块及自粘性弹力绷带加压包扎治疗区域。

第四节　下肢动脉切开探查取栓手术配合

一、适应证

下肢主要动脉干的栓塞，在肢体出现坏死前尽早手术。

二、麻醉方式

椎管内麻醉或全身麻醉。

三、手术体位

仰卧位。

四、器械、敷料、用物准备

（1）器械：取栓包、血管特殊器械。

（2）敷料：腹部敷料包。

（3）用物。

①常规用物：刀片、缝合针、丝线、吸引管、灭菌橡胶外科手套、纱布块、纱布垫、电

刀笔、1 mL 一次性注射器。

②特殊用物：5$^{\#}$头皮针管、2-0$^{\#}$可吸收缝线、肝素钠注射液、20$^{\#}$静脉留置针、6-0$^{\#}$血管缝线、取栓导管（型号遵医嘱）。

五、手术配合

（1）常规清点器械、敷料、用物数目，消毒皮肤并铺巾。

（2）手术切口定位：根据血管造影情况确定手术切口。

（3）分离血管：在血管栓塞上方，游离血管，放置头皮针管牵拉血管，使用血管夹夹闭血管两端。

（4）置入取栓导管：纵向切开血管壁，用肝素钠生理盐水冲洗血管壁，将取栓管置入血管内并超过血栓。

（5）清除血栓：用1 mL 一次性注射器给取栓管球囊注入盐水，使其充盈后轻轻拉出，将血栓清除，将血管夹打开，借助血液压力将残余血栓冲出血管外。

（6）冲洗血管内腔：再次使用血管夹夹闭血管，用肝素钠生理盐水冲洗血管内腔。

（7）缝合血管：6-0$^{\#}$血管缝线缝合血管切口，重新开放血管夹，检查血流恢复情况。

（8）清点器械、敷料、用物数目，2-0$^{\#}$可吸收缝线逐层缝合。

（9）覆盖切口：用酒精纱布块擦拭切口皮肤，无菌敷料覆盖切口。

第五节　上肢动静脉人工血管内瘘成形手术配合

一、适应证

（1）预期选择的静脉直径≥2.5 mm，且该侧肢体近心端深静脉或中心静脉无明显狭窄。

（2）明显血栓或邻近组织病变。

二、麻醉方式

局部麻醉、臂丛麻醉或全身麻醉。

三、手术体位

仰卧位。

四、器械、敷料、用物准备

（1）器械：甲小包、血管特殊器械。

（2）敷料：腹部敷料包。

（3）用物。

①常规用物：刀片、缝合针、丝线、吸引管、灭菌橡胶外科手套、纱布块、纱布垫、电刀笔。

②特殊用物：一次性引流管、血管夹、平针头、5# 一次性头皮针、肝素钠注射液、3-0# 可吸收缝线、血管缝线。

五、手术配合

（1）常规清点器械、敷料、用物数目，消毒皮肤并铺巾。

（2）切开皮肤、皮下组织：在桡动脉和头静脉之间纵向切开皮肤 3～4 cm，充分暴露桡动脉及头静脉，便于分离血管。若动脉与静脉相距较远，也可在动脉和静脉侧分别做两个纵形切口。

（3）游离头静脉：血管钳分离皮下组织，游离头静脉，结扎并切断近心端分支，分支血管靠近头静脉主干的残端留取不宜过短，以免结扎时引起头静脉狭窄。头静脉游离长度为 2～3 cm。

（4）游离桡动脉：触及桡动脉搏动，游离皮下组织，血管钳分离腕掌侧韧带，用弯血管钳前端挑出动脉鞘，打开动脉鞘，分离与之伴行的静脉，游离桡动脉 1.0～1.5 cm 并结扎分支。

（5）断开头静脉：游离头静脉并确保头静脉无扭曲，近心端夹血管夹，远心端结扎。在远心端斜行剪断头静脉，斜面应与动脉走行平行。用肝素钠生理盐水冲洗头静脉管腔。

（6）血管吻合。

①端侧吻合：7-0# 血管缝线缝合桡动脉及头静脉断端，缝合过程中间断注入肝素钠生理盐水预防血栓形成。缝合完毕后，摆正血管吻合口的位置，先松开静脉夹，后松开动脉夹。开放血流后，一般情况下，在静脉段均能摸到较为明显的血管震颤。

②端端吻合：动脉近心端夹血管夹，远心端结扎，于远心端切断动脉，若动脉管径较细，可剪一斜面。肝素钠生理盐水冲洗管腔，采用 7-0# 血管缝线行两定点吻合，并作牵引用，然后行动静脉前壁和后壁连续或间断吻合，针距间隔大约 1 mm，吻合口以 6～8 mm 为宜。吻合完毕后，打开动脉血管夹。

（7）检查吻合效果：触摸到吻合口血管震颤，说明内瘘通畅。

（8）清点器械、敷料、用物数目，3-0# 可吸收缝线逐层缝合。

（9）覆盖切口：酒精纱布块擦拭切口皮肤，无菌敷料覆盖切口。

第六节 腹主动脉瘤腔内隔绝手术配合

一、适应证

（1）瘤颈成角：腹主动脉瘤的瘤颈近端成角不宜小于120°，髂动脉成角不宜小于90°，并且髂动脉无严重狭窄或闭塞。

（2）瘤颈长度和直径：动脉瘤近端瘤颈长度大于1.5 cm，腹主动脉直径18～32 mm，动脉瘤远端瘤颈长度大于1.0 cm，髂动脉直径7～18 mm。

（3）瘤颈形态：瘤颈的严重钙化、瘤颈内膜附壁血栓形成和梯形瘤颈原则上是腔内治疗的禁忌，梯形瘤颈的直径差应小于4 mm，且瘤颈长度应在2 mm以上。

二、麻醉方式

局部麻醉或全身麻醉。

三、手术体位

仰卧位。

四、器械、敷料、用物准备

（1）器械：取栓包、血管特殊器械。

（2）敷料：腹部敷料包。

（3）用物。

①常规用物：刀片、缝合针、丝线、吸引管、灭菌橡胶外科手套、纱布块、纱布垫、电刀笔。

②特殊用物：1#可吸收缝线、6-0#血管缝线、5#一次性头皮针管、肝素钠注射液、造影剂、自粘性弹力绷带。

五、手术配合

（1）常规清点器械、敷料、用物数目，消毒皮肤并铺巾。

（2）穿刺一侧股动脉，置入导丝：取一侧腹股沟穿刺，置入导丝至降主动脉，沿导丝导入导管至降主动脉，造影见腹主动脉瘤的大小及位置，取出导管，配合导丝送入对侧股动脉。

（3）切开皮肤、皮下组织：在对侧腹股沟做纵形切口，显露股总动脉，纵向切开股动脉，将对侧送入的导管经动脉切口引出，然后再经动脉切口交换置入超硬导丝至降主动脉。

（4）置入血管支架：将导送器主体沿超硬导丝送至腹主动脉与双侧髂动脉开口以上位置，导送器副导丝经过左侧股动脉穿刺鞘管引出。

（5）释放血管支架：将导送器主体及副导丝向下牵拉，使两分叉分别跨入两侧髂总动脉，完全释放血管支架。

（6）检查支架放置效果：造影见腹主动脉瘤腔内隔绝，无内瘘形成。

（7）关闭股动脉切口：退出动脉内的导管、导丝、导鞘，6-0#血管缝线缝合股动脉切口，检查有无漏血。

（8）清点器械、敷料、用物数目，1#可吸收缝线逐层缝合。

（9）覆盖切口：酒精纱布块擦拭切口皮肤，无菌敷料覆盖切口。

第十八章　机器人辅助手术配合

第一节　机器人辅助腹腔镜下直肠切除吻合手术（Dixon 手术）配合

一、适应证

（1）根治性切除术，距离肛门 5 cm 以上的直肠癌。

（2）病变下缘距离肛门 3 cm 以上姑息切除术的直肠癌。

（3）巨大而广基的良性肿瘤或炎性狭窄，切除后吻合在肛缘 3 cm 以上者。

（4）距离肛门 5 cm 以上的早期直肠癌可用直肠吻合器行前切除术。

二、麻醉方式

全身麻醉。

三、手术体位

改良截石位，头低脚高＜ 30°，向右倾斜约 15°。

四、器械、敷料、用物准备

（1）器械：直肠包、机器人腹腔镜器械。

（2）敷料：腹部敷料包（截石位）。

（3）用物。

①常规用物：刀片、缝合针、丝线、吸引管、灭菌橡胶外科手套、纱布块、纱布垫、电刀笔。

②特殊用物：钛夹、组织夹、F14 双腔一次性无菌导尿管、20 mL 一次性注射器、甘油注射器、1# 可吸收缝线、2-0# 不可吸收缝线、荷包钳、60 mm 腔镜内可转弯直线型切割闭合器（蓝钉）、圆形吻合器、切口保护器、Trocar（加长型 12 mm、普通型 12 mm）、腔镜纱布块。

五、手术配合

（1）常规清点器械、敷料、用物数目，消毒皮肤并铺巾，留置导尿管。

（2）连接设备：巡回护士检查仪器设备完好性，器械护士提前洗手上台准备，检查器械完好性，依次将机械臂套好无菌套，连接镜头并进行白平衡与 3D 校准，使机器人处于备用状态，连接气腹管、吸引管、超声刀连接线、双极电凝线并妥善固定。

（3）建立气腹：再次消毒脐孔，用 11# 刀片在脐旁做一竖切口，长约 1 cm。用 2 把布巾钳提起腹壁，插入气腹针，连接气腹管，建立气腹。

（4）建立操作孔：在脐旁置入 12 mm 的镜头用 Trocar，用 30° 镜头放入腹腔探查腹腔及盆腔。于右髂前上棘水平靠中线 2～3 cm 处置入 12 mm 的辅助 Trocar，右腹直肌旁脐旁 2～3 cm 置入 8 mm 的机械臂 Trocar，左腹直肌旁脐旁 2～3 cm 置入 8 mm 的机械臂 Trocar。

（5）巡回护士调节好体位后把机械臂推至床旁，器械护士协助手术医生连接好各机械臂。

（6）分离结肠、直肠：单极电凝剪刀游离乙状结肠及降结肠，暴露输尿管，游离乙状结肠下段。

（7）处理肠系膜下血管：分离肠系膜下动脉和静脉，组织夹和钛夹夹闭，然后切断。

（8）切断直肠：距离肿瘤下缘 3 cm 处用腔镜内直线型切割闭合器切断肠管。清点纱布块等数目。

（9）腹部小切口，切除病变肠段：扩大左下腹操作孔至约 10 cm，安放切口保护器，无齿卵圆钳将近端肠管及肿瘤取出体外，单极电凝剪刀游离至肿瘤上下缘各 15 cm 处，切除肿瘤。近端结肠使用荷包钳、不可吸收缝线做荷包缝合，放入圆形吻合器的抵钉座，收紧不可吸收缝线，将肠管还纳腹腔内，用灭菌橡胶外科手套套住切口保护套。

（10）肠道吻合：重新建立气腹，助手消毒肛门直肠，扩肛，将圆形吻合器经肛门置入，将吻合器的中心杆与抵钉座对接好，镜下完成直肠吻合。用甘油注射器注入 500～1000 mL 生理盐水，用腔镜肠钳轻夹闭近端肠管，助手经肛门注入 50～100 mL 气体，检查吻合口是否漏气。

（11）缝合切口：创面彻底止血，灭菌注射用水冲洗腹腔，吸尽，清点敷料器械等数目，放置肛管，取出器械并撤除机械臂，1# 可吸收缝线缝合小切口，1# 丝线、○ 9×24 缝合皮下，1# 丝线、△ 11×34 缝合皮肤与操作孔。

（12）巡回护士撤出摄像镜头套及各机械臂器械套，收放好机器人各机械臂并套好防尘套。

第二节　机器人辅助腹腔镜下乙状结肠切除吻合手术配合

一、适应证

乙状结肠病变及直乙交界病变。

二、麻醉方式

全身麻醉。

三、手术体位

改良截石位，头低脚高＜30°，向右倾斜约 15°。

四、器械、敷料、用物准备

（1）器械：直肠包、机器人腹腔镜器械。

（2）敷料：腹部敷料包（截石位）。

（3）用物。

①常规用物：刀片、缝合针、丝线、吸引管、灭菌橡胶外科手套、纱布块、纱布垫、电刀笔。

②特殊用物：钛夹、组织夹、F16 双腔一次性无菌导尿管、20 mL 一次性注射器、甘油注射器、1$^\#$ 可吸收缝线、2-0$^\#$ 不可吸收缝线、荷包钳、60 mm 腔镜内直线型切割闭合器（蓝钉）、圆形吻合器、切口保护器、Trocar（加长型 12 mm、普通型 12 mm）、腔镜纱布块。

五、手术配合

（1）常规清点器械、敷料、用物数目，消毒皮肤并铺巾，留置导尿管。

（2）连接设备：巡回护士检查仪器设备完好性，器械护士提前洗手上台准备，检查器械完好性，依次将机械臂套好无菌套，连接镜头并进行白平衡与 3D 校准，使机器人处于备用状态，连接气腹管、吸引管、超声刀连接线、双极电凝线并妥善固定。

（3）建立气腹：再次消毒脐孔，11$^\#$ 刀片在脐旁做一竖切口，长约 1 cm。2 把布巾钳提起腹壁，插入气腹针，连接气腹管，建立气腹。

（4）建立操作孔：在脐旁置入 12 mm 的镜头用 Trocar，用 30° 镜头放入腹腔探查腹腔及盆腔。于右髂前上棘水平靠中线 2～3 cm 处置入 12 mm 的辅助 Trocar，右腹直肌旁脐旁 2～3 cm 处置入 8 mm 的机械臂 Trocar，左腹直肌旁脐旁 2～3 cm 处置入 8 mm 的机械臂 Trocar，左髂前上棘水平靠腹中线 2～3 cm 处置入 5 mm 的 Trocar。巡回护士调节好体位后把机械臂推至床旁，器械护士协助手术医生连接好各机械臂。

（5）分离结肠、直肠：单极电凝剪刀游离乙状结肠及降结肠，暴露输尿管，游离乙状结肠。

（6）处理肠系膜下血管：分离肠系膜下的乙状结肠动脉和静脉，切断肠系膜下的乙状结肠动脉和静脉，使用组织夹和钛夹夹闭，然后切断。

（7）切断乙状结肠：距离肿瘤下缘 3～5 cm 处用腔镜内直线型切割闭合器切断肠管。清点纱布块的数目无误。

（8）腹部小切口，切除病变肠段：扩大左下腹操作孔至约 10 cm，安放切口保护器，用无齿卵圆钳将近端肠管及肿瘤取出体外，超声刀游离至肿瘤上下缘各 15 cm 处，切除肿瘤。

近端结肠用荷包钳做荷包缝合，放入圆形吻合器的抵钉座后，还纳腹腔内，用灭菌橡胶外科手套套住切口保护套。

（9）肠道吻合：重新建立气腹，助手消毒肛门直肠，扩肛，将圆形吻合器经肛门置入，将吻合器的中心杆与抵钉座对接好，在镜下的监视下完成乙状结肠吻合，用甘油注射器注入500～1000 mL 生理盐水至盆腔，用腔镜肠钳轻夹闭近端肠管，助手经肛门注入 50～100 mL 气体，检查吻合口是否漏气。

（10）缝合切口：创面彻底止血，灭菌注射用水冲洗腹腔，吸尽，清点器械、敷料、用物数目，放置肛管，撤除机器人与 Trocar 的连接器械，用 1# 可吸收缝线缝合小切口，1# 丝线、○ 9×24 缝合皮下，1# 丝线、△ 11×34 缝合皮肤与操作孔。

（11）巡回护士撤出摄像镜头套及各机械臂器械套，收放好机器人各机械臂并套好防尘套。

第三节　机器人辅助腹腔镜下广泛性子宫切除及盆腔淋巴结清扫手术配合

一、适应证

宫颈浸润癌Ⅰb～Ⅱa 期，子宫内膜癌Ⅱ期。

二、麻醉方式

全身麻醉。

三、手术体位

截石位（备肩托），头低臀高＜30°。

四、器械、敷料、用物准备

（1）器械：腹腔镜包或开腹腹腔镜包、机器人腹腔镜器械、举宫器械。

（2）敷料：腹部敷料包（截石位）。

（3）用物。

①常规用物：刀片、缝合针、丝线、吸引管、灭菌橡胶外科手套、纱布块、纱布垫、电刀笔。

②特殊用物：Trocar（加长型 12 mm、普通型 12 mm）、2-0# 倒刺线。

五、手术配合

（1）常规清点器械、敷料、用物数目，消毒皮肤并铺巾，留置导尿管。

（2）连接设备：巡回护士检查仪器设备完好性，器械护士提前洗手上台准备，检查器械完好性，依次将机械臂套好无菌套，连接镜头并进行白平衡与3D校准，使机器人处于备用状态，连接气腹管、吸引管、单极电凝线、双极电凝线并妥善固定。

（3）器械护士协助医生用碘伏再次消毒阴道，并上好举宫器，使子宫固定为前位。

（4）建立气腹：再次消毒皮肤及脐孔，用11#刀片在脐上2～3 cm偏左1～2 cm处做一长约1 cm的切口，置入12 mm的Trocar，连接气腹管，建立气腹，放入镜头，探查盆腔及腹腔。1号臂孔在右腹直肌外侧平脐8～10 cm，2号臂孔在左腹直肌外侧平脐8～10 cm。1号助手孔在镜头孔与1号臂孔的平分线上，距离两个孔至少各5 cm；2号助手孔在镜头孔和1号臂的延长线上的腋前线上，距离1号臂至少6 cm。

（5）巡回护士调节手术床，取头低臀高位，把机械臂推至床旁；器械护士协助手术医生连接好各机械臂，插入器械待使用。

（6）探查腹腔与盆腔：镜下探查腹腔与盆腔，识别解剖标志，查看有无粘连。内膜癌需留取腹腔冲洗液送细胞学检查。

（7）清扫盆腔淋巴结，松解输尿管：用双极电凝与单极电铲先清扫盆腔淋巴结，再行输尿管松解术，沿骨盆入口区打开后腹膜，暴露腰大肌、髂血管区及输尿管。自上而下依次清除髂总、髂外、髂内及闭孔淋巴结组织，上方达髂总动脉上2 cm，下方到达旋髂深静脉，向外达腰大肌表面，向内达闭锁脐动脉和髂内静脉外缘，底部达闭孔神经。同法处理对侧。清扫腹主动脉淋巴结，从右输尿管骑跨右髂总动脉处游离输尿管，暴露腹主动脉和下腔静脉表面淋巴组织，清扫淋巴组织，上缘达肠系膜下动脉。

（8）游离卵巢及韧带：用单极电铲依次打开后腹膜，充分游离卵巢骨盆漏斗韧带，高位钳夹骨盆漏斗韧带，电凝并切断卵巢动静脉、圆韧带，分离宫旁组织并切断子宫动静脉、输卵管和卵巢固有韧带、阔韧带。开子宫膀胱腹膜反折，下推膀胱达宫颈外口3～5 cm。

（9）切断子宫动脉：助手从阴道内用举宫器顶起前穹窿，便于在镜下用双极电凝、电铲切开分离，显露膀胱颈，用吸引器沿膀胱、宫颈界面向下推，使膀胱与子宫分离，直到前隐窝完全暴露，可在镜直视下切断子宫动脉。如果术中担心输尿管损伤，则子宫动脉经阴道进行结扎。

（10）切除子宫：用单极电铲（PCS）沿举宫杯杯缘环形切开阴道穹窿，切断阴道及阴道旁组织，从阴道取出子宫及双附件和盆腔淋巴结。

（11）阴道残端缝合：强力针持、2-0#倒刺线连续扣锁缝合阴道残端，间断缝合前后腹膜包埋残端。

（12）检查无活动性出血及明显渗血，灭菌注射用水冲洗腹腔，吸尽。核对敷料、器械等数目，退出器械放出 CO_2 气体。1#丝线、△8×20缝合各穿刺点。

（13）巡回护士撤出摄像镜头套及各机械臂器械套，收放好机器人各机械臂并套好防尘套。

第四节　机器人辅助腹腔镜下远端胃癌根治手术配合

一、适应证

（1）经胃镜和钡剂检查后确诊为癌。

（2）临床检查锁骨上无肿大淋巴结，无腹水征，直肠指检直肠膀胱（子宫）窝未触及肿物。

（3）无严重心、肺、肝、肾功能不全，血清白蛋白在 3.5 g/L 以上。

（4）B 超及 CT 检查无肝或肺部等远处转移。

（5）内镜探查未发现肝转移，无腹膜弥漫性种植转移，肿瘤未侵犯胰腺、肠系膜上动脉，无腹主动脉旁淋巴结转移。

二、麻醉方式

全身麻醉。

三、手术体位

平卧分腿位，床头抬高 30°。

四、器械、敷料、用物准备

（1）器械：胃包、机器人腹腔镜器械。

（2）敷料：腹部敷料包。

（3）用物。

①常规用物：刀片、缝合针、丝线、吸引管、灭菌橡胶外科手套、纱布块、纱布垫、电刀笔、棉垫。

②特殊用物：Trocar（加长型 12 mm、普通型 12 mm）、组织夹、可吸收缝线（1#、4-0#）、2-0# 不可吸收缝线、医用润滑液、腔镜纱布块、引流管装置、"Y"形冲洗管、标本袋、4-0# 倒刺线、腔镜直线切割闭合器、圆形吻合器、切口保护器、超声刀、钛夹。

五、手术配合

（1）常规清点器械、敷料、用物数目，消毒皮肤并铺巾，留置导尿管。

（2）连接设备：巡回护士检查仪器设备完好性，器械护士提前洗手上台准备，检查器械完好性，依次将机械臂套好无菌套，连接镜头并进行白平衡与 3D 校准，使机器人处于备用状态，连接气腹管、吸引管、超声刀连接线、双极电凝线并妥善固定。

（3）脐孔穿刺并建立气腹：维持腹内压在 11 mmHg。在脐孔处放置镜头，探查腹腔及盆腔后，于左侧腋前线肋缘下置入 8 mm Trocar 为 1 号机械臂操作孔，脐左 5 cm 偏上置入 12 mm Trocar 为辅操作孔，右锁骨中线平脐置入 8 mm Trocar 为 2 号机械臂操作孔，右侧腋前线肋缘下置入 8 mm Trocar 为 3 号机械臂操作孔。

（4）松解腹腔内粘连，分离大网膜：用 2-0# 不可吸收缝线悬吊肝脏，松解腹腔内粘连的组织，分离大网膜，将大网膜向头侧翻起，以超声刀从横结肠偏左部离断大网膜，进入小网膜囊向右侧至结肠肝曲，并在结肠系膜前叶后方分离，切除结肠系膜前叶。

（5）向上暴露肠系膜上静脉、右结肠静脉、胃网膜右静脉及 Henle 干：在根部切断胃网膜右静脉并用组织夹夹闭，清扫 14v 组淋巴结。向右沿胰十二指肠前筋膜深面分离至十二指肠。沿胰腺下缘及胰头表面向上清扫，脉络化胃网膜右动脉于根部切断并用组织夹夹闭，裸化十二指肠下缘。

（6）胰腺损伤修补：4-0# 可吸收缝线缝合胰腺创面止血。

（7）清扫 4 组淋巴结：继续沿结肠分离大网膜至结肠脾曲，贴近胰尾裸化胃网膜左动静脉，于根部切断，清扫 4sb 组淋巴结，裸化胃大弯直至预切平面。迷走神经切断术，将大网膜置于肝脏下方，用腔镜肠钳抓持胃胰皱襞，将胃翻向上方。清扫胰腺前被膜，紧贴胰腺上缘分离，先暴露脾动脉，切断迷走神经前、后支。

（8）清扫 8 组、12 组淋巴结：继续沿脾动脉向右暴露肝总动脉，于血管鞘内分离，将胰腺向左下牵拉，沿肝总动脉前方及上缘分离，清扫 8a、8p 组淋巴结。沿胃十二指肠动脉及肝总动脉充分显露胃右动脉及肝固有动脉，于肝总动脉、胃十二指肠动脉及胰腺上缘的夹角处打开门静脉前方筋膜，显露门静脉，将肝总动脉向腹前壁挑起，沿门静脉前方分离，并清扫门静脉与肝固有动脉淋巴结。沿门静脉内缘向上分离至肝门部。将肝总动脉向右下牵拉，清扫肝固有动脉内侧及门静脉内侧的淋巴结、脂肪组织。打开肝十二指肠韧带被膜，继续脉络化肝固有动脉前方及外侧，清扫 12a 组淋巴结。于胃右动脉根部上钛夹后切断。

（9）离断十二指肠：腔镜下在幽门右侧约 3 cm 处用直线切割闭合器离断十二指肠。

（10）吻合：找到距 Treitz 韧带 25 cm 处的空肠，上提与残胃用圆形吻合器进行胃空肠吻合，剩余切口用 4-0# 可吸收缝线缝合关闭。距胃空肠吻合口下约 10 cm 处用切割缝合器行空肠近端和远端侧 - 侧吻合。剩余切口用 4-0# 可吸收缝线缝合关闭。

（11）取出切除组织：23# 刀片扩大脐孔至长 3 ~ 5 cm，安放切口保护器。将标本取出。

（12）冲洗腹腔，清点器械、敷料、用物数目，1# 可吸收缝线关腹后，再次建立气腹探查术野，检查无明显出血后，放置引流管，7# 丝线、△ 9×24 固定。

（13）再次清点器械、敷料、用物数目，关闭人工气腹系统，撤离机器人操作臂，拔除 Trocar。

（14）缝合皮肤：用酒精纱布块擦拭切口周围皮肤，1# 丝线、△ 9×24 间断缝合。

（15）再次清点器械、敷料、用物数目，酒精纱布块擦拭皮肤，纱布块、棉垫覆盖伤口。

第五节　机器人辅助腹腔镜下胰十二指肠切除
手术配合

一、适应证

（1）胆总管中、下段癌。

（2）肝胰壶腹周围癌。

（3）十二指肠恶性肿瘤。

（4）胰腺头部癌早期，严重胰十二指肠伤。

二、麻醉方式

全身麻醉。

三、手术体位

平卧分腿位，床头抬高30°。

四、器械、敷料、用物准备

（1）器械：胃包、机器人腹腔镜器械。

（2）敷料：腹部敷料包。

（3）用物。

①常规用物：刀片、缝合针、丝线、吸引管、手术薄膜、灭菌橡胶外科手套、纱布块、纱布垫、电刀笔。

②特殊用物：组织夹、腔镜方纱、"Y"形冲洗管、标本袋、Trocar（加长型12 mm、普通型12 mm）、腔镜直线切割闭合器、4-0$^{\#}$可吸收缝合线、血管缝线（3-0$^{\#}$、5-0$^{\#}$）。

五、手术配合

（1）常规清点器械、敷料、用物数目，消毒皮肤并铺巾。

（2）连接设备：巡回护士检查仪器设备完好性，器械护士提前洗手上台准备，检查器械完好性，依次将机械臂套好无菌套，连接镜头并进行白平衡与3D校准，使机器人处于备用状态，连接气腹管、吸引管、超声刀连接线、双极电凝线并妥善固定。

（3）脐孔穿刺并建立气腹：维持腹内压在11 mmHg。在脐孔处放置镜头，探查腹腔及盆腔后，其他操作孔应在腹腔镜监视下依次完成，左侧腋前线肋缘下置入8 mm Trocar为1号机械臂操作孔，脐左5 cm偏上置入12 mm Trocar为辅操作孔，右锁骨中线平脐置入8 mm Trocar为2号机械臂操作孔，右侧腋前线肋缘下置入8 mm Trocar为3号机械臂操作孔。

（4）分离右侧大网膜探查胰头：将大网膜向头侧翻起，从横结肠偏左部以超声刀离断大网膜，进入小网膜囊，向右侧至结肠肝曲，并在结肠系膜前叶后方分离，切除结肠系膜前叶。做 Kocher 切口，切开十二指肠外侧腹膜，将十二指肠第二段连同胰腺头部从腹膜后向前游离，探查肿块与下腔静脉和腹主动脉间的关系以及胰头后方是否有淋巴结转移。将十二指肠第二、三段向前游离，探查胰腺头部、钩突部及其与肠系膜血管间的关系，有无浸润。

（5）分离肠系膜上静脉：在胰腺的下缘找到肠系膜上动脉，剪开腹膜层及纤维脂肪组织，分离至肠系膜上静脉。剪开静脉前的疏松组织并向上分离，直至胰腺的上缘，拟行胰十二指肠切除术。

（6）胃迷走神经切断：距离幽门约 3 cm 处用腔镜直线切割闭合器横断十二指肠，保留幽门，清扫幽门区的淋巴结。将近端胃向左翻转。在此过程中切断胃迷走神经后支。

（7）肝门部病变切除术及胆囊切除：分离出肝总动脉及肝固有动脉，分开动脉周围的淋巴-脂肪组织，分离出胃十二指肠动脉，用组织夹夹闭近端并结扎，切断胃十二指肠动脉。顺行式胆囊切除，于胆总管起始部横向切断，胆总管切断后连同胆管旁的淋巴组织向下分离，缝闭胆管远侧断端，显露门静脉，沿门静脉前面向下分离直至肠系膜上静脉。在肠系膜上静脉左侧逐步切断胰腺，找到胰管的开口，并置入支架管留作引流。胰腺断面确切止血。

（8）切断胰头及钩突部静脉：将胃远端和胰头翻向右侧，显露脾静脉、肠系膜上静脉和门静脉，切断引流胰头及钩突部的静脉，使胰头及钩突部与门静脉和肠系膜上静脉分离。

（9）切断空肠：上提横结肠，找出空肠上段，剪开 Treitz 韧带，游离近端空肠，在离 Treitz 韧带 15 cm 处用腔镜直线切割闭合器切断空肠，近端空肠从小肠系膜的后方拉至右侧。

（10）切除胰十二指肠：将胃远端、胰头、十二指肠、空肠上段向右侧牵引、分离，并用组织夹结扎胰腺钩突部和肠系膜上动脉间组织和血管，直至将标本全部切除，把切除组织放入取物袋。

（11）胰-肠吻合：缝合小肠系膜和腹后壁间的间隙。在结肠中动脉左侧横结肠系膜上的无血管区切开，将空肠上端上提，行胰空肠端侧吻合，用 4-0# 可吸收缝线行胰腺包膜与空肠全层间断缝合。缝合过程中注意将胰管内的支架管放入空肠远端。

（12）胆管修补成形术＋胆-肠吻合：胆总管断端做"鱼嘴状"，距胰空肠吻合口 10 cm 处用 4-0# 可吸收缝线做胆管空肠端侧吻合，于空肠系膜对侧缘做一切口，长度与胆管开口相当，全层间断缝合，间距 0.3 cm。

（13）胃空肠吻合，空肠与近端空肠的侧-侧吻合：于胆管空肠吻合口下方 40 cm 处用 4-0# 可吸收缝线行胃空肠端侧吻合，在胃空肠吻合口下方约 10 cm 处用 4-0# 可吸收缝线行远端空肠与近端空肠的侧-侧吻合。缝合系膜间隙，将肠管重新排列好以利于术后胃肠功能恢复。

（14）清点器械、敷料、用物数目，巡回护士撤出摄像镜头套及各机械臂器械套。

（15）取出切除组织，恶性肿瘤特殊治疗：23# 刀片扩大脐孔至长 3～5 cm，递中弯钳把标本袋取出。温灭菌注射用水浸泡腹腔约 5 分钟以杀灭游离的肿瘤细胞，温生理盐水冲洗干净腹腔，确认止血。于文氏孔及肝下、脾窝、盆腔各放置引流管，7# 丝线、△ 9×24 固定。

（16）冲洗伤口，再次清点物品等数目。

（17）缝合皮肤：酒精纱布块擦拭切口周围皮肤，7[#]丝线、△9×24间断缝合。

（18）再次清点器械、敷料、用物数目，用酒精纱布块擦拭皮肤，纱布块、棉垫覆盖伤口。

第六节　机器人辅助腹腔镜下胰体尾切除手术配合

一、适应证

（1）胰腺体尾部多发腺瘤或增生性胰岛素瘤。

（2）胰岛素瘤直径＞3 cm，且靠近胰腺体尾部的主胰管。

（3）胰腺体尾部胰岛细胞增生。

（4）胰腺体尾部胰岛细胞癌，伴有MEN-Ⅰ型的胰腺体尾部胰岛细胞瘤。

二、麻醉方式

全身麻醉。

三、手术体位

仰卧位，床头抬高30°。

四、器械、敷料、用物准备

（1）器械：胃包、机器人腹腔镜器械。

（2）敷料：腹部敷料包。

（3）用物。

①常规用物：刀片、缝合针、丝线、吸引管、灭菌橡胶外科手套、纱布块、纱布垫、电刀笔。

②特殊用物：组织夹、腔镜纱布块、"Y"形冲洗管、标本袋、Trocar（加长型12 mm、普通型12 mm）、腔镜直线切割闭合器、超声刀、引流管、可吸收缝线（1[#]、4-0[#]）、血管缝线（3-0[#]、5-0[#]）。

五、手术配合

（1）常规清点器械、敷料、用物数目，消毒皮肤及铺巾。

（2）连接设备：巡回护士检查仪器设备完好性，器械护士提前洗手上台准备，检查器械完好性，依次将机械臂套好无菌套，连接镜头并进行白平衡与3D校准，使机器人处于备用状态，连接气腹管、吸引管、超声刀连接线、双极电凝线并妥善固定。

（3）脐孔穿刺并建立气腹：用11[#]刀片在脐孔上做12 mm切口，在脐孔处放置镜头，探查腹腔及盆腔后，左侧腋前线肋缘下置入 8 mm Trocar 为 1 号机械臂操作孔，脐左 5 cm 偏上置入 12 mm Trocar 为辅操作孔，右侧腋前线肋缘下置入 8 mm Trocar 为 3 号机械臂操作孔，右锁骨中线平脐置入 8 mm Trocar 为 2 号机械臂操作孔。

（4）端横结肠脾曲：分离大网膜，从横结肠偏左部以超声刀离断大网膜，进入小网膜囊，向左侧至横结肠脾曲并用组织夹夹闭。

（5）胰体尾切除：在胰腺颈部游离胰腺上下缘及后方，用腔镜直线切割闭合器离断胰腺，断端用 4-0# 可吸收缝线加强缝合。

（6）取出切除组织：23# 刀片扩大脐孔至长 3 ～ 5 cm，将标本取出。

（7）开腹恶性肿瘤特殊治疗：再次建立人工气腹，检查无明显出血后用温灭菌注射用水浸泡腹腔约 5 分钟，用以杀灭残留的肿瘤细胞。

（8）冲洗腹腔，创面彻底止血，放置引流管，7# 丝线、△ 9×24 固定。

（9）清点器械、敷料、用物数目，巡回护士撤出摄像镜头套及各机械臂器械套。关闭人工气腹系统，拔除 Trocar，用 1# 可吸收缝线关闭腹壁切口。

（10）冲洗伤口，再次清点器械、敷料、用物数目。

（11）缝合皮肤或使用皮肤缝合器：用酒精纱布块擦拭切口周围皮肤，7# 丝线、△ 9×24 间断缝合。

（12）再次清点器械、敷料、用物数目，酒精纱布块擦拭皮肤，纱布块、棉垫覆盖伤口。

第七节　机器人辅助腹腔镜下前列腺癌根治手术配合

一、适应证

（1）癌细胞局限在前列腺包膜内的癌症患者，即 PT1b ～ PT2 期，PSA < 20 ng/mL，Gleason 评分 < 7 分，年龄 < 70 岁。

（2）前列腺体积 20 ～ 130 mL。

（3）有经膀胱前列腺摘除、经尿道前列腺气化切除手术史，病理证实为前列腺癌，或确诊前列腺癌接受去势或雄激素阻断治疗。

二、麻醉方式

全身麻醉。

三、手术体位

分腿平卧位，头低脚高 < 30°，两手放于躯干两侧，肩部放置软垫、肩托固定。

四、器械、敷料、用物准备

（1）器械：泌剖包、机器人腹腔镜器械机。

（2）敷料：腹部敷料包（截石位）。

（3）用物。

①常规用物：刀片、缝合针、丝线、吸引管、灭菌橡胶外科手套、纱布块、纱布垫、电刀笔。

②特殊用物：3D 镜头（0°、30°）、Trocar（加长型 12 mm、普通型 12 mm）、钛夹、组织夹、F18 三腔一次性无菌导尿管、F16 双腔一次性无菌导尿管、甘油注射器、倒刺线（2-0#、3-0#）、3-0# 可吸收缝线、F18 金属尿道扩张器。

五、手术配合

（1）常规清点器械、敷料、用物数目，消毒皮肤并铺巾，留置导尿管。

（2）连接设备：巡回护士检查仪器设备完好性，器械护士提前洗手上台准备，检查器械完好性，依次将机械臂套好无菌套，连接镜头并进行白平衡与 3D 校准，使机器人处于备用状态，连接气腹管、吸引管、单极电凝线、双极电凝线并妥善固定。

（3）建立气腹：再次消毒脐孔，11# 刀片在脐旁做竖切口，长约 1 cm。插入气腹针，连接气腹管，建立气腹。

（4）建立操作孔：置入 12 mm Trocar，经此套管置入 30°观察镜；平脐，右侧距镜头孔约 9 cm 处建立 1 号机械臂 8 mm Trocar 操作孔；平脐，左侧距离镜头孔约 9 cm 处建立 2 号机械臂 8 mm Trocar 操作孔；平脐，1 号机械臂孔外侧约 8 cm 处建立 3 号机械臂 8 mm Trocar 操作孔；左侧脐下 2 cm 处，2 号机械臂孔外侧 8 ～ 10 cm 处建立 12 mm Trocar 主辅助孔；镜头孔与器械孔之间三点构成等腰三角形建立 12 mm Trocar 副辅助孔，换 0°镜备用，调整体位为头低脚高位。

（5）巡回护士把机械臂推至床旁，器械护士协助手术医生连接好各机械臂。

（6）后方入路：抓钳提夹，单极电凝剪刀、双极电凝分离输精管并切断，游离精囊腺。切开迪氏筋膜，换 30°镜备用。

（7）前方入路，分离膀胱：经导尿管向膀胱内注入生理盐水充盈膀胱，抓钳提夹，单极电凝剪刀、双极电凝在膀胱外侧、中线及侧壁依次分离，直至耻骨联合下方。切断脐正中韧带，再与膀胱侧壁分离。完毕后排空膀胱。

（8）进入盆内筋膜：切断耻骨前列腺韧带，暴露尿道。

（9）游离并切断阴茎背深静脉：强力针持、2-0# 倒刺线"8"字缝合静脉，单极电凝剪刀剪断，止血。

（10）切开前列腺尿道前壁，暴露尿道后侧和外侧壁：抓钳提夹，放空气囊，分离、切开前列腺尿道前壁，暴露尿道后侧和外侧壁。拔出导尿管，暴露膀胱颈的后面，直视下分离。出血点用双极电凝止血。

（11）切断前列腺蒂，分离前列腺后外侧的神经血管束：抓钳提夹，游离前列腺的外侧面，切断前列腺蒂，包括蒂内血管。双极电凝处理血管蒂内动静脉，动脉必须全部电凝。分离前列腺后外侧的神经血管束，必要时递组织夹夹闭处理。

（12）分离前列腺尖部，切断背静脉：在尿道内置入金属导尿管，分离前列腺尖部，切断背静脉。

（13）切开尿道尖部及后壁：在金属导尿管的支撑下，抓钳提夹，电剪刀分别切开尿道尖部及后壁，切开尿道直肠肌。

（14）尿道膀胱吻合：换强力针持，3-0#可吸收缝线缝合，50 mL 注射器抽吸生理盐水注入膀胱，检查有无吻合口瘘。

（15）取出标本：递标本袋装标本，将标本取出。

（16）缝合切口：创面止血，用灭菌注射用水冲洗腹腔，清点敷料、器械等数目，放置引流装置。撤除机器人与 Trocar 的连接器械，1#丝线、○ 9×24 缝合皮下，1#丝线、△ 11×34 缝合皮肤与操作孔。

（17）再次清点器械、敷料、用物数目，酒精纱布块擦拭皮肤，纱布块、棉垫覆盖伤口。

第八节　机器人辅助腹腔镜下肾癌根治手术配合

一、适应证

局限性肾肿瘤，且对侧肾功能可以代偿是该术式的最佳适应证。

二、麻醉方式

全身麻醉。

三、手术体位

健侧卧位。

四、器械、敷料、用物准备

（1）器械：肾包、机器人腹腔镜器械。

（2）敷料：腹部敷料包。

（3）用物。

①常规用物：刀片、缝合针、丝线、吸引管、灭菌橡胶外科手套、纱布块、纱布垫、电刀笔。

②特殊用物：3D 镜头（30°）、Trocar（加长型 12 mm、普通型 12 mm）、钛夹、组织夹、

甘油注射器、1#可吸收缝线、血管阻断夹、腔镜纱布块。

五、手术配合

（1）常规清点器械、敷料、用物数目，消毒皮肤并铺巾。

（2）连接设备：巡回护士检查仪器设备完好性，器械护士提前洗手上台准备，检查器械完好性，依次将机械臂套好无菌套，连接镜头并进行白平衡与3D校准，使机器人处于备用状态，连接气腹管、吸引管、单极电凝线、双极电凝线并妥善固定。

（3）建立气腹：再次消毒皮肤，用11#刀片在脐下2 cm处做一竖切口，长约1 cm。插入气腹针，连接气腹管，建立气腹。

（4）建立操作孔：置入12 mm Trocar，经此套管置入30°观察镜；患侧锁骨中线髂前上棘3 cm附近，距离镜头孔8～10 cm处建立1号机械臂8 mm Trocar操作孔；患侧锁骨中线肋缘下3 cm，距离镜头孔8～10 cm处建立2号机械臂8 mm Trocar操作孔；镜头孔与器械孔之间三点构成等腰三角形建立12 mm Trocar主辅助孔与5 mm Trocar副辅助孔（腹中线处）。

（5）机械臂推至床旁，器械护士协助手术医生连接各机械臂。切除肾周脂肪囊，钛夹或组织夹夹闭止血。

（6）切断肾血管：充分游离肾动静脉2～3 cm，组织夹分别钳夹后切断。在游离输尿管时，组织夹夹闭，单极电凝剪刀剪断，双极电凝烧灼残端。

（7）取出手术标本：置入标本袋，抓取手术标本，包括肾脂肪囊、输尿管，放入标本袋内，移至切口处，23#刀片扩大腹中线副辅助孔穿刺点切口为5～6 cm，取出标本。

（8）缝合切口：创面止血，灭菌注射用水冲洗腹腔。清点器械、敷料、用物数目，放置引流装置，撤除机器人与Trocar的连接器械，用1#可吸收缝线、△11×34缝合皮肤与操作孔。

（9）再次清点器械、敷料、用物数目，用酒精纱布块擦拭皮肤，纱布块、棉垫覆盖伤口。

（10）巡回护士撤出摄像镜头套及各机械臂器械套，收放好机器人各机械臂并套好防尘套。

第九节　机器人辅助腹腔镜下肾部分切除手术配合

一、适应证

肾肿瘤、多囊肾等。

二、麻醉方式

全身麻醉。

三、手术体位

健侧卧位。

四、器械、敷料、用物准备

（1）器械：肾包、机器人腹腔镜器械。

（2）敷料：腹部敷料包。

（3）用物。

① 常规用物：刀片、缝合针、丝线、吸引管、灭菌橡胶外科手套、纱布块、纱布垫、电刀笔、标本袋。

② 特殊用物：3D 镜头（30°）、Trocar（加长型 12 mm、普通型 12 mm）、钛夹、组织夹、甘油注射器、可吸收缝线（1#、2-0#）、血管阻断夹、腔镜纱布块。

五、手术配合

（1）常规清点器械、敷料、用物数目，消毒皮肤并铺巾。

（2）连接设备：巡回护士检查仪器设备完好性，器械护士提前洗手上台准备，检查器械完好性，依次将机械臂套好无菌套，连接镜头并进行白平衡与 3D 校准，使机器人处于备用状态，连接气腹管、吸引管、单极电凝线、双极电凝线并妥善固定。

（3）建立气腹：再次消毒皮肤，11# 刀片在脐旁 2 cm 处做竖切口，长约 1 cm。插入气腹针，连接气腹管，建立气腹。

（4）建立操作孔：置入 12 mm Trocar，经此套管置入 30° 观察镜；患侧锁骨中线髂前上棘 3 cm 附近，距离镜头孔 8～10 cm 处建立 1 号机械臂 8 mm Trocar 操作孔；患侧锁骨中线肋缘下 3 cm，距离镜头孔 8～10 cm 处建立 2 号机械臂 8 mm Trocar 操作孔；镜头孔与器械孔之间三点构成等腰三角形建立 12 mm Trocar 主辅助孔与 5 mm Trocar 副辅助孔（腹中线处）。

（5）游离结肠保护肾蒂：松解肾周粘连，剥脱肾周淋巴管，充分显露肾门部位。出血则递钛夹或递组织夹夹闭止血。

（6）分离肾蒂：再于肾门处仔细游离出肾动脉。

（7）标志肿瘤切缘：用单极电凝剪刀于肿瘤边缘 1～2 mm 处标识出需切除范围。

（8）阻断肾动静脉：用血管夹阻断肾动脉。

（9）切除肿瘤，并缝合肾脏创面：将肾占位病灶完整切除，用 2-0# 可吸收缝线缝合肾实质切口，放开肾动脉，并检查肾脏切口无出血。

（10）取出手术标本：扩大经腹中线的 5 mm Trocar 副辅助孔取出肿瘤。

（11）缝合切口：创面止血，灭菌注射用水冲洗腹腔，清点敷料、器械等数目，放置引流装置，撤除机器人与 Trocar 的连接器械，1# 可吸收缝线、△ 11×34 缝合皮肤与操作孔。

（12）再次清点器械、敷料、用物数目，用酒精纱布块擦拭皮肤，纱布块、棉垫覆盖伤口。

第十节　机器人辅助腹腔镜下肾上腺肿瘤切除手术配合

一、适应证

边界清楚、无恶性生长倾向、周围无明显粘连，直径＜7 cm 的嗜铬细胞瘤。

二、麻醉方式

全身麻醉。

三、手术体位

健侧卧位。

四、器械、敷料、用物准备

（1）器械：肾包、机器人腹腔镜器械。

（2）敷料：腹部敷料包。

（3）用物。

①常规用物：刀片、缝合针、丝线、吸引管、灭菌橡胶外科手套、纱布块、纱布垫、电刀笔、标本袋。

②特殊用物：3D 镜头（30°）、Trocar（加长型 12 mm、普通型 12 mm）、钛夹、组织夹、甘油注射器、可吸收缝线、腔镜纱布块。

五、手术配合

（1）常规清点器械、敷料、用物数目，消毒皮肤并铺巾。

（2）连接设备：巡回护士检查仪器设备完好性，器械护士提前洗手上台准备，检查器械完好性，依次将机械臂套好无菌套，连接镜头并进行白平衡与 3D 校准，使机器人处于备用状态，连接气腹管、吸引管、单极电凝线、双极电凝线并妥善固定。

（3）建立气腹：再次消毒皮肤，11# 刀片在脐旁 2 cm 处做竖切口，长约 1 cm。插入气腹针，连接气腹管，建立气腹。

（4）建立操作孔：置入 12 mm Trocar，经此套管置入 30° 观察镜；患侧锁骨中线髂前上棘 3 cm 附近，距离镜头孔 8 ～ 10 cm 处建立 1 号机械臂 8 mm Trocar 操作孔；患侧锁骨中线肋缘下 3 cm，距离镜头孔 8 ～ 10 cm 处建立 2 号机械臂 8 mm Trocar 操作孔；镜头孔与器械孔之间三点构成等腰三角形建立 12 mm Trocar 主辅助孔。

（5）游离肾脏，保护肾蒂：分离肾周脂肪及肾周筋膜，显露肾上腺，依次分离肾上腺动静脉、瘤体周围组织及血管，用钛夹钳及钛夹将血管夹闭并切断。

（6）切取肿瘤：切除肾上腺肿瘤，放进标本袋将其取出。

（7）缝合切口：创面止血，置入止血材料压迫肾上腺窝。清点敷料、器械等数目，放置引流装置，撤除机器人与 Trocar 的连接器械，丝线或可吸收缝线缝合切口。

（8）再次清点器械、敷料、用物数目，酒精纱布块擦拭皮肤，纱布块、棉垫覆盖伤口。

第十一节　机器人辅助腹腔镜下膀胱全切回肠代膀胱手术配合

一、适应证

（1）尿道断端 2 cm 内无肿瘤，即男性膀胱颈以下无肿瘤，女性膀胱三角区以下无肿瘤。

（2）术前腹内压＞60 cmH$_2$O，无膈肌裂孔疝、腹壁疝、腹壁肌松弛、盆底肌松弛等影响腹压的病变。

（3）无前尿道狭窄，尿道括约肌功能良好。

（4）无明显肠道病变，无肠切除史。

（5）肾代偿功能良好；术中做病理冰冻切片检查，证实尿道远侧断端无肿瘤。

二、麻醉方式

全身麻醉。

三、手术体位

平卧分腿位，头低脚高＜30°，两手放于躯干两侧，肩部放置软垫、肩托固定。

四、器械、敷料、用物准备

（1）器械：泌剖包、机器人腹腔镜器械。

（2）敷料：截石位敷料包。

（3）用物。

①常规用物：刀片、缝合针、丝线、吸引管、灭菌橡胶外科手套、纱布块、纱布垫、电刀笔。

②特殊用物：30° 3D 镜头、Trocar（加长型 12 mm、普通型 12 mm）、甘油注射器、钛夹、组织夹、F20 及 F22 三腔一次性无菌导尿管、16 号双腔一次性无菌导尿管、血管悬吊带、F8 一次性硅胶引流管、F18 一次性红色导尿管、20 mL 一次性注射器、可吸收缝线（2-0$^#$、3-0$^#$、4-0$^#$）、标本袋、血管闭合系统切割刀。

五、手术配合

（1）常规清点器械、敷料、用物数目，消毒皮肤并铺巾，留置 F18 导尿管。

（2）连接设备：巡回护士检查设备完好性，器械护士提前洗手上台准备，检查器械完整性，依次将机械臂套好无菌套，连接镜头并进行白平衡与 3D 校准，使机器人处于备用状态，连接气腹管、吸引管、单极电凝线、双极电凝线并妥善固定。

（3）建立气腹：再次消毒皮肤及脐孔，11# 刀片在脐上 2 横指处做竖切口，长约 1 cm。插入气腹针，连接气腹管，建立气腹。

（4）建立操作孔：置入 12 mm Trocar，经此套管置入 30° 观察镜，镜头套管位于肚脐上方 2 横指处；1 号臂套管位于右侧平脐约腹直肌处，距离镜头套管 8 ～ 10 cm；2 号臂套管位于左侧平脐约腹直肌处，距离镜头套管 8 ～ 10 cm；3 号臂套管位于右侧腋前线脐水平处，辅助套管位于左侧腋前线脐水平处，调整体位为头低脚高位。

（5）巡回护士把机械臂推至床旁，器械护士协助手术医生连接好各机械臂。

（6）探查腹腔，游离输尿管中下段：探查腹腔，检查有无损伤，有无腹腔内转移。将肠管向左侧拉开，显露右侧髂血管处。剪开髂血管处后腹膜，分露出右侧输尿管；在乙状结肠系膜根部找到左侧输尿管，用单极电凝剪刀沿输尿管行程向下剪开腹膜，抓钳将输尿管提起并向下游离至膀胱壁外，暂不切断以减少尿路梗阻时间。

（7）盆腔淋巴结清扫：单极电凝剪刀沿髂外动脉表面剪开腹膜及髂血管鞘，双极电凝切断跨过髂外动脉位置的输精管，自远端至近端清除髂外动脉前面及上外后方的淋巴组织，同时沿髂外静脉内下缘游离找到骨盆内侧壁，找到闭孔神经及闭孔动脉、静脉。使用钛夹夹闭闭孔动静脉、脐动脉并切断。使用血管闭合系统分离髂内外血管分叉处及闭孔神经周围淋巴、脂肪组织，清除右髂总血管周围及分叉下方的淋巴组织。以相同的方法行另一侧盆腔淋巴结清扫。

（8）游离输精管、精囊及前列腺后面：用抓钳将直肠向上牵引，显露膀胱后面的上下两道弓状隆起。第二道弓状隆起为输精管壶腹部及精囊位置标志，用 MCS 横向切开弓状隆起处腹膜，游离输精管后用血管结扎术切断。抓钳、电剪刀游离精囊及其血管，血管闭合切割刀将其凝固后切断。使用电剪刀钝性分离前列腺后方至直肠尿道肌。

（9）游离膀胱前壁：将视野转至前腹壁，经尿道尿管注入 100 mL 生理盐水，辨清腹膜反折，切断脐正中韧带、旁正中韧带及腹膜反折，向下钝性分离膀胱间隙，显露耻骨前列腺韧带及盆筋膜反折。

（10）缝扎阴茎背深静脉复合体：单极电凝钩切开两侧盆筋膜反折和耻骨前列腺韧带，暴露前列腺尖部两侧，2-0# 可吸收缝线"8"字缝扎阴茎背深静脉复合体。

（11）游离膀胱侧韧带及前列腺侧韧带：将输尿管下段提起，在膀胱壁外用钛夹夹闭或用血管闭合切割刀切断。提起膀胱颈部，血管闭合切割刀分离膀胱侧韧带，紧贴前列腺外侧分离前列腺侧韧带。

（12）离断尿道，切除膀胱前列腺：血管闭合切割刀切断阴茎背深静脉复合体，向下分离至前列腺尖部。剪开尿道前壁，夹闭导尿管，剪断后向上牵引，剪断尿道后壁。剪刀剪断前列腺，将膀胱前列腺完全游离。创面彻底止血，经尿道重新插入 F22 三腔一次性无菌导尿管，气囊注水 20 mL，用纱布压迫创面，中弯钳向外牵拉导尿管，以减少创面渗血。

（13）女性切除子宫及附件：女性患者首先分离子宫及附件，保留一侧卵巢，行子宫全切除（手术步骤见机器人辅助腹腔镜下广泛性子宫切除及盆腔淋巴结清扫手术配合），然后分离膀胱后壁至膀胱颈，用 2-0# 可吸收缝线缝合阴道残端，其余步骤与男性相似。

（14）形成贮尿囊：退出机器人操作臂，做下腹部正中切口，长约 8 cm，依次切开皮肤、下腹白线，切开腹膜，取出标本。将左右输尿管下段从切口引出，插入 F8 一次性硅胶引流管引流尿液。将回肠拉至切口外，在距回盲肠交界 15 cm 的近侧，按肠系膜血管的分布取一段带肠系膜血管蒂回肠段，长约 30 cm。用肠钳钳夹回肠，电刀笔纵向剖开后"M"形折叠，先用 3-0# 可吸收缝线做连续内翻缝合，再用 1# 丝线做浆肌层间断缝合，完成回肠端端吻合。恢复回肠的连续性，用 1 号丝线做间断缝合关闭回肠系膜裂孔，形成贮尿囊。

（15）输尿管再植：于回肠膀胱贮尿囊近侧右侧肠壁切开一小口，将右侧输尿管下段通过该口引入贮尿囊内，用 4-0# 可吸收缝线、将肠壁全层与输尿管壁作间断缝合 6 针固定，完成右侧输尿管回肠膀胱再植。再以相同的方法将左输尿管再植于回肠膀胱近侧左侧肠壁上。用剪刀将输尿管断端修剪成斜口，分别于左、右输尿管内置入 F6 双 J 管。将左、右输尿管内双 J 管与回肠膀胱造瘘管用缝线固定，再经回肠膀胱贮尿囊壁切口引出。

（16）贮尿囊 - 尿道吻合：关闭腹腔，清点器械、敷料、用物数目，按原层次缝合切口。机器人辅助腹腔镜下将回肠段的另一侧切缘低位与尿道残端吻合。于贮尿囊底部切开约 0.8 cm 的小孔，用 2-0# 可吸收缝线先于 6 点钟位置缝合固定一针，然后由 6 点钟处以顺时针方向连续缝合至 12 点钟处，再由 6 点钟处以逆时针方向连续缝合至 12 点钟处，完成回肠段与尿道的吻合。经尿道插入 F20 三腔一次性无菌导尿管至回肠膀胱内，气囊注入 30 mL 生理盐水，牵拉固定。

（17）缝合切口：创面彻底止血，清点敷料、器械的数目，放置引流装置，撤除机器人与 Trocar 的连接器械，用丝线或可吸收缝线关闭腹腔缝合切口。

（18）清点器械、敷料、用物数目，用酒精纱布块擦拭皮肤，纱布块、棉垫覆盖伤口。

第十二节　机器人辅助腹腔镜下膀胱部分切除手术配合

一、适应证

膀胱肿瘤局限于膀胱顶或体部者。

二、麻醉方式

全身麻醉。

三、手术体位

改良截石位，头低脚高 15°～30°，两手放于躯干两侧，肩部放置软垫、肩托固定，臀部垫高。

四、器械、敷料、用物准备

（1）器械：泌剖包、机器人腹腔镜器械。

（2）敷料：腹部敷料包（截石位）。

（3）用物。

①常规用物：刀片、缝合针、丝线、吸引管、灭菌橡胶外科手套、纱布块、纱布垫、电刀笔。

②特殊用物：30° 3D 镜头、Trocar（加长型 12 mm、普通型 12 mm）、甘油注射器、钛夹、组织夹、F22 三腔一次性无菌导尿管、F16 双腔一次性无菌导尿管、20 mL 一次性注射器、1# 可吸收缝线、4-0# 可吸收缝线、标本袋。

五、手术配合

（1）常规清点器械、敷料、用物数目，消毒皮肤并铺巾，留置 F18 导尿管。

（2）连接设备：巡回护士检查仪器设备完好性，器械护士提前洗手上台准备，检查器械完好性，依次将机械臂套好无菌套，连接镜头并进行白平衡与 3D 校准，使机器人处于备用状态，连接气腹管、吸引管、单极电凝线、双极电凝线并妥善固定。

（3）建立气腹：消毒皮肤及脐孔，11# 刀片在脐上 2 横指处做竖切口，长约 1 cm。插入气腹针，连接气腹管，建立气腹。

（4）建立操作孔：置入 12 mm Trocar，经此套管置入 30° 观察镜；右侧平脐距镜头孔约 8 cm 处建立 1 号机械臂操作孔；左侧平脐距镜头孔约 8 cm 处建立 2 号机械臂操作孔，右侧平脐距 1 号臂操作孔约 8 cm 处建立辅助孔。安置好各机械臂，调整体位为头低脚高位。

（5）巡回护士把机械臂推至床旁，器械护士协助手术医生连接好各机械臂。

（6）探查腹腔，游离输尿管中下段：探查腹腔，检查有无损伤，有无腹腔内转移。于右侧髂血管分叉处剪开后腹膜，找到右输尿管，或在乙状结肠系膜根部找到左输尿管，输尿管下段局部隆起，松解局部输尿管与周围组织的粘连，顺输尿管向下游离至膀胱壁内段。

（7）切断输尿管：拔除输尿管导管，在肿瘤上方约 2 cm 处用组织夹夹闭后离断输尿管，行输尿管残端修整。

（8）切除肿瘤，清扫淋巴结：向下分离输尿管膀胱壁内段，切除输尿管周围约 2 cm 膀胱壁，置入标本袋装好切下的肿物。清扫髂血管旁淋巴结组织。

（9）输尿管再植：在导丝导引下行输尿管 F6 双 J 管安置，用 4-0# 可吸收缝线间断缝合输尿管残端和膀胱壁（输尿管膀胱再植），吻合口处无明显张力，行膀胱注射试验证实吻合口处无漏水。

（10）缝合切口：创面彻底止血，清点敷料、器械的数目，放置引流装置，撤除机器人与 Trocar 的连接器械，用丝线或可吸收缝线关闭腹腔、缝合切口。

（11）清点器械、敷料、用物数目，用酒精纱布块擦拭皮肤，纱布块、棉垫覆盖伤口。

第十三节　机器人辅助腹腔镜下小儿胆总管囊肿手术配合

一、适应证

胆总管囊肿第 I、II、IV 型，患者情况能承受较复杂的手术。

二、麻醉方式

全身麻醉。

三、手术体位

仰卧位，上腹部垫高。

四、器械、敷料、用物准备

（1）器械：小儿剖腹包、机器人腹腔镜器械。

（2）敷料：腹部敷料包。

（3）用物。

①常规用物：刀片、缝合针、丝线、吸引管、灭菌橡胶外科手套、纱布块、纱布垫、电刀笔。

②特殊用物：可吸收缝线（4-0#、6-0#）、3-0# 血管缝线、组织夹、一次性注射器（5 mL、20 mL、甘油注射器）、Trocar（加长型 12 mm、普通型 12 mm）、切割闭合器、45-2.5 钉仓 3 枚、医用润滑液、肾上腺素、腔镜纱布块。

五、手术配合

（1）常规清点器械、敷料、用物数目，消毒皮肤并铺巾。

（2）连接设备：巡回护士检查仪器设备完好性，器械护士提前洗手上台准备，检查器械完好性，依次将机械臂套好无菌套，连接镜头并进行白平衡与 3D 校准，使机器人处于备用状态，连接气腹管、吸引管、单极电凝线、双极电凝线并妥善固定。

（3）建立气腹：再次消毒脐孔，11# 刀片在脐孔做横切口，长约 1 cm。插入气腹针，连接气腹管，建立气腹，CO_2 压力 6～9 mmHg。

（4）建立操作孔：置入 12 mm Trocar，经此套管置入 30° 观察镜，在观察镜的监视下置入其他操作套管（根据患儿的体重分定位操作孔）。右侧上腹部距镜头孔约 8 cm 处建立 2 号机械臂操作孔，左侧上腹部距镜头孔约 8 cm 处建立 1 号机械臂操作孔，左侧平脐距 2 号臂操作孔约 8 cm 处建立辅助孔形成等腰三角形。调整体位为头高脚低位。

（5）悬吊肝圆韧带及肝段：经腹壁穿刺置入 3-0# 血管缝线针半条缝合悬吊肝圆韧带以及第Ⅳ肝段，暴露第一肝门区。缝合针从皮肤出针，用一小纱布块垫在皮肤上（避免损伤皮肤），在纱布块上进行打结固定。

（6）切除胆囊、胆总管囊肿：弯头双极电凝钳夹住胆囊向膈顶，向上提起，暴露肝门，单极电凝剪刀解剖 Calot 三角，切除胆囊及囊肿。

（7）解剖肝门：单极电凝剪刀剥离及切除肝门结缔组织，分离闭锁胆管下段、肝总管闭锁段，分离门脉左右支及肝左右动脉。断面用肾上腺素生理盐水冲洗止血。

（8）空肠 Roux-Y 吻合：无损伤钳抓持空肠，退出机器人操作臂，暂解除气腹，拔除脐部 Trocar。将空肠拖至体外进行操作。距离 Treitz 韧带 15～20 cm 处，切割闭合器闭合切断空肠，切割闭合器在远心端 45 cm 处空肠端侧吻合。6-0# 可吸收缝线间断缝合系膜缺损处，0# 丝线结扎系膜血管。

（9）胆肠吻合：置入 Trocar，再次连接机器人操作臂，远端空肠拉至肝门部，距空肠断端 2 cm 处肠管纵向切开 0.5 cm，检查肝门部有无出血，用 6-0# 可吸收缝线将空肠与肝总管连续缝合。

（10）肝活检：单极电凝剪刀取肝活检止血。

（11）取出标本：将标本袋从 12 mm Trocar 放入，用抓钳将肝活检，胆囊装入标本袋取出。

（12）冲洗伤口，清点器械、敷料、用物数目。

（13）撤除机器人与 Trocar 的连接器械，根据情况置引流管，排除气腹，拔除 Trocar，4-0#、6-0# 可吸收缝线逐层缝合切口。

（14）覆盖切口：无菌敷料覆盖切口。

第十四节　机器人辅助腹腔镜下离断式肾盂成形手术（腹腔入路）配合

一、适应证

肾盂输尿管处狭窄引起肾积水，但肾功能可代偿，未出现肾功能完全丧失。

二、麻醉方式

全身麻醉。

三、手术体位

平卧位，患侧垫高约 15°。

四、器械、敷料、用物准备

（1）器械：小儿剖腹包、机器人腹腔镜器械。

（2）敷料：腹部敷料包。

（3）用物。

①常规用物：11# 刀片、可吸收缝线（4-0#、6-0#）、电刀笔、吸引管、F8 一次性硅胶引流管、一次性硅胶球囊导尿管、医用润滑液、一次性注射器（5 mL、20 mL）、灭菌橡胶外科手套、纱布块、纱布垫。

②特殊用物：Trocar（12 mm、5 mm）、一次性双 J 型导管。

五、手术配合

（1）常规清点器械、敷料、用物数目，消毒皮肤并铺巾。

（2）连接设备：巡回护士检查仪器设备完好性，器械护士提前洗手上台准备，检查器械完好性，依次将机械臂套好无菌套，连接镜头并进行白平衡与 3D 校准，使机器人处于备用状态，连接气腹管、吸引管、单极电凝线、双极电凝线并妥善固定。

（3）建立气腹：再次消毒皮肤，11# 刀片在脐部做竖切口，长约 1.5 cm，用 2 把布巾钳提起腹壁，插入气腹针，连接气腹管，建立气腹。

（4）建立操作孔：置入 12 mm Trocar，经此套管置入 30° 观察镜，在观察镜的监视下置入其他操作套管。患侧锁骨中线髂前上棘 3 cm 附近，距离镜头孔 6～8 cm 处建立 1 号机械臂 8 mm Trocar 操作孔；患侧锁骨中线肋缘下 3 cm，距离镜头孔 6～8 cm 处建立 2 号机械臂 8 mm Trocar 操作孔；镜头孔与器械孔之间三点构成等腰三角形建立 5 mm Trocar 主辅助孔。4-0# 可吸收缝线固定所有 Trocar。

（5）巡回护士调节好体位后把机械臂推至床旁，器械护士协助手术医师连接好各机械臂。

（6）探查：进镜后探查患肾情况、位置、大小，显露扩张肾盂及其与输尿管连接部。

（7）显露患侧肾：单极电凝剪刀切开侧腹膜，向内侧剥离结肠，显露患肾。

（8）分离肾周筋膜：单极电凝剪刀游离、显露患肾下级、肾盂、输尿管上端。

（9）修整瓣膜：用 6-0# 可吸收缝线在输尿管远侧内侧缝 1 针标记牵引线，剪刀剪开肾盂留置肾盂下极舌形瓣，将输尿管外侧纵向剪开 1.0 ～ 1.5 cm。

（10）插入双 J 管：一次性双 J 型导管从 Trocar 置入，用抓钳夹住一次性双 J 管插入断开的输尿管内，并做支架用。

（11）输尿管成型：用 6-0# 可吸收缝线将肾盂最低点与剪开输尿管最低点间断外翻缝合 1 针，前后壁各间断缝合 1 针，然后用 4-0# 可吸收缝线（15 cm）连续缝合后壁、置入一次性 J 型导管、连续吻合肾盂输尿管，形成新的输尿管。

（12）冲洗伤口后，腹部 Trocar 穿刺孔内放置肾周引流管，用 4-0# 可吸收缝线固定引流管。

（13）清点器械、敷料、用物数目后，用 4-0# 可吸收缝线缝合皮下，6-0# 可吸收缝线缝合皮肤。

（14）覆盖切口：酒精纱布块擦拭切口皮肤，无菌敷料覆盖切口。

第十五节　机器人辅助腹腔镜下小儿离断式肾盂成形手术（腹腔入路）配合

一、适应证

肾盂输尿管处狭窄引起肾积水，但肾功能可代偿，未出现肾功能完全丧失。

二、麻醉方式

全身麻醉。

三、手术体位

健侧卧位，半侧卧，垫高患侧 45° ～ 60° 。

四、器械、敷料、用物准备

（1）器械：小儿剖腹包、机器人腹腔镜器械。

（2）敷料：腹部敷料包。

（3）用物。

①常规用物：刀片、缝合针、丝线、吸引管、灭菌橡胶外科手套、纱布块、纱布垫、电刀笔。

②特殊用物：可吸收缝线（4-0#、5-0#、6-0#）、F8一次性硅胶引流管、一次性硅胶球囊导尿管（根据患儿年龄取用）、医用润滑液、一次性注射器（5 mL、20 mL）、Trocar（加长型12 mm、普通型12 mm）、一次性双J型导管。

五、手术配合

（1）常规清点器械、敷料、用物数目，消毒皮肤并铺巾。

（2）连接设备：巡回护士检查仪器设备完好性，器械护士提前洗手上台准备，检查器械完好性，依次将机械臂套好无菌套，连接镜头并进行白平衡与3D校准，使机器人处于备用状态，连接气腹管、吸引管、单极电凝线、双极电凝线并妥善固定。

（3）建立气腹：再次消毒脐孔，11#刀片在脐孔做一横切口，长约1 cm。插入气腹针，连接气腹管，建立气腹，CO_2压力6～9 mmHg。

（4）建立操作孔：置入12 mm Trocar，经此套管置入30°观察镜，在观察镜的监视下置入其他操作套管（根据患儿的体重分定位操作孔）。患侧锁骨中线髂前上棘上1～2横指，距离镜头孔约8 cm处建立1号机械臂操作孔；患侧锁骨中线肋缘下1～2横指，距离镜头孔约8 cm处建立2号机械臂操作孔；健侧上腹部建立辅助孔，调整体位，安置好各机械臂。

（5）腹腔探查：进镜后探查患肾情况、位置、大小，显露扩张肾盂及其与输尿管连接部。

（6）显露患侧肾：单极电凝剪刀切开侧腹膜，向内侧剥离结肠，显露患肾。

（7）分离肾周筋膜：单极电凝钩游离、显露患肾下级、肾盂、输尿管上端。

（8）修整瓣膜：用5-0#可吸收缝线在输尿管远侧内侧缝一针标记牵引线，剪刀剪开肾盂，留置肾盂下极舌形瓣，将输尿管外侧纵向剪开1.0～1.5 cm。

（9）插入双J管：从Trocar置入一次性双J型导管，用抓钳夹住一次性双J管插入断开的输尿管内，并作支架用。

（10）输尿管成型：用5-0#可吸收缝线将肾盂最低点与剪开输尿管最低点间断外翻缝合1针，前后壁各间断缝合1针，然后连续缝合后壁，置入一次性双J型导管，连续吻合肾盂输尿管，形成新的输尿管。

（11）冲洗伤口，清点器械、敷料、用物数目。

（12）撤除机器人与Trocar的连接器械，腹部Trocar穿刺孔内放置肾周引流管，用可吸收缝线4-0#固定引流管、4-0#缝合皮下组织、6-0#缝合皮肤。

（13）覆盖切口：用酒精纱布块擦拭切口皮肤，无菌敷料覆盖切口。

第十六节　机器人辅助腹腔镜下先天性巨结肠根治手术配合

一、适应证

先天性巨结肠，病变继发扩张在乙状结肠部。

二、麻醉方式

全身麻醉＋骶管麻醉。

三、手术体位

仰卧位＋截石位。

四、器械、敷料、用物准备

（1）器械：小儿剖腹包、机器人腹腔镜器械。

（2）敷料：腹部敷料包。

（3）用物。

① 常规用物：刀片、缝合针、丝线、吸引管、灭菌橡胶外科手套、纱布块、纱布垫、电刀笔。

② 特殊用物：可吸收缝线（4-0#、6-0#）、一次性硅胶球囊导尿管（根据患儿年龄取用）、缝合针（○ 4×10、○ 5×12、○ 6×14）、引流管装置、凡士林纱布、无菌绷带、一次性注射器（1 mL、5 mL、20 mL）、甘油注射器、医用润滑液、Trocar（加长型 12 mm、普通型 12 mm）、肾上腺素。

五、手术配合

（1）常规清点器械、敷料、用物数目，碘伏消毒皮肤并铺巾。

（2）将患儿双腿用大纱布垫或小方巾及无菌绷带包裹，留置尿管（根据患儿年龄取用）。

（3）连接设备：巡回护士检查仪器设备完好性，器械护士提前洗手上台准备，检查器械完好性，依次将机械臂套好无菌套，连接镜头并进行白平衡与3D校准，使机器人处于备用状态，连接气腹管、吸引管、单极电凝线、双极电凝线并妥善固定。

（4）建立气腹：再次消毒脐孔，11# 刀片在脐孔做横切口，长约 1 cm。插入气腹针，连接气腹管，建立气腹、CO_2 压力 6 ～ 9 mmHg。

（5）建立操作孔：置入 12 mm Trocar，经此套管置入 30° 观察镜，在观察镜的监视下置入其他操作套管（根据患儿的体重分定位操作孔）。右腹直肌旁脐旁置入 8 mm 机械臂 Trocar，左腹直肌旁脐旁置入 8 mm 机械臂 Trocar，右髂前上棘水平靠中线置入 12 mm 辅助 Trocar，调整体位，安置好各机械臂。

（6）游离肠管：游离黏膜、肠管，游离扩张直肠近端和乙状结肠，单极电凝剪刀切割黏膜下血管，游离至结肠管径、肠壁厚度接近正常的肠段。退出机器人操作臂，暂解除气腹。将病变结肠拖出肛门外，4#丝线结扎病变肠管，剪刀切除病变结肠。

（7）暴露切口：1#丝线、○ 6×14 缝合 4 针牵拉肛门（此时悬吊患儿两腿）。

（8）切开黏膜：由齿状线向肛管黏膜下注入含肾上腺素生理盐水使黏膜与肌层分离，减少出血。在齿状线处用电刀笔切开黏膜，0#丝线、○ 4×10 缝合肛周黏膜做牵引。

（9）电刀笔切开直肠后壁黏膜：与肌层分开，向两侧壁扩展，达直肠前壁，将直肠黏膜游离。

（10）肛门成形：生理盐水冲洗肠管，在肛门口与拖出的结肠以 4-0# 或 5-0# 可吸收缝线全层间断缝合，0#丝线、○ 5×12 间断吻合完成肛门吻合。

（11）冲洗伤口并清点器械、敷料、用物数目。肛门置引流管，凡士林纱布包裹引流管，1#丝线、○ 6×14 固定引流管，另一端接手套。

（12）关闭腹腔切口：用 4-0# 可吸收缝线缝合穿刺孔，6-0# 可吸收缝线缝合皮肤。

（13）覆盖切口：用酒精纱布块擦拭切口皮肤，无菌敷料覆盖切口。

第十七节　机器人辅助腹腔镜下肝肿瘤切除手术配合

一、适应证

肝肿瘤、肝血管瘤、肝囊肿（寄生虫性和非寄生虫性）。

二、麻醉方式

全身麻醉。

三、手术体位

仰卧分腿位，头高足低位（15°～30°），右侧卧位，足底安置足托，必要时垫高背部胸腰段。

四、器械、敷料、用物准备

（1）器械：肝切包、机器人腹腔镜器械。

（2）敷料：腹部敷料包。

（3）用物。

①常规用物：刀片、缝合针、丝线、吸引管、灭菌橡胶外科手套、纱布块、纱布垫、电刀笔。

②特殊用物：3D镜头（30°）、Trocar（加长型12 mm、普通型12 mm、肝胆穿刺套件1套）、腹腔镜术中B超探头、腹腔镜用氩气刀、钛夹、大中小号组织夹、可吸收缝线（1#、4-0#）、血管缝线（2-0#、3-0#、5-0#、6-0#）、8/5弧0#可吸收缝线、F8或F14一次性无菌导尿管各1条、血管悬吊带（红、黄、蓝各1根备用）、腹腔引流管、腔镜纱布块、"Y"形冲洗管、标本袋、甘油注射器。

五、手术配合

（1）常规清点器械、敷料、用物数目，消毒皮肤，中方布1块对折后塞入患者右侧，再常规腹部铺巾。

（2）连接设备：巡回护士检查仪器设备完好性，器械护士提前洗手上台准备，检查器械完好性，依次将机械臂套好无菌套，连接镜头并进行白平衡与3D校准，使机器人处于备用状态，连接气腹管、吸引管、超声刀连接线、双极电凝线并妥善固定。

（3）建立气腹：维持腹内压在12～14 mmHg。在脐孔处放置镜头，腹腔及盆腔探查后，左侧腋前线肋缘下置入8 mm Trocar为1号机械臂操作孔，脐左5 cm偏上行12 mm Trocar为辅操作孔，右锁骨中线平脐置入8 mm Trocar为2号机械臂操作孔，右侧腋前线肋缘下置入8 mm Trocar为3号机械臂操作孔。调整体位为头高脚低位，安置好各机械臂。

（4）探查：全面检查腹腔内情况，必要时使用B超查找肿瘤以确定肝脏切除范围，并用双极电凝在肝面上画出切除范围。在游离肝脏时，用超声刀分离肝周围韧带，离断血管使用钛夹或组织夹夹闭。在阻断肝门时，切开小网膜到达第一肝门，在肝门静脉处放入血管悬吊带，通过Trocar置于皮肤外面，以备阻断肝门时用。

（5）切除病变肝组织：超声刀切开肝包膜，遇到血管分支及胆管分支时用钛夹或组织夹夹闭。当肝表面出现渗血时，使用腔镜小方纱压迫止血，用超声刀止血或3-0#或5-0#血管缝线缝扎以充分止血或用氩气刀烧灼止血。

（6）分离切开肝组织：切除的病变肝组织放入标本袋内，撤除机器人与Trocar的连接器械，解除气腹，取标本时将切口延长再取出标本。

（7）止血：检查肝脏创面，彻底止血、防止胆瘘。在冲洗腹腔时，温灭菌注射用水或温生理盐水冲洗腹腔，放置腹腔引流管。在关闭腹腔时，核对敷料、器械、缝合针的数目，关闭腹腔，用1#可吸收缝线缝合延长切口，8/5弧0#可吸收缝线缝合Trocar穿刺口及皮下组织，4-0#可吸收缝线缝合皮肤。

（8）覆盖切口：用酒精纱布块擦拭切口皮肤，无菌敷料覆盖切口。

第十八节　机器人辅助腹腔镜下经乳晕入路甲状腺癌根治手术配合

一、适应证

（1）良性肿瘤最大径不超过 4 cm，囊性为主的良性肿瘤可以适当放宽指征。

（2）需要手术的甲亢患者，甲状腺肿大应不超过 Ⅱ 度，单侧腺体重量评估小于 60 g；分化型甲状腺癌直径不超过 2 cm，且未侵犯邻近器官。

二、麻醉方式

全身麻醉。

三、手术体位

仰卧颈部过伸分腿位，肩部垫高、头颈部过伸后仰。

四、器械、敷料、用物准备

（1）器械：甲状腺包、腔镜甲状腺器械、机器人专用加长穿刺套件。

（2）敷料：腹部敷料包。

（3）用物。

① 常规用物：刀片、缝合针、丝线、9#长针头、吸引管、灭菌橡胶外科手套、一次性注射器、纱布块、纱布垫、纱条。

② 特殊用物：Trocar（加长型 12 mm）、4-0#可吸收缝线、神经气管插管、神经监测多功能分离钳、引流装置、0.75% 罗哌卡因注射液、盐酸肾上腺素注射液。

五、手术配合

（1）术中神经监测者，使用神经气管插管，并连接好监测仪。

（2）常规清点器械、敷料、用物数目，消毒皮肤并铺巾。

（3）连接设备：巡回护士检查仪器设备完好性，器械护士提前洗手上台准备，检查器械完好性，依次将机械臂套好无菌套，连接镜头并进行白平衡与 3D 校准，使机器人处于备用状态，连接气腹管、吸引管、超声刀连接线、双极电凝线并妥善固定。

（4）建立气腹：再次消毒皮肤，长针头在预设胸壁隧道处注入肿胀液行皮下注射，观察孔于患者右侧乳晕切开皮肤 12 mm，1 号臂孔于左侧乳晕处，2 号臂孔于右锁骨下腋前线处，3 号臂孔于左锁骨下腋前线处，后用皮下分离器向胸骨上窝做直线隧道，至胸骨柄前方汇合，适当扩大胸骨前的汇合处，先经观察孔置入 12 mm Trocar，再依次置入其他操作套管，气腹压力维持 8 mmHg，置入镜头，用单极电凝钩在颈阔肌深面游离，上至甲状软骨，两侧至胸锁乳突肌外缘。巡回护士调节手术床，把机械臂推至床旁，器械护士协助手术医生连接好各机械臂，插入器械待使用。

（5）切除肿瘤。

①探查：用超声刀切开颈白线，暴露并探查甲状腺，用 1 mL 一次性注射器与 9# 长针头在腺叶内注入纳米碳染色。

②离断甲状腺峡部：先在甲状腺峡部下方找到气管，显露气管，在甲状腺峡部与气管之间的疏松组织间隙进行分离，自下向上分离并切断甲状腺峡部，切开甲状腺悬韧带，显露环甲间隙，拉钩牵拉颈前肌群，显露颈鞘，在颈总动脉和颈内静脉之间术中神经监测进行刺激，测量 V1 信号。

③离断甲状腺下极血管：向内上牵引甲状腺，沿甲状腺下极，紧贴甲状腺组织凝闭切断甲状腺下动脉的 2～3 级分支及伴行静脉，将甲状腺逐渐向上翻起，游离下 1/3 腺体，可同时凝闭离断甲状腺中静脉，便于显露喉返神经。

④喉返神经及甲状旁腺的显露与功能保护：将甲状腺向上方牵引，显露气管食管间沟，用十字交叉法及神经监护刺激电极进行定位，寻找喉返神经，定位喉返神经后全程显露神经主干，向上显露至入喉处，在分离过程中注意保护神经，避免能量器械的热灼伤及机械损伤。

⑤离断甲状腺上极血管：向外下牵引甲状腺，调整拉钩显露甲状腺上极，打开环甲间隙继续分离，向外侧牵拉甲状腺，显露甲状腺上极血管，用神经监测多功能分离钳分离和监测喉上神经，避免损伤喉上神经，紧贴甲状腺上极移行凝闭甲状腺上极血管。

⑥切除腺体：离断甲状腺峡部及上极、下极之后，甲状腺活动度已经比较大，将腺体向内侧牵拉，在保护喉返神经及避开甲状旁腺情况下用超声刀离断甲状腺悬韧带，操作过程中需注意保护入喉处喉返神经。

⑦清扫淋巴结：清扫甲状腺、气管周围和喉返神经周围淋巴结。

（6）取出标本：通过观察孔穿刺器置入标本袋，完整取出标本。

（7）冲洗伤口，放置引流管。手术创面用温热灭菌注射用水冲洗，尽量避免甲状腺及其肿瘤组织异位种植。检查创面有无活动性出血。甲状腺窝放置引流管经乳晕边缘切口引出。

（8）核对敷料、器械、用物数目，4-0# 可吸收缝线缝合颈白线，撤除机器人与 Trocar 的连接器械，4-0# 可吸收缝线缝合切口。

（9）酒精纱布块擦拭切口皮肤，无菌敷料覆盖切口。

第十九章　胸部外科手术配合

第一节　漏斗胸微创矫正手术（Nuss 手术）配合

一、适应证

（1）中、重度漏斗胸，压迫心脏，影响生长发育。

（2）胸廓畸形进行性加重。

（3）深呼吸时胸壁矛盾运动。

二、麻醉方式

全身麻醉。

三、手术体位

仰卧位，双手平展向外。

四、器械、敷料、用物准备

（1）器械：漏斗胸矫形包。

（2）敷料：一次性胸科敷料包。

（3）用物。

①常规用物：刀片、缝合针、缝线、吸引管、手术切口保护薄膜、灭菌橡胶外科手套、纱布块、纱布垫、电刀笔、胸腔引流管、伤口敷贴。

②特殊用物：漏斗胸矫形工具、胸骨缝合工具、钢丝。

五、手术配合

（1）常规消毒、铺巾，连接电刀、吸引器。

（2）测量患者的胸廓长宽度和形状，选择合适的矫形板。根据患者的胸廓形状，利用塑形钳慢慢将矫形板弯曲，直到弯成所需的反向"U"形。

（3）23# 刀在患者两侧肋骨的标记处切长 2～5 cm 的切口，以便植入漏斗胸矫形板。

（4）将牵引分离器缓慢、试探性地从一侧切口通过患者胸骨凹陷的最低点到达另一侧切口，将 F30 吸引管作为引导线套在牵引分离器上，沿原路返回，撤下牵引分离器。将引导线套在矫形板上，利用引导线将矫形板以"U"形前路径植入人体胸腔内。解下引导线，利用旋转手柄缓慢将矫形板翻转成所需的反向"U"形（如胸廓凹陷严重时，需在胸腔镜辅助下操作）。

（5）用钢丝将矫形板的两端固定在患者的肋骨上。

（6）止血，清点器械、敷料、用物数目，依层次缝合切口。

（7）酒精纱布消毒皮肤，敷贴覆盖伤口。

第二节　肺叶切除手术配合（以下肺叶为例）

一、适应证

肺部肿瘤、空洞型肺结核及反复大出血。

二、麻醉方式

全身麻醉。

三、手术体位

侧卧位。

四、器械、敷料、用物准备

（1）器械：肺切器械包、肺切基础包。

（2）敷料：一次性胸科敷料包。

（3）用物。

①常规用物：刀片、缝合针、缝线、吸引管、手术切口保护薄膜、灭菌橡胶外科手套、纱布块、纱布垫、电刀笔、胸腔引流管、伤口敷贴。

②特殊用物：合拢器、超长镊。

五、手术配合

（1）常规消毒皮肤并铺巾，术野贴皮肤保护薄膜。

（2）切开皮肤、皮下组织：有齿镊、23$^\#$刀片切开皮肤，电刀切开皮下组织，边切边凝血，2块干纱布垫拭血。

（3）电刀切开前锯肌、背阔肌，中弯钳钳夹出血点电凝止血。

（4）中弯钳游离斜方肌、背阔肌与大菱形肌，电刀切断附着在脊突的筋膜束。

（5）肩胛骨拉钩拉起肩胛骨，电刀切开第5肋间，经肋间牵开器牵开切口。

（6）探查病变：递生理盐水给手术医生洗净和湿润双手进行探查。

（7）松解下肺韧带：肺叶钳钳夹拟切除之肺叶，长镊、长弯钳分离、钳夹，长组织剪剪断，中弯钳带4$^\#$线结扎。

（8）切断下肺叶动静脉：长镊、长组织剪剪开胸膜；长弯钳、直角钳、游离钳夹肺动脉分支，中弯钳带双 4# 线结扎近端和远端，4# 丝线、○ 6×14 加固缝扎中间一针，长组织剪切断（同法处理下肺叶静脉）。

（9）分离支气管周围结缔组织，游离、切断肺叶支气管，切除病变肺叶：索蚊钳、长组织剪分离；气管钳夹住拟切除的肺叶支气管，长镊夹持湿纱布垫保护切口周围，23# 刀片紧贴气管钳切断。

（10）处理支气管残端：碘伏纱布消毒残端，组织钳夹住支气管残端，1# 丝线、○ 5×12 间断缝合，取下病变的肺叶放入标本盆。

（11）检查支气管残端是否漏气：温生理盐水冲洗胸腔，备 1# 丝线、○ 5×12 修补。

（12）将胸膜或余肺覆盖支气管残端，彻底止血：长镊、1# 丝线、○ 6×14 缝合并覆盖残端，电凝止血，清点器械、敷料、用物数目。

（13）常规放置胸腔引流管：有齿镊夹持酒精纱布消毒皮肤，23# 刀片于腋中线与腋后线之间第 7、第 8 肋间切小口，大弯钳分离进入胸腔，7# 丝线、△ 9×24 固定胸腔引流管胸管于皮肤上。

（14）关闭胸腔，缝合胸膜及肋间肌：肋骨合拢器拉拢肋骨，双 7# 丝线、○ 11×34 缝合肋骨 3～4 针固定，7# 丝线缝合。打结前，麻醉医生做气管内加压，充分膨肺。

（15）缝合各层肌肉：无齿镊、7# 丝线、○ 11×34 间断缝合。

（16）缝合皮下组织：有齿镊夹持酒精纱布消毒切口皮肤；递有齿镊，4# 丝线、○ 9×24 间断缝合，再次清点器械、敷料、用物数目。

（17）缝合皮肤：递有齿镊，1# 丝线、△ 9×24 间断缝合。

（18）对合皮肤，覆盖切口：2 把有齿镊夹持酒精纱布消毒皮肤，敷料覆盖切口。再次清点器械、敷料、用物数目。

第三节 食管下段癌根治手术配合

一、适应证

食管癌。

二、麻醉方式

全身麻醉。

三、手术体位

右侧卧位。

四、器械、敷料、用物准备

（1）器械：后外切口器械包、后外切口基础包。

（2）敷料：一次性胸科敷料包。

（3）用物。

①常规用物：刀片、缝合针、缝线、吸引管、手术切口保护薄膜、灭菌橡胶外科手套、纱布块、纱布垫、电刀笔、胸腔引流管、伤口敷贴。

②特殊用物：灭菌橡皮套、棉纱带、石蜡油棉球、蘑菇头钳、荷包线、肋骨咬、肋骨剪、压肠板、切割缝合器、管形吻合器、超声刀。

五、手术配合

（1）常规消毒皮肤并铺巾。

（2）切开皮肤、皮下组织。

（3）电刀切开前锯肌、背阔肌，中弯钳钳夹出血点，电凝止血。

（4）中弯钳游离斜方肌、背阔肌与大菱形肌，电刀切断附着在脊突的筋膜束。

（5）肩胛骨拉钩拉起肩胛骨，电刀切开肋间，暴露第6或第7肋间骨膜。

（6）2块湿纱布垫保护切口，肋骨牵开器牵开切口，经肋间进入胸腔。

（7）探查病变，检查胸主动脉旁有无淋巴转移及粘连，递生理盐水给手术医生洗净和湿润双手进行探查。

（8）长镊夹持湿纱布垫覆盖左肺，大S拉钩或压肠板折弯将肺叶向前方牵开，显露后纵隔。

（9）纵向切开纵隔胸膜，游离食管及迷走神经，显露食管下段：长镊、长组织剪剪开胸膜；长弯钳游离并钳夹出血点，4#丝线结扎；卵圆钳将棉纱带穿过食管做牵引，中弯钳固定。

（10）长镊、23#刀片于食管裂孔左前方、肝脾之间切开膈肌一小口，2把中弯钳夹提切缘，长组织剪向内至食管裂孔、向外至胸壁切口前方扩大切口，4#丝线结扎或4#丝线、○6×14缝扎止血，7#丝线、○9×24悬吊膈肌4针，暴露腹腔。

（11）长镊、长弯钳分离膈肌角处的膈动脉并钳夹，中弯钳带4#丝线结扎，4#丝线、○6×14加强缝扎1针，15#刀片切断。

（12）游离胃体。

①长镊经膈肌切口提起胃体，中弯钳分离、钳夹，组织剪于胃大弯处剪断大网膜，4#丝线结扎。

②处理胃网膜左动脉：中弯钳分离，3把中弯钳钳夹，15#刀片切断，中弯钳带双4#丝线结扎近端和远端，4#丝线、○6×14加固缝扎近端一针。

③向左分离胃短韧带并逐支处理胃短动脉，分离胃膈韧带；向右分离胃结肠韧带至幽门下：长镊、长弯钳分离、钳夹，长组织剪剪断，4#丝线结扎或电凝止血。

④处理小网膜，分离、钳夹切断胃左动脉：中弯钳分离，3把中弯钳钳夹，15#刀片切断，

中弯钳带双 4# 丝线结扎近端和远端，4# 丝线、○ 6×14 加固缝扎近端一针。

⑤再次游离幽门部：长镊、中弯钳钳夹止血，4# 丝线结扎或电凝止血。距贲门 3～5 cm 处之胃体部断胃，2 把 22 cm 有齿直钳夹胃体，长镊夹持湿纱布垫保护切口周围，23# 刀片切断，碘伏纱布消毒断端。将内容物污染的血管钳、手术刀放入指定容器，不可再用于分离、钳夹其他组织。

（13）缝合胃切口两端：用切割缝合器切割缝合胃部，将胃做成管状，长镊、4# 丝线、○ 6×14 褥式缝合远端，1# 丝线、○ 5×12 "8" 字缝合浆肌层，包埋残端；双 4# 丝线、○ 7×17 缝合近端。

（14）湿纱布包裹手指自下而上钝性游离食管，广泛切除其邻近淋巴、脂肪组织（争取在较高部位切除食管）。

（15）距肿瘤 7 cm 以上切除食管（于主动脉弓上行食管吻合）：大直角钳钳夹食管，组织剪剪除。灭菌橡皮套住食管近端，7# 丝线绑扎。

（16）游离食管至主动脉弓上，将近端食管提至主动脉弓上：中弯钳带棉纱带或 12F 导尿管穿过食管做牵引，组织剪游离。

（17）食管胃吻合：荷包钳钳闭食管切断处，荷包线做荷包，切断食管，将管形吻合器钉毡放入食管，收紧荷包。在管状胃远端缝合荷包，切开荷包中央，置入管形吻合器，吻合器行胃与食管端端吻合，退出吻合器后，用直线切割缝合器缝闭管状胃切口，1# 丝线、○ 6×14 全层包埋。将胃与周围纵隔胸膜、侧胸壁缝合固定，减少吻合口张力；检查胃左动脉结扎处及食管沟，彻底止血。

（18）清点器械、敷料、用物数目，缝合膈肌，缝合固定胃通过膈肌处防止术后切口疝的发生。

（19）温灭菌注射用水冲洗胸腔，放置胸腔引流管，清点器械、敷料数目，关闭胸腔，依层次缝合切口。

（20）酒精纱布消毒皮肤，敷贴覆盖伤口。

第四节　纵隔肿瘤切除手术配合

一、适应证

诊断明确的纵隔肿瘤并能排除恶性淋巴瘤者。

二、麻醉方式

全身麻醉。

三、体位

侧卧位或仰卧位。

四、器械、敷料、用物准备

（1）器械：肺切器械包、肺切基础包。

（2）敷料：一次性胸科敷料包。

（3）用物。

①常规用物：刀片、缝合针、缝线、吸引管、手术切口保护薄膜、灭菌橡胶外科手套、纱布块、纱布垫、电刀笔、胸腔引流管、伤口敷贴。

②特殊用物：小纱球、超声刀。

五、手术配合

（1）常规消毒、铺巾，连接电刀、吸引器。

（2）23$^\#$刀片切开皮肤，电刀切开皮下及肌肉组织。

（3）嘱麻醉医生单肺通气，经肋间进入胸腔，大肋骨牵开器牵开肋间。

（4）肺叶钳向前牵拉肺叶显露肿瘤，在距离肿瘤基底部 2 cm 处用电刀切开胸膜，丝线结扎肿瘤的营养血管，切除肿瘤。

（5）检查术野有无出血，用双氧水、温水冲洗胸腔。嘱麻醉医生膨肺，检查有无漏气，如有漏气则用 1$^\#$丝线、○ 5×12 缝合修补。

（6）止血，放置胸腔引流管，清点器械、敷料、用物数目，依层次缝合切口。

（7）酒精纱布擦拭皮肤，敷贴覆盖伤口。

第五节　胸腔镜肺段切除手术配合

一、适应证

局部某一肺段内的良性病变及小肺癌，直径＜ 2 cm，无扩散的 $T_1N_0M_0$ 期肺癌。

二、麻醉方式

全身麻醉，双腔气管插管。

三、手术体位

侧卧位。

四、器械、敷料、用物准备

（1）器械：胸腔镜器械包、胸腔镜特殊器械。

（2）敷料：一次性胸科敷料包。

（3）用物。

①常规用物：刀片、缝合针、缝线、吸引管、手术切口保护薄膜、灭菌橡胶外科手套、纱布块、纱布垫、电刀笔、胸腔引流管、伤口敷贴。

②特殊用物：10 mm 30°镜头、一次性切口皮肤牵开器、切割缝合器、钉匣、穿刺器、长卵圆钳、推结器、电凝钩、电凝线、无菌保护套、石蜡油。

五、手术配合

（1）常规消毒、铺巾，连接电刀、吸引器，协助医生连接并固定好连线，调好焦距，进行白平衡。

（2）23#刀片在腋后线第7～8肋间切开皮肤，电刀切开皮下及肌肉组织。麻醉医生单肺通气后，穿刺器进入胸腔，拔除穿刺器管芯，放入30°镜探查胸膜腔和肺表面，此孔为观察孔。

（3）同法在腋前线第4～5肋间与腋后线第8～9肋间再做两个操作孔，切口牵开器撑开主操作孔。

（4）用直角钳游离肺段动脉、肺静脉，递切割缝合器切断缝合肺段动静脉。在肺动脉附近找到肺段支气管，用切割缝合器穿过支气管轻夹支气管后通知麻醉医生将肺完全膨胀，待肺再次萎缩后，沿肺段平面用切割缝合器切断缝合。清扫淋巴结，取下的肺段淋巴结妥善保管，以备术后送检。萎缩肺重新膨胀，确定钳夹部位准确无误后，用切割缝合器切断缝合。

（5）标本取出器取出病灶，送检。

（6）冲洗胸腔，检查有无漏气，放置引流管。

（7）清点器械、敷料、用物数目，关闭胸腔镜系统，逐层关闭切口。

（8）酒精纱布消毒皮肤，敷贴覆盖伤口。

第六节　胸腔镜肺叶切除手术配合（以下肺叶为例）

一、适应证

完全局限于肺叶内的肿瘤或内科治疗无效的炎症性病变及其他病变。

二、麻醉方式

全身麻醉，双腔气管插管。

三、手术体位

侧卧位。

四、器械、敷料、用物准备

（1）器械：胸腔镜器械包、胸腔镜特殊器械。

（2）敷料：一次性胸科敷料包。

（3）用物。

①常规用物：刀片、缝合针、缝线、吸引管、手术切口保护薄膜、灭菌橡胶外科手套、纱布块、纱布垫、电刀笔、胸腔引流管、伤口敷贴。

②特殊用物：10 mm 30° 镜头、穿刺器、切割缝合器及钉匣、一次性切口牵开器、长卵圆钳、推结器、电凝钩、电凝线、无菌保护套、石蜡油。

五、手术配合

（1）常规消毒，铺巾，连接电刀、吸引器，协助医生连接并固定好连线，调好焦距，对白。

（2）递23#刀片在腋中线第 7～8 肋间切开皮肤，电刀切开皮下及肌肉组织，麻醉医生给单肺通气后，穿刺器进入胸腔，拔除穿刺器管芯，放入 30° 镜探查胸膜腔和肺表面，此孔为观察孔。

（3）同法在腋前线第 5 肋间与腋后线第 8 肋间再做 2 个操作孔，递切口牵开器撑开主操作孔。

（4）探查病变肺叶。

（5）递无齿卵圆钳提起肺叶，进行下肺韧带松解，游离出下肺静脉，用切割缝合器切断缝合下肺静脉。电凝钩游离肺动脉表面粘连，直角钳游离肺动脉，切割缝合器切断缝合。在肺动脉附近找到支气管，用切割缝合器穿过支气管轻夹支气管后通知麻醉师将萎缩肺重新膨胀，确定钳夹部位并用切割缝合器切割缝合气管。

（6）递标本取出器取出病灶，送检。

（7）清扫淋巴结。

（8）冲洗胸腔，检查有无漏气，放置引流管。

（9）清点器械、敷料、用物数目，关闭胸腔镜系统，逐层关闭切口。

（10）酒精纱布消毒皮肤，敷贴覆盖伤口。

第二十章　心脏外科手术配合

第一节　体外循环建立手术配合

一、适应证

心内直视手术、大血管手术及冠状动脉搭桥手术。

二、麻醉方式

全身麻醉。

三、手术体位

仰卧位，胸背部垫软枕。

四、器械、敷料、用物准备

（1）器械：体外器械包、体外基础包。

（2）敷料：一次性心脏敷料包。

（3）用物。

①常规用物：刀片（23#、11#）、缝合针、7#丝线、吸引管、手术切口薄膜、灭菌橡胶外科手套、纱布块、纱布垫、电刀笔、胸腔引流管、腹腔引流管、F14红色导尿管、50 mL一次性注射器、输血器、伤口敷贴。

②特殊用物：钢丝、骨蜡、各种动静脉插管、无损伤缝线、涤纶线、聚丙烯缝线、胸骨锯、除颤板。

五、手术配合

（1）消毒皮肤，铺巾，术野贴手术薄膜。

（2）自胸骨切迹起沿前胸中线向下达剑突下4～5 cm腹壁白线上段切开皮肤、皮下组织，有齿镊、23#刀片切开，电刀止血，干纱布拭血。

（3）剥离胸骨甲状肌的胸骨附着处，紧贴胸骨后壁全长推开疏松结缔组织：小直角钳撑开胸骨上窝处肌肉组织；动脉钳夹持剑突，电刀或剪刀剪去；小头卵圆钳游离胸骨后壁；线剪纵向剪开剑突软骨。

（4）纵向锯开胸骨：胸骨锯锯开胸骨，骨蜡涂在骨髓腔止血。

（5）显露胸腺、前纵隔及心包：小胸骨牵开器显露术野。

（6）切开心包，显露心脏：长镊或血管钳夹起心包，组织剪剪开或电刀切开心包，7#丝线、○ 11×20 悬吊心包 2 ～ 3 针，湿纱布垫保护胸骨创面，换大胸骨牵开器，递 7# 丝线、○ 11×20 悬吊心包 4 ～ 5 针。

（7）建立体外循环。

①2-0# 无损伤涤纶线在主动脉外膜上缝双层荷包，套短阻断管，弯钳游离主肺动脉间隔。

②直角钳游离上腔静脉，肾蒂钳游离下腔静脉，过棉线，套粗阻断管，中弯钳钳夹棉线末端待阻断用。无损伤涤纶线缝合上下腔荷包，套阻断管。

③主动脉插管：递 11# 刀片在主动脉荷包线中央切小口，置入主动脉管，收紧荷包线，7# 丝线固定，7# 线、△ 9×24 缝合固定一针。

④Alis 钳钳夹上腔静脉，23# 刀片在上腔静脉荷包处行上腔静脉插管，7# 丝线固定。同法行下腔静脉插管。

⑤左心插管：双头无损伤涤纶线带垫片缝合左心荷包线，套长阻断管，11# 刀于荷包线中央切小口，置入左心管，收紧荷包线。

⑥核对各管道并行循环。阻断上下腔静脉，如需停跳，阻断主动脉，心肌表面放置冰泥。

（8）冠状动脉灌注管插管（三种方法，根据手术需要选择）。

①2-0# 无损伤涤纶线在主动脉根部缝荷包线，套短阻断管，灌注针插入主动脉。

②剪开主动脉根部，冠状动脉灌注管行左、右冠状动脉直接灌注。

③逆行灌注：切开右心房，心房拉钩牵拉暴露，4-0# 聚丙烯线于冠状静脉窦旁作荷包线，套短阻断管，插入逆行灌注管，用注射器抽 3 mL 生理盐水注入气囊，递 7# 丝线固定。

（9）心内操作。

（10）缝合心脏切口。

（11）开放主动脉、上下腔静脉，复温至肛温或膀胱温降至 36 ℃，鼻温降至 37 ℃。

（12）停机后拔出上腔静脉管，收紧荷包线结扎后用直角钳钳夹，7# 线结扎。拔除下腔静脉管，最后拔除主动脉管。

（13）缝合心包前清点纱布、血垫、棉线、缝合针等物品，无误后缝合心包。

（14）放置引流管，再次清点器械、敷料、用物数目无误后，钢丝缝合固定胸骨，依层次缝合切口。

（15）酒精纱布消毒皮肤，敷贴覆盖伤口。

第二节　室间隔缺损修补手术配合

一、适应证

室间隔缺损。

二、麻醉方式

全身麻醉。

三、手术体位

平卧位，胸背部垫小枕。

四、器械、敷料、用物准备

（1）器械：体外器械包、体外基础包。

（2）敷料：一次性心脏敷料包。

（3）用物。

①常规用物：刀片（23#、11#）、缝合针、7# 丝线、吸引管、手术切口薄膜、灭菌橡胶外科手套、纱布块、纱布垫、电刀笔、胸腔引流管、腹腔引流管、F14 红色导尿管、50 mL 一次性注射器、输血器、伤口敷贴。

②特殊用物：钢丝、骨蜡、各种动静脉插管、无损伤缝线、涤纶线、聚丙烯缝线、胸骨锯、除颤板、涤纶修补片或异种补片、戊二醛，必要时准备笔式针持、笔式镊子、线钩。

五、手术配合

（1）经胸骨正中切口，显露心脏。

（2）建立体外循环。

（3）并行循环，阻断上下腔静脉，阻断主动脉。

（4）选择心脏切口。

①房室沟平行于右心房横向或斜向切开右心房，于心房切口缘缝牵引线，显露室间隔缺损。

②切开右心室流出道心肌全层，于心室切口缘缝牵引线，显露室间隔缺损。

③纵向或横向切开肺动脉主干，于切口缘缝牵引线，显露嵴上型或干下型室间隔缺损。

（5）修补缺损。

①直接缝合法：无损伤涤纶线带垫片间断褥式缝合。

②补片修补法：无损伤涤纶线带垫片将大小合适的涤纶修补片或自体心包补片在缺损下缘连续或间断缝合，打结缝线闭合室间隔。

（6）缝合心脏切口，停止体外循环，拔管。

（7）放置引流管，清点器械、敷料、用物数目，关胸，依层次缝合切口。

（8）酒精纱布消毒皮肤，敷贴覆盖伤口。

第三节　法洛四联症矫治手术配合

一、适应证

法洛四联症。

二、麻醉方式

全身麻醉。

三、手术体位

平卧位，胸背部垫小枕。

四、器械、敷料、用物准备

（1）器械：体外器械包、体外基础包。

（2）敷料：一次性心脏敷料包。

（3）用物。

①常规用物：刀片（23#、11#）、缝合针、7# 丝线、吸引管、手术切口薄膜、灭菌橡胶外科手套、纱布块、纱布垫、电刀笔、胸腔引流管、腹腔引流管、F14 红色导尿管、50 mL 一次性注射器、输血器、伤口敷贴。

②特殊用物：钢丝、骨蜡、各种动静脉插管、涤纶线、聚丙烯缝线、胸骨锯、除颤板、涤纶修补片或异种补片、戊二醛、扩条、笔式针持、笔式镊子、线钩。

五、手术配合

（1）经胸骨正中切口，显露心脏。

（2）建立体外循环，并行循环，阻断上下腔静脉，阻断主动脉，递冰泥置于心脏表面。

（3）单纯右室流出道切开。

①切开右心室，组织剪扩大。

②切开漏斗口，于肥厚的心肌隔、壁两边缝牵引线，切除肥厚的心肌，疏通右室流出道。

（4）如有肺动脉瓣狭窄，在肺动脉瓣膜交界融合处切开直至瓣环，以解除狭窄。扩条探查肺动脉大小及肺动脉瓣成形情况。

（5）常见嵴下型室间隔缺损的修复：经三尖瓣口向右上、左上牵开主动脉瓣环和室间隔缺损前缘，显露室缺全貌和主动脉瓣口。用适当补片、无损伤涤纶线带垫片间断缝合室间隔缺损，并将骑跨于右室的主动脉开口缘补在左室内。

（6）缝合右心室切口。

①如有肺动脉干狭窄，延长右室纵切口纵向切开肺动脉干。

②跨瓣环补片：选择合适的椭圆形补片先缝至肺动脉切口右缘和左缘，检查肺动脉瓣环通畅后，再连续缝合右心室切口。

（7）缝合心脏切口，停止体外循环，拔管。

（8）放置引流管，清点器械、敷料、用物数目，关胸，依层次缝合切口。

（9）酒精纱布消毒皮肤，敷贴覆盖伤口。

第四节　二尖瓣瓣膜置换手术配合

一、适应证

二尖瓣脱垂、狭窄或关闭不全。

二、麻醉方式

全身麻醉。

三、手术体位

平卧位，胸背部垫小软枕。

四、器械、敷料、用物准备

（1）器械：体外器械包、体外基础包。

（2）敷料：一次性心脏敷料包。

（3）用物。

①常规用物：刀片（23#、11#）、缝合针、7#丝线、吸引管、手术切口薄膜、灭菌橡胶外科手套、纱布块、纱布垫、电刀笔、胸腔引流管、腹腔引流管、F14红色导尿管、50 mL一次性注射器、输血器、伤口敷贴。

②特殊用物：钢丝、骨蜡、各种动静脉插管、无损伤缝线、涤纶线、聚丙烯缝线、胸骨锯、除颤板、测瓣器、换瓣器械、超锋利剪、刮匙、勺子。

五、手术配合

（1）经胸骨正中切口显露心脏。

（2）建立体外循环。

（3）心内操作。

①主动脉阻断后，11#刀片切开右心房，组织剪扩大切口。11#刀片纵向切开房间隔，进入左房，眼睑拉钩拉开，2-0#无损伤涤纶线半针悬吊3针，递蚊式钳夹住线尾。如左房及左心耳内有血栓，刮匙或勺子取出血栓，递大量生理盐水（1000 mL）冲洗左房，递血栓镊夹出残留小血栓。

②切除瓣膜：2把持瓣钳夹持前瓣中央牵向后瓣侧，展开前瓣叶，距前瓣叶基部约2～3 cm处，递11#尖刀、剪刀切除二尖瓣。

③测量瓣环：用测瓣器测量瓣环大小，选择适当型号的人工瓣膜。

④缝合瓣膜：用2-0#带垫片无损伤涤纶线12～15针，分4组分别缝合在人工瓣环上，每完成一组，用2把蚊式钳夹住缝线，中间剪断；缝完全程后生理盐水湿润缝线，将人工瓣膜着床就位，11#尖刀挑开瓣架固定线，取下瓣架，洗手打结。

⑤检查瓣膜：递试瓣器检查瓣膜开放情况。

（4）缝合心脏切口：双头针2-0#无损伤涤纶线缝合左房顶，3-0#聚丙烯线连续缝合房间隔，关闭房间隔前嘱麻醉医生膨肺。递4-0#聚丙烯线连续缝合右房切口，连接排气管排气，开放主动脉，并行循环。

（5）停止体外循环，拔除体外循环管道。

（6）止血，放置引流管，清点器械、敷料、用物数目，依层次缝合切口。

（7）酒精纱布擦拭皮肤，敷贴覆盖伤口。

第五节　主动脉瓣置换手术配合

一、适应证
主动脉瓣狭窄、主动脉瓣关闭不全、主动脉瓣二叶化畸形。

二、麻醉方式
全身麻醉。

三、手术体位
仰卧位，胸背部垫软枕。

四、器械、敷料、用物准备
（1）器械：体外器械包、体外基础包。

（2）敷料：一次性心脏敷料包。

（3）用物。

①常规用物：刀片（23#、11#）、缝合针、7#丝线、吸引管、手术切口薄膜、灭菌橡胶外科手套、纱布块、纱布垫、电刀笔、胸腔引流管、腹腔引流管、F14 红色导尿管、50 mL 一次性注射器、输血器、伤口敷贴。

②特殊用物：钢丝、骨蜡、各种动静脉插管、无损伤缝线、涤纶线、聚丙烯缝线、胸骨锯、除颤板、瓣膜测瓣器、换瓣器械、超锋利剪。

五、手术配合

（1）经胸骨正中切口显露心脏。

（2）建立体外循环。

（3）心内操作。

①开主动脉：升主动脉阻断后，11#尖刀切开主动脉，组织剪延长切口。

②缝牵引线：在主动脉瓣三个交界处用 2-0#无损伤线半针各缝一针牵引线半针，分别递蚊式钳夹线尾。

③切除瓣膜：持瓣钳夹住瓣叶中点做牵引，11#尖刀切开小口，组织剪依次切除三个瓣叶。

④测量瓣环：测瓣器测量瓣环大小，选择适当型号的人工瓣膜。

⑤缝合瓣膜。

A. 间断缝合上瓣法：2-0#带垫片双头无损伤涤纶线缝合 12～15 针，分 3 组缝合在人工瓣环上，每完成一组，用 2 把蚊式钳夹住缝线，中间剪断；缝完全程后用生理盐水湿润缝线，将人工瓣膜着床就位，11#尖刀挑开瓣架固定线，取下瓣架，洗手打结。

B. 连续缝合上瓣法：3-0#双头聚丙烯线连续缝合 3 针，每缝完一针用胶蚊式钳夹住末端，7#丝线、○7×17 穿过聚丙烯线牵拉，蚊式钳夹线尾；缝完全程后用生理盐水湿润缝线，将人工瓣膜着床就位，11#尖刀挑开瓣架固定线，取下瓣架，洗手打结。

⑥检查瓣膜：试瓣器检查瓣膜开放情况。

（4）缝合主动脉切口：双头针 4-0#聚丙烯线带垫片连续缝合主动脉切口两道，最后一针收紧前鼓肺，接排气管排气，开放主动脉，并行循环。

（5）停止体外循环，拔除体外循环管道。

（6）止血，放置引流管，清点器械、敷料、用物数目，依层次缝合切口。

（7）酒精纱布擦拭皮肤，敷贴覆盖伤口。

第六节 三尖瓣成形手术配合

一、适应证

三尖瓣关闭不全。

二、麻醉方式

全身麻醉。

三、手术体位

仰卧位，胸背部垫软枕。

四、器械、敷料、用物准备

（1）器械：体外器械包、体外基础包。

（2）敷料：一次性心脏敷料包。

（3）用物。

①常规用物：刀片（23#、11#）、缝合针、7# 丝线、吸引管、手术切口薄膜、灭菌橡胶外科手套、纱布块、纱布垫、电刀笔、胸腔引流管、腹腔引流管、F14 红色导尿管、50 mL 一次性注射器、输血器、伤口敷贴。

②特殊用物：钢丝、骨蜡、各种动静脉插管、无损伤缝线、涤纶线、聚丙烯缝线、胸骨锯、除颤板、三尖瓣成形环测环器、笔式针持、笔式镊、小线钩、F14 红色导尿管、50 mL 一次性注射器。

五、手术配合

（1）经胸骨正中切口，显露心脏。

（2）建立体外循环。

（3）心内操作。

①切开心脏：11# 尖刀切开右心房，组织剪扩大切口，眼睑拉钩拉开，2-0# 无损伤涤纶线半针悬吊 3 针，蚊式钳夹住线尾。

②探查瓣膜情况：50 mL 一次性注射器接 F14 导尿管注水，检查三尖瓣瓣膜关闭情况。

③瓣膜成形。

A. 瓣环缩环术：2-0# 双头无损伤聚酯线带垫片沿前瓣和后瓣交界处及后瓣瓣环做 1 ~ 2 针褥式缝合，两侧都衬垫片。

B. De Vega 术：4-0# 双头聚丙烯线带垫片沿前瓣和后瓣瓣环做双层交叉连续缝合。

C. 成形环固定术：测环器测定瓣环大小，选择所需人工成形环。递 2-0# 无损伤涤纶线沿瓣叶附着部做间断褥形缝合 8 ~ 10 针，每缝 1 针，递 1 把蚊式钳夹住线尾。缝完后递生理盐水湿润缝线，将成形环着床就位打结，11#尖刀挑开固定线，取下固定架，洗手打结。

④注水实验：再次用50 mL一次性注射器接F14导尿管注水，观察三尖瓣瓣膜成形情况。

（4）缝合心脏切口：4-0#聚丙烯线连续缝合右房切口，连接排气管排气，开放主动脉，并行循环。

（5）停止体外循环，拔除体外循环管道。

（6）止血，放置引流管，清点器械、敷料、用物数目，依层次缝合切口。

（7）酒精纱布擦拭皮肤，敷贴覆盖伤口。

第七节　体外循环冠状动脉旁路移植手术配合

一、适应证

冠状动脉粥样硬化性心脏病。

二、麻醉方式

全身麻醉。

三、手术体位

仰卧位，胸背部垫软枕。

四、器械、敷料、用物准备

（1）器械：体外器械包、体外基础包、静脉包、冠状动脉旁路移植手术器械。

（2）敷料：一次性心脏敷料包。

（3）用物。

①常规用物：刀片（23#、11#）、缝合针、7#丝线、吸引管、手术切口薄膜、灭菌橡胶外科手套、纱布块、纱布垫、电刀笔、胸腔引流管、腹腔引流管、F14红色导尿管、50 mL一次性注射器、输血器、伤口敷贴。

②特殊用物：钢丝、骨蜡、各种动静脉插管、无损伤缝线、涤纶线、聚丙烯缝线、胸骨锯、除颤板、穿刺针（22G、24G）、长电刀头、侧壁钳、主动脉打孔器、钛制血管夹、冠脉刀片、乳内牵开器、手术目镜、冷光源头灯、消毒鞋套、盐酸罂粟碱、肝素、弹力绷带。

五、手术配合

（1）全身皮肤清洁消毒，铺无菌单，下肢抬高消毒，套消毒鞋套。

（2）取大隐静脉配合。

①于内踝上方起向大腿根部延伸纵向处切开皮肤，游离大隐静脉远端。用剪刀沿静脉表面将切口延长至所需长度。

②于踝静脉切口处、大隐静脉的远端插入橄榄针头，7#丝线结扎固定。另一端上血管钳钳夹，4#丝线结扎。橄榄针头连接盛有肝素生理盐水的 20 mL 注射器（0.9% 生理盐水 250 mL ＋肝素 6000 U），边游离血管，边向血管内缓慢推注肝素生理盐水，使血管充盈，漏水处用 7-0#Prolene 线缝合。大隐静脉上的侧支血管，用丝线结扎其近端和远端，然后剪断。

③当血管长度达到预定要求时，7#丝线结扎大隐静脉近端，切断远端。将取下的大隐静脉放入肝素生理盐水中待用。

④创面彻底止血，清点器械、敷料、用物数目，可吸收缝线连续缝合肌肉、皮下组织、皮肤，酒精纱布消毒切口，伤口覆盖纱布垫，用弹力绷带缠绕加压包扎伤口。

（3）剥离胸廓内动脉：胸骨正中切口入路，递乳内牵开器撑开胸骨，换长电刀头。取胸廓内动脉可从第 4、第 5 肋间开始，也可从近端开始。用长电刀切开壁层胸膜和肌肉组织，游离胸廓内动脉肋间分支，其近端以钛夹夹闭，远端电凝止血，达到所需长度要求时，将胸廓内动脉从胸壁上剥离下来。中弯血管钳钳夹动脉远端，血管钳带 7#丝线结扎并剪断血管。静脉剪修剪断端吻合口，血管夹钳夹住血管，用罂粟碱生理盐水纱布（150 mL 生理盐水＋ 60 mg 罂粟碱）将该动脉包裹好，放于左侧胸腔内待用。

（4）冠状动脉远端吻合。

①打开心包，体外循环插管，并行体外循环。

②湿生理盐水纱布垫于心脏底部将其垫起，使术野得到较好的显露。15#圆刀游离病变的远端。

③阻断升主动脉，心表以冰生理盐水降温。

④递搭桥细镊子及冠状动脉刀，切开冠状动脉前壁，25°、125° 剪刀剪开冠状动脉前壁两端 3～5 mm，静脉剪将大隐静脉近端剪成相应大小斜状开口，笔式针持夹 7-0#聚丙烯线递给手术医生，行大隐静脉与冠状动脉梗阻部位远端的连续缝合。一般搭桥顺序为左侧边缘支、右冠状动脉、前降支。

（5）胸廓内动脉吻合：前降剪游离胸廓内动脉远端至合适的口径，纵向切开。一般左胸廓内动脉与前降支吻合，递乳内镊子，笔式针持夹 7-0#聚丙烯线进行血管吻合，开放血管夹，缝线打结。

（6）近端吻合：开放升主动脉阻断钳，拔除灌注插管。组织剪游离血管外膜，无损伤镊和侧壁钳夹住主动脉，11 号尖刀切开动脉壁，放入 4.0～4.5 mm 主动脉打孔器打孔。静脉桥近端吻合口用静脉剪修剪成斜面，无损伤血管夹阻断静脉桥，以防回血影响术野。笔式针持夹 5-0#或 6-0#聚丙烯线连续缝合。所有近端吻合完毕后，去掉侧壁钳，放开桥上无损伤血管夹，递持针器夹持 7-0#聚丙烯线的针头排气。

（7）停止体外循环，拔管，常规放置引流管，清点器械、敷料、用物数目，关胸。

第八节　非体外循环冠状动脉旁路移植手术

（冠状动脉搭桥手术）配合

一、适应证

冠状动脉粥样硬化性心脏病。

二、麻醉方式

全身麻醉。

三、手术体位

仰卧位，胸背部垫软枕。

四、器械、敷料、用物准备

（1）器械：体外器械包、体外基础包、静脉包、搭桥器械、心脏固定装置。

（2）敷料：一次性心脏敷料包。

（3）用物。

①常规用物：刀片（23#、11#）、缝合针、7#丝线、吸引管、手术切口薄膜、灭菌橡胶外科手套、纱布块、纱布垫、电刀笔、胸腔引流管、腹腔引流管、F14红色导尿管、50 mL一次性注射器、输血器、伤口敷贴。

②特殊用物：长电刀头、穿刺针（22G、24G）、无损伤缝线、侧壁钳、冠状动脉分流栓、冠状动脉阻断带、主动脉打孔器、钛夹钳、钛制血管夹、冠状动脉刀片、乳内牵开器、吹气喷雾管、消毒鞋套、弹力绷带、手术目镜、冷光源头灯、盐酸罂粟碱、肝素、20 mL一次性注射器。

五、手术配合

（1）全身皮肤清洁消毒，铺无菌单，下肢抬高消毒，套消毒鞋套。

（2）取大隐静脉：23#刀片切开皮肤，大隐静脉远端放置冲洗橄榄针头后接20 mL注射器，7#丝线固定；静脉内注入肝素生理盐水（0.9%生理盐水250 mL＋肝素6000 U），检查静脉质量。大隐静脉取下后放置于肝素盐水中。

（3）经胸骨正中切口显露心脏。

（4）取左胸廓内动脉。

①胸廓内动脉牵开器牵开胸骨，电刀沿胸廓内动脉两侧0.5～1.0 cm处切开，电凝止血、小血垫拭血。

②游离胸廓内动脉，钛夹夹闭左胸廓内动脉分支，间断用20 mL注射器喷洒罂粟碱生理盐水（150 mL生理盐水＋60 mg罂粟碱），以防动脉痉挛。

③血管夹夹持胸廓内动脉近端，蚊氏钳夹持胸廓内动脉远端，血管剪刀离断，蚊氏钳带 4# 丝线结扎远端，必要时用 2-0# 无损伤涤纶线半针缝扎。打开血管夹，冠状动脉探条检查胸廓内动脉通畅情况后再用血管夹夹持备用。

④罂粟碱生理盐水纱布包裹左胸廓内动脉，以防止动脉痉挛。

（5）换胸骨撑开器撑开胸骨，7# 丝线、○ 11×20 悬吊心包 7 ～ 8 针。

（6）精细镊提起胸廓内动脉，静脉剪修剪多余脂肪，递前降剪修剪胸廓内动脉边缘，吻合口成形。

（7）左胸廓内动脉 – 前降支吻合法。

①利用荷包牵引线和纱布块垫高心脏，显露左前降支，递心脏固定器，选择好吻合部位后用心脏固定器做局部固定，心脏固定器外接负压吸引器，负压保持在 0.04 MPa，电刀功率调至 10 Hz。

②无损伤镊子、15# 刀片切开心外膜解剖前降支，电刀电凝止血，针持夹冠状动脉阻断带牵引线穿过血管，备阻断用，蚊氏钳夹两端。

③收紧阻断带阻断前降支，冠状动脉刀挑开前降支，用前降剪修剪前降支吻合口，后降剪备用。

④冠状动脉探条探查吻合口远端靶血管，分流栓经吻合口插入冠状动脉，双头 7-0# 聚丙烯线将左胸廓内动脉与前降支相吻合，其间用 20 mL 注射器抽吸温生理盐水冲洗吻合口，确保术野清晰。温生理盐水冲洗吻合口检查漏血情况，备好半针 7-0# 聚丙烯线以做修补。

⑤固定胸廓内动脉蒂：吻合完毕后，持针器夹半针 7-0# 聚丙烯线将胸廓内动脉蒂固定于心脏表面，温生理盐水冲洗检查吻合口，备好钛夹用于止血。

（8）修剪大隐静脉：将静脉血管桥放在干燥平整的治疗巾上，20 mL 注射器接肝素生理盐水套入橄榄针头内，另一端用血管夹夹闭，注水检查血管漏血情况。如有破口，则用笔式针持夹持 7-0# 聚丙烯线缝合。

（9）静脉剪修剪静脉吻合口。

（10）静脉桥吻合。

①远端吻合法：选择靶血管，吻合方法同上。

②左胸廓内动脉 – 前降支吻合法。

③近端吻合法：组织剪剪去主动脉根部外膜，电刀功率调至 50 Hz 电凝止血，侧壁钳夹住主动脉根部，用中弯钳固定在孔巾上，以防主动脉压力过高致侧壁钳被弹开。11 号刀切开主动脉，主动脉打孔器打孔，及时清除打孔器尖端残留的组织，以免掉进心脏形成栓子，递近端镊及 5-0# 或 6-0# 聚丙烯线将大隐静脉与主动脉近端吻合。

（11）血管桥排气：持针器夹持 7-0# 聚丙烯线的针头排气。

（12）温盐水冲洗检查远端和近端搭桥血管吻合口情况，取出牵引线和纱布，20 mL 注射器温生理盐水冲洗吻合口。

（13）止血，放置引流管，清点器械、敷料、用物数目，依层次缝合切口。

（14）酒精纱布擦拭皮肤，敷贴覆盖伤口。

第九节 大血管手术配合
（以 Bentall ＋ Sun's 手术为例）

一、适应证

（1）累及主动脉的升部、弓部、降部的胸主动脉瘤。

（2）原发破口位于主动脉弓和降主动脉的 A 型主动脉夹层，头臂血管严重受损的 A 型主动脉夹层，马方综合征合并 A 型主动脉夹层。

二、麻醉方式

全身麻醉。

三、手术体位

仰卧位，上胸部垫高，颈部处于伸展位置。

四、器械、敷料、用物准备

（1）器械：体外器械包、体外基础包。

（2）敷料：一次心脏敷料包。

（3）用物。

①常规用物：刀片（23#、11#）、缝合针、7# 丝线、吸引管、手术切口薄膜、灭菌橡胶外科手套、纱布块、纱布垫、电刀笔、胸腔引流管、腹腔引流管、F14 红色导尿管、50 mL 一次性注射器、输血器、伤口敷贴。

②特殊用物：钢丝、骨蜡、各种动静脉插管、无损伤缝线、涤纶线、聚丙烯缝线、胸骨锯、除颤板、涤纶修补片、毡片、小棉线、无损伤缝线、大小线勾、蚊式钳、钛夹钳、腋动脉拉钩、小阻断钳、414 撑钩、笔式针持、笔式镊子、大阻断钳、一次性注射器（5 mL、50 mL）。

五、手术配合

（1）消毒、铺巾：全身皮肤清洁消毒，铺无菌单，下肢抬高消毒，套消肿鞋套。铺巾后留出腋动脉和股动脉游离插管的范围。

（2）右侧腋动脉切口（如需插股动脉与腋动脉切口步骤一致）。

①游离右腋动脉，414 撑钩或腋动脉拉钩牵开暴露腋动脉。

②组织剪、电刀分离腋动脉，其间用 4# 丝线结扎血管分支。

③2 根小棉线悬吊腋动脉，套红色阻断管，末端蚊式钳夹住，切口牵开便于插管。

（3）常规开胸，经胸正中切口锯开胸骨，张胸器撑开胸腔，电刀止血，游离心包。

（4）暴露心脏，游离无名动脉、左颈总动脉及左锁骨动脉：用 45 cm 长的棉线套无名静脉，再游离无名动脉、左颈总动脉及左锁骨动脉，分别用小棉线牵引。在左颈总动脉处套红色阻断套，蚊式夹钳夹棉线末端。留取心包用戊二醛固定。

（5）建立体外循环：$2-0^{\#}$ 无损伤涤纶线缝腔静脉荷包，$2-0^{\#}$ 带垫片无损伤涤纶线缝左心荷包，每针缝合后用红阻断套管套线并用蚊式钳钳夹。

（6）腋动脉插管：$11^{\#}$ 尖刀、镊子切开腋动脉，置入动脉管，$7^{\#}$ 丝线固定。腔静脉插管：递 $23^{\#}$ 刀片、无损伤镊切开右心耳置入房腔管，收紧荷包线后用 $7^{\#}$ 丝线固定，连接管道。左心导管插管：$11^{\#}$ 刀片在荷包线中央切开肺静脉置入左心插管，$7^{\#}$ 丝线固定，连接管道。

（7）切开主动脉。

① 大阻断钳阻断主动脉，冰泥降温。

② 尖刀切开升主动脉，用左右冠状动脉灌注管直接灌注。

③ 长剪刀剪开扩张的升主动脉及全主动脉弓，必要时用取栓镊子取出血栓。

④ 剪除扩张的主动脉壁，$2-0^{\#}$ 无损伤涤纶线悬吊。

（8）Bentall 手术（主动脉瓣置换＋人工血管植入＋左右冠状动脉移植），根据患者情况，遵医嘱打开所需的带瓣血管，行带瓣血管置换，方法如下。

① 连续缝合：升主动脉根部与人造血管用 $2-0^{\#}$ 聚丙烯线 3 针分别连续缝合，用长针持，针尾用橡皮蚊式夹住根部，每缝完一针递 $7^{\#}$ 丝线、○ $11×20$ 缝一针引导。

② 间断缝合：同间断主动脉换瓣。左右冠移植时，用电凝器烧灼在人造血管壁上对应的冠状动脉口处切一个小孔，用 $5-0^{\#}$ 聚丙烯线与冠状动脉吻合，先吻合左冠状动脉，后吻合右冠状动脉。

（9）主动脉弓替换和支架象鼻植入：膀胱温降至 20 ℃，患者头低位，尖刀切开颈总动脉，置入合适型号的动脉管，收紧阻断套，接好连接管。3 把阻断钳分别阻断 3 支头臂血管，同时行双侧脑灌注。剪刀剪开主动脉弓，横断 3 支头臂血管，根据患者的情况，遵医嘱打开所需的四分叉血管，递干净剪刀协助医生修剪人造血管，用干净纱布垫包好，备好涤纶线悬吊。选择适当型号的象鼻支架经主动脉弓远端口植入降主动脉真腔，$3-0^{\#}$ 聚丙烯线将支架和四分叉血管连续缝合，备好线勾。缝合准备结束，将直插管给助手，插入四分叉血管的灌注分叉，连接动脉泵管恢复下半身循环。备好固定的心包，将对应的头臂血管分支先与左颈总动脉吻合，笔式针持夹 $5-0^{\#}$ 聚丙烯线连续缝合，5 mL 注射器细针头排气。排气开放后复温，随后将人工血管主血管近端与主动脉近端吻合，粗头笔式针持夹聚丙烯线连续缝合，50 mL注射器粗针头排气，恢复心脏循环，最后吻合无名动脉和左侧锁骨下动脉分支。

（10）复苏及脱离体外循环：完成全部的血管吻合后，连接输血管充分排气，开放主动脉阻断钳，心脏电击复跳，鼻温降至 37.5 ℃，膀胱温降至 35 ℃即可缓慢撤离体外循环，复温过程中检查各吻合口是否有活动性出血；行分流术停机后即可准备血液回收。

（11）关胸止血，放置引流管，物品清点无误后关胸，依各层次缝合切口。

第二十一章　眼科手术配合

第一节　白内障超声乳化手术配合

一、适应证

老年性白内障、外伤性白内障、先天性白内障等。

二、麻醉方式

局部麻醉或全身麻醉。

三、手术体位

仰卧位。

四、器械、敷料、用物准备

（1）器械：白内障超声乳化手术包、眼科显微器械包。

（2）敷料：眼科专用敷料包。

（3）用物：手术显微镜、超声乳化仪、超声乳化手柄、I/A 手柄、连接管道、超声乳化积液盒、手术贴膜、人工晶状体植入器、撕囊镊、眼科手术刀、截囊针、人工晶状体、抛光器、粘弹剂、表面麻醉剂、散瞳药物、0.1% 肾上腺素注射液、平衡液、妥布霉素地塞米松眼膏、卡巴胆碱注射液、眼罩、胶布、眼科专用冲洗注射器、1 mL 一次性注射器。

五、患者准备

（1）迎接患者入手术室，核对患者的科别、住院号、床号、姓名、性别、年龄、诊断、手术方式、手术时间、眼别、人工晶体度数等。

（2）检查患者入院常规检查结果（包括血常规、尿常规、凝血四项、肝功能、生化输血前检测、心电图、胸片）、人工晶体度、角膜曲率、A 超或 B 超等检查结果是否齐全及正常，如果检查结果不齐或有异常，及时向主刀医生汇报，及时采取相应的护理措施。检查患者是否佩戴手腕带标识。

（3）询问患者有无药物过敏史、有无咳嗽，有无高血压、糖尿病、心脏病等全身疾病史，洗眼前检查眼周皮肤是否存在感染病灶。

（4）评估患者心理状态，以及对手术的了解和耐受情况、配合程度，指导患者放松，如缓慢深呼吸、听音乐分散注意力等。

（5）检查患者的瞳孔是否已散大，必要时遵医嘱给予散瞳药物散瞳。

六、手术配合

（1）熟练掌握白内障超声乳化手术的步骤及手术部位的解剖特点。

（2）根据手术医生的个人特点调节手术显微镜，将脚踏板放于主刀医生左侧。

（3）根据手术医生习惯，设置超声乳化仪的超声乳化模式、能量及吸力等参数。检查超声乳化仪脚踏板是否处于可控状态并放于主刀医生右侧。

（4）再次核对患者的姓名、性别、年龄、诊断、手术方式、手术时间、眼别，让患者仰卧于手术床上，并用约束带约束患者双手，向患者解释约束双手的目的。告知患者手术全程制动，若不适及时与医生、护士沟通。应尽量避免咳嗽、打喷嚏，如确实无法避免时，应告知手术医生暂停手术操作，待咳嗽停止，再进行手术，以防止术中发生意外。辅助减轻方法：可嘱患者张口深呼吸或舌尖顶向上颚，予患者持续低流量吸氧，年纪大或合并有全身疾病的患者予心电监测。

（5）予盐酸丙美卡因滴眼液表面麻醉。

（6）术中密切观察灌注液流速，根据手术需要适当调整灌注瓶高度，及时更换灌注液，更换时告知手术医生。

（7）根据晶状体核的硬度适当调整超声乳化能量。

（8）如遇超声乳化不通畅要迅速检查原因，并针对原因予相应的处理。

（9）根据手术进程，及时供给各种物品（如人工晶状体植入器、人工晶状体、缩瞳药等）。

（10）术中密切关注手术进程，如术中需要临时更改手术方式或需行前段玻璃体切割、后段玻璃体切割等，及时准备各种物品并配合手术。

（11）手术中密切观察患者的生命体征，有高血压、心脏病的患者注意观察其血压、心律，如有异常应及时配合医生处理。

（12）术毕遵医嘱予涂抗生素眼膏，并用眼罩包封术眼。

（13）及时、准确地书写护理记录，协助患者过床，送患者返回病房并做好交接班。

第二节　青光眼手术配合

一、适应证

原发性青光眼、继发性青光眼等。

二、麻醉方式

局部麻醉或全身麻醉。

三、手术体位

仰卧位。

四、器械、敷料、用物准备

（1）器械：眼科基础包、眼科显微器械包。

（2）敷料：眼科专用敷料包。

（3）用物：手术显微镜、平衡盐溶液、10–0#尼龙线、3–0#丝线、手术贴膜、2%利多卡因、0.75%布比卡因、注射用丝裂霉素、输液器、妥布霉素地塞米松眼膏、穿刺刀、胡须刀片、小梁剪、眼罩、胶布、眼科专用冲洗注射器、球后注射器、一次性注射器（1 mL、5 mL、10 mL）等。

五、患者准备

（1）迎接患者入手术室，核对患者的科别、住院号、床号、姓名、性别、年龄、诊断、手术方式、手术时间、眼别等。

（2）检查患者入院常规检查（包括血常规、尿常规、凝血四项、肝功能、生化、输血前检测、心电图、胸片）结果是否齐全及正常，如果检查结果不齐或有异常，及时向主刀医生汇报，及时采取相应的护理措施。进一步了解患者的视力及视野检查结果。检查患者是否佩戴手腕带标识。

（3）询问患者有无药物过敏史、有无咳嗽，有无高血压、糖尿病、心脏病等全身疾病史。行结膜囊冲洗前检查眼周皮肤是否存在感染病灶。

（4）术前静脉滴注甘露醇的患者，要注意观察患者是否出现副作用（如一时性头痛、眩晕、视力模糊等）并采取相应的护理措施。

（5）评估患者心理状态，以及对手术的了解和耐受情况、配合程度，指导患者放松，如缓慢深呼吸、听音乐分散注意力等，向患者简单介绍手术步骤及患者的配合细节。

（6）检查患者的瞳孔是否已缩小，必要时遵医嘱给予缩瞳药物缩瞳。

六、手术配合

（1）熟练掌握青光眼各种常见手术的步骤及手术部位的解剖特点。

（2）根据手术医生的个人特点调节手术显微镜，将脚踏板放于主刀医生左侧。

（3）再次核对患者的姓名、性别、年龄、诊断、手术方式、手术时间、眼别。让患者舒适地仰卧于手术床并约束患者，向患者解释约束的目的，再次交代术中的注意事项。

（4）予患者持续低流量吸氧，年纪大或合并有全身疾病的患者予心电监测。

（5）根据手术需要及时使用注射用丝裂霉素。

（6）术中密切观察患者的生命体征、配合情况、耐受程度。对于高血压、心脏病等患者，术中监测血压、心律、呼吸，如有异常及时向医生汇报并配合处理。

（7）术毕遵医嘱予涂抗生素眼膏，并用眼罩包封术眼。

（8）及时、准确地书写护理记录，协助患者过床，送患者返回病房并做好交接班。

第三节　角膜移植手术配合

一、适应证

角膜溃疡、角膜化学烧伤、角膜白斑、圆锥角膜等。

二、麻醉方式

局部麻醉或全身麻醉。

三、手术体位

仰卧位。

四、器械、敷料、用物准备

（1）器械：眼科基础包、眼科显微器械包。

（2）敷料：眼科专用敷料包。

（3）用物：手术显微镜、小垫枕、培养皿、10-0#尼龙线、手术贴膜、平衡盐溶液、灭菌生理盐水、2%利多卡因、0.75%布比卡因、妥布霉素地塞米松眼膏、角膜环钻、眼罩、胶布、弹力绷带、吸血海绵、巩膜环、眼科专用冲洗注射器、球后注射器、一次性注射器（1 mL、5 mL、10 mL）。

五、患者准备

（1）迎接患者入手术室，核对患者的科别、住院号、床号、姓名、性别、年龄、诊断、手术方式、手术时间、眼别等。

（2）检查患者入院常规检查结果是否齐全及正常，如果检查结果不齐或有异常，及时向主刀医生汇报，及时采取相应的护理措施。检查患者是否佩戴手腕带标识。

（3）询问患者有无药物过敏史、有无咳嗽，有无高血压、糖尿病、心脏病等全身疾病史。行结膜囊冲洗前检查眼周皮肤是否存在感染病灶。

（4）充分降低眼压、软化眼球，是角膜移植手术成败的关键之一。大部分患者需术前1小时静脉滴注20%甘露醇。因此，要密切观察患者是否出现副作用（如一过性头痛、眩晕、视力模糊、直立性低血压等）并采取相应的护理措施。

（5）了解患者是首次接受角膜移植手术，还是多次行角膜移植手术，以及患者对疼痛的耐受程度。

（6）评估患者心理状态及对手术的了解情况、配合程度，指导患者放松，向患者简单介绍手术步骤及需要配合的细节。

（7）检查患者的瞳孔是否已缩小，必要时遵医嘱给予缩瞳药物缩瞳。

六、手术配合

（1）熟练掌握角膜移植手术的步骤及手术部位的解剖特点。

（2）根据手术医生的个人特点调节手术显微镜，将脚踏板放于主刀医生左侧。

（3）再次核对患者的姓名、性别、年龄、诊断、手术方式、手术时间、眼别。让患者舒适地仰卧于手术床并约束患者，向患者解释约束的目的，再次交代术中的注意事项及配合方法。

（4）评估患者对疼痛的耐受情况，予盐酸丙美卡因滴眼液表面麻醉。术中并发症处理的配合：角膜新生血管多，环钻的角膜切口出血，虹膜睫状体出血时及时予海绵拭子。术中需行玻璃体切除时及时备好玻璃体切除的物品，并保证仪器的正常使用。

（5）妥善保管病变角膜病理标本，并及时送病理室。感染性手术需留培养标本时，要及时、准确地送达标本室。

（6）术中密切观察患者生命体征及配合情况。

（7）术毕遵医嘱予涂抗生素眼膏，弹性绷带包扎术眼，松紧适宜。向患者解释绷带包扎的目的、意义，嘱患者不可自行解开并询问患者的感受。

（8）及时、准确地书写护理记录，协助患者过床，送患者返回病房并做好交接班。

第四节　闭合式玻璃体手术配合

一、适应证

视网膜脱离、玻璃体积血、糖尿病视网膜病变等。

二、麻醉方式

局部麻醉或全身麻醉。

三、手术体位

仰卧位。

四、器械、敷料、用物准备

（1）器械：眼科网脱包、眼科显微器械包。

（2）敷料：眼科专用敷料包。

（3）用物：手术显微镜、玻璃体切割机、氮气、切割刀、导光纤维、笛形针、非接触广角镜、角膜接触镜及灌注针头、巩膜穿刺刀、气液交换管、眼内电凝器、眼内光凝器、玻璃体剪刀、剥膜钩、眼内镊子、粘弹剂、重水、硅油、硅油注入装置、眼内灌注液、2% 利多卡因、0.75% 布比卡因、妥布霉素地塞米松眼膏、7-0# 可吸收缝线、手术贴膜、胶布、眼罩、眼科专用冲洗注射器、球后注射器、一次性注射器（1 mL、5 mL、10 mL）。

五、患者准备

（1）迎接患者入手术室，核对患者的科别、住院号、床号、姓名、性别、年龄、诊断、手术方式、手术时间、眼别等。

（2）检查患者入院常规检查结果是否齐全及正常，重点了解患者血糖情况，如果检查结果不齐或有异常，及时向主刀医生汇报，并采取相应的护理措施。检查患者是否佩戴手腕带标识。

（3）询问患者有无药物过敏史、有无咳嗽，有无高血压、糖尿病、心脏病等全身疾病史。有糖尿病、高血压病史者要了解血糖、血压的控制情况及用药情况，遵医嘱进行监测。行结膜囊冲洗前检查眼周皮肤是否存在感染病灶。

（4）评估患者的心理状态，对手术的了解及耐受情况、配合程度，对疼痛的耐受情况。向患者简单介绍手术步骤及需要患者配合的细节，缓解患者紧张心理，指导患者放松。向患者特别强调术中制动的重要性，告知患者如有不适或有需求应用语言沟通。

（5）检查患者的瞳孔是否已散大，如果瞳孔未充分散大，遵医嘱给予散瞳药物散瞳。

六、手术配合

（1）熟练掌握闭合式玻璃体手术的步骤及手术部位的解剖特点。

（2）熟练掌握各种仪器、设备、物品的性能及使用方法。

（3）根据手术医生的个人特点调节手术显微镜，将脚踏板放于主刀医生左侧。

（4）再次检查器械是否齐全、仪器运转是否正常。将玻璃体切割机脚踏板放于主刀医生右侧，并调试脚踏板的功能。设置玻璃体切割机的切割频率（一般 3000 ~ 5000 次 / 分）及吸力（300 ~ 600 mmHg）。

（5）协助患者舒适地仰卧于手术床上，再次强调术中制动的重要性，予患者持续低流量吸氧，有高血压、心脏病、呼吸系统病史的患者予心电监护。特别紧张或对疼痛特别敏感的患者，遵医嘱予肌内注射哌替啶。

（6）根据手术需要随时调整灌注瓶高度。

（7）根据切除不同的眼内组织及时调整切割机的切除频率及吸力。

（8）为了防止术中出现低眼压，术中必须遵守先开放注液管，然后再行玻璃体切除操作的顺序，严格执行在拔出气液交换的注气管后才能停机的要求。

（9）及时发现和排除手术中的机械故障。密切观察灌注液滴注情况，及时更换，避免空气进入管道；观察灌注是否通畅，如不通畅及时查找原因，观察玻璃体切割机积液盒是否水满，及时更换积液盒。

（10）术毕遵医嘱予涂抗生素眼膏，并用眼罩包封术眼。

（11）及时、准确地书写护理记录，协助患者过床，送患者返回病房并做好交接班。

第五节 视网膜脱离手术配合

一、适应证

孔源性视网膜脱离等。

二、麻醉方式

局部麻醉或全身麻醉。

三、手术体位

仰卧位。

四、器械、敷料、用物准备

（1）器械：眼科网脱包、眼科显微器械包。

（2）敷料：眼科专用敷料包。

（3）用物：术显微镜、直接检眼镜、间接检眼镜、冷凝机、2% 利多卡因、0.75% 布比卡因、妥布霉素地塞米松眼膏、5-0$^{\#}$ 聚酯缝线、7-0$^{\#}$ 或 8-0$^{\#}$ 可吸收缝线、0$^{\#}$ 丝线、深部拉钩、眼用规尺手术贴膜、胶布、环扎带、硅胶条、硅海绵、眼罩、眼科专用冲洗注射器、球后注射器、一次性注射器（1 mL、5 mL、10 mL）。

五、患者准备

（1）迎接患者入手术室，核对患者的科别、住院号、床号、姓名、性别、年龄、诊断、手术方式、手术时间、眼别等。

（2）检查患者入院常规检查结果是否齐全及正常，如果检查结果不齐或有异常，及时向主刀医生汇报并采取相应的护理措施。检查患者是否佩戴手腕带标识。

（3）询问患者有无药物过敏史、有无全身疾病史。如有高血压病史，予测量血压。行结膜囊冲洗前检查眼周皮肤是否存在感染病灶。

（4）评估患者心理状态、对手术的了解情况及配合程度、对疼痛的耐受情况。向患者简单介绍手术步骤、注意事项、术中需要配合的细节，指导患者放松、缓解患者紧张情绪。

（5）检查患者瞳孔是否已散大，如果瞳孔未充分散大，遵医嘱给予散瞳药物散瞳。

六、手术配合

（1）熟练掌握视网膜脱离手术的步骤及手术部位的解剖特点。

（2）检查物品是否齐全，检查冷凝机、直接检眼镜和间接检眼镜的功能是否正常，使其处于可用状态，把脚踏开关有序地放置于主刀医生脚下。

（3）根据视网膜裂孔的大小、形态、排列情况等准备各种规格的硅胶。严格执行"三查七对"。协助患者舒适地仰卧于手术床上并约束肢体，予持续低流量吸氧，合并有高血压、心脏病、呼吸系统疾病的患者予心电监护，术中密切观察心率、呼吸、血压、心电图，以便及时发现问题并及时处理。

（4）术中密切询问患者的视力变化情况，及时发现视力障碍并及时进行紧急抢救治疗。

（5）术中密切观察患者的生命体征及配合情况。

（6）术毕遵医嘱给予涂抗生素眼膏，并用眼罩包封术眼。

（7）及时准确地书写护理记录，协助患者过床，送患者返回病房并做好交接班。

第六节　上睑下垂手术配合

一、适应证

先天性上睑下垂等。

二、麻醉方式

局部麻醉或全身麻醉。

三、手术体位

仰卧位。

四、器械、敷料、用物准备

（1）器械：眼科斜视包、眼科显微器械包。

（2）敷料：眼科专用敷料包。

（3）用物：手术显微镜、5-0#聚酯缝线、7-0#血管缝线、7-0#可吸收缝线、0#丝线、电刀、2%利多卡因、0.75%布比卡因、0.1%肾上腺素、缝合针（○5×12、△4×10）、刀柄、11#尖刀片、吸引器、吸引管、灭菌生理盐水、妥布霉素地塞米松眼膏、胶布、绷带、球后注射器、一次性注射器（1 mL、10 mL）。

五、患者准备

（1）迎接患者入手术室，核对患者的科别、住院号、床号、姓名、性别、年龄、诊断、手术方式、手术时间、眼别等。

（2）检查患者入院常规检查结果是否齐全及正常，如检查结果不齐或有异常，及时向主刀医生汇报并采取相应的护理措施。检查患者是否佩戴手腕带标识。

（3）询问患者有无药物过敏史、有无全身疾病史，特别是全身麻醉者，要了解患者有无咳嗽、发热等上呼吸道感染以及患者术前禁食时间，如有特殊情况及时向麻醉医生汇报。

（4）评估患者心理状态及对手术的了解情况、配合程度，指导患者放松，向患者简单介绍手术的步骤及需要配合的细节。

（5）紧张、害怕、哭闹的患儿，需耐心、细心地解释并给予鼓励，允许家长陪伴直至进入手术间。

（6）行结膜囊冲洗前检查眼周皮肤是否存在感染病灶。

六、手术配合

（1）熟练掌握上睑下垂手术的步骤及手术部位的解剖特点。

（2）根据手术方式检查物品是否齐全并处于可用状态。检查各种仪器的性能及功能，并把脚踏开关有序地放于主刀医生脚下。

（3）严格执行"三查七对"。让患者舒适地仰卧于手术床上并约束肢体，指导患者放松，嘱患者术中如有不适或有需求应用语言沟通，勿摆动躯体。对于情绪紧张的患者予持续低流量吸氧。

（4）连接电动吸引器，调节高频电刀的功率。

（5）术中密切观察患者的生命体征、配合情况。

（6）术毕遵医嘱予涂抗生素眼膏，并用绷带包封术眼。

（7）及时、准确地书写护理记录，送患者返回病房并做好交接班。

第七节　斜视矫正手术配合

一、适应证

共同性斜视、非共同性斜视等。

二、麻醉方式

局部麻醉或全身麻醉。

三、手术体位

仰卧位。

四、器械、敷料、用物准备

（1）器械：眼科斜视显微器械包。

（2）敷料：眼科专用敷料包。

（3）用物：手术显微镜、可吸收缝线（6-0#、8-0#）、2% 利多卡因、灭菌生理盐水、肾上腺素注射液、妥布霉素地塞米松眼膏、胶布、手电筒、一次性注射器（1 mL、5 mL）。

五、患者准备

（1）迎接患者入手术室，核对患者的科别、住院号、床号、姓名、性别、年龄、诊断、手术方式、手术时间、眼别等。

（2）检查患者入院常规检查结果是否齐全及正常，如检查结果不齐或有异常，及时向主刀医生汇报并采取相应的护理措施。检查患者是否佩戴手腕带标识。

（3）询问患者有无药物过敏史、有无全身疾病史，特别是全身麻醉者，要了解患者有无咳嗽、发热等上呼吸道感染以及术前 6～8 小时是否禁食，如有特殊情况及时向麻醉医生汇报。全身麻醉患者需穿开胸衣服。

（4）评估患者心理状态、对手术的了解情况及配合程度，指导患者放松，向患者简单介绍手术步骤及需要患者配合的细节。

（5）对于紧张、害怕、哭闹的患儿，耐心、细心地解释并鼓励他们，允许家长陪同直至进入手术间。

（6）行结膜囊冲洗前检查眼周皮肤是否存在感染病灶。行斜视矫正术需要行双眼结膜囊冲洗，对不配合的患儿，可待全身麻醉后再进行结膜囊冲洗。

六、手术配合

（1）熟练掌握斜视矫正手术的步骤及手术部位的解剖特点。

（2）再次做好"三查七对"工作。协助患者仰卧于手术床并做好约束，向患者解释约束的目的。交代患者术中如有呼吸困难、疼痛、心跳加快等不适及时用语言沟通。

（3）对全身麻醉者配合麻醉医生做好麻醉前准备工作（建立静脉通道、安装心电监护仪、麻醉前给药等）。

（4）以 2% 的利多卡因行结膜表面麻醉。

（5）术中密切观察患者对手术的耐受程度、精神状态。

（6）术中严密观察患者的生命体征，尤其是全身麻醉下手术患儿的全身情况。

（7）局部麻醉患者术中观察矫正效果时，协助患者坐位，嘱患者双手扶床边，身体向前，手避免触及面部。观察完毕，协助患者仰卧。

（8）准确记录手术肌肉及肌肉的手术量。

（9）术毕遵医嘱予涂抗生素眼膏、包封术眼。

（10）及时、准确地书写护理记录，协助患者过床，送患者返回病房并做好交接班。

第八节　眼球摘除手术配合

一、适应证

眼内恶性肿瘤、部分眼外恶性肿瘤、严重的眼外伤、眼球萎缩等。

二、麻醉方式

局部麻醉或全身麻醉。

三、手术体位

仰卧位。

四、器械、敷料、用物准备

（1）器械：眼科斜视包、眼科显微器械包。

（2）敷料：眼科专用敷料包。

（3）用物：手术显微镜、电凝器或电刀、2% 利多卡因、0.75% 布比卡因、0.1% 肾上腺素、6-0# 可吸收缝线、缝合针（○ 5×12、△ 4×10）、丝线（0#、3-0#、5-0#）、刀柄、11# 尖刀片、吸引器、吸引管、灭菌生理盐水、妥布霉素地塞米松眼膏、胶布、弹力绷带、球后注射器、10 mL 一次性注射器，如同时行眼内植入物手术另备异体巩膜、义眼座等。

五、患者准备

（1）迎接患者入手术室，核对患者的科别、住院号、床号、姓名、性别、年龄、诊断、手术方式、手术时间、眼别等。核对患者手腕带信息。

（2）检查患者入院常规检查是否齐全及结果有无异常，如检查不齐或结果有异常，及时向主刀医生汇报并采取相应的护理措施。

（3）询问患者有无药物过敏史、有无全身疾病史。行结膜囊冲洗前检查眼周皮肤是否存在感染病灶。

（4）全身麻醉患者询问有无感冒、咳嗽、发热等症状，了解患者有无全身麻醉禁忌证。

（5）评估患者心理状态、对手术的了解情况及配合程度。眼球摘除术是一种破坏性手术，患者普遍存在失落、焦虑、害怕、担心的心理，特别是年轻的患者，往往担心术后视力丧失引起不便、有器官丢失感及外观上的影响。要耐心细致地向患者解释手术目的、步骤及需要患者配合的细节，消除或减轻患者心理负担，以最佳心理状态配合手术。

六、手术配合

（1）熟练掌握眼球摘除手术的步骤及手术部位的解剖特点。

（2）掌握眼球摘除术的绝对适应证与相对适应证。

（3）同术者共同核对患者的科别、住院号、床号、姓名、性别、诊断、手术方式、手术时间、眼别。让患者舒适地仰卧于手术床上，约束患者双手，指导患者放松，嘱患者术中如有不适及需求用语言沟通，勿摆动肢体。

（4）全身麻醉患者，配合麻醉医生做好麻醉前准备工作及麻醉前用药。

（5）手术部位出血过多时，可于湿纱布中加入适量肾上腺素溶液再行填塞压迫，或塞入明胶止血海绵再次局部填塞压迫。

（6）术中密切观察患者的脉搏、呼吸、血压等。

（7）如果是有感染的眼球，摘除眼球后应用抗生素溶液充分冲洗眼眶内术野。

（8）准备好标本袋，保存病理标本前需检查摘出眼球的完整性，及时送检。

（9）术毕遵医嘱予涂抗生素眼膏，用弹性绷带加压包扎术眼，向患者解释绷带包扎的目的及注意事项，嘱患者不要自行拆开。

（10）及时、准确地书写护理记录，协助患者过床，送患者返回病房并做好交接班。

第九节　眼眶手术配合

一、适应证

眶内肿物、眼眶外伤、眶内异物等。

二、麻醉方式

局部麻醉或全身麻醉。

三、手术体位

仰卧位。

四、器械、敷料、用物准备

（1）器械：眼科斜视包、眼科显微器械包。

（2）敷料：眼科专用敷料包。

（3）用物：手术显微镜、开睑包、电凝器或电刀、2%利多卡因、0.75%布比卡因、0.1%肾上腺素、6-0$^{\#}$可吸收线、缝合针（○5×12、△4×10）、丝线（0$^{\#}$、3-0$^{\#}$、5-0$^{\#}$）、刀柄、11$^{\#}$尖刀片、吸引器、吸引管、灭菌生理盐水、妥布霉素地塞米松眼膏、胶布、弹力绷带、明胶海绵、球后注射器、10 mL 一次性注射器。侧壁开眶者另备侧壁开眶手术器械包、电动或气动锯、钻、锉、钛合金片、螺丝、骨蜡等。

五、患者准备

（1）迎接患者入手术室，核对患者手腕带信息，核对患者的科别、住院号、床号、姓名、性别、年龄、诊断、手术方式、手术时间、眼别等。

（2）检查患者入院常规检查、CT 或 MRI 检查、B 超检查等结果是否齐全及有无异常（如需术中输血者，需检查血型结果及配血情况），如检查不齐或结果有异常，及时向主刀医生汇报并采取相应的护理措施。

（3）询问患者有无药物过敏史、有无全身疾病史。如有高血压病史，要了解血压控制情况。行结膜囊冲洗前检查眼周皮肤是否存在感染病灶。

（4）全身麻醉患者询问有无感冒、咳嗽、发热等症状，了解患者有无全身麻醉禁忌证，患者术前是否按要求禁饮禁食。

（5）评估患者心理状态、对手术的了解情况及配合程度。眼眶手术患者普遍存在焦虑、紧张、恐惧心理，担心手术预后不良，容貌不能恢复正常，影响工作、婚姻、家庭等，应简单说明手术的目的、步骤、术中需要患者配合的细节，向患者介绍成功的病例，增加患者对手术的信心，以最佳的心理状态配合手术治疗。

六、手术配合

（1）熟练掌握眼眶手术的步骤及手术部位的解剖特点。

（2）检查物品是否齐全以及仪器的功能是否正常，调取患者影像学资料。

（3）对于血管丰富或位于眼眶深部体积较大的肿瘤，检查患者是否已配血，做好输血准备并备好急救物品。

（4）再次核对患者的姓名、性别、诊断、手术方式、眼别。协助患者仰卧于手术床上并做好约束，嘱患者术中如有不适与需求用语言沟通。

（5）局部麻醉患者遵医嘱行肌内注射哌替啶、氟哌利多，予患者镇静止痛。予患者低流量吸氧，建立静脉通道，安装心电监护仪。

（6）连接电动吸引器，调节双极电凝器功率，调节电动锯、电动钻的使用频率及转速。

（7）术中密切观察患者的脉搏、心率、呼吸、血压、心电图、失血量。失血较多者遵医嘱及时补充血容量，做好抢救准备。

（8）妥善保管病理标本并及时送检。

（9）术毕遵医嘱给予涂抗生素眼膏，弹性绷带加压包扎眼部，向患者解释绷带包扎的目的，嘱患者不可自行拆除。

（10）及时、准确地书写护理记录，特别要详细记录出血量及补液量。协助患者过床，送患者返回病房并做好交接班。

第十节　泪小管吻合手术配合

一、适应证

泪小管断裂。

二、麻醉方式

局部麻醉或全身麻醉。

三、手术体位

仰卧位。

四、器械、敷料、用物准备

（1）器械：眼科基础包、眼科显微器械包。

（2）敷料：眼科专用敷料包。

（3）用物：手术显微镜、泪道探针、2% 利多卡因、0.75% 布比卡因、各种类型缝线、妥布霉素地塞米松眼膏、胶布、泪小管引流管、眼科专用冲洗针头、球后注射器、一次性注射器（5 mL、10 mL）。

五、患者准备

（1）迎接患者入手术室，核对患者手腕带信息，核对患者的科别、住院号、床号、姓名、性别、年龄、诊断、手术方式、手术时间、眼别等。

（2）检查患者入院常规检查结果、凝血功能、血小板是否正常，如有异常，及时向主刀医生汇报。女性患者询问是否月经来潮。

（3）询问患者有无药物过敏史、有无全身疾病史，询问患者有无鼻部息肉、严重鼻中隔偏曲、化脓性副鼻窦炎、严重萎缩性鼻炎等病史。

（4）检查患者手术当天是否已行泪道冲洗及泪道冲洗情况，及时向主刀医生汇报。

（5）行结膜囊冲洗前检查眼周皮肤是否存在感染病灶。

（6）评估患者的心理状态以及对手术的了解情况、配合程度。简单明了地向患者介绍手术步骤及需要患者配合的细节，做好患者的心理护理。

六、手术配合

（1）熟练掌握泪小管吻合手术的步骤及手术部位的解剖特点。

（2）严格执行"三查七对"。

（3）协助患者仰卧于手术床并做好约束，解释约束的目的。告知患者术中制动，如有不适或需求用语言沟通。

（4）术中严密观察出血情况。

（5）术中密切观察患者的生命体征及对手术的耐受情况。

（6）术毕用 75% 酒精消毒鼻侧皮肤切口，予涂抗生素眼膏，包封术眼。

（7）及时、准确地书写护理记录，协助患者过床，送患者返回病房并做好交接班。

第二十二章 手术安全隐患防范措施

一、防止患者错误

（1）接患者前认真核对"手术患者接送记录单"信息与手术通知单是否一致。

（2）接患者时凭"手术患者接送记录单"与患者或家属、病房护士共同查对。核对患者科别、床号、姓名、性别、年龄、手术名称、手术部位标识、麻醉方式及手腕带信息。

（3）无名氏手术患者，应由接诊医务人员护送，与手术室护士共同核对手腕带信息、手术通知单无误后方可接入手术室。

（4）麻醉、手术开始前，由手术室护士、麻醉医生、手术医生三方按照"手术患者安全核查表"共同逐项核对信息。

二、防止手术部位错误

（1）对涉及双侧、多重结构（手指、脚趾、病灶部位）、多平面部位（脊柱）的手术，手术医生应在术前一天对手术侧或部位做规范统一标识。

（2）手术前，手术医生依据病史及影像资料与患者或患者家属共同确认手术部位，并进行标识。

（3）患者入手术间前，巡回护士依据"手术安全核查表"及"手术知情同意书"核对手术部位，并与患者或患者家属确认。

（4）麻醉、手术开始前，手术医生、麻醉医生及手术室护士按照"手术患者安全核查表"共同逐项核对。

（5）安置体位前，手术医生与巡回护士共同查对病历、影像学资料等，确认手术部位。

三、防止摔伤、碰伤患者

（1）转运中应确保患者安全、固定稳妥，转运人员应在患者头侧，如有坡道应保持头部处于高位。注意患者的身体不可伸出轮椅或推车外。注意避免推车速度过快、转弯过急，以防意外伤害。注意患者的隐私保护和保暖。

（2）进入手术室的患者，尤其是小儿、躁动者，床旁应有护士守护，必要时安置约束带，防止坠床。

（3）全身麻醉诱导期的患者，床旁应有专人看护并按要求安置约束带，注意保护患者肢体，防止挤压撞伤。

（4）定期检查转运车性能，保持状态良好，防止意外伤害发生。

四、防止用药错误

（1）严格执行"三查八对"，应双人核对并复述，确认无误方可执行，及时记录。

（2）手术台上用药时，应与手术医生或洗手护士核对瓶签及剂量。

（3）使用后的安瓿，应保留至手术结束后方可丢弃。

（4）手术台上不同的药品应分开放置，标识醒目，防止混淆。

五、防止用血错误

（1）取血前，巡回护士与麻醉医生双人核对取血单（含血型）各项信息是否正确。

（2）取血与发血的双方必须共同核对"输血记录单"上的信息（或用 PDA 条码扫描发血单号、产品码、献血码进行取血签收核对）：患者姓名、住院号、登记号、科室、床号、性别、年龄、血型、有效期及配血试验结果，以及保存血的外观（检查血袋有无破损渗漏，血液颜色、形态是否正常）等，核对准确无误，双方共同签字后方可发出。取血者将患者信息登记在"输血登记本"。

（3）输血前需经医务人员双人共同核对。双方确认取回的血液制剂是否为此手术间患者的血液制剂，双人以"问答式"方式逐项核对病历、输血记录单及血袋标签上的信息（或用移动 PDA 条码扫描进行血袋扫码并双人以"问答式"方式核对输血信息）：姓名、住院号、登记号、科室、床号、性别、年龄、血型（包括 Rh 因子）、血量、血袋号、血液种类规格、患者血型复查、采血日期及失效日期、交叉配血及不规则抗体筛选结果、血袋完整性、血液颜色、血液形态等。核对者在输血登记本、输血记录单上双签名。

六、防止手术物品遗留

（1）严格按照手术开始前、关闭体腔前、关闭体腔后、缝合皮肤后四个时机清点手术台上所有物品。术中增减物品要及时清点并准确记录。

（2）手术开始前，洗手护士及巡回护士共同按顺序逐项清点手术物品，准确记录并检查完整性。

（3）台上人员发现物品从手术区域掉落或被污染，应立刻告知巡回护士妥善处理。手术物品未经巡回护士允许，任何人不应拿进或拿出手术间。

（4）严禁器械或敷料等物品另行他用，术中送冰冻切片病理标本时，严禁用纱布等包裹标本。

（5）当切口内需要填充治疗性敷料并带离手术室时，主刀医生、洗手护士、巡回护士应共同确认置入敷料的名称和数目，并记录在病历中。

（6）手术切口内应使用带显影标记的敷料。手术中所使用的敷料应保留其原始规格，不得切割或做其他任何改型。特殊情况必须剪裁时，应及时记录。

（7）如术中需交接班、手术切口涉及两个及以上部位或腔隙，关闭每个部位或腔隙时均应清点手术台上所有物品，如关闭膈肌、子宫、心包、后腹膜等。

（8）应减少交接环节，手术进行期间若患者病情不稳定、抢救或手术处于紧急时刻物品交接不清时，不得交接班。

七、防止手术患者意外伤害

（1）按照生产厂家说明规范使用医用加温设备。

（2）术前全面评估环境、患者、设备，选用适合的电外科设备，严格遵从生产厂家提供的使用说明。

（3）术中患者肢体切勿接触金属物，严禁皮肤间直接接触，皮肤至皮肤的接触点使用绝缘物隔开。

（4）根据患者情况及手术部位选择合适种类的消毒剂和浓度。消毒皮肤时，消毒剂使用量适度，以不滴为宜，并注意保护相关部位。

（5）使用冷光源设备时，应遵照生产厂家说明书使用。已开启光源的物镜不应直接照射手术单或直接接触患者皮肤。使用动力系统时，应保护周围皮肤及组织，调节适宜的运转速度，避免连续使用时间过长，注意局部降温。暂停使用时应妥善保管，避免意外启动。

（6）使用含酒精的消毒液消毒皮肤时，应避免消毒液积聚于手术部位。消毒后应待酒精挥发后再启用电外科或激光设备。气道内手术使用电刀或电凝时应关闭气道氧气，防止气道烧伤。肠梗阻患者慎用电刀。

八、预防手术部位感染

（1）严格遵循无菌技术操作规范和手术隔离技术规范，正确执行手卫生规范。

（2）严格限制手术间内参观人员的数量，手术参观人员严格遵守参观制度，需在指定手术间内观摩手术，不能擅自超范围参观。

（3）保持无菌物品的无菌状态，高值耗材、灭菌物品质量合格，可追溯。

（4）原则I类切口手术在前，非I类切口手术在后。特殊手术需要先做非I类切口手术再做I类切口手术时应重新更换手术敷料及器械。

（5）规范使用预防性抗菌药物：遵照国家卫生健康委员会《抗菌药物临床应用指导原则（2015年版）》，切皮前0.5～1.0小时给予抗菌药物，术中追加抗菌药物应遵医嘱执行。减少手术相关性感染风险。

（6）保持手术切口周围、无菌器械台敷料干燥。手术进行中疑被污染的器械及敷料，应立即更换。

（7）手术室温度调节在21～25℃，湿度30%～60%，术中患者采取保暖措施，防止低体温发生增加创口感染风险。

九、预防气压止血带的并发症

（1）根据手术适应证准备气压止血带，有禁忌证者不应使用气压止血带。止血带使用禁忌证：绑扎止血带部位的皮肤破溃、水肿者；血栓性闭塞性脉管炎、静脉栓塞、严重动脉硬化、血管性疼痛患者；血液病患者。

（2）使用前检查止血带气囊有无漏气，主机状态是否完好。根据需要选择大小适当的气压止血带。

（3）使用部位要正确，上臂近端 1/3、大腿中上 1/3 处，距离手术部位 10～15 cm 以上，缠绕止血带前，使用衬垫保护皮肤，扎好后用绷带固定，松紧以能容纳一指为宜。

（4）止血带充气压由手术医生根据患者手术部位、病情、手术时间、收缩压等决定。一般标准设定值：上肢为成人不超过 40 kPa、小儿不超过 2.67 kPa，时间不超过 60 分钟；下肢为成人不超过 60 kPa、小儿不超过 3.33 kPa，时间不超过 90 分钟。

十、防止体位损伤

（1）安置手术体位时，应遵循安全、舒适、充分暴露术野、不影响患者呼吸循环的原则，根据手术部位正确摆放体位。

（2）保持人体正常的生理弯曲及生理轴线，维持各肢体、关节的生理功能体位，防止过度牵拉、扭曲及血管神经损伤。

（3）正确约束患者，松紧度适宜（以能容纳一指为宜），维持体位稳定，防止术中移位、坠床。

（4）注意分散压力，防止局部长时间受压，保护患者皮肤完整性。

（5）全身麻醉患者应对眼睛实施保护措施，避免术中角膜干燥及损伤。

十一、防止手术标本错误

（1）标本产生后，洗手护士应立即与手术医生核对标本来源，根据标本的体积、数量，选择合适的容器盛装，放在无菌区域的安全位置，防止标本干燥、丢失或污染无菌台。

（2）主管医生负责填写病理单上的各项内容，送检者应核对病理单上各项内容无误后方可送检。

（3）标本送检者与洗手护士核对标本的来源、名称及数量无误后，应即刻记录，尽快用固定液固定。固定液至少为手术标本体积的 3～5 倍，确保标本全部置于固定液中。

（4）手术标本放入带锁标本柜内临时保存并做好登记，防止标本遗失。

（5）术中做冰冻切片检查时，手术标本产生后应即刻送检，不应用固定液固定。

（6）术中冰冻标本病理诊断报告必须采用书面形式，严禁仅采用口头或电话报告的方式。

第二十三章　术后护理

第一节　常规手术处理

（1）器械用流水刷洗器械各面，擦干后放入整理箱交供应室处理。
（2）污敷料袋装化后放在指定地点，由洗衣房处理。
（3）手术间地面、物表用消毒液擦拭。
（4）整理手术间，还原并补充用物。
（5）医疗垃圾袋装后由物业公司回收送医疗垃圾站统一处理。

第二节　特殊感染手术处理（气性坏疽、朊毒体、不明原因的发热）

一、手术室采取标准预防措施

（1）安排在负压手术间。
（2）患者入室前将暂时不用的物品移出室外。
（3）患者入室前巡回护士和器械护士将手术所需用物全部备齐。
（4）巡回护士在手术间门外悬挂"特殊感染手术，谢绝参观"的警示。
（5）设室内、室外2名巡回护士，术中需添加用物由外巡回护士提供。
（6）接触患者血液和体液时需戴双层手套。

二、术后终末处理

（1）术后在手术间内做终末处理。
（2）手术标本用双层标本袋装好送检，废弃组织或肢体置于防渗漏容器并通知太平间处理。
（3）术后复用器械用密闭容器装载，注明感染病种，送消毒供应中心处。
（4）术后敷料（包括布类）、一次性医疗垃圾用防渗漏的黄色医疗垃圾袋双层密闭封装，注明感染病种，焚烧处理。

（5）无污水集中处理系统时，液体性废物应放入消佳净，配置成有效氯含量 10 000 mg/L（消毒液∶废弃液 =1∶4）放置 30 分钟后倒入下水道。

（6）术毕 15 分钟后，保洁员用含有效氯含量为 1000 mg/L（消毒液∶废弃液 =1∶49，朊毒体用 10 000 mg/L）的消佳净擦拭使用过的推车、器械车、手术间地面、墙面、物体表面、回风口，静置 30 分钟后再用清水擦拭。

（7）手术间持续负压运转 30 分钟以上，可行同种病原体感染的连台手术。持续负压运转 30 分钟以上，再次清洁卫生后，将负压调至正压状态运转 60 分钟以上，可行不同病原体感染的手术。

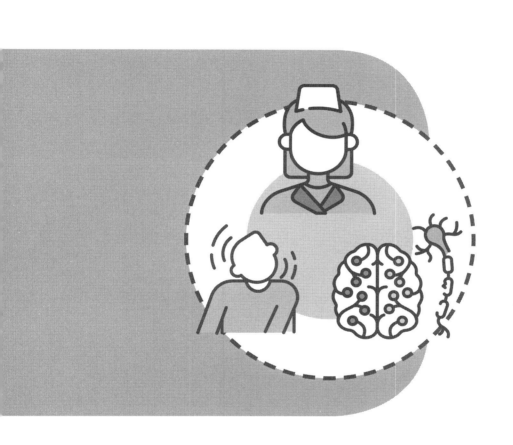

第四部分　特殊区域之麻醉恢复室护理常规

第一章　麻醉恢复室一般护理

一、护理评估

（1）患者一般情况：患者姓名、性别、年龄、体重、意识、生命体征、皮肤、瞳孔等。

（2）手术情况：患者诊断、手术方式、手术时长。

（3）麻醉：具体麻醉方式、麻醉中用药情况。

（4）相关病史：术前可能影响到患者恢复的基础疾病、术中特殊情况及用药情况。

（5）各种导管：如气管导管，动静脉导管，胸腔、腹腔引流管，胃肠减压管，导尿管等。

（6）手术过程中预期可见情况：出血量、尿量、补液量、输血量及酸碱平衡、电解质情况。

（7）影响术后恢复的因素：麻醉中气管插管或动静脉置管困难、术中实验室检测指标异常等。

（8）患者特殊情况：语言沟通能力，如听力障碍、语言不通等；术前异常心理行为反应，如对手术室极度恐惧或对疼痛极其敏感。

二、护理措施

（一）仪器准备

床边备好监护仪、呼吸机、氧气、吸引器、听诊器、简易呼吸器、气管插管箱、急救车等抢救设备。

（二）入室护理

（1）立即给予患者吸氧或连接呼吸机辅助呼吸。连接监护仪，建立麻醉信息系统，并与麻醉中的自动记录系统联网。

（2）做好交接：交接液体、血制品、皮肤、管道、引流、伤口、特殊交接等信息并填写交接单。

（3）注意予患者保暖，防止低体温，整理床单位。

（三）体位调整

帮助患者保持正确体位，根据麻醉方式、手术部位、病情及各专科特点调整卧位。

（四）病情观察

（1）监测并记录患者的生命体征，至少每5分钟记录一次，有特殊情况时，应随时记录并加强监测。

（2）观察手术切口敷料情况，若有渗血、渗液或敷料被浸湿、污染时，应及时报告手术医生更换。

（3）评估患者意识、呼吸、活动、血压、血氧饱和度等指标，达到拔管指征后，遵医嘱吸痰拔管。

（4）接受椎管内麻醉的患者应观察麻醉平面、下肢感觉与运动功能恢复情况。

（5）记录患者的尿量、液体入量，观察液体滴入速度。

（6）评估患者皮肤受压情况，加强基础护理。

（7）观察和处理合并症及并发症。

（五）管道护理

各种引流管路应标记清楚，不可互相缠绕，摆放合适位置，避免受压，观察引流液颜色、性质及量，如有异常及时通知医生。

（六）安全护理

固定床位，加护栏，未清醒、烦躁患者采取保护性约束，预防意外拔管、坠床。

（七）疼痛管理

评估疼痛情况，进行疼痛管理相关指导，对镇痛不足的患者及时采取多模式镇痛补救措施，提高患者舒适度。

（八）心理护理

评估患者心理反应，针对性地给予心理疏导，0～6岁的苏醒期患儿或有特殊需求的成人由家属入室陪伴。

（九）患者出室基本标准

（1）意识完全清醒。

（2）能维持气道通畅，气道保护性反射恢复，呼吸和氧合恢复至术前基础水平。

（3）循环平稳，没有不明原因的心律不齐或严重出血。心排出量能保证充分的外周灌注。

（4）疼痛和术后恶心呕吐得到控制，并有转出麻醉恢复室（PACU）后的镇痛措施。

（5）体温在正常范围内。

（6）完善所有麻醉后苏醒与恢复早期的记录，包括从PACU转出的记录单。

（7）患者在PACU停留的时间应不少于20分钟，除非有麻醉科医生的特殊医嘱。

（十）患者转运

（1）明确患者从PACU转至各不同医疗区域的护送人员：1位患者需要2位或2位以上人员陪同，其中应至少有1位医护人员。

（2）根据患者病情，携带简易呼吸器、转运监护仪、转运指脉氧等物品及急救药物。

（3）交接麻醉知情同意书、麻醉记录、PACU记录、麻醉收费、手术患者转交接单等医疗护理记录。

（4）患者到病房后，与病房医护人员当面交接，详细交代临床需要关注的重要问题。

（5）对留置导管、引流管、血制品、镇痛泵及其他特殊物品的使用等情况，以及输液、皮肤等情况进行交接。

（6）危重患者转出：尽早将危重患者转出至麻醉重症监护室（AICU）或其他 ICU，转运前联系好转运电梯等候，转运监护仪、转运呼吸机、简易呼吸器、急救药箱等与麻醉医生一同转运。

三、健康教育

（一）术后宣教

（1）运送患者回病房途中，嘱患者如出现不适，立即告知医务人员，勿用衣物遮盖口鼻。

（2）患者家属进入 PACU 前，麻醉护士指导其洗手、穿隔离衣、戴一次性帽子和口罩、换消毒拖鞋，符合消毒隔离要求后方可进入。

（3）术后病情允许的情况下，取半卧位更利于术后恢复。

（4）告知患者因术中置入气管导管，部分患者会有咽部不适的感觉。

（5）告知患者及时清理呼吸道内的分泌物。

（6）告知患者术后做好保暖措施，直至患者恢复正常体温。

（7）告知患者第一次起床活动，可能会有头晕的感觉，应避免起床过快。

（二）术后镇痛知识宣教

（1）向患者说明何时表达疼痛反应及如何表达，疼痛反应包括疼痛强度、性质、持续时间和部位，并说明这些主诉将成为疼痛治疗的依据，护士将根据主诉所反映的疼痛特点采取必要的护理措施。

（2）告知患者可根据自己的耐受程度及手术方式选择药物镇痛的方法，主要有间断口服、静脉使用镇痛药物或由麻醉医生进行持续术后自控镇痛治疗。

（3）向患者介绍自我镇痛的方法，在药物镇痛治疗的同时辅助使用放松、想象、冷敷和热疗等方法缓解疼痛。

（4）告知患者术后镇痛会增加额外的经济负担，可根据自己的能力自主选择。

（5）告知患者由于存在个体差异，术后镇痛只是缓解疼痛，不可能达到完全无痛。

（6）向使用 PCA 进行镇痛治疗的患者及其家属详细介绍 PCA 的使用方法及可能出现的不良反应，以便及时报告。告知患者及其家属除非患者确实需要帮助，一般情况下应尽量由患者自己选定何时按压自控键以追加给药。

第二章　气管导管拔管的护理

一、气管导管拔管指征

（1）患者呼之能应，能睁眼、皱眉。

（2）咳嗽反射、吞咽反射恢复；肌力恢复，握手有力，头能持续抬离床头 5 秒以上。

（3）呼吸潮气量在 8 mL/kg 以上，呼吸频率＜ 30 次 / 分钟。

（4）吸空气能维持血氧饱和度≥ 95% 或达到术前水平。

（5）无呼吸困难，气道通畅，呕吐及误吸的危险期已过。

（6）确定拔管后，不会因手术部位（如头颈部手术、颅颜手术、喉部手术、咽部手术）而发生呼吸道阻塞。

（7）循环功能稳定。

二、气管导管拔管护理

（1）拔管前应警惕原已经存在的气道问题，并做好可能需要再次气管内插管的准备。

（2）护士记录拔管前患者的意识状态、血压、心率、体温及血氧饱和度或动脉血气分析情况。

（3）拔管前必须先吸尽残留于鼻腔、口腔、咽喉和气管内的分泌物，拔出导管前预充氧。

（4）撕开固定的胶布，抽尽套囊内气体，拔出气管导管及牙垫，必要时保留牙垫，防止拔管后牙关紧闭不便于吸引口腔分泌物；拔管后注意检查拔出导管及牙垫的完整性，口腔内有无异物存留；其间观察患者意识、心跳、血压、呼吸次数、胸廓及横膈膜运动、血氧饱和度等情况。

（5）拔出气管导管后应继续吸氧，必要时再次吸引口、鼻、咽喉分泌物。

（6）拔出气管导管后观察血氧饱和度，并注意是否有呼吸困难的情况发生。

（7）如病情允许，取头高位更利于呼吸恢复。口鼻咽喉部手术、分泌物较多的患儿可予侧卧位，以利口腔分泌物流出，保持呼吸道通畅。

三、注意事项

（1）拔管前必须先吸尽残留于口、鼻、咽喉和气管内的分泌物；拔管后应继续吸尽口咽内的分泌物。

（2）吸痰动作要轻柔、到位、有效，吸痰过程密切观察患者的血氧饱和度。

（3）拔管动作要迅速、轻柔，尽可能减轻患者的不适，并尽量取得患者配合。

（4）拔除气管导管后，要及时给予面罩或鼻导管吸氧。

（5）及时记录患者的拔管时间和生命体征。

第三章　麻醉恢复期常见并发症的护理

一、术后恶心呕吐（PONV）的护理

（1）吸氧。

（2）停止咽部刺激。

（3）严密观察患者生命体征，及时纠正缺氧、低血压、疼痛、低体温等不良情况。

（4）恶心的患者，抬高其头部，缓解不适；呕吐的患者，可使其平卧，头偏一侧，或侧卧，注意及时清理呕吐物，保持床单元清洁。

（5）遵医嘱使用止吐药物，观察病情缓解情况。

二、低血压的护理

（1）严密监测血压变化，做好保暖，遵医嘱用药并记录。

（2）吸氧，遵医嘱加快补液，遵医嘱使用血管活性药、升压药。

（3）病情允许时取休克体位，促进回心血量。

（4）不明原因低血压，要首先排除过敏反应及输血反应。

（5）必要时行动脉血气分析，纠正酸中毒及电解质紊乱。

三、高血压的护理

（1）与麻醉医生共同分析原因，解除诱因，如镇痛、纠正低氧血症和高碳酸血症、降低颅内压等。

（2）遵医嘱使用降压药，常用降压药有乌拉地尔、硝酸甘油等。

（3）严密观察血压变化，增加血压测量频率，防止渗血、出血增多和脑出血的发生。

四、喉痉挛的护理

（1）立即停止一切刺激操作。

（2）将患者头后仰，通畅气道，托下颌，扣面罩，持续加压给氧，辅助或控制呼吸。

（3）及时清除呼吸道分泌物或呕吐物。

（4）遵医嘱使用糖皮质激素、氨茶碱缓解痉挛。

（5）加深麻醉，静脉注射诱导剂量的丙泊酚或吸入麻醉药。

（6）若病情无缓解，应及时使用肌松药，以去极化为宜，行气管插管。

（7）重度喉痉挛可使用 16 号穿刺针行环甲膜穿刺给氧或高频喷射通气。

（8）伴有心动过缓者，遵医嘱使用阿托品，对症处理。

（9）加强对血氧的监测，及时记录监测结果及用药情况。

（10）对清醒患者，及时给予心理支持，缓解患者的恐惧感。

五、支气管痉挛的护理

（1）停止一切气道内操作刺激。

（2）通畅气道，清除呼吸道分泌物，吸氧，辅助或控制呼吸。

（3）适当加深麻醉，给予肌松剂。

（4）遵医嘱用药，给予拟肾上腺素药（如沙丁胺醇、特布他林）、氨茶碱、糖皮质激素、抗胆碱药等。

（5）加强生命体征监测，防止出现缺氧及 CO_2 蓄积。

（6）检查呼吸回路，通过血气分析结果调整麻醉机参数设置。

（7）积极配合抢救，对其他症状，遵医嘱对症处理。

六、舌后坠的护理

（1）将患者头后仰，托起下颌，吸氧，辅助呼吸。

（2）使用口或鼻咽通气道。

（3）病情允许的情况下取侧卧位，或平卧头侧位。

（4）监测血氧，观察缺氧改善情况。

七、低氧血症的护理

（1）吸氧。

（2）通畅气道，托下颌，扣面罩辅助呼吸，必要时气管插管。需要呼吸支持的患者，遵医嘱调整呼吸机参数。

（3）清理呼吸道分泌物。

（4）取舒适卧位，病情允许时可取半卧位，以利于膈肌活动促进呼吸功能恢复。

（5）如果为麻醉药过量引起，应立即停药，必要时使用拮抗剂。

（6）加强监护，防止因其他并发症引起低氧血症。

（7）及时向主管麻醉医生汇报病情，必要时做动脉血气分析。

（8）术后适当镇痛。

八、高二氧化碳血症的护理

（1）吸氧，清理呼吸道分泌物。

（2）保证呼吸道通畅，解除气道梗阻，托下颌，使用口或鼻咽通气道，必要时进行气管插管，辅助或控制呼吸。

（3）根据患者情况调整呼吸机参数。

（4）腹腔镜手术患者，注意是否存在 CO_2 吸收。

（5）加强对 $PaCO_2$ 的监测，必要时行血气分析。

九、反流误吸的护理

（1）立即停止操作、刺激。

（2）调整体位，取头低足高位，头偏向一侧或右侧卧位。

（3）及时清理口鼻腔、咽部、气管内的反流物，保持气道通畅。

（4）吸氧，呼吸支持。

（5）积极配合抢救，反复行支气管内冲洗。

（6）必要时加深麻醉，行气管插管。

（7）严密监测生命体征，遵医嘱使用糖皮质激素、氨茶碱、抗生素等。

（8）行循环支持，对症治疗。

（9）行动脉血气分析，及时纠正水、电解质紊乱。

十、心律失常的护理

（1）连续心电图监测，观察心电波形，及时发现异常并向医生汇报。

（2）暂停操作。

（3）与麻醉医生共同分析原因，消除诱发因素。

（4）遵医嘱用药，严格进行"三查七对"，注意药物的剂量和浓度，积极配合抢救。

十一、术后疼痛的护理

（1）吸氧。

（2）采用数字评分量表（numerical rating scale，NRS）评分为3分以下者，应分散患者注意力。

（3）根据不同的疼痛程度，遵医嘱使用镇痛药。

（4）汇报给麻醉医生，考虑行局部神经阻滞。

（5）行术后持续镇痛治疗的患者，做好生命体征监测护理。

（6）注意手术切口部位的情况，防止伤口出血、感染引起疼痛。

（7）观察术后镇痛效果，及时发现并发症并遵医嘱处理。

（8）患者恢复饮食后可改为口服止痛药。

十二、术后躁动的护理

（1）吸氧，及时清除呼吸道分泌物，通畅气道。

（2）固定床位，拉起床挡，必要时使用约束带。

（3）分析可能引起躁动的原因，并予以解除，如尿潴留的患者及时排尿或留置导尿管。

（4）遵医嘱使用镇痛、镇静药。

（5）进行术后持续镇痛的患者，遵医嘱调整镇痛设备的参数。

（6）积极排除术后其他并发症，如甲状腺术后因手术切口渗血、压迫气管、烦躁导致窒息。

（7）清醒的患者，可与其加强沟通，进行心理安抚。

（8）躁动的患者，采取专人护理，应用功能位按压，避免暴力按压，以免造成外伤。

（9）遵医嘱用药，维持循环系统稳定。

（10）必要时行血气分析，防止高碳酸血症发生。

十三、谵妄的护理

（1）测量生命体征，吸氧，通畅气道，清除呼吸道分泌物。

（2）固定床位，加床挡，做好安全措施，约束松紧适宜。

（3）减少不良刺激，积极排除可能引发患者不适的因素。

（4）根据医嘱治疗其他并发症。

（5）集中治疗及护理，避免打扰患者睡眠。

（6）术后积极补充营养。

（7）创造舒适的生活环境。

十四、苏醒延迟的护理

（1）高流量（流量＞5 L/min）吸氧，保证通气。

（2）遵医嘱补液、用药，维持循环稳定。

（3）行动脉血气分析，监测血糖、血酮、酸碱度、电解质变化。

（4）针对药物过量，遵医嘱使用呋塞米利尿，加速药物排出，或使用相应的拮抗药。

（5）严密监测呼吸、循环、血氧饱和度、瞳孔、意识，并注意患者呼气中是否存在烂苹果味（提示酮症酸中毒）。

（6）遵医嘱使用碳酸氢钠纠正酸中毒。

（7）保护患者，防止突然坠床。

（8）做好保暖措施，提高机体代谢率。

（9）根据医嘱及时请专科会诊并及时处理。

十五、寒战的护理

（1）入室测体温。

（2）吸氧，保证全身的血氧供应。

（3）提高室温，患者入室后，加盖被保暖，必要时使用暖风、热水袋，注意防止皮肤烫伤。

（4）集中护理，减少躯体暴露的次数。

（5）血制品加温输入。

（6）严密监测患者病情变化，并做好安全防范措施。

（7）寒战严重时遵医嘱给药，常用药物有曲马多、芬太尼等。

十六、体温升高的护理

（1）严密监测患者体温，根据体温测量结果选择降温方法。

（2）适当降低室温，减少患者的盖被。

（3）采用物理降温：冰袋降温、酒精擦拭降温、加快空气对流。

（4）加快输液，促进排尿。

（5）降温效果不佳时，遵医嘱使用药物降温。

（6）积极排查和治疗引起体温升高的其他并发症。

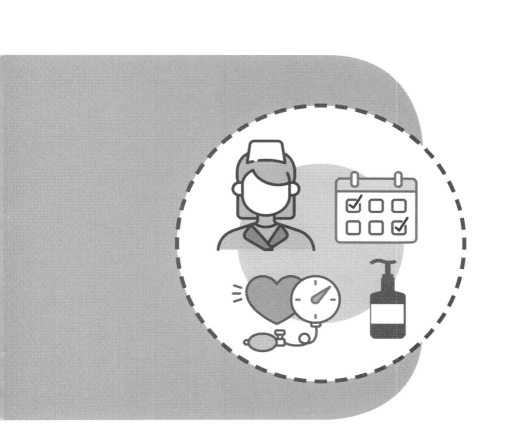

第五部分

特殊区域之消毒供应中心护理常规

第一章 去污区工作常规

去污区是指消毒供应中心内，对重复使用的诊疗器械、器具和物品进行回收、分类、清洗、消毒（包括运送器具的清洗消毒等）的区域，为污染区域。

第一节 回收工作常规

（1）根据行业标准的要求将使用后的器械置入专业箱，实行密闭回收，避免途中器械丢失或损伤，确保器械及时回收。

（2）回收人员按规定着装，穿工作服，戴圆帽、口罩，做好个人防护。

（3）回收工具准备齐全，如密闭容器、手套、运送车等。

（4）特殊感染的器械和物品用双层防渗漏收集袋密闭包装并鹅颈式封扎，标上"特殊感染"。单独交接、回收、处理。

（5）回收密闭容器、运送车等工具使用后应清洗、消毒、干燥备用。

（6）注意事项。

①使用后尽早回收，以免影响清洗效果。

②放置器械时避免挤压碰撞，轻拿轻放。

③注意回收路线平稳，防止颠簸。不污染环境。

第二节 清点分类工作常规

（1）工作目标：根据器械的污染程度、精密程度、结构、材质等特点进行合理分类。

（2）操作人员规范着装，穿隔离衣或防水围裙，戴帽子、口罩、双层手套，做好个人防护。

（3）分类工具准备齐全，如标识牌、密纹筐、器械盒及器械垫等。

（4）在去污区相对独立的区域进行清点、分类，根据器械特点、功能分别装载，方便清洗。

（5）组合器械拆分后放置于同一清洗筐内并放入标识牌。

（6）特殊感染器械，应单独清点分类。

（7）器械物品清点好后扫码接收，发现损坏等问题及时在追溯系统上记录或上传图片，并及时与科室沟通协调，保证工作顺利。

（8）注意事项。

①操作过程中应注意轻拿轻放，防止碰撞。

②避免锐器伤。

③特殊感染物品先消毒再清点。

第三节　清洗工作常规

（1）工作目标：清洗后的器械表面及其关节、齿牙处光洁，无血渍、污渍、水垢、锈斑，性能完好无损毁。

（2）人员相对固定，按规定着装，穿隔离衣或防水围裙，戴帽子、口罩、面罩、双层手套，做好防护。

（3）清洗方法包括手工清洗、机械清洗。

（4）清洗步骤包括冲洗、洗涤、漂洗、终末漂洗。

（5）遵循器械厂家说明书选择正确的清洗方法。

（6）手工清洗时使用专用软毛刷，不能使用去污粉、钢丝球等清洗工具。

（7）清洗器械时注意保护器械功能端，避免损坏。清洗器械时采用专用器械清洗架妥善固定器械。

（8）手工清洗后的器械有序摆放，不碰撞、不与其他器械混淆放置。

（9）正确选择清洁剂，清洁剂配制比例、温度、浓度符合规范要求。器械污染严重，有明显血迹、污迹时喷预处理剂静置 5 分钟后处理。

（10）特殊感染器械应按照标准先消毒再清洗。

（11）器械物品清洗方式扫码关联到追溯系统。

（12）注意事项。

①器械不可长时间浸泡。

②软毛刷轻柔刷洗齿槽、交合处、弹片、管腔及手柄等重点部位。

③彻底清洗以延长器械使用寿命，但不可用力过猛。

④未使用的器械需一同清洗。

第四节 消毒工作常规

目标：杀灭器械上的致病微生物，消毒后的器械、器具和物品无损坏，无再次污染。耐湿耐热的器械物品选用机械热力消毒，不耐湿耐热的器械物品采用 75% 乙醇消毒。选择机械热力消毒时，首先确认消毒程序的有效性，消毒温度 ≥ 90 ℃，时间 ≥ 1 分钟或 A0 值 ≥ 600；观察运行参数并记录保存。

（1）每日用有效氯含量为 500 mg/L 的含氯消毒液对使用后的清洗工具或清洗槽进行消毒处理。

（2）每日工作完毕后将毛刷等清洗工具放置清洗机内清洗消毒。

（3）注意事项。

① 所有器械、器具及物品（特殊感染除外）必须先清洗后消毒。

② 尽可能不用含氯消毒剂，以免腐蚀器械缩短使用寿命。

③ 采用化学消毒时，应避免消毒液残留及二次污染。

④ 人员防护措施到位，无职业暴露。

第五节 干燥工作常规

（1）工作目标：根据器械、器具及物品材质选择干燥方法，对器械、器具、器械垫采用干燥设施、设备进行干燥处理，以保障器械物品达到干燥效果。

（2）在机内完成机洗器械、器具和物品的干燥，调节温度 90 ℃，蒸汽干燥 15 分钟。

（3）手工清洗耐高温器械、器具和物品后将其放入干燥柜内，调节温度 70 ～ 90 ℃，时间 20 分钟，开启干燥程序。

（4）不耐高温的器械、器具和物品用气枪或已消毒的无絮纤维布擦拭，动作轻柔，避免损坏器械。

（5）注意事项。

① 禁止在空气中自然干燥。

② 定期用消毒液擦拭干燥柜，保证干燥柜清洁。

第二章　检查包装及灭菌区工作常规

检查包装及灭菌区是指对去污后的诊疗器械、器具和物品进行检查、装配、包装及灭菌（包括敷料制作等）的区域，为清洁区。

第一节　检查包装工作常规

（1）工作目标。

①包装的器械，其表面及交合处、齿牙处应光洁，无血渍、污渍、水垢等残留物质和锈斑，功能完好无损毁。

②将镊类器械和物品组合配入相应的手术包中，包装完整，松紧适宜；包外信息完整、准确、清晰。

（2）人员相对固定，掌握相关知识和装配技术。按规定着装、戴手套。

（3）包装操作前30分钟湿抹式清洁消毒台面，保持台面及设施清洁，无尘埃、纤尘等。

（4）洁净度检查：清洗消毒后的镊类器械物品外观应光洁，无血渍、污渍、水垢、残留物，交合处、齿槽无腐蚀、斑点。不合格器械应退回去污区重新清洗和消毒处理。

（5）功能检查：器械齿槽对合整齐、尖端咬合紧密，弹片完整、外观无变形和损坏、功能完好。发现器械有缺陷，应及时维修或报废更新。

（6）发现器械灵活度欠佳时，尽可能使用专用润滑油。

（7）按器械组装图谱组装器械及配包，根据器械的形状、结构、功能及使用顺序组装和摆放，器械尖锐部分加专用保护套。器械盒或篮筐内放置保护垫，器械相互之间留有一定的间隙，避免发生挤压碰撞。器械包中心部位放置化学指示物。

（8）根据包盘明细单再次核对器械名称、规格、数量、型号、质量、放置状态、保护措施、包内有无化学指示物等，并签名确认。

（9）选择适宜的包装材料，按包装规范及质量要求双层包装，并用医用封包带进行封包。

（10）检查包装并扫码关联到追溯系统，发现器械物品清洗不合格或器械缺失应记录到追溯系统上，必要时截图上传；打印包外标签信息，粘贴在规定位置。包外标签信息包括器械包名称、装配者、核查包装者、灭菌日期、失效日期。

（11）注意事项。

①检查时借助带光源的放大镜目测完整性。

②器械摆放后再次复核，确保器械、用物名称及数量准确无误，包外信息齐全。

③有盖的器皿应开盖，垒放的器皿间应放吸水纸。

④手术器械应摆放于器械盒（篮筐）或有孔的盘中进行配套包装。

第二节　灭菌区工作常规

（1）工作目标：灭菌后的包裹完好无损、清洁干燥，包外标签信息齐全，指示物变色符合要求。

（2）灭菌员必须持证上岗，具有高度的工作责任心，熟练掌握灭菌器操作规程。

（3）包装材料与灭菌器械相容，并与灭菌方法相适应。

（4）装载前检查待灭菌器械包外包装是否完整且符合要求，包外标签信息是否齐全。

（5）装载正确，选择合适的灭菌方法与程序，确保器械功能的完好与灭菌效果。

（6）选择合适的灭菌程序，关好柜门，开启灭菌程序，观察灭菌器的运行情况。

（7）灭菌程序结束后检查包外指示物变色情况，并登记各种信息。

（8）每个灭菌包要扫码关联到追溯系统上。

（9）注意事项。

①装卸过程中应注意不挤压包裹，轻拿轻放，防止碰撞。

②不可擅自更改灭菌参数与程序。

③压力蒸汽灭菌结束后，锅内冷却 30 分钟，待温度低于 80 ℃方可卸载。注意检查有无湿包。

第三章　无菌物品存放区工作常规

无菌物品存放区是指消毒供应中心内存放、保管和发放无菌物品的区域，为清洁区域。

（1）相对独立区域存放，摆放有序，标识清楚易见，无过期物品。人员相对固定，按规定着装、手消毒，保持清洁干燥。

（2）将卸载后的灭菌物品认真清点核对，确认灭菌有效性，检查包裹干燥度、清洁度、有无湿包，确认包外标识清楚、信息齐全，包外指示胶带变色合格，封包严密。

（3）植入物的灭菌须每批次进行生物监测，合格后方可发放。紧急情况急需灭菌植入物时，使用含第5类化学生物指示剂的生物PCD进行监测，化学指示物指示合格可提前放行，要做好备案记录，生物监测的结果及时通知使用部门。

（4）遵循先进先出的原则，确认无菌物品的有效性，核对包名、数量、批次、批号、灭菌日期、失效期，与下送人员进行再次查对。

（5）无菌扫码发放，发现湿包破包要在系统上记录，必要时截图上传。

（6）注意事项。

①接触已灭菌包裹前应洗手或快速手消毒，保持手部清洁干燥。

②注意轻拿轻放，以免损坏器械。

③下送无菌物品要密闭运送，避免污染。

第四章 清洗灭菌设备仪器技术操作常规

第一节 全自动清洗机技术操作常规

（1）打开蒸汽总阀和蒸汽管道上的排放阀，排干管道中的冷凝水。听到蒸汽声音后等待 2～3分钟，关闭排放阀。

（2）确认蒸汽、水和压缩空气供应正常，蒸汽压力 2.0～5.5 kg/cm^2，水压 2.0～3.5 kg/cm^2，压缩空气压力 5.5～8.6 kg/cm^2。

（3）确认打印机工作状态正常，打印纸充足并放置正确。

（4）检查酶、清洗液和润滑油是否充足，不足须更换。

（5）退出管理员登录模式，使设备进入"Ready"工作模式。

（6）将需要清洗的物品或器械按规范要求放入相应的清洗架中。

（7）将载有清洗架的推车推至装载台，悬挂标有清洗程序的条形码在清洗架相应位置上，将清洗架推入装载台。

（8）设备自动驱动清洗架进入清洗舱内并自动识别条形码，若没有条形码，需在触摸屏上手动选择相应的清洗程序。设备根据选择的程序自动执行清洗程序。

（9）清洗结束后，清洗架自动移至卸载台上，轻触屏幕右下角的图标，进入管理员登录模式，设备停止工作，此时可关闭蒸汽总阀门。

（10）使用注意事项。

①遇有紧急情况时，可按下设备两端的红色紧急开关使设备停止工作，解除紧急开关需用专门钥匙。

②如遇设备故障报警，须先消除警音，再根据报警号查询相应的解决方法或联系维修人员。

③每日清理喷淋杆出水孔上的堵塞物，及时清洁舱内过滤网的堵塞物。

④定期做内腔的除垢（根据水质不同按需除垢）。

第二节　压力蒸汽灭菌器技术操作常规

（1）每日清洁灭菌器外壁、内腔、内腔过滤网、门密封圈、灭菌推车车架等。

（2）检查灭菌器的电源、水源和蒸汽开关是否打开，确保压力参数符合要求。

（3）检查门密封圈、压力表、安全阀、打印系统等，确认符合要求。

（4）观察灭菌器线路有无破损，电磁阀、管道有无泄漏，如出现异常及时处理并通知维修。

（5）每日进行灭菌器的暖炉程序和 B-D 测试，每周运行一次漏气测试程序。

（6）每次操作均运行物理、化学监测，每周运行一次生物监测。

（7）注意事项。

① 每月要对灭菌器进行维护、保养，包括门轴和蒸汽疏水系统检查。

② 每半年对压力表进行检测，每年对安全阀进行检测。

③ 每年对灭菌程序的温度、压力和时间进行检测。

④ 为了保证机器正常运转及人员安全，请严格按照灭菌器的操作指引进行操作。

⑤ 如出现大修、移位和监测结果异常，在查找原因并解决后，必须连续进行 3 次 B-D 测试，物理、化学和生物监测合格后方可使用。

第三节　环氧乙烷灭菌器技术操作常规

（1）每次开机前检查精密过滤器压力是否在 $4 \sim 8 \, \text{kg/cm}^2$ 以内，对精密过滤器进行排污，排干净过滤器中的油水混合物。

（2）常规检查机器上的排气及供气管道是否正常，如有异常请联系维保人员进行检查维修。

（3）机器使用前应对炉腔进行清洁，可用湿抹布擦去炉内污垢。为保证机器密封性，关炉门前请检查门框上的门封胶条有无脱落，并用湿抹布擦拭干净密封胶条与门板上的灰尘或污物。

（4）定期向机器水箱内添加纯化水并更换运行记录打印纸。

（5）为了避免机器在灰尘较多的环境下运行，灭菌间内需保持清洁。

（6）长时间不用机器时应断开电源并关闭压缩空气供气阀。

（7）注意事项。

① 环氧乙烷低温灭菌炉禁止放入液状或粉末状物品。

②请确定需灭菌物品可接受的灭菌温度范围（环氧乙烷灭菌锅有 37 ℃和 55 ℃两档灭菌温度可供选择）。

③在环氧乙烷灭菌锅的工作过程中，炉腔处于负压状态，因此如需对管腔形物品或器械进行灭菌，请确保该物品或器械一端保持敞开，从而避免负压引起该物品或器械损坏。

④每次灭菌前置入环氧乙烷生物指示剂对灭菌效果进行监测，如监测结果异常，应分析、查找问题发生的原因并妥善解决，并重新进行灭菌处理，待生物监测结果正常后，方可发放或使用。

⑤为对物品进行规范灭菌及便于观察包内物品，须严格按照环氧乙烷灭菌物品的包装要求使用一次性纸塑复合材料对灭菌物品进行打包，在置入蓝框后，确保纸面对塑面整齐排放。

⑥为了保证机器正常运转及人员安全，请严格按照环氧乙烷灭菌锅的操作指引进行操作。

第四节　过氧化氢等离子灭菌器技术操作常规

（1）过氧化氢等离子灭菌器应保持开机状态，如需要关机超过 24 小时，请与设备工程部人员联络。

（2）在使用卡匣前请检查卡匣包装外的化学指示条，如果指示条呈红色表示卡匣损坏，切勿再打开卡匣，此时应与相关技术部门服务人员联络。

（3）布类、纸类、粉剂类、液体类等不能进行过氧化氢等离子灭菌。

（4）将器械置入灭菌器前应核对器械物品是否适用该灭菌方式，并对器械进行规范的清洗、干燥和包装。软式内镜灭菌，应选择软式内镜灭菌方式并盖上 EO 帽。

（5）灭菌程序应根据灭菌物品的管腔结构选择。

（6）每次循环装载量建议小于设备容积的 80%，放置物品时勿叠加物品，物品勿触碰灭菌舱的电极板、底壁和前门，以确保循环的顺利完成。

（7）每次灭菌循环结束后请检查打印纸信息、循环参数和化学指示变色情况，确认循环完成。如因各种原因导致设备发生报警应取消循环，该循环物品禁止使用，须重新进行灭菌处理。

（8）注意事项。

①灭菌器外表面可使用清水、中性清洁剂进行清洁擦拭。

②清洗和更换过氧化氢蒸发托盘：每周对设备灭菌舱内蒸发托盘及过氧化氢注射口进行一次清洁；蒸发托盘变形、耗损时请及时更换新托盘。

③卡匣内可能残留过氧化氢，因此使用过的卡匣须依照医院规定丢弃处理，如不慎与卡匣内残留的过氧化氢接触，请即刻以大量清水冲洗，症状严重时尽快就医治疗。

④为保证机器正常运转及人员安全，请严格按照灭菌器的操作指引进行操作。

⑤如出现大修、移位和监测结果异常等情况，查找问题原因并处理，灭菌器经过连续3次物理、化学和生物监测合格后方可使用。

第五节　快速生物阅读器技术操作常规

（1）在置入生物指示剂前，生物阅读器必须进行预热。

（2）下压试验管帽子后放在"CRUSH…"孔中压碎，把试验管放在桌面上垂直轻抖，然后放到培养孔中培养。

（3）压力蒸汽灭菌生物监测自动阅读器（490）培养5分钟报对照管阳性结果，环氧乙烷灭菌生物监测自动阅读器290 G培养大概2小时或2.5小时报对照管阳性结果。

（4）压力蒸汽灭菌生物监测快速阅读器培养24分钟出结果，环氧乙烷灭菌生物监测阅读器培养4小时出结果，过氧化氢等离子生物监测培养锅培养24分钟出结果。

（5）自动阅读器培养结果显示红色为阳性（＋），显示绿色为阴性（－）。

（6）对照管阳性（＋），测试管阴性（－），监测结果为合格。

（7）注意事项。

①定期用干抹布清洁机器机身，如果培养孔内壁有异物，可用洁净的棉签进行清洁。

②为防止操作不当使"CRUSH…"孔中的漏液污染灭菌管影响培养结果，应定期用蘸酒精的棉签对"CRUSH…"孔进行清洁。

③如果快速生物阅读器持续工作没有断过电，则该快速生物阅读器无需预热。

④请勿将设备放置于阳光直射的高温环境中，环境温度大于35 ℃机器将无法正常工作。

第六节　低温蒸汽甲醛灭菌器技术操作常规

（1）设备开机前，检查用电、软水、纯水供应是否正常，检查设备上方的压缩空气阀是否打开。将低温蒸汽甲醛灭菌器的红色操作钮顺时针旋转90°，打开设备电源。如配备冷水机，应同时开启冷水机。

（2）打开设备底部舱门，观察甲醛灭菌液是否充足，如设备屏幕提示更换，应佩戴手套、口罩，正确进行灭菌液更换操作。

（3）油剂、粉剂、液体不能进行低温蒸汽甲醛灭菌。

（4）器械装入低温蒸汽甲醛灭菌器之前，确定灭菌模式。软式内镜灭菌，应选择内镜制造商建议的灭菌方式，灭菌前应确认气压平衡帽（又称 ETO 帽）已正确安装。

（5）根据待灭菌物品选择适宜的灭菌程序，进行设备预热。软式内镜的灭菌，应选择 60 ℃程序。

（6）每次循环装载量不能超过篮筐容积的 75%，放置器械包时应竖放或斜放，采用纸塑包装袋时，装载要留有缝隙，以利于灭菌介质穿透并避免湿包发生。

（7）每次灭菌循环结束后，点击屏幕开门键，打开舱门卸载。检查打印记录纸信息、维持阶段温度压力曲线的时间、数值波动区间及化学指示物变色情况，" Complete OK "表示该灭菌循环正常完成。各种监测结果均合格、物品没有湿包，即可放行。如因各种原因导致设备发生循环取消，设备屏幕会提示原因，该循环物品禁止使用，须重新进行灭菌处理。

（8）注意事项。

①每周对灭菌器舱体进行清洁，用纯水浸湿抹布轻轻擦拭。如要用清洗剂，必须使用中性清洗剂，且不留残余。可用专用不锈钢清洁剂清洁灭菌器外表面。

②清洗门封和篮筐：使用市售的清洁剂清洗门封和灭菌篮筐。清洗后，用大量清水冲洗并擦干。

③更换甲醛灭菌液时，应和快速连接装置同时取下、正确安装，以免操作者接触甲醛溶液。

④为了保证机器正常运转及人员安全，请严格按照灭菌器的操作指引进行操作。

⑤如出现大型维修、移位和监测结果异常等情况，查找问题原因并处理，灭菌器经过连续 3 次物理、化学和生物监测合格后方可使用。